Praxishandbuch ACT-Matrix

Kevin L. Polk • Benjamin Schoendorff
Mark Webster • Fabián Olaz

Praxishandbuch ACT-Matrix

Schritt für Schritt zur Anwendung in der klinischen Praxis

Springer

Dr. Kevin L. Polk
Oakland, USA

Mark Webster
Gutach-Siegelau, Deutschland

Benjamin Schoendorff
Mont-Saint-Hilaire, Quebec, Kanada

Dr. Fabián Olaz
Cordoba, Argentinien

Übersetzt von:
Dr. Klaus Ackermann, Backnang, Deutschland

Mark Webster, Gutach-Siegelau, Deutschland

Übersetzung der englischen Ausgabe: The Essential Guide to the ACT Matrix. A Step-by-Step Approach to Using the ACT Matrix Model in Clinical Practice by Kevin L. Polk, Benjamin Schoendorff, Mark Webster & Fabian O. Olaz, © New Harbinger Publications 2016. Herausgegeben von Context Press, an imprint of New Harbinger Publications, Inc.. Alle Rechte vorbehalten

Ergänzendes Material zu diesem Buch finden Sie auf http://extras.springer.com unter Eingabe der ISBN

ISBN 978-3-662-59415-5 ISBN 978-3-662-59416-2 (eBook)
https://doi.org/10.1007/978-3-662-59416-2

Die Deutsche Nationalbibliothek verzeichnet diese Publikation in der Deutschen Nationalbibliografie; detaillierte bibliografische Daten sind im Internet über http://dnb.d-nb.de abrufbar.

Springer

Umschlaggestaltung: deblik Berlin

Springer ist ein Imprint der eingetragenen Gesellschaft Springer-Verlag GmbH, DE und ist ein Teil von Springer Nature.
Die Anschrift der Gesellschaft ist: Heidelberger Platz 3, 14197 Berlin, Germany

„Willst du Menschen eine neue Art des Denkens beibringen, halte dich nicht damit auf, sie zu unterrichten. Gib ihnen stattdessen ein Werkzeug, dessen Gebrauch zu neuem Denken führt.“

–Buckminster Fuller

Vorwort zur deutschen Übersetzung

Mit der ACT-Matrix lässt sich ACT auf leichte Weise umsetzen und an die eigene psychotherapeutische, beratende oder coachende Tätigkeit anpassen.

Als praktisches Arbeitsmodell, in dem die sechs Kernprozesse des ACT-Grundmodells der psychischen Flexibilität in leicht vermittelbarer und kompakter Form zusammengeführt sind, kann die ACT-Matrix zu Recht als „ACT – klinisch kompakt" oder „ACT für die Westentasche" bezeichnet werden. Daher überrascht es nicht, dass die Matrix auch in der deutschsprachigen ACT-Community regen Anklang findet. Mit dieser Übersetzung des „Essential Guide to the ACT Matrix" liegt nun erstmals eine umfassende Beschreibung und Manualisierung der Matrix-Perspektive auf Deutsch vor.

Teil 1 des Buchs führt in die Matrixsichtweise und die Darstellung ihrer sechs Schritte ein. Zahlreiche Beispieldialoge und FAQ-Abschnitte unterstützen die Umsetzung in die eigene klinische Praxis, optional lesbare Vertiefungen bieten dem theoretisch interessierten Praktiker Gelegenheit, Bezüge zur Bezugsrahmentheorie herzustellen und neue abzuleiten.

Teil 2 stellt eigens adaptierte Matrixvorgehensweisen für spezielle Zielgruppen und Arbeitskontexte (Paare, Kinder- und Jugendliche; Lebensberatung und Coaching) vor. Darüber hinaus werden spezielle Fragestellungen (Psychopharmakotherapie; Verknüpfung und Einbettung in andere Therapiemethoden) behandelt.

Die Bezugsrahmentheorie ist neben dem funktionalen Kontextualismus eine der theoretischen Grundlagen für die ACT-Matrix. Das ACT-Matrix Praxishandbuch veranschaulicht und verdeutlicht den klinischen Facettenreichtum und den Anregungsgehalt der Bezugsrahmentheorie. Dabei zeigt es auf leichte und gleichzeitig wissenschaftlich fundierte Weise, wie vielfältig und vielversprechend die Anwendungsmöglichkeiten der Matrix sind.

Die Übersetzung dieses Handbuchs ist aus der engen und langjährigen Zusammenarbeit von Mark Webster und Klaus Ackermann hervorgegangen. Ergänzende Informationen und Materialien, insbesondere Übungen zur Arbeit in Gruppen, stellen wir unter www.springer.de/Handbuch sowie auf unserer Website www.actmatrix.de zur Verfügung. Kevin Polk, Benjamin Schoendorff und Fabian O. Olaz möchten wir für ihre stete Unterstützung danken. Unser Dank gilt darüber hinaus Jan Martz, der sowohl mit Mark Webster als auch mit Kevin Polk zusammenarbeitete und der die Matrix sehr früh im deutschen Sprachraum bekannt machte. Mit ihm fühlen wir uns freundschaftlich verbunden. Bei Axel Treiber vom Lektorat des Springer-Verlags sowie bei Miriam Bornhak und Marianne Lüking möchten wir uns für ihre geduldige Durchsicht und ihre hilfreichen Rückmeldungen zur Übersetzung danken. Besonderer Dank gilt auch Heiko Sawczuk (Springer-Verlag) und Dorothy Hall Smyk (Harbinger Publications), ohne deren Unterstützung diese Übersetzung nicht zur Veröffentlichung gekommen wäre.

Klaus Ackermann
Mark Webster

Wilhelmsheim, Frühjahr 2019

Danksagungen

Ich möchte zuerst meiner lieben Ehefrau und Kollegin Marie-France für ihre Unterstützung und Liebe sowie für alle die großartigen Ideen, mit denen sie zu diesem Buch und überhaupt zu meiner Arbeit als Trainer beigetragen hat, danken. Meinen Koautoren Kevin, Mark und Fabi möchte ich meine Anerkennung für ihren Beitrag aussprechen. Freunde, es war eine Freude mit euch zu arbeiten! Dank gilt Carlos Rivera für seine Hilfe bei Kap. 10. Ein riesiges Dankeschön an Tom Szabo für seine Durchsicht der technischen RFT-Aspekte im gesamten Buch. Die Verantwortung für eventuell verbliebene Fehler liegt ganz bei uns.

Die Zusammenarbeit mit unserer Redakteurin Jasmine Star war ein Privileg. Ich habe so viel von ihr gelernt, ein besseres Copy-Editing geht nicht. Danke, Tesilya Hanauer und New Harbinger, dass Sie an dieses Projekt geglaubt haben. Danke, Timothy Gordon, für die Unterstützung und die tollen Ideen zur Arbeit mit Kindern. Danke, Lisa Coyne und Darin Cairns, für die Anregungen zu Teilen der Kinder- und Elternarbeit in diesem Buch. Dank gilt allen Klienten und Teilnehmern in meinen Workshops, die den 6-Schritte-Ansatz geprägt haben. Vielen Dank den Matrixanwendern, die davon berichtet haben, wie sie die Matrix in unterschiedlichen Zielgruppen verwenden und mit anderen Ansätzen integrieren. Es waren so viele, und ich fürchte, den ein oder anderen zu vergessen: Susan Chapel, Jana Grand, Thomas Holmes, Paulo Quintero, Rob Purssey, Michel Reyes und Sheri Turrell. Ein großes Dankeschön an Michel Reyes, Nathalia Vargas, Michael Levin, Ben Pierce und Sarah Potts für das Erforschen der Matrix. Ich danke Kieron O'Connor dafür, dass ich die Matrix in meine eigene ACT-Forschung integrieren konnte. Danke Troy DuFrene und „Praxis", dass sie die Matrix in die ACT Boot Camp Trainings aufgenommen haben. Danke, Enya Tougas und all unseren Freiwilligen am Contextual Psychology Institute.

Schließlich möchte ich dieses Buch den Menschen widmen, die ich in der Vergangenheit verletzt habe, wenn ich festgefahren war und versuchte, Leiden loszuwerden, anstatt mich auf jemanden oder etwas von Wichtigkeit hinzubewegen. Ich wünschte, ich hätte mich damals anders und liebevoller verhalten können, und werde weiter daran arbeiten, es wiedergutzumachen und liebevoll und nützlich zu werden.

–Benjamin Schoendorff

Danke an meine liebe Familie. An meine liebe Ehefrau Mary Alyce Burkhart. Ihre Unterstützung, Liebe und ihr Matrixverständnis sind in den Seiten dieses Buchs tief verwurzelt. An meine Tochter Ellie, die die Matrix in ihr Aufbaustudium der Psychologie gebracht hat. Zu meiner Tochter Lizzy, die die Matrix in ihre High School und ihre Arbeit mit Tieren aufgenommen hat. An meinen Sohn Brendan, der zeigt, wie er jeden Tag die Matrix benutzt. Pat und Dwight Keene und Galen Moore, dafür, dass sie so gute Freunde sind.

Dank gilt auch Jerold Hambright, der Tausende von Stunden ACT wie Jazz mit mir gespielt hat. An Benji Schoendorff und seine unermüdliche Hingabe zum Schreiben und Editieren. An Mark Webster und seine Leidenschaft, die Matrix zu einer trainierbaren Fertigkeit zu machen. An Fabián Olaz, der uns alle daran erinnert, dass es darum geht, einander den Weg zu Frieden, Liebe und Verständnis zu zeigen. An Phil Tenaglia dafür, dass sie die Matrix an die Schulen bringt. An Steve Hayes und Kelly Wilson für ihre Offenheit und Unterstützung. An David Sloan Wilson für seine Hilfe bei der Verknüpfung der Matrix mit den Evolutionswissenschaften. An Adriana Zilberman und Mara Lins für ihre liebevolle Unterstützung in Brasilien und Argentinien. An New Harbinger Publications, für ihre Bereitschaft zu diesem Projekt und dessen Förderung. Ein großes Dankeschön an Jasmine Star für ihr kompetentes Copy-Editing. Und danke allen, die bereit sind, die Matrix kennenzulernen und sie zu erproben. Vielen Dank.

–Kevin Polk

Zuerst möchte ich Benji, meinem Freund und Meister, dafür danken, dass er mich eingeladen hat, Teil dieses großartigen Projekts zu sein, und dass er mein Begleiter in meiner neuen Lebensweise ist. An Kevin und Mark, für das Öffnen der „Matrix-Tür" und dafür, dass sie mich als Teil des Matrix-Teams willkommen geheißen haben. An Jerold Hambright, einen weisen und großzügigen Menschen, der mir die Matrix vermittelte, aber noch wichtiger, Bescheidenheit und Freundlichkeit lehrte. Danke an Yanina Alladio für die Ideen und die Zusammenarbeit bei der Arbeit mit Kindern; sie ist ein großartiger und inspirierender Profi. Vielen Dank an Tesilya Hanauer und das Team von New Harbinger Publications für eine fantastische Arbeit.

Ich muss mich bei der ganzen ACT-Community bedanken, vor allem bei denen, die mich ausgebildet haben und mir Vertrauen in meine eigene Tätigkeit mit ACT und meine Art, ACT zu vermitteln, gegeben haben (ohne bestimmte Reihenfolge): Benji Schoendorff, Kevin Polk, Mark Webster, Jerold Hambright, Vijay Shankar, Chris McCurry, Steve Hayes, Kelly Wilson, Kirk Strosahl, Patti Robinson, Matt Villatte, Carmen Luciano, Niklas Törneke und Robyn Walser.

Danke an alle meine Klienten und an die Teilnehmer meiner Workshops und Kurse aus Argentinien, Brasilien, Peru und Chile. Euer Respekt, eure Liebe und euer Vertrauen führen mich zur rechten Seite meiner Matrix, wenn Haken auftauchen.

Danke an mein Team vom Integral Center of Contextual Psychotherapies in Córdoba (Argentinien) und an meine Kollegen in Argentinien, die mir beigebracht haben, mir über die Kontingenzen meines Verhaltens bewusst zu sein. Danke an meine Studenten an der Fakultät für Psychologie an der National University of Córdoba für eure Gesichter beim Lernen, die mich daran erinnern, warum ich diesen Beruf gewählt habe.

Dieses Buch ist besonders meiner lieben Ehefrau Gabriela und meinen beiden hübschen Prinzessinnen Pía und Malena gewidmet. Eure Liebe und Begleitung ist die „beste Entschuldigung", mich Tag für Tag darum zu bemühen, ein besserer Mensch zu werden. Danke an meine Geschwister und meine Eltern, dass sie ein Vorbild für Beharrlichkeit und Bereitschaft sind.

Diejenigen, die mich kennen, wissen, dass die Teilnahme an diesem Buch einen Traum für mich hat wahr werden lassen. Und obwohl mein Verstand mir immer noch sagt, dass ich es nicht verdiene, kann ich das jetzt wahrnehmen und mich weiter in Richtung auf das, was in meinem Leben wirklich wichtig ist, hinbewegen. Dank dieses fantastischen Modells, das mein Leben ein bisschen einfacher gemacht hat.

–Fabian Olaz

Dank geht an Kevin Polk für die Ideen, die diesen Prozess ausgelöst haben, und für die Einladung an das Togus Regional Benefit Office der Veterans Administration. Danke an Jerold Hambright, dessen Beitrag weniger sichtbar ist. Danke an Benji für seine harte Arbeit beim Schreiben und an Fabián für seine Begeisterung und Unterstützung. Danke an das Team von New Harbinger Publications, das die Arbeit zu einer klaren Struktur zusammengefügt haben.

Vielen Dank an alle Klienten und Kollegen, die an der Entwicklung dieser Ideen beteiligt waren. Sie waren die größten Lehrer und es ist Ihre Erfahrung, die die Matrix in das einfache Format, in dem sie heute besteht, gebracht hat. Schließlich bin ich meiner Ehefrau und meiner Familie dankbar, die mir die Zeit und den Raum gelassen haben, diese Ideen gedeihen zu lassen. Ich bin zutiefst dankbar für all diese Unterstützung.

–Mark Webster

Inhaltsverzeichnis

1 Einleitung: Psychische Flexibilität trainieren ... 1
1.1 Wie dieses Buch das Einüben psychischer Flexibilität vereinfachen kann... 2
1.2 Die Matrix ... 3
1.3 Eine kurze Geschichte der Matrix ... 4
1.4 Lebensgeschichten einsortieren ... 6
1.5 Wofür ist die Matrix gut? Für absolut alles! ... 6
1.6 Die sechs ACT-Prozesse der Flexibilität ... 7
1.7 Appetitiv und aversiv ... 9
1.8 Sprache ... 10
1.9 Etwas Bezugsrahmentheorie ... 10
1.10 Sich aus Blockaden befreien – Getting unstuck ... 13
1.11 Die Nützlichkeit wahrnehmen ... 13
1.12 Achtsamkeit ohne „Achtsamkeit“ ... 15
1.13 Eine Haltung des „Ja, und ...“ ... 16
1.14 Über dieses Buch ... 16
1.14.1 Ein Übungsbuch für die Grundbewegungen ... 18
1.14.2 Ein Buch über das Lernen im gegebenen Moment ... 18
1.14.3 Ein Buch über das Trainieren und Praktizieren einer Praxis ... 19

Teil I Die sechs Grundschritte

2 Schritt 1: In die Perspektive einführen ... 23
2.1 Die Matrix funktions- und betriebssicher machen ... 24
2.2 Die Klienten fragen, was sie zu Ihnen führt ... 25
2.3 Die Matrix einführen ... 26
2.3.1 Wer oder was ist wichtig? ... 28
2.3.2 Was taucht auf und stellt sich in den Weg? ... 29
2.3.3 Wer steht im Mittelpunkt dieser Betrachtungsweise? ... 29
2.3.4 Was tun Sie, um sich von unerwünschten inneren Dingen wegzubewegen? ... 30
2.3.5 Was können Sie tun, um sich auf wichtige Personen oder wichtige Dinge hinzubewegen? ... 31

2.4 Sich auf flexible Therapieziele verständigen 32
2.5 Den gegenwärtigen Moment als den Zeitpunkt des Lernens präsentieren 33
2.6 Die therapeutische Beziehung als Kontext für Veränderungen einsetzen 33
2.6.1 Arbeit in der therapeutischen Beziehung: Aufklärung und Einverständnis („informed consent") 34
2.6.2 Klienten den Anstoß geben, sich selbst wichtig zu nehmen 35
2.7 Allgemeine Anmerkungen zum Üben zuhause 35
2.8 Übungen für zuhause in Schritt 1: HIN-Bewegungen und WEG-Bewegungen wahrnehmen 37
2.9 Wie Sie mögliche Fallen wahrnehmen und flexibel umgehen 37
2.9.1 Erklären statt zeigen 37
2.9.2 Das Sortieren für Klienten übernehmen, statt Klienten zum Sortieren anzuregen 38
2.9.3 Klienten zum korrekten Sortieren bringen wollen 39
2.9.4 Alles sortieren wollen 40
2.10 Frequently Asked Questions – Häufig gestellte Fragen 40
2.10.1 Muss ich die Matrix in der in diesem Kapitel dargestellten Reihenfolge darstellen? 40
2.10.2 Was, wenn Klienten sagen, niemand oder nichts sei ihnen wichtig? 41
2.10.3 Was, wenn Klienten kommen, um nach Lösungen suchen? 41
2.11 Vertiefung 42
2.11.1 Bahnung („Priming") 42
2.11.2 Klienten mit ihrem Erleben und mit der Matrix in Verbindung bringen 43
2.11.3 Festgefahrene Geschichten („stuck stories") umgehen 43
2.11.4 Mit Gedanken und Vorstellungen locker umgehen 45
2.11.5 Im Bezugsrahmen 45
2.12 Schritt 1: Checkliste 47

3 Schritt 2: Die Wirksamkeit von WEG-Bewegungen verstehen 49
3.1 WEG-Bewegungen unter dem Blickwinkel ihrer Nützlichkeit betrachten 50
3.2 Eine Wahrnehmungsübung zum Ankommen 50
3.3 Auswertung der Übung für zuhause 52
3.4 Die funktionale Analyse der WEG-Bewegungen 53
3.4.1 Die kurzfristige Wirksamkeit von WEG-Bewegungen bewerten ... 54
3.4.2 Die langfristige Wirksamkeit von WEG-Bewegungen bewerten ... 56
3.4.3 Festgefahrene Schleifen („stuck loops") aufdecken 58
3.4.4 Die Auswirkungen von WEG-Bewegungen auf das, was wichtig ist, bewerten 60

3.4.5 Wenn WEG-Bewegungen zugleich HIN-Bewegungen sind 61
3.5 Zusammenfassende Metapher: Der Mensch in der Grube 62
3.6 Übungen für zuhause in Schritt 2: Die Nützlichkeit von WEG-Bewegungen wahrnehmen 64
3.7 Wie Sie mögliche Fallen wahrnehmen und flexibel umgehen 64
3.7.1 Für Klienten sprechen 65
3.7.2 Verhaltensweisen auf der linken Seite ausschließlich als WEG-Bewegungen ansehen 65
3.7.3 Übermäßiges Pathologisieren subklinischer Klienten 66
3.8 Frequently Asked Questions – Häufig gestellte Fragen 67
3.8.1 Was, wenn Klienten sagen, dass ihre WEG-Bewegungen nützlich sind? 67
3.8.2 Was, wenn Klienten sagen, dass ein Verhalten kurzfristig und langfristig wirksam und auch nützlich dafür ist, sich auf das „Wer-oder-was-ist-wichtig?" hinzubewegen? 67
3.8.3 Was, wenn Klienten sagen, dass sie Stufen, Tunnel oder Rampen graben müssten? 67
3.9 Vertiefung 68
3.9.1 Pliance und Tracking 68
3.9.2 Das Bewusstsein der Klienten über ihr Erleben erweitern 70
3.9.3 Im Bezugsrahmen 71
3.10 Schritt 2: Checkliste 74

4 Schritt 3: Haken und das Problem des Kontrollstrebens 77
4.1 Auswertung der häuslichen Übung 78
4.2 Eine kurze Geschichte der menschlichen Kontrolle 78
4.3 Eine Nebenbemerkung zur Evolution kognitiver Kontrolltechnologien ... 79
4.4 Die Vergeblichkeit von Innenweltkontrolle erkunden und erleben 80
4.5 Regeln der inneren im Unterschied zur äußeren Kontrolle 82
4.6 Sinneserleben und inneres Erleben sortieren 83
4.7 Haken 85
4.7.1 Die Hakenmetapher einführen 86
4.7.2 Das Arbeitsblatt „Haken" 88
4.7.3 Angeln nach der Methode „Fangen-und-freilassen" 89
4.7.4 Das Haken-Wortspiel 90
4.8 Übungen für zuhause in Schritt 3: Haken und was man als Nächstes tut wahrnehmen 91
4.9 Wie Sie mögliche Fallen wahrnehmen und flexibel umgehen 92
4.9.1 Klienten geben an, dass sie Gedanken kontrollieren können 92
4.9.2 Verhakt in Haken 93
4.9.3 Haken auf unerwünschtes inneres Erleben begrenzen 93
4.9.4 Auf Haken statt auf das Verhaken fokussieren 93
4.9.5 Sich verhaken, wenn sich andere verhaken 94

4.10 Frequently Asked Questions – Häufig gestellte Fragen 94
4.10.1 Was, wenn Klienten darauf bestehen, ihr inneres Erleben kontrollieren zu können? 94
4.10.2 Werden sich Klienten durch die Erörterung von Haken invalidiert fühlen? 95
4.11 Vertiefung 95
4.11.1 Die paradoxen Effekte kognitiver Kontrollbemühungen 96
4.11.2 Defusion 97
4.11.3 Im Bezugsrahmen 98
4.12 Schritt 3: Checkliste 99

5 Schritt 4: Verbales Aikido 101
5.1 Die Grundlagen des verbalen Aikido 102
5.1.1 Yessing 103
5.1.2 Sortieren im jeweiligen Moment 104
5.1.3 Validierung – Anerkennen und Würdigen 104
5.1.4 Sich von verbalen Ringkämpfen fernhalten 108
5.2 Auswertung der häuslichen Übung 110
5.3 Verbales Aikido einführen 111
5.4 Das Arbeitsblatt „Verbales Aikido“ 111
5.4.1 Auf unterschiedliche Aspekte inneren Erlebens hindeuten 111
5.4.2 Das Arbeitsblatt vorstellen 113
5.4.3 Die Bewegungen einüben 113
5.4.4 An Haken üben, die in der Praxis auftauchen 117
5.4.5 Wie oft verbales Aikido geübt werden soll 118
5.4.6 Die gleiche Situation zu unterschiedlichen Zeitpunkten üben 118
5.5 Übungen für zuhause in Schritt 4: Verbales Aikido trainieren 119
5.6 Wie Sie mögliche Fallen wahrnehmen und flexibel umgehen 120
5.6.1 Zu abstrakt bleiben 120
5.6.2 Nicht auf beobachtbares Verhalten fokussieren 121
5.6.3 Ein vorab definiertes Ergebnis bekommen wollen 121
5.6.4 Verbales Aikido einsetzen, um zu angenehmen Gefühlen zu kommen 122
5.7 Frequently Asked Questions – Häufig gestellte Fragen 122
5.7.1 Sind die Fragen zum verbalen Aikido nicht zu einengend? 122
5.7.2 Sind diese Fragen nicht zu künstlich? 123
5.7.3 Muss ich meinen Klienten diese Fragen wirklich zeigen? 123
5.7.4 Was, wenn Klienten nicht sagen können, wie sie ihre Haken empfinden, wie sie empfinden, was wichtig ist, oder wo diese Empfindungen im Körper auftauchen? 123
5.7.5 Was, wenn diese Fragen die Probleme des Klienten nicht lösen? 124

5.7.6 Was, wenn Klienten sich mit diesen Fragen nicht aus ihrer Verstrickung lösen können? . . . 124
5.7.7 Was, wenn ich mir mit diesen Fragen albern vorkomme? . . . 124
5.7.8 Werden die Klienten nicht denken, ich sei ein Roboter, der wie ein Papagei immer nur diese Fragen wiederholt? . . . 125
5.8 Vertiefung . . . 125
5.8.1 Flexibles Tracking vermehren . . . 125
5.8.2 Augmentieren – Der Prozess des Erweiterns . . . 126
5.8.3 Im Bezugsrahmen . . . 126
5.8.4 Verbales Aikido als höchstes Ziel der ACT-Behandlung . . . 127
5.8.5 Behandlungsabschluss: Sich schneller aus Verstrickungen lösen können . . . 128
5.9 Schritt 4: Checkliste . . . 129

6 Schritt 5: Selbstmitgefühl trainieren . . . 131
6.1 Die Sitzung eröffnen . . . 132
6.2 Die Übung „Die Katzenmutter“ . . . 132
6.2.1 Die Metapher erweitern . . . 136
6.2.2 Dahin schauen, wo wir gelernt haben, unseren Kätzchen zu begegnen . . . 137
6.3 Übungen für zuhause in Schritt 5: Wahrnehmen, wie die Katzenmutter ihre Kätzchen behandelt . . . 138
6.4 Wie Sie mögliche Fallen wahrnehmen und flexibel umgehen . . . 138
6.4.1 Mitgefühl als Regel vorschreiben . . . 138
6.4.2 Die Kätzchen loslassen . . . 139
6.5 Frequently Asked Questions – Häufig gestellte Fragen . . . 139
6.5.1 Was, wenn ein Klient Katzen nicht mag? . . . 139
6.5.2 Was, wenn das Kätzchen eines Klienten etwas Schreckliches ist und ich einen freundlichen Umgang damit nicht ruhigen Gewissens unterstützen kann? . . . 140
6.6 Vertiefung . . . 141
6.6.1 Die Geburt des Inneren Regel-Gebers . . . 141
6.6.2 Regeln in der klinischen Praxis nutzen . . . 144
6.6.3 Im Bezugsrahmen . . . 145
6.6.4 Flexibles Tracking mit der Matrix unterstützen . . . 148
6.7 Schritt 5: Checkliste . . . 149

7 Schritt 6: Das Einnehmen von Perspektiven nutzen . . . 151
7.1 Die Sitzung eröffnen . . . 152
7.2 Das Interview zur Perspektiveneinnahme durchführen . . . 152
7.3 Auswertung der Übung . . . 156
7.4 Perspektiven einnehmen bei Verletzungen in der Vergangenheit . . . 156
7.5 Übung für zuhause: Sich in zukünftigen festgefahrenen Situationen besuchen . . . 157

7.6 Wie Sie mögliche Fallen wahrnehmen und flexibel umgehen 158
7.6.1 Auf die ferne Zukunft oder unwahrscheinliche Situationen fokussieren 159
7.6.2 Mit vagen Situationen arbeiten 159
7.6.3 Perspektiven bezeichnen und dabei verwirrt oder verwirrend sein. 159
7.6.4 Sich im „Ich-könnte“ oder im Konjunktiv verlieren 160
7.6.5 In einer Perspektive hängen bleiben 160
7.6.6 Sich am Inhalt verhaken. 161
7.6.7 Sich heftig in das Gespräch einmischen 161
7.6.8 Die Dort-Dann-Perspektive validieren. 161
7.6.9 Zu schnell machen 162
7.6.10 Nicht auf Albernes vorbereitet sein 163
7.7 Frequently Asked Questions – Häufig gestellte Fragen. 163
7.7.1 Was, wenn Klienten erwarten, diesen Dialog in künftigen festgefahrenen Situationen nicht führen zu können?. 163
7.7.2 Wie kann ich die Chancen dafür verbessern, dass Klienten in diesen Dialog gehen, wenn sie in die Situation kommen? 164
7.7.3 Wie unterscheidet sich das Vorgehen von der Arbeit mit dem leeren Stuhl? 164
7.8 Vertiefung. 164
7.8.1 Wertekonflikte erkunden 165
7.8.2 Im Bezugsrahmen 166
7.9 Die Behandlung beenden. 169
7.10 Schritt 6: Checkliste. 169

8 Schlussbemerkungen zu den sechs Schritten 171
8.1 In der Matrix geht es nicht darum, jemanden dazu zu bringen, etwas Bestimmtes zu tun 172
8.2 Ein Schnellverfahren, um funktional zu bleiben 173
8.3 Maßgeschneiderte Unterscheidungen kreieren 173
8.4 Die Matrix ohne die Matrix 174

Teil II Die Matrix im sozialen Umfeld

9 Die therapeutische Beziehung in der Matrix-Arbeit einsetzen. 179
9.1 Festgefahrene soziale Schleifen. 180
9.2 Die Wichtigkeit von Kooperation und Beziehungen 181
9.3 Vertrautheit definieren 183
9.4 Einen Kontext schaffen, in dem vertrauensvolles Eingehen von Beziehungen gelernt werden kann 183
9.5 Den interpersonalen Fokus verwenden, um Klienten zu helfen, sich aus Festgefahrenem zu lösen 184

9.6 Klinisch relevantes Verhalten – Clinically Relevant Behavior 185
9.6.1 Eine funktionale Definition von klinisch relevantem Verhalten ... 186
9.6.2 Klinisch relevante Verhaltensweisen aus Sicht der Matrix 187
9.6.3 CRB1 und CRB2 im jeweiligen Moment erkennen 188
9.7 Bewusstheit, Mut und Liebe mit der Matrix verwenden 190
9.8 Die fünf Regeln der FAP 194
9.9 Verbales Aikido für zwei 196
9.10 Verbales Aikido für zwei verwenden, um zwischenmenschliches Verhalten zu formen 199
9.11 Der Fragebogen zwischen den Sitzungen: „The Matrix Session Bridging Questionnaire“ 202
9.12 Die Matrix einsetzen, um das Einnehmen von Perspektiven und Empathie für andere zu trainieren 207

10 Die Matrix mit Kindern, Jugendlichen und Eltern 209
10.1 Mit Eltern arbeiten 210
10.1.1 Eltern an Bord holen 210
10.1.2 Die Matrix mit Eltern einsetzen 210
10.1.3 Variationen über das Thema 212
10.1.4 Eine förderliche Umgebung voranbringen 213
10.1.5 Hilfreiche Metaphern, um die Prinzipien kompetenten Elternverhaltens einzuführen 214
10.1.6 Einige Prinzipien kompetenten Elternverhaltens und wie man sie darstellt 215
10.1.7 Validieren Sie alle Gedanken, Empfindungen und Gefühle 217
10.1.8 Geben Sie Ihrem Kind Gelegenheit, wahrzunehmen, dass manches Verhalten dienlich ist und manches nicht 218
10.1.9 Nähren Sie, was Sie wachsen sehen wollen 218
10.1.10 Sprechen Sie durchgehend von dem, was Ihr Kind tun soll, und von potenziellen Belohnungen 219
10.1.11 Wenn Sie Ihr Kind anleiten, beschreiben Sie, was möglicherweise geschehen könnte, und ermutigen Sie es zum Nachverfolgen (Tracking) 219
10.1.12 Fragen Sie freundlich und geben Sie Wahlmöglichkeiten 220
10.1.13 Unterteilen Sie Aufgaben in kleinere Einheiten und bieten Sie nötigenfalls an, schwierige Aufgaben gemeinsam mit dem Kind zu beginnen 222
10.1.14 Wenn Sie zu einem Verhalten mit geringer Auftretenswahrscheinlichkeit auffordern wollen, bitten Sie zunächst um eine Verhaltensweise mit hoher Auftretenswahrscheinlichkeit 223
10.1.15 Lenken Sie die Aufmerksamkeit Ihres Kindes auf Quellen innerer Verstärkung für gutes Verhalten............. 223

10.1.16 Lassen Sie die Konsequenzen für sich selbst sprechen 224
10.1.17 Nutzen Sie Momente, in denen Ihr Kind schwierige Gefühle erlebt, als Gelegenheiten, um Verbindung aufzunehmen 225
10.2 Die Matrix für Teenager anpassen 227
10.2.1 Es einfach halten 227
10.2.2 Visuell bleiben 227
10.2.3 Verbales Aikido praktizieren 229
10.2.4 Aufgaben für zuhause geben 230
10.2.5 Authentisch sein und Validierung betonen 230
10.2.6 Das Interview zur Perspektiveneinnahme einsetzen 231
10.2.7 Pliance und Counterpliance im Auge behalten 231
10.3 Die Matrix für Zwölfjährige und Jüngere anpassen 232
10.3.1 Es einfach halten 232
10.3.2 Es visuell und unterhaltsam halten 233
10.3.3 Transparent sein 234
10.3.4 Mit den sechs Schritten arbeiten 234
10.3.5 Weitere Übungen für Kinder 235
10.3.6 Das Auto in der festgefahrenen Schleife 235
10.3.7 Der Unterschiedsdetektiv 236
10.3.8 Der Matrix-Forscher 236
10.3.9 Eine Story sortieren 237
10.3.10 Matrix-Schachteln 237
10.3.11 Masken 237
10.4 Schlussgedanken 238

11 Matrix-Arbeit mit Paaren 241
11.1 Mit beiden Partnern in Verbindung kommen 241
11.2 Die Matrix vorstellen 242
11.3 Festgefahrene Schleifen bei zweien identifizieren 245
11.4 Anfangen, sich aus der verfahrenen Schleife zu lösen 247
11.5 Haken und Paare 249
11.6 Verbales Aikido für Paare 250
11.7 Herausforderndes Material durch Sortieren mit der Matrix durcharbeiten 252

12 Die Matrix in Lebensberatung und Coaching 257
12.1 Sitzung 1: Coaching-Ziele 258
12.1.1 Die vertikale und die horizontale Linie 259
12.1.2 Hausaufgabe 259
12.2 Sitzung 2: Haken 260
12.2.1 Die Hausaufgabe durchgehen 260
12.2.2 Lebensinhalte durchgehen 261

12.2.3 Haken ansehen . . . 261
12.2.4 Sich dem Lebenssinn annähern . . . 262
12.2.5 Hausaufgabe . . . 262
12.3 Sitzung 3: In die Spur kommen . . . 263
12.3.1 Die Hausaufgabe durchgehen . . . 263
12.3.2 Konsequenzen betrachten . . . 263
12.3.3 Das Sortieren verwenden, um Tracking zu fördern . . . 264
12.4 Sitzung 4: Äußere Barrieren überwinden . . . 265
12.4.1 Äußere Barrieren einbringen . . . 266
12.4.2 Flexibilität vermitteln, um externe Barrieren anzugehen . . . 267
12.5 Zusätzliche Sitzungen: Den Prozess fördern . . . 267
12.6 Menschen stehen an erster Stelle . . . 268
12.7 Beispiele aus der Lebensberatung . . . 269
12.7.1 John . . . 269
12.7.2 Joy . . . 272
12.8 Ein Wahrnehmungscoach werden . . . 276

13 Die Matrix flexibel anpassen . . . 277
13.1 Therapie unter appetitive Kontrolle bringen . . . 278
13.2 Ein Maß für den Interventionserfolg . . . 278
13.3 Die Matrix als Beurteilungsinstrument für Psychopharmaka . . . 280
13.4 Die Matrix mit anderem mischen . . . 282
13.4.1 Matrix und Verhaltensaktivierung (Behavioral Activation) . . . 283
13.4.2 Die Matrix und Schematherapie . . . 283
13.4.3 Die Matrix und Achtsamkeitstraining . . . 285
13.4.4 Die Matrix und motivierende Gesprächsführung . . . 285
13.4.5 Die Matrix und die integrative Verhaltenstherapie für Paare . . . 285
13.4.6 Die Matrix und die dialektisch-behaviorale Therapie. . . . 286
13.4.7 Die Matrix und psychodynamische Ansätze . . . 287
13.4.8 Die Matrix und die kognitive Verhaltenstherapie (CBT) . . . 287
13.4.9 Die Matrix und traditionelle Akzeptanz- und Commitment-Therapie integrieren . . . 288
13.5 Funktionaler Kontextualismus, um alles zusammenzubringen . . . 288

14 Zum Schluss . . . 291

Literaturverzeichnis . . . 293

Stichwortverzeichnis . . . 297

Über die Autoren

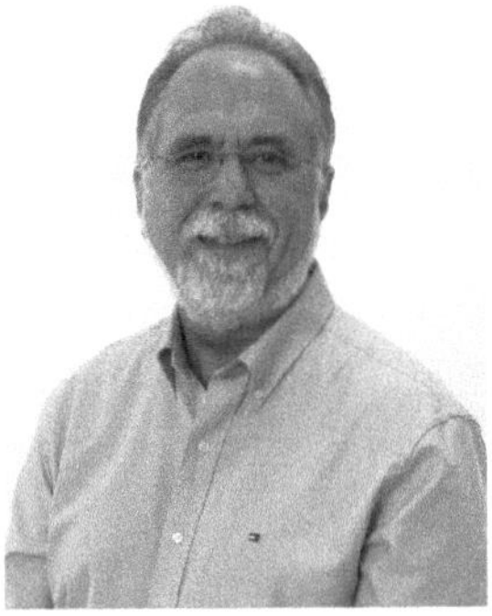

Kevin L. Polk, PhD, ist klinischer Psychologe. Seit 26 Jahren praktiziert er und hilft er hauptsächlich Veteranen und anderen von belastenden Traumaerinnerungen Betroffenen. In den letzten elf Jahren hat er sich eingehend mit der Akzeptanz- und Commitment-Therapie (ACT) befasst. Er hat fast 27.000 Stunden damit zugebracht, sich mit der Philosophie und der Theorie, die hinter ACT stehen, auseinanderzusetzen sowie ACT-Interventionen zu erlernen und zu gestalten. Er ist zertifizierter ACT-Trainer, dessen Leidenschaft darin besteht, anderen beizubringen, wie man die ACT-Matrix einsetzt, um psychische Flexibilität und geschätztes Leben zu mehren. Mehr unter www.drkevinpolk.com.

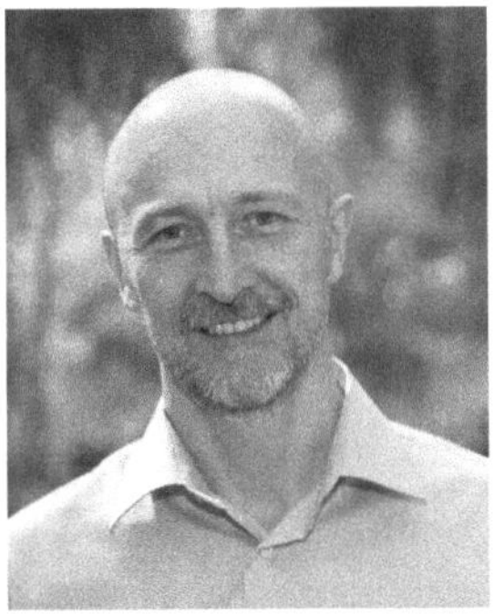

Benjamin Schoendorff, MA, MSc, ist Direktor des Contextual Psychology Institute in Montreal, Kanada. Er ist an der ACT-Forschung des Montreal University Mental Health Institute beteiligt. Als klinischer Psychologe in privater Praxis arbeitet er mit Erwachsenen, Kindern, Jugendlichen und Paaren. Schoendorff hat es sich zur Aufgabe gemacht, ACT für Therapeuten und Klienten einfach zu machen. Er ist Autor und Coautor mehrerer ACT-Bücher auf Französisch, mit Kevin Polk Mitherausgeber von *The ACT Matrix* und mit Dennis Tirch und Laura Silberstein Co-Autor von *The ACT Practitioner's Guide to the Science of Compassion.* Als zertifizierter ACT-Trainer und zertifizierter Trainer für funktional-analytische Psychotherapie (FAP) hat Schoendorff rund zweihundert Workshops rund um die Welt geleitet. Aktuell verbreitet er den sechsstufigen ACT-Matrix-Ansatz, der auch diesem Buch zugrunde liegt. Seine Workshops werden aufgrund ihrer klinischen Relevanz, ihrer tiefen Menschlichkeit und ihres warmen Humors sehr geschätzt. In seiner Freizeit reist Schoendorff gerne mit seiner Frau und seinem kleinen Sohn Thomas. Mehr unter www.contextpsy.com.

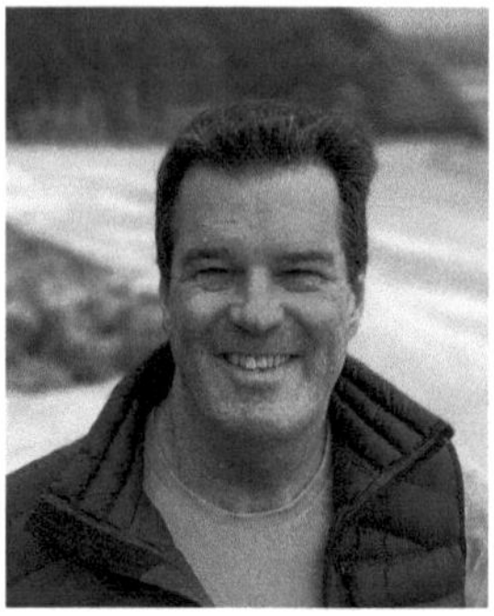

Mark Webster ist registrierter Psychotherapeut beim UK Council for Psychotherapy (UKCP). Nach einer ersten Karriere in der Computerbranche arbeitete er zehn Jahre in einer Klinik für Persönlichkeitsstörungen im National Health Service (NHS). Im Jahr 1997 kam er über die dialektische Verhaltenstherapie (DBT) zur dritten Welle der kognitiven Verhaltenstherapie (CBT), was zu einem frühen Interesse an ACT führte. Webster ist seit 2002 ACT-Trainer. Er leitet ein eigenes Unternehmen, das auf Akzeptanz- und Achtsamkeitstherapien spezialisiert ist. 2005 gründete er die ACT Special Interest Group innerhalb der British Association for Behavioral and Cognitive Psychotherapies (BABCP). Im Jahr 2008 schuf er mit Kevin Polk die ACT-Matrix, eine sehr anwenderfreundliche Art, ACT im Gruppensetting zu vermitteln. Sein Hauptinteresse ist, Wege zu finden, ACT außerhalb des traditionellen Medizinbetriebs und Gesundheitswesens zugänglich zu machen. Kürzlich gründete er eine gemeinnützige Gesellschaft mit dem Namen ACT Peer Recovery, um unter Betroffenen eine Plattform zur Genesung von Sucht und psychischen Störungen zu schaffen. Ergänzend zu Trainingskursen für psychische Gesundheit führt er regelmäßig ACT-Workshops für im Gesundheitswesen Tätige durch, die vornehmlich mit körperlichen Erkrankungen zu tun haben. Dies schließt insbesondere Workshops für Krankenschwestern, Physiotherapeuten und Ergotherapeuten ein. Webster praktiziert Achtsamkeit seit über 25 Jahren und ist derzeit Vorsitzender des UKCP Cognitive Psychotherapies College.

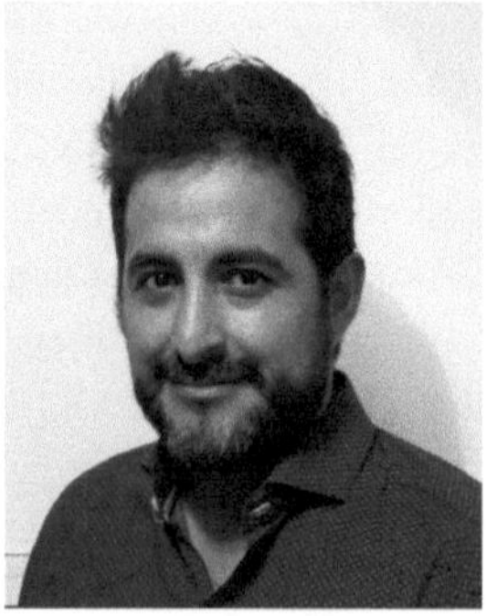

Fabian O. Olaz, PsyD, ist außerordentlicher Professor für Klinische Psychologie und Psychotherapien sowie Forscher und Direktor am Interpersonal Behavior Laboratory an der Fakultät für Psychologie der National University of Córdoba in Argentinien. Er ist Psychologe und Psychotherapeut am Integral Center of Contextual Psychotherapies (CIPCO) und anerkannter Trainer in Argentinien, Brasilien und anderen südamerikanischen Ländern.

Einleitung: Psychische Flexibilität trainieren 1

Inhaltsverzeichnis

1.1 Wie dieses Buch das Einüben psychischer Flexibilität vereinfachen kann 2
1.2 Die Matrix 3
1.3 Eine kurze Geschichte der Matrix 4
1.4 Lebensgeschichten einsortieren 6
1.5 Wofür ist die Matrix gut? Für absolut alles! 6
1.6 Die sechs ACT-Prozesse der Flexibilität 7
1.7 Appetitiv und aversiv 9
1.8 Sprache 10
1.9 Etwas Bezugsrahmentheorie 10
1.10 Sich aus Blockaden befreien – Getting unstuck 13
1.11 Die Nützlichkeit wahrnehmen 13
1.12 Achtsamkeit ohne „Achtsamkeit" 15
1.13 Eine Haltung des „Ja, und ..." 16
1.14 Über dieses Buch 16

In der Akzeptanz-und-Commitment-Therapie und im Akzeptanz-und-Commitment-Training (ACT, gesprochen „äkt") geht es darum, dass Sie das tun, was Sie tatsächlich dorthin bringt, wohin Sie kommen wollen. Es geht darum, dass Sie Ihre Richtung wählen und zunehmend fähig werden, sich – auch wenn Hindernisse da sind – durch Ihr Handeln entlang dieser Richtung zu bewegen. Eine Richtung oder Richtungen zu wählen, beinhaltet, herauszufinden, wer oder was für Sie bedeutsam oder wichtig ist. Die Fähigkeit, das auszuwählen und zu tun, was geeignet ist, um Sie – gegebenenfalls auch in Gegenwart von Hindernissen – zu den Personen oder Dingen hinzuführen, zu denen Sie sich hinbewegen möchten, wird in ACT auch als *psychische Flexibilität* bezeichnet. Mehr als zwanzig Jahre internationale Forschung mit ACT legen nahe, dass psychische Flexibilität eine

K. L. Polk et al., *Praxishandbuch ACT-Matrix*, https://doi.org/10.1007/978-3-662-59416-2_1

Schlüsselstellung für psychische Gesundheit und für ein gutes Leben einnimmt. Während sich frühere Ansätze darauf konzentrierten, innere Hindernisse – unerwünschte Gefühle, Gedanken oder Empfindungen – zu reduzieren, strebt ACT danach, wertebezogenes Handeln selbst angesichts solcher Hindernisse zu fördern.

In ACT wird dies als *wertgeschätztes Leben* bezeichnet. Wertgeschätztes Leben bedeutet, herauszufinden, was uns wichtig ist, und dementsprechend zu handeln, statt auf Autopilot zu leben und darauf zu warten, dass Hindernisse verschwinden, bevor wir tun, was uns wichtig ist. Ein wertgeschätztes Leben bedeutet auch, in Übereinstimmung mit unseren vitalen Werten und Zielen zu leben, ohne unser inneres Erleben[1] zum Hindernis für unser Handeln und unseren Einsatz für wirklich Bedeutsames werden zu lassen. Aus der Sicht von ACT ist es nicht das Wichtigste, dass wir uns gut fühlen oder schlechte Gefühle vermeiden können, ganz gleich wie angenehm gute Gefühle oder wie unangenehm schlechte Gefühle auch sein mögen. Wesentlich erscheint vielmehr, fähig zu sein, die Dinge zu tun, die uns tatsächlich den Personen und Dingen näherbringen, die wir als bedeutsam für unser Leben gewählt haben.

Kurzum: Es ist im Allgemeinen nicht das Wichtigste im Leben, sich gut oder nicht schlecht zu fühlen. Vielleicht erscheint Ihnen das im ersten Moment etwas befremdlich, doch machen Sie einmal den folgenden Test: Stellen Sie sich vor, Sie könnten eine Pille nehmen, sodass Sie sich gut und nie wieder schlecht fühlen würden. Würden Sie sie einnehmen? Die meisten schon. Nun stellen Sie sich noch vor, dass diese Pille einen kleinen Nebeneffekt hätte: Hätten Sie sie einmal genommen, kämen Sie niemals mehr aus Ihrem Bett und mit irgendjemand in Kontakt. Würden Sie sie immer noch nehmen? Sicher nicht. Wenn Sie sich also dagegen entscheiden, diese Tablette zu nehmen, dann doch deswegen, weil Ihnen Beziehungen oder andere Angelegenheiten wichtiger sind, als sich gut und nicht schlecht zu fühlen. ACT geht es darum, herauszufinden, was diese wertgeschätzten Beziehungen und Vorhaben ausmacht, und zu lernen, wie man ihnen nahekommt und sich zu ihnen hinbewegt.

1.1 Wie dieses Buch das Einüben psychischer Flexibilität vereinfachen kann

Dieses Buch ist eine detaillierte klinische Anleitung zur Verwendung der ACT-Matrix. Die ACT-Matrix ist vergleichsweise neu und bezweckt, das Vorgehen in ACT zu vereinfachen und für Kliniker und Klienten transparenter zu machen. In dieser Einführung werden wir zunächst die ACT-Matrix und ein wenig ihrer Entwicklungsgeschichte vorstellen sowie mehrere ihrer Grundbegriffe skizzieren.

In den vergangenen sechs Jahren haben wir intensiv daran gearbeitet, ACT, das manchmal sehr komplex sein kann, einfach und zugänglich zu machen. Entsprechend haben wir

[1] Experiencing, to experience wird zumeist mit Erleben/erleben, vereinzelt auch mit Erfahrung übersetzt.

Abb. 1.1

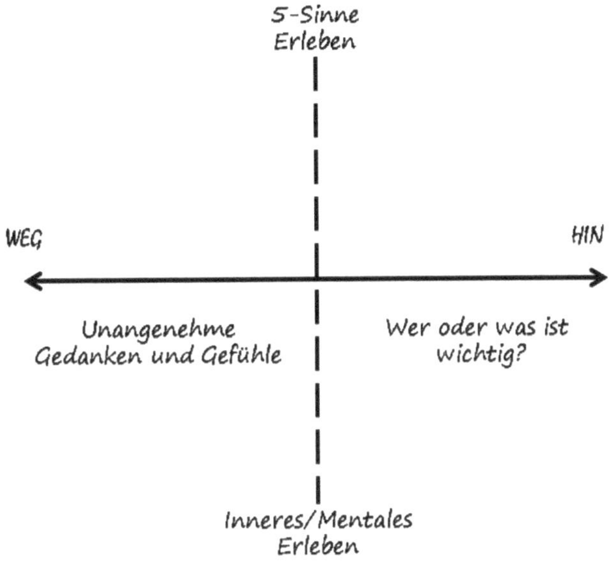

uns bemüht, die Darstellung theoretischer Konzepte möglichst einfach zu halten, um sie auch für Nichtspezialisten verständlich zu machen. (Zugegebenermaßen werden wir diesen Anspruch in den mit „Vertiefung" überschriebenen Abschnitten gelegentlich etwas strapazieren.) Uns ist klar, dass wir damit nicht allen Feinheiten des Modells gerecht werden können. Dies bedeutet auch, dass wir, obwohl unsere Arbeit auf einer Vielfalt klinischer und theoretischer Forschungsergebnisse zu ACT beruht, Referenzen und Literaturangaben auf ein Minimum beschränken, da dieses Buch in erster Linie eine Anleitung für matrixbasierte Interventionen ist.

1.2 Die Matrix

Die Matrix ist ein Diagramm, in dem es um das Wahrnehmen[2] geht (siehe Abb. 1.1). Dieses Diagramm kann, wie sich zeigen wird, zur psychischen Flexibilität hinführen.

Das Diagramm besteht aus zwei Linien, die sich schneiden. Die vertikale Linie verweist auf das Erleben. Sie bildet den Unterschied zwischen den mit den fünf Sinnen – dem Sehen, Hören, Riechen, Schmecken und Tasten – verbundenen Aspekten unseres Erlebens und dem aus mentalen Aktivitäten oder aus Körperwahrnehmungen hervorgehenden Erleben ab. Während Sie diesen Satz hier und jetzt lesen, schauen Sie, ob Sie den Teil Ihres Erlebens wahrnehmen können, der durch Ihre fünf Sinne vermittelt wird: Die Farbe der Seite und die Druckfarbe, die Gestalt der Buchstaben usw. Dann schauen Sie, ob Sie den mentalen Teil Ihres Erlebens wahrnehmen können: Die Bedeutung des Satzes, vielleicht

[2] Noticing bzw. to notice werden zumeist mit „wahrnehmen", gelegentlich auch mit „bemerken" übersetzt.

ein paar Gedanken, wo dies alles hinführen soll usw. Nun schauen Sie bitte, ob Sie einen Unterschied zwischen diesen beiden Arten des Erlebens wahrnehmen können.

Die horizontale Linie ist die Linie für Verhalten. Sie markiert den Unterschied von Handlungen, die darauf gerichtet sind, sich von unerwünschtem Erleben (beispielsweise von Furcht) wegzubewegen, und Handlungen, die darauf gerichtet sind, sich auf jemand oder etwas Wichtiges oder Bedeutsames hinzubewegen (beispielsweise eine geliebte Person). Nehmen Sie sich einen Moment, um sich an eine Gelegenheit zu erinnern, bei der Sie etwas unternommen haben, um sich von Furcht wegzubewegen. Und nun erinnern Sie sich an eine Gelegenheit, bei der Sie etwas getan haben, um sich auf eine geliebte Person hinzubewegen. Können Sie wahrnehmen, wie unterschiedlich es sich anfühlte, sich wegzubewegen und sich hinzubewegen?

Nach unserer Auffassung liegt der Schlüssel zur psychischen Flexibilität und zu einem wertgeschätzten Leben für den zur Sprache befähigten Menschen im Wahrnehmen des Unterschieds zwischen dem Erleben mit den fünf Sinnen und mentalem Erleben sowie im Wahrnehmen des Unterschieds von Bewegungen, die zu wichtigen Personen oder Dingen hinführen, und Bewegungen, die von unerwünschtem mentalem Erleben wegführen.

Die Matrix lädt uns dazu ein, unser Erleben, unser Verhalten und unsere Geschichten („Storys") in die vier Quadranten einzusortieren, die von den zwei sich schneidenden Linien aufgespannt werden. Vielleicht probieren Sie es einfach. Zeichnen Sie die zwei Matrixlinien auf ein Blatt. Rechts unten tragen Sie den Namen einer Person ein, die Ihnen wichtig ist. Links unten schreiben Sie einen Gedanken, ein Gefühl oder eine Erinnerung, die aufkommen können und sich möglicherweise in den Weg stellen, wenn Sie etwas tun (wollen), das Sie zu dieser wichtigen Person hinbringt. Links oben tragen Sie ein, was Sie tun – eine beobachtbare Verhaltensweise – wenn die Dinge links unten auftauchen – wie Sie sich entweder sichtbar davon wegbewegen oder unter Kontrolle dieser Dinge handeln. Oben rechts tragen Sie schließlich wenigstens eine beobachtbare Verhaltensweise ein, bei der man Sie beobachten könnte, wenn Sie sich auf diese Person hinbewegen. Als Nächstes treten Sie etwas zurück und nehmen Sie wahr, wer die Wahl trifft, dass Ihnen diese Person wichtig ist. Nehmen Sie wahr, wer sehen kann, was links unten auftaucht, und wer angeben kann, ob das, was Sie tun, darauf gerichtet ist, sich zu dieser Person hinzubewegen oder aber sich von den Dingen unten links wegzubewegen. Spiegelt das, was Sie hier aufgezeichnet haben, irgendwie wider, wie Sie die Beziehung zu dieser Person erleben?

1.3 Eine kurze Geschichte der Matrix

Wie Sie sehen können, reduziert sich die Matrix auf zwei Linien auf einem Blatt Papier. Auch wenn es einfach aussieht, erforderte es zwischen 2004 und Frühjahr 2009 ungefähr 17.000 Stunden, bis Kevin Polk die zentrale Bedeutung, die dem Wahrnehmen dieser beiden Unterscheidungen zukommt, wahrnahm.

In diesen Jahren las Kevin viel über Akzeptanz-und-Commitment-Therapie, Bezugsrahmentheorie (BRT; relational frame theory, RFT) und funktionalen Kontextualismus (die Wissenschaftsphilosophie, auf der BRT und ACT aufbauen). Gleichzeitig praktizierte er ACT mit Tausenden von Klienten, zumeist in Gruppen. Ebenso verbrachte er zahllose Stunden damit, ACT, BRT und funktionalen Kontextualismus mit Dutzenden von Kollegen, unter ihnen vor allem Jerold Hambright und Mark Webster, zu diskutieren.

Kevin hatte schon immer die Leidenschaft, komplizierte Themen in möglichst einfacher Weise darzustellen. Und weil er Diagramme liebt, hat er in diesen Tausenden von Stunden ACT-Prozesse oft in Diagrammform festgehalten. Vor der Einführung der Matrix wurde ACT oftmals anhand des Hexaflex präsentiert, einem Sechseck, das die sechs grundlegenden ACT-Prozesse darstellt (Hayes et al. 2004). Auch wenn das Hexaflex durchaus nützlich ist, um Prozesse abzubilden, mit denen ACT-Forscher und -Kliniker arbeiten, kann es sich klinisch doch etwas schwerfällig anfühlen. Kevin, Jerold und Mark suchten nach einem alternativen Diagramm, das sie verwenden konnten, wenn sie mit Klienten zu tun hatten.

Im Frühjahr 2009 las Kevin *Derived Relational Responding: Applications for Learners with Autism and Other Developmental Disabilities* (Rehfeldt und Barnes-Holmes 2009). Dieses Buch enthält Beispiele, in denen Kindern Sortieraufgaben gegeben wurden, die ihnen helfen sollten, verbale Fähigkeiten, darunter auch komplexere Fertigkeiten zur Perspektiveneinnahme, zu erwerben. Stellen Sie sich vor, dass jemand einen Kartenstapel anhand eines Kriteriums, beispielsweise nach Farbe, Bild oder Zahl usw., sortieren soll. Nachdem er während seines Berufslebens überwiegend mit Menschen mit Traumaerfahrungen gearbeitet hatte, fing Kevin an, ein Sortierspiel für das Traumagedächtnis zu entwickeln. Mit Karteikarten begann er, spielerisch die Elemente einer Traumaerinnerung zu erkunden. Zuerst kamen die mit der Traumaerinnerung verbundenen sensorischen Erfahrungen, dann die Art und Weise, wie diese Traumaerinnerungen mental wiedererlebt wurden. Als Kevin am Whiteboard zu zeichnen begann, entstanden zwei Linien: eine vertikale mit dem Erleben der fünf Sinne an einem Ende und dem mentalen Erleben am anderen Ende. Dann eine horizontale Linie, mit den Versuchen, dem Wiedererleben der Traumaerinnerung zu entkommen, und den Handlungen, die einer Bewegung hin zum wertgeschätzten Leben folgen, an ihren gegenüberliegenden Enden. Auf diese Weise wurde die Matrix geboren.

Nun konnte eine traumatische Erinnerung entlang der Matrix sortiert werden. Als erstes wurden die Klienten aufgefordert, sich der sensorischen Erfahrungen zu entsinnen, die mit dieser Erinnerung verbunden waren. Diese werden im oberen Teil der Matrix eingetragen. Als Nächstes sollen sie einige der mit der Traumaerinnerung verbundenen unangenehmen inneren Erlebensaspekte, beispielsweise Furcht, erinnern. Diese werden im linken unteren Quadranten platziert. Im nächsten Schritt werden Klienten nach Personen oder Angelegenheiten befragt, auf die sie sich zum Zeitpunkt des Traumas hinbewegten. Diese werden im unteren rechten Quadranten aufgeführt. Abschließend werden die Klienten gebeten, diejenigen Verhaltensweisen zu benennen, mit denen sie sich von der Furcht und anderen schwierigen inneren Erlebensweisen wegbewegen, diese werden im linken oberen Quadranten angeschrieben.

Bald erkannte Kevin, dass Erinnerungen jeglicher Art auf diese Weise eingeordnet oder sortiert werden können. Darüber hinaus wurde ihm klar, dass es in ACT generell darum geht, das Leben nach diesen Kriterien zu sortieren oder zu ordnen. Zudem impliziert das Einordnen des Erlebens als „sensorisch“, es als von „innerem“ Erleben verschieden wahrzunehmen. Und ein Verhalten als „hin (zu)“ einzusortieren, impliziert wahrzunehmen, dass es nicht „weg (von)“ ist. Letztlich versetzt dieses Sortieren und Wahrnehmen von Unterschieden Menschen in die Lage, eine Perspektive gegenüber ihrem Erleben einzunehmen.

1.4 Lebensgeschichten einsortieren

Wir alle haben eine Geschichte zu erzählen – typischerweise eine Sammlung von interessanten Erinnerungen. Und so wie jede Erinnerung gemäß den Kategorien der Matrix einsortiert werden kann, können auch die Geschichten aus unserem Leben auf der Matrix sortiert werden, indem man die vier Bereiche nutzt, die die zwei sich kreuzenden Linien bilden. Für die meisten Mitglieder unserer hochsozialen Spezies stehen Beziehungen an erster Stelle. Entsprechend fragen wir zunächst: „Wer ist wichtig für dich?“ Dann erst fragen wir: „Was ist wichtig für dich?“ Die Antworten auf diese Fragen platzieren wir unten rechts im Diagramm, weil dieses Wichtigsein in Verstand und Bewusstsein verankert ist und sich Menschen darauf hinbewegen wollen.

Inhalte, die im Inneren aufkommen können und der HIN-Bewegung zum „Wer-oder-was-ist-wichtig?“ im Weg stehen, sind ein Schlüsselaspekt der Story oder Geschichte. So ist es vielleicht Furcht, die auftaucht, wenn man überlegt, jemanden zu einem Date einzuladen. Dieses Erleben kommt üblicherweise in die linke untere Ecke, weil es innere Erlebnisse sind, bei denen wir dazu neigen, uns davon wegbewegen zu wollen.

Natürlich beinhaltet die Story auch Verhaltensweisen, die jeder sehen kann: Gehen, Sprechen, Sitzen und Ähnliches. Diese kommen in die beiden oberen Abschnitte des Diagramms. Zunächst fragen wir nach den Verhaltensweisen, die unternommen werden, um sich von unerwünschtem Erleben wegzubewegen, beispielsweise der Furcht davonzulaufen. Diese werden in den linken oberen Quadranten sortiert. Schließlich fragen wir nach Verhaltensweisen, die ausgeführt werden oder ausgeführt werden könnten, um sich auf das „Wer-oder-was-ist-wichtig?“ hinzubewegen. Sie werden in den rechten oberen Quadranten einsortiert.

Das Sortieren entlang der Matrix kann uns allen helfen, unser Leben zu verstehen und wahrzunehmen, ob ein konkretes Tun mehr dazu tendiert, unserem Hinbewegen oder unserem Wegbewegen dienlich zu sein. Auf dieser Basis können wir wählen, ob wir unser Verhalten verändern oder es beibehalten, je nachdem, was nötig ist, um uns zu dem hinzubewegen, was uns am meisten am Herzen liegt.

1.5 Wofür ist die Matrix gut? Für absolut alles!

Vielleicht zucken Sie ob der Dreistheit der vorstehenden Überschrift zurück. Doch ist ACT ein transdiagnostisches Modell, das auf einer radikal pragmatischen Betrachtungsweise beruht. Selbst die Verwendung traditioneller Diagnostikkategorien wird danach beurteilt, ob sie uns dorthin führt, wohin wir wollen. Aus ACT-Sicht hängt eine effektive Behandlung nicht davon ab, dass wir mentale oder verhaltensbasierte Gesundheitsprobleme als Krankheiten definieren. Nützlicher ist es, herauszufinden, welche Prozesse am wirksamsten sind, um Menschen dabei zu helfen, in bestmöglicher Weise zu leben, und welche Prozesse sie blockieren, ihre Verhaltensmöglichkeiten beschränken und ihr Leben um Sinn und Bedeutung bringen. Letztlich geraten Menschen in eine Blockade, wenn sie ihre Versuche, sich von unerwünschtem innerem Erleben (wie Furcht) wegzubewegen, oder ihre Verhaltensweisen, die unter der Kontrolle ihres inneren Erlebens stehen (wie das Bedürfnis, Recht zu behalten), davon abhalten, das zu tun, was ihnen wichtig ist. (Als Beispiele hierfür seien nur genannt, Beziehungen aufzubauen und zu pflegen oder sich in einer geschätzten beruflichen Tätigkeit, in der Freizeit und in selbstfürsorglichen Aktivitäten zu entfalten.) Deshalb ist es oft nützlicher, Psychopathologie dimensional und nicht kategorial zu betrachten. Es geht um das Ausmaß, in dem die Menschen blockiert sind, und um die Bereiche, in denen dies der Fall ist, wobei der Fokus auf der genauen Art des Verhaltens und inneren Erlebens liegt, wie Menschen in eine Sackgasse geraten. Die Matrix kann den transdiagnostischen Charakter von ACT weiter stärken, indem sie Behandlern und klinischen wie nichtklinischen Klienten einen gemeinsamen Bezugsrahmen gibt: zwei sich kreuzende Linien auf einem Blatt Papier.

Nachdem die Matrix als Werkzeug der klinischen Praxis entwickelt wurde, gab es anfänglich kaum Forschungsbemühungen zur wissenschaftlichen Absicherung. Aktuell vollzieht sich hier ein rascher Wandel. So ist uns eine Reihe von Forschungsteams weltweit bekannt, die die Matrix untersuchen und sie mit gutem Erfolg verwenden. Zum jetzigen Zeitpunkt wurden bereits einige Befunde hierzu vorgestellt (Reyes 2015; Reyes et al. 2015a), gegenwärtig werden mehrere wissenschaftliche Veröffentlichungen vorbereitet.

1.6 Die sechs ACT-Prozesse der Flexibilität

Herkömmlicherweise konzentriert sich ACT auf die folgenden sechs Prozesse, die zusammenwirken und psychische Flexibilität fördern: Kognitive Defusion, Akzeptanz, engagiertes Handeln, Werte, Kontakt-mit-dem-gegenwärtigen-Moment und Selbst-als-Kontext.

Kognitive Defusion ist die Fähigkeit, sich von eigenen Gedanken und Gefühlen zu distanzieren, sodass diese das Verhalten nicht zwangsläufig beherrschen. Wenn Sie sich, wie viele, beispielsweise davor fürchten, vor einer Gruppe zu sprechen, bemerken Sie möglicherweise, bevor Sie eine Präsentation halten, wie im Brust- oder Halsbereich Angst aufkommt, zusammen mit Gedanken, ihre Empfindungen nicht aushalten oder nicht sprechen zu können und dass Sie besser wegen Krankheit absagen sollten. Wenn Sie diese Gefühle und Gedanken für bare Münze nehmen – mit ihnen fusioniert sind – schaffen es diese möglicherweise, Ihr Verhalten zu kontrollieren, und dann sagen Sie Ihren Vortrag vielleicht tatsächlich ab. Wenn Sie jedoch etwas Distanz gewinnen und Ihre Gedanken und Gefühle einfach als Gedanken und Gefühle wahrnehmen – indem Sie sich von ihnen lösen oder defusionieren – werden Sie vielleicht feststellen, dass es Ihnen möglich ist, Ihren

Vortrag zu halten, selbst wenn Sie diese Gedanken und Gefühle haben. Dies führt uns zu einem anderen ACT-Prozess: Akzeptanz.

Akzeptanz ist die Fähigkeit, Ihren haftenden lästigen Gedanken und Gefühlen Raum zu lassen, sobald Sie etwas Distanz von ihnen gewonnen haben, und gleichzeitig das zu tun, was für Sie wichtig ist, statt Ihre Ziele aufzugeben und sich in Handlungen zu verlieren, mit denen Sie darauf aus sind, Gedanken oder Gefühle zu reduzieren oder zu verändern. (Ein Beispiel wäre, sich krank zu melden, um sich von der Furcht und Gedanken, nicht in der Lage zu sein, vor anderen zu sprechen, wegzubewegen). Akzeptanz erlaubt Ihnen, zu tun, was für Sie wichtig ist. Dies führt uns zum ACT-Prozess, den man engagiertes Handeln nennt.

Engagiertes Handeln ist ganz einfach das Verhalten, das wir zeigen, um uns auf unser „Wer-oder-was-ist-wichtig?" hinzubewegen, selbst wenn Hindernisse vorhanden sind. Dies führt uns zu einem vierten ACT-Prozess: Werte.

Werte sind hochindividuell. In der Sprache von ACT beziehen sich „Werte" darauf, wie wir die für uns wichtigen Menschen und Dinge und auch welche Lebensführung wir auswählen und hochhalten. In unserem Beispiel verweisen Werte darauf, warum es Ihnen trotz Ihrer Furcht vor öffentlichem Sprechen wichtig ist, die Präsentation zu halten.

Kontakt-mit-dem-gegenwärtigen-Moment ist der Prozess, jegliches wahrzunehmen, was im Moment auftaucht. Dazu gehören nicht nur Gedanken und Gefühle, sondern auch Körperempfindungen sowie alles, was Sie mit den fünf Sinnen wahrnehmen können und was momentan sonst noch erscheinen mag. Wenn wir beim Beispiel bleiben, kann Ihnen das In-Kontakt-Sein mit dem jeweiligen Moment helfen, wahrzunehmen, dass sich Ihre Gedanken und Gefühle bezüglich der Präsentation gelegentlich verändern, so wie sich auch die damit verbundenen Körperempfindungen und das Sinneserleben verändern.

Selbst-als-Kontext, gelegentlich auch als Beobachterselbst bezeichnet, ist der letzte Prozess. Dies bezieht sich auf die Fähigkeit, zurückzutreten und gegenüber dem eigenen Denken, Fühlen, Erkennen und Tun eine flexible Perspektive einzunehmen. Um unser Beispiel abzuschließen: Eine flexible Sichtweise einzunehmen, könnte Ihnen dabei behilflich sein, alle Elemente der anderen fünf Prozesse wahrzunehmen und so zur Entscheidung beizutragen, ob Sie sich auf das „Wer-oder-was-ist wichtig?" hinbewegen, wenn Sie die Präsentation halten oder – wie es natürlich auch der Fall sein kann – wenn Sie den Vortrag absagen. Diese Fähigkeit, eine flexible Perspektive gegenüber Ihrem eigenen Erleben und Verhalten einzunehmen, ist zentral für ACT. Sie liegt auch der Matrix zugrunde.

Herkömmlicherweise werden die sechs ACT-Kernprozesse in Form eines Sechsecks – dem Hexaflex – dargestellt (siehe Abb. 1.2). Das Hexaflex liefert eine gute konzeptionelle Beschreibung, wie ACT funktioniert. Natürlich unterscheiden sich Konzepte und Handlungen erheblich. Wenn Leute, Behandler eingeschlossen, feststecken, brauchen sie in den seltensten Fällen Konzepte, vielmehr geht es dann um Fertigkeiten. Da die Matrix den konzeptionellen Schritt weitgehend umgeht und gleichzeitig mehr grundlegende Prozesse erreicht und aktiviert, bietet sie einen schnellen und effektiven Weg, um ACT-Fertigkeiten zu trainieren.

Abb. 1.2

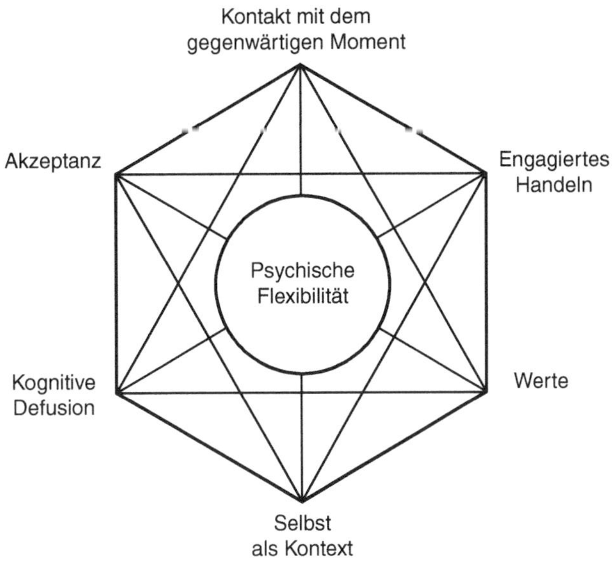

1.7 Appetitiv und aversiv

Der Unterschied von HIN- und WEG-Bewegung beschreibt einen sehr grundlegenden Prozess. Im Tierreich dient Verhalten dazu, sich auf Dinge hinzubewegen – im Allgemeinen Reproduktionspartner oder andere Ressourcen, Annehmlichkeiten oder Vergnügungen – oder es dient dazu, sich von Dingen wegzubewegen, typischerweise von Bedrohungen der körperlichen Unversehrtheit oder des eigenen Überlebens, beispielsweise feindliche Räuber oder lebensbedrohliche Umgebungen. Tierisches Verhalten, das als Wegverhalten ausgeprägt ist, wird wissenschaftlich als Verhalten unter *aversiver Kontrolle* angesprochen. Wenn es auf etwas hin ausgerichtet ist, wird es als unter *appetitiver Kontrolle* stehend bezeichnet. In Abwesenheit von Bedrohungen bewegt sich Verhalten zumeist auf etwas hin. Wir könnten sogar sagen, dass lebendige Wesen im Grunde ein Ausdruck der Bewegung zu etwas hin sind – hin zu Energiequellen und Reproduktionspartnern. Und dass Wegbewegungen demnach eine Untermenge von Verhaltensweisen darstellen, die lebendigen Wesen erlauben, sich auf Energiestoffwechsel und Reproduktion hinzubewegen. Deshalb ist appetitive Kontrolle sehr umfassend – deutlich umfassender als aversive Kontrolle.

Mit der menschlichen Sprache werden die Verhältnisse schnell komplizierter. Sprache kann es schwieriger machen, herauszufinden, wovon man sich wegbewegen oder wo man sich hinbewegen möchte. Insbesondere kann es passieren, dass wir steckenbleiben, wenn wir versuchen, uns von unerwünschten Gefühlen, Worten oder Geschichten wegzubewegen, die ja alle Teil unseres inneren Erlebens sind. Weil aber Werte so appetitiv und unerwünschte innere Erlebensweisen so aversiv sind, kann es passieren, dass wir unser ganzes Leben als verengt und blockiert empfinden und es sogar aversiv wird, wenn wir es so führen, dass es hauptsächlich aus WEG-Bewegungen besteht, bei denen unser Augenmerk darauf gerichtet ist, vor unerwünschtem Erleben zurückzuweichen. Womöglich steigen wir aus dem Leben aus oder beenden es im Extremfall sogar tatsächlich.

Zum Glück ist die Bewegung hin auf unsere Werte so appetitiv und anziehend, dass sie uns das Gefühl von Freiheit und Vitalität vermittelt, wenn wir zu einem Leben finden, das wesentlich aus Personen und Dingen besteht, die für uns bedeutsam oder wichtig sind. In ACT-Begriffen besteht psychische Flexibilität darin, dass unser Verhalten und unser Leben unter der appetitiven Kontrolle der Personen oder der Dinge stehen, die für uns von höchster Bedeutung sind. So betrachtet, kann die Matrix zur Landkarte für ein Leben werden, das unter der appetitiven Kontrolle Ihrer eigenen Werte gelebt wird.

1.8 Sprache

Wenn Sie diese Worte lesen, nutzen Sie eine erstaunliche Fähigkeit: Sprache. Sprache ist ein wundervolles Werkzeug, um Information zwischen Personen zu vermitteln, und auch darüber hinaus in unendlicher Weise nützlich. Doch kann Sprache auch zum Problem werden. Nehmen Sie den Gedanken *Ich kann das nicht (tun).* Wahrscheinlich ist er auch bei Ihnen gelegentlich schon aufgekommen, als Sie etwas tatsächlich hätten ausführen oder tun können und der Gedanke, es nicht zu können, Sie abhielt. Das ist nur eines der Probleme, die aus der Sprache resultieren. Ein anderes ist Furcht. Selbstverständlich ist Furcht nicht gleich Sprache. Es ist ein Gefühl, das in Gegenwart von Gefahr, zum Beispiel bei einem Löwen, Tiger oder Bär, auftaucht. Doch dank der Sprache und ihrer Fähigkeit, unser inneres Erleben mit Vorstellungsbildern zu verbinden, können wir ein ähnliches Ausmaß an Furcht erleben, wenn wir uns Situationen nur vorstellen, etwa wenn wir daran denken, jemanden um ein Rendezvous oder Date zu bitten. Sprache lässt uns in die Zukunft gehen und uns vorstellen, dass die andere Person ablehnt, was zu Angst vor Zurückweisung führt. Ist die Furcht, die auf diesem vorgestellten Szenario beruht, stark genug, werden wir möglicherweise unser Verhalten einschränken und die Person überhaupt nicht fragen.

Zahllose kleine Szenen können sich im Geist abspielen und das Verhalten einer Person einschränken. Und gleichermaßen viele Szenen könnten dort sein, die dieselbe Person offen werden lassen. ACT betrachtet genau, wie Sprache und „Denken" (der Akt, Worte aneinanderzureihen) in unserem Leben funktionieren. Unsere Worte führen uns stets irgendwohin. Wenn wir diesen Prozess wahrnehmen, sind wir besser in der Lage, zu unterscheiden, ob uns Sprache dorthin führt, wo wir hinwollen, oder ob wir gerade mit ihren unerwünschten Aspekten kämpfen.

1.9 Etwas Bezugsrahmentheorie

Wenn wir behaupten, dass die menschliche Fähigkeit, Worte hervorzubringen, Verhalten entweder einschränkt oder aber öffnet, verlangt das geradezu nach einer Theorie darüber, wie das geschieht, und die hoffentlich dazu beiträgt, dass sich Menschen öffnen und variabler verhalten können. Diese Theorie sollte auch erklären können, wie Sprachproduktionen dazu führen, dass sich Menschen verstricken oder blockieren. ACT-Wissenschaftler haben eine solche Theorie entwickelt: die Bezugsrahmentheorie (BRT; relational frame theory, RFT). Wir werden nicht versuchen, die BRT in diesem Buch zu erklären. Wir werden nur einen kurzen Blick darauf werfen und auf einige BRT-Argumente aufmerksam machen, die für unsere Art, die Matrix einzusetzen, sprechen. Dabei wollen wir unsere Darstellung – so gut wir können – konsistent zur Theorie halten und den Umfang so wählen, wie es für Ihre Praxis und Ihre Interventionen dienlich erscheint. Für eine vertiefende Darstellung der Verbindungen zwischen Matrix und BRT dürfen wir auf *Under the Hood: Basic Processes Underlying the Matrix* (Schoendorff et al. 2014) verweisen. Eine sehr lesbare Einführung in die BRT gibt *Learning RFT* (Törneke 2010).

Ein großer Teil der BRT dreht sich darum, wie sensorisches Erleben in Worte transformiert wird. Nehmen wir beispielsweise das Wort „Zitrone". Als Sie damals in jungen Jahren Zitronen erlebten, haben Sie die Rahmen „gelb", „sauer", „fruchtig" und so weiter zum Klang „Zitrone" hinzugefügt, bis diese Rahmen schließlich in Ihrem Erleben auftauchten, wenn Sie das Wort „Zitrone" gebrauchten. In gewisser (auch verengender) Weise verschmolzen Sie ein bisschen mit Ihrem Erleben von Zitronen. Das funktioniert, denn es ist einfach praktisch, die mit Zitronen verbundenen Erfahrungen zu kennen. Aber es kann auch zu Übertreibungen führen. Nehmen wir an, dass Sie einmal krank werden würden, nachdem Sie eine Zitrone gegessen hätten, und Sie von da an „Krankheit" mit „Zitrone" in einen gemeinsamen Rahmen brächten. Wenn Sie danach ein Rezept sähen, für das etwas Zitrone benötigt wird, sagen Sie vielleicht: „Niemals! Ich *hasse* Zitronen. Nie werde ich welche nehmen!" Wie Sie sehen, würde Ihr künftiges Verhalten – nämlich Zitronen für ein Rezept zu verwenden – durch die vorangegangene Rahmung für das Wort „Zitrone" mit Krankheit eingeschränkt werden.

Worte werden gewöhnlich in Satzzusammenhängen gebraucht und Sätze verbinden sich oft zu Storys oder Geschichten. In diesem Sinn können bestimmte Worte Teil einer Geschichte werden, die Menschen blockiert oder festhält – beispielsweise: „Ich nehme keine Zitronen, weil sie mich in der Vergangenheit krank gemacht haben." Wenn Sie in dieser Geschichte steckenbleiben, verengen Sie Ihre kulinarischen Wahlmöglichkeiten.

Lassen Sie uns das noch weiter untersuchen. Vielleicht hören Sie, dass Judith Zitronen mag. Der Rahmen „Judith" wird Teil ihrer Zitronengeschichte. Nehmen wir weiter an, dass Judith Sie in der Vergangenheit belogen hat. So wird auch der Rahmen „belogen" zum Bestandteil Ihrer Zitronengeschichte. Vielleicht führt dies zu etwas, was Sie zuvor noch nie gedacht hatten: *Solchen Menschen, die Zitronen mögen, kann man nicht vertrauen.* Als Resultat hiervon werden Sie sich vielleicht unwohl fühlen und Ihr Verhalten einengen, wenn Sie mit Menschen zu tun haben, die Zitronen mögen.

Diese Art Verbindungen herzustellen, nennt man *abgeleitete relationale Reaktion* oder *abgeleitetes Bezugnehmen („derived relational responding"). „Abgeleitet"* deshalb, weil die zugehörigen Funktionen und Konsequenzen nicht unmittelbar im Erleben der fünf Sinne enthalten sind. Es ist *„relational"*, weil die Ableitung ein Ergebnis des Aufeinanderbeziehens oder des Setzens eines (Bezugs-)Rahmens zwischen einer Gruppe von Worten oder innerem Erleben und einer weiteren Gruppe von Worten oder innerem Erleben ist. Und es heißt *„Reaktion"*, weil es zu einem Reagieren führt: ein HIN-Verhalten oder ein WEG-Verhalten, das sich aus dieser Rahmung ergibt.

Wir alle nehmen fortwährend abgeleitete relationale Reaktionen vor. Als Menschen neigen wir dazu, ängstlich und vorsichtig zu sein. Entsprechend fällt es uns leicht, von etwas Neutralem, wie ganz einfachen Zitronen, auszugehen und dies mit etwas Unangenehmem, wie Krankheit, zu assoziieren, um dann auch noch einen Rahmen von Misstrauen, der sich auf Judiths Lügen bezieht, hinzuzufügen. Und siehe da: Misstrauen geht nun mit unserem Hass auf Zitronen einher!

Natürlich sind einige Limitierungen des Verhaltens, beispielsweise wie man sich bei einem festlichen Abendempfang benimmt, ganz angemessen. Andere, wie unsere Zitronengeschichte, mögen etwas schrullig erscheinen, sind aber nicht sonderlich problematisch. Und schließlich gibt es Geschichten, die problematisch werden können. So hören wir vielleicht auf, bestimmte Orte aufzusuchen, weil uns eine Geschichte sagt, dies sei gefährlich, obwohl dies überhaupt nicht der Fall ist. Oder wenn wir uns wegen einer Geschichte, die sagt, dass wir sowieso abgelehnt würden, gar nicht erst für eine Stelle bewerben. Der menschliche Intellekt oder Verstand verfügt über eine scheinbar unbegrenzte Fähigkeit, Unangenehmes wie Furcht aufzugreifen und zu Geschichten hinzuzufügen, die dann unser Tun einschränken. Und da der menschliche Geist unendlich viel besser darin ist, Inhalte hinzuzufügen, statt sie zu löschen oder zu entfernen, geraten wir nur allzu leicht in einen Kreislauf, wo wir immer mehr blockierende Rahmen mit Geschichten verbinden. Im nächsten Abschnitt stellen wir dar, wie dies vonstattengehen kann.

Die Bezugsrahmentheorie beschreibt, wie der Intellekt im Kern additiv arbeitet. Unsere höheren oder verbalen kognitiven Funktionen werden von einem Prozess dominiert, durch den wir eine gewisse Anzahl mentaler Erfahrungen oder Erlebnisse zueinander in Beziehung setzen können. Die Kohärenz dieser Relationen können wir dann in der Welt unserer fünf Sinne, unserer Sinneserfahrung, nachverfolgen. Auf diese Weise können wir einschätzen, ob etwas schwerer oder leichter ist, größer oder kleiner, mehr oder weniger Furcht erzeugt usw., und uns entsprechend verhalten. Bei diesem Prozess ist es extrem schwierig, mentales Erleben zu unterbinden oder zu entfernen. Überprüfen Sie es selbst: Denken Sie in den nächsten 30 Sekunden nicht an ein lila Einhorn …

Wenn Sie diesen Gedanken einmal erleben und wenn Sie versuchen, ihn wegzuschieben, neigt er zum Verharren. Es ist viel leichter, an zusätzliche Dinge zu denken, als an etwas nicht zu denken. Sie können das nun ausprobieren, indem Sie versuchen, anderes zu ihren Gedanken an das lila Einhorn hinzuzufügen.

Wenn wir unser Verhalten nicht nur in Bezug auf unser Sinneserleben, sondern breiter ausrichten, beispielsweise bezogen darauf, wer oder was für uns wichtig ist, kann uns der Prozess des Rahmensetzens nicht nur blockieren, sondern helfen, uns von Blockaden zu befreien und uns flexibel auf das „Wer-oder-was-ist-wichtig" hinzubewegen. Welchen Rahmen wir Situationen, die wir erleben, durch Vergleichen, Bewerten, Beurteilen, Erklären und Schlussfolgern geben, kann unsere Flexibilität also entweder erhöhen oder vermindern und die Zahl unserer Optionen und Wahlmöglichkeiten entweder vervielfachen oder reduzieren.

Als Behandler die Bezugsrahmentheorie einzubeziehen, heißt auch, wahrzunehmen, ob unser Handeln und Sprechen und das, was Klienten sagen und machen, Rahmungen hinzufügt, die in einer gegebenen Situation Flexibilität fördern oder aber hemmend wirken. Wenn wir hierauf achten, wird sich dies letztlich in praktisch dienlicheren Handlungen unserer Klienten niederschlagen – Handlungen, die ihnen helfen, sich in wertgeschätzte Richtungen zu bewegen.

1.10 Sich aus Blockaden befreien – Getting unstuck

Fasst man die vorangehenden Abschnitte zusammen, besteht ein Kernziel von ACT darin, festgefahrenen Geschichten neue, flexiblere Rahmungen hinzuzufügen. Wäre unser Intellekt mechanisch, könnten wir blockierende Rahmen einfach entfernen, um Flexibilität wiederherzustellen, und beispielsweise den nervigen „Lüge"-Rahmen von der Zitronengeschichte wegnehmen. Wenn Sie dies schon einmal ausprobiert haben, dann haben Sie vielleicht bemerkt, dass dies nicht wirklich gut funktioniert. Viel wahrscheinlicher ist, dass auf diese Art und Weise einfach noch ein weiterer Rahmen zu Zitronen hinzukommt: „Versuche, Lügen von Zitronen zu lösen". So ist es nun einmal, wenn wir versuchen, nicht an etwas Bestimmtes zu denken. Wir denken umso mehr daran. Deshalb fokussieren wir in ACT stattdessen darauf, flexibleres Rahmensetzen hinzuzufügen – anders gesagt: Wir fügen Rahmensetzungen hinzu, die Verhaltensweisen erweitern, statt sie einzuengen.

Die gute Nachricht ist, dass es leicht und unterhaltsam ist, Menschen flexibleres Rahmensetzen zu vermitteln. Fangen Sie einfach an, festgefahrene Blockade-Geschichten oder Teile davon entlang der Matrix einsortieren zu lassen. Anschließend nehmen Sie etwas Abstand, um die Geschichte zu betrachten und um den Rahmen vom „großen Ganzen" hinzuzufügen. Es gibt noch viele, viele weitere Möglichkeiten, um flexiblere Rahmungen von Geschichten zu fördern, aber allein schon das Sortieren der Elemente einer Geschichte entlang der Matrixquadranten erlaubt eine Rahmung mit etwas Distanz. So wird schnell deutlich, dass es in jeder Situation wesentlich mehr Reaktionsmöglichkeiten gibt, als wir zunächst wahrnehmen können. Diese Art des Distanz schaffenden Rahmensetzens wird auch perspektivisches oder deiktisches Bezugnehmen genannt. Es bildet den Kern der Matrixwirkung. Es ermöglicht uns, auszuwählen, wie wir reagieren oder uns verhalten wollen, was uns zu einem anderen sehr wichtigen Aspekt der Matrix führt, dem Wahrnehmen der praktischen Tauglichkeit oder Nützlichkeit („workability").

1.11 Die Nützlichkeit wahrnehmen

Wie bereits zuvor vermerkt, beruht ACT auf einer funktional-kontextuellen Perspektive, die vielleicht besser als Nützlichkeits- oder Tauglichkeitsperspektive verstanden werden kann. *„Nützlichkeit"* bedeutet, wahrzunehmen, ob Verhaltensweisen dazu beitragen, uns gemäß einer gewählten Richtung voranzubringen. ACT bezeichnet diese Richtungen als

Werte. Eine zentrale Frage, wenn wir die Matrix verwenden, ist: „Wer oder was ist wichtig für Dich?" Wenn wir wissen, wer oder was uns wichtig ist, können wir wahrnehmen, ob unsere Verhaltensweisen nützlich dabei sind, uns auf das Leben hinzuführen, wie wir es gerne führen möchten. Aus Sicht der Matrix nehmen wir dies hauptsächlich durch das Erleben unserer fünf Sinne wahr. Hat unser Verhalten den Unterschied bewirkt, den wir angestrebt haben? Zudem nehmen wir dies auch anhand unseres inneren Erlebens wahr. Hat es uns das Empfinden gegeben, uns so verhalten zu haben, wie wir als Person, in Übereinstimmung mit unserem „Wer-oder-was-ist-wichtig?", sein wollen?

Vielleicht haben Sie wahrgenommen, dass wir hinsichtlich von Nützlichkeit das Wort „wahrnehmen" gebrauchten. Wir haben bewusst darauf verzichtet, vom „Analysieren der Nützlichkeit von Verhalten" zu sprechen. Was ist der Unterschied? Analysieren stützt sich auf verbales Schlussfolgern und Denken, um über Nützlichkeit zu befinden. Doch sind es in erster Linie Worte, die Menschen in Verstrickungen und Blockaden führen. Obwohl verbales Schlussfolgern also dabei nützlich sein könnte, über Nützlichkeit zu befinden, könnte eine solche Analyse auch verzerrt sein.

Wenn wir den Begriff „Wahrnehmen" verwenden, dann meinen wir damit eine Art des Wahrnehmens, wie es mit dem Radfahren verbunden ist. Während Sie balancieren, nehmen Sie keine verbale Analyse des Balancierens vor. Das wäre viel zu langsam, um nützlich zu sein, während Sie Ihr Verhalten anpassen, um die Balance aufrechtzuerhalten. Wahrzunehmen, ob unsere Verhaltensweisen dazu dienen, uns zu unseren Werten hinzubringen, ist dem sehr ähnlich. Offensichtlich sind einige der sprachinhärenten Verzerrungen nach wie vor vorhanden und beeinflussen, ob uns ein gegebenes Verhalten mehr als HIN-Bewegung oder als WEG-Bewegung vorkommt. Aber durch das bloße Wahrnehmen – anstelle von Beurteilen und Bewerten – können wir uns leichter von Worten lösen und uns eher von unserem Erleben leiten lassen.

Uns von Worten zu lösen und stattdessen auf unser Erleben zu vertrauen, ist zentral, wenn wir uns aus Blockaden lösen wollen, doch ist das ein kniffliges Spiel ohne Ende. Wir sind von Worten umgeben. In nahezu jedem wachen Moment und nicht nur in Gesellschaft von anderen, sondern auch in unserem Denken und Bewusstsein sind Worte vorhanden. Selbst im Schlaf liefern unsere Träume Worte zusammen mit Bildern. Wir schwimmen in einer Wortsuppe, in der wir uns nur allzu leicht verfangen und die uns immer wieder zu verbalen Analysen führt. Sie fragen sich dann vielleicht: *„Bin ich auf dem richtigen Weg? Sage ich das Richtige? Mache ich das Richtige?"* Diese und tausend andere Fragen tauchen in Denken und Bewusstsein auf und verlangen nach Antworten, als ob wir genau vorhersehen könnten, was sich als nützlich erweisen wird und was nicht.

Offensichtlich kann sprachlich-verbales Lernen unserem Verhalten hilfreiche Leitlinien vermitteln: am Morgen aufzustehen und damit anzufangen, einen Fuß vor den anderen zu setzen, um den Tag in Schwung kommen zu lassen; sich einer Arbeit oder anderen Aktivitäten zuzuwenden, die Gelegenheit geben, herauszufinden, welches Verhalten dienlich ist. Aber wie wir unser Verhalten optimal feinjustieren, ist nichts, was wir vorab vollkommen vorhersehen können. Deshalb ist es besser, im Jetzt präsent zu sein und wahrzunehmen, was funktioniert und was nicht. Seien Sie vorgewarnt: Der an Sprache gebundene

Intellekt möchte nichts von solchem Erleben wissen. Er strebt nach Absolutem und folgt man ihm, kann Loslassen unmöglich erscheinen. Tatsächlich ist es jedoch nicht schwieriger, als bei einem sachten Seilziehen, bei dem keine Partei allzu kräftig zieht, loszulassen. Loszulassen bedeutet einfach, nach einem kurzen Moment das Gleichgewicht wiederzufinden. Natürlich ist es eine physische Sache, ein Seil loszulassen, während Worte loszulassen ein inneres Erleben ist. Und damit gelangen wir zu der jahrtausendealten Tradition von Meditation und Achtsamkeit.

1.12 Achtsamkeit ohne „Achtsamkeit"

Die Schöpfer von ACT haben nichts Neues erfunden, als sie davon ausgingen, dass Worte zum Problem werden können. Vor über 2000 Jahren kamen Buddhisten schon zur selben Schlussfolgerung. Im Wesentlichen beinhalten alle Meditations- oder Achtsamkeitstraditionen in der einen oder anderen Weise, sich von Worten und ihren Effekten zu lösen. Während Sie beispielsweise achtsam sitzen, nehmen Sie vielleicht wahr, wie Worte wie „ich bin nicht sonderlich gut darin, achtsam zu sein" aufkommen. Wenn Sie diese Worte wörtlich nehmen oder sich von ihnen gefangen nehmen lassen, wird daraus womöglich ein Kampf um bessere Achtsamkeit – was jedoch nicht zu besserer Achtsamkeit führen würde. Entsprechend pflegen Achtsamkeitstraditionen Formulierungen in der Art von „nimm wahr, wie die Worte vorüberziehen". Die Qualität des „Vorüberziehens" verweist auf das Loslassen der Wirkung von Worten.

Obwohl die Achtsamkeitspraxis für die meisten Leute nützlich und wohltuend sein könnte, wird sie leider nur von einem kleinen Teil der Menschen aktiv ausgeübt. Der Rest der Menschheit wird von Worten beherrscht, nimmt Worte für bare Münze, kämpft mit Worten usw. In der Hoffnung, dass mehr Menschen dies aufgreifen würden, hat ACT Achtsamkeitsübungen hervorgehoben. Die Kombination von Achtsamkeit mit Defusions- und Akzeptanztechniken sollte vom „Hirnen" ins Leben führen, worauf auch der Titel des populären ACT-Buchs „Get out of your mind into your life" verweist (Hayes und Smith 2005; deutsch: „Im Abstand zur inneren Wortmaschine"). Wie man sich leicht vorstellen kann, schaffen es die meisten Klienten selbst unter der Anleitung von Therapeuten, Lehrern oder anderen, die ACT vermitteln, nicht, Achtsamkeit zur kontinuierlichen Praxis zu machen, was diesen Klienten den Zugang etwas verwehrt.

Zum großen Teil war die Entwicklung der Matrix ein Nebenprodukt unseres Bemühens, Menschen, die von der Achtsamkeitspraxis keinen Gebrauch machen, einen achtsamen Raum zu ermöglichen. Viele, die ACT ausüben, benutzten bereits das Wort „wahrnehmen", um zur Achtsamkeit zu veranlassen, ohne dabei explizit Achtsamkeitstechniken zu vermitteln. Das Matrix-Diagramm hob dies auf eine neue Ebene, weil es visuell wie auch verbal ist. In diesem Buch werden wir uns durchgehend darauf beziehen, Klienten die Matrix zu zeigen und auf sie zu deuten, während die beteiligten Prozesse zugleich mit Worten beschrieben werden. Die Worte laden Menschen ein, gewöhnliche Erlebensweisen wahrzunehmen, die meist leicht wahrzunehmen sind. Worte sind gewissermaßen die Finger, mit denen wir auf den Mond des Erlebens zeigen. Sensorisches und mentales Erleben ist unmittelbar zugänglich, genauso wie unser Erleben davon, wie es sich anfühlt, wenn wir uns auf etwas hin- oder aber wegbewegen. Auch viele Fragen, die mit der Matrix verbunden sind, sind leicht zu beantworten, so auch, wo verbales Material entlang der Matrix einsortiert wird. Alles ist ziemlich leicht und gleichzeitig sehr achtsam, ohne dass Achtsamkeit jemals erwähnt werden müsste.

1.13 Eine Haltung des „Ja, und ..."

Wenn wir psychische Flexibilität entwickeln und einüben wollen, geht es nicht darum, gegen irgendetwas anzukämpfen, und am allerwenigsten kämpfen wir gegen die Fehler, die unausweichlich mit dem Lernen einhergehen. Es geht um die Arbeit und die Bewegung hin zum „Wer-oder-was-ist-wichtig". Und wenn Sie nur eines aus diesem Buch lernen sollten, dann, so hoffen wir, eine offene Haltung gegenüber allem einzunehmen, was auftaucht. Der menschliche Intellekt ist hochgradig darauf trainiert, wahrzunehmen, was falsch ist, und soll uns von Fehlern und Verkehrtem wegführen. Er neigt dazu, uns zuzurufen: *„Nein, denk das nicht und jenes nicht, spür das nicht, tu jenes nicht!"* Einer der Eckpfeiler von ACT ist, dass diese Tendenzen unseres Intellekts eine große Rolle spielen, wenn wir uns blockieren und schließlich feststecken. Selbst die besten therapeutischen Ansätze werden zerrieben, wenn der Klient, der Therapeut oder beide in diesem nicht zu gewinnenden Kampf verstrickt bleiben.

In diesem Buch schlagen wir eine Haltung vor, die alles, was auftaucht – Gedanken, Gefühle, Erinnerungen, Verhalten – mit einem freundlichen „Ja, und ..." („yes, and ...") willkommen heißt. Mit dem „Ja" validieren wir alles, was auftaucht. Das anschließende „und ..." lenkt die Aufmerksamkeit behutsam darauf, was sonst noch gegenwärtig und möglich sein kann oder erhofft wird. Klienten dabei zu helfen, psychische Flexibilität zu entwickeln, beginnt also mit unserer Haltung als Therapeuten und endet, wenn es Klienten gelingt, diese Haltung anzunehmen und unter ihren eigenen Lebensumständen so anzupassen, dass es der Bewegung hin zu dem von ihnen gewünschten Leben dient.

1.14 Über dieses Buch

In diesem Buch werden wir Ihnen verschiedene Wege zeigen, wie Sie die Matrix nutzen können, um Klienten und sich selbst zu helfen, Blockaden zu überwinden und sich auf ein erfülltes, wertgeschätztes Leben hinzubewegen. Dieses Buch ist ein Interventionsmanual. Es präsentiert einen Schritt-für-Schritt-Ansatz, um ACT zu vermitteln. Der Ansatz wurde für viele Zielgruppen und Kontexte angepasst und implementiert. Obwohl die Matrix entwickelt wurde, um klinische Populationen in Gruppen zu behandeln, wurde sie schnell auf Einzelbehandlungen übertragen. Dann hat sie begonnen, sich zu verändern und sich über weitere Zielgruppen und Kontexte auszubreiten: Paare, Familien, Schulen, Organisationen und Gemeinschaften (Polk und Schoendorff 2014). In diesem Buch werden Sie lernen, ACT so mit der Matrix einzusetzen, dass Sie es leicht an Ihre eigene Praxis und an die Klientelen, mit denen Sie selbst arbeiten, anpassen können. Sie müssen kein Therapeut sein, um von diesem Buch zu profitieren. Es kann jede Art von Coaching oder auch Interventionen am Arbeitsplatz unterstützen.

Teil 1 des Buchs stellt sechs Grundschritte für das Arbeiten mit der Matrix dar. Jeder dieser Schritte kann in der Regel in einer Sitzung behandelt werden, was wir auch häufig so machen. Doch ist der Prozess, den wir in Teil 1 darstellen, ein Ansatz, der flexibel gehandhabt werden kann. Ganz im Einklang mit eben jener Flexibilität, zu der ermutigt wird. In Teil 2 des Buchs befassen wir uns damit, wie mit der Matrix in Beziehungen und im sozialen Bereich gearbeitet werden kann, sei es im Kontext der therapeutischen Beziehung, mit Paaren, Familien, Kindern oder auch im Coaching. (Für Hinweise zum Gebrauch der Matrix im Bereich der Teamentwicklung und mit Arbeitsgruppen vergleiche Seys 2014, sowie Polk 2014). Teil 2 geht auch kurz darauf ein, wie die Matrix mit anderen Ansätzen als ACT verbunden werden kann.

Um das meiste aus diesem Buch herauszuholen, sollten Sie anfänglich alle genannten Schritte möglichst genau so umsetzen, wie wir sie hier darstellen. Am Ende eines jeden Kapitels in Teil 1, in dem die sechs grundlegenden Schritte vorgestellt werden, finden Sie jeweils eine Checkliste zum Üben. Verwenden Sie sie! Diese Schritte wurden von uns in der Praxis überprüft und verfeinert. Je genauer Sie sie in der dargestellten Weise umsetzen, desto wahrscheinlicher werden Sie – und Ihre Klienten – deren Potenzial erleben können. Sie werden besser in der Lage sein, den Ansatz an Ihre eigene Praxis und an Ihren eigenen Stil anzupassen.

Dass wir hier darauf drängen, die Übungen gemäß unseren Empfehlungen zu machen, hängt mit der Macht der Sprache zusammen. Wir haben diese Übungen optimiert, um die Wahrscheinlichkeit dafür zu erhöhen, dass sie bei Ihren Klienten und bei Ihnen selbst schnell größere psychische Flexibilität hervorrufen. Wenn Sie anfangen, sie mit anderer Sprache zu vermischen, könnten Sie unbeabsichtigt Rahmen hinzufügen, die ihr Potenzial reduzieren.

Zu jedem Schritt in Teil 1 des Buchs haben wir Empfehlungen für häusliche Übungen für Klienten aufgenommen. Wir möchten Sie ermutigen, alle diese Übungen auch selbst durchzuführen und sich so mit dem Material auseinanderzusetzen, wie es auch Ihre Klienten tun werden. Schließlich sitzen wir alle im gleichen Boot. Wenn Sie diese Übungen selbst machen, werden Sie besser in der Lage sein, das Erleben zu verstehen, das Ihre Klienten innerhalb und außerhalb von Sitzungen mit der Matrix haben. Es macht Sie auch zu einem besseren und glaubwürdigeren Lehrer. Würden Sie denn einen Surflehrer nehmen, der kein Surfer ist?

Die Checklisten für die Schritte aus Teil 1 des Buchs sowie weitere Arbeitsblätter stehen übrigens unter http://extras.springer.com zum Download zur Verfügung (Bitte geben Sie dort im Suchfeld die ISBN dieses Buches ein).

1.14.1 Ein Übungsbuch für die Grundbewegungen

Indem Sie einige Grundbewegungen zu den sechs Schritten aus Teil 1 einüben, erwerben und entwickeln Sie Schlüsselfertigkeiten und Kompetenzen, die Ihnen beruflich und privat dienlich sein werden. Indem Sie die Grundschritte praktizieren, werden diese Fertigkeiten wachsen und bald werden Sie in Ihrer klinischen Tätigkeit mehr Flexibilität wahrnehmen. Nochmal: Es ist, wie wenn Sie Radfahren lernen und dabei die Fertigkeit des Balancehaltens entwickeln. Sobald Sie das Balancieren meistern, werden nach und nach Fertigkeiten wie sich in Kurven zu legen oder dorthin zu schauen, wohin Sie fahren möchten, hinzukommen.

Wenn Sie die Arbeit mit der Matrix beginnen, dann kann es sein, dass Sie etwas mehr Zeit für einzelne Grundschritte benötigen oder verwenden wollen. Lassen Sie sich nicht irritieren, wenn Sie anfangs mehrere Sitzungen für das Material aus einem einzelnen Kapitel aufwenden. Das ist vollkommen normal und reflektiert eine flexible Reaktion auf Ihre eigene Lernkurve. Darüber hinaus kann es sein, dass manche Klienten gezielte, wiederholte Übung benötigen. Dies gilt vor allem für die Grundbewegungen des verbalen Aikidos in Schritt 4 oder für das Interview zur Perspektiveneinnahme in Schritt 6.

Wie Radfahren lernen sieht die Arbeit mit der Matrix einfach aus (und sie ist es auch), dennoch ist sie nicht leicht. Folgen Sie also am Anfang den Schritten in der vorgegebenen Abfolge. Beachten Sie, dass es ausreichend Übung braucht, um die Matrix flexibel anwenden zu können. Dieses Üben verlangt gezielte Wiederholung der einzelnen Schritte, bis Sie dann schließlich an sich wahrnehmen können, dass Sie diese in den meisten Situationen flexibel handhaben können. Sobald Sie diese Fertigkeiten gemeistert haben, werden Sie vielleicht bemerken, dass Sie anfangen zu improvisieren, um genau dorthin zu fahren, wohin Sie wollen.

1.14.2 Ein Buch über das Lernen im gegebenen Moment

Lernen ist ein Prozess, der im jeweils gegebenen Moment geschieht. ACT und die Matrix drehen sich darum, zu lernen, was dazu dient, ein wertgeschätztes Leben zu fördern. Zu diesem Zweck geht es in diesem Buch darum, Verhaltensweisen im jeweiligen Moment zu trainieren – Verhaltensweisen, die in den Alltag mitgenommen werden können, um wertgeschätztes Leben bei Ihren Klienten und Ihnen zu vermehren.

In Ihrem Leben haben Sie schon vieles gelernt. Erinnern Sie sich, wie es war, das Autofahren zu lernen. Erinnern Sie sich, wie Sie Ihre erste Kurve nahmen, nachdem Sie eine lange Strecke mit Höchstgeschwindigkeit geradeaus gefahren waren. Das war wahrscheinlich eine Herausforderung. Vielleicht haben Sie zu viel und zu wenig gebremst – und das alles in derselben Kurve. Für Ihre Mitfahrer war es wahrscheinlich eine derbe Fahrt. Doch ein paar Kurven später war auch Ihr Bremsverhalten angemessen. Sie haben schnell gelernt, weil Sie unmittelbares Feedback von Ihrem Fahrzeug erhalten haben. Wenn Sie einen Ozeandampfer gesteuert hätten, hätte es viel, viel länger gebraucht, denn das Feedback am Ruder eines Ozeandampfers braucht Minuten, bis es sich zeigt. Um schnell zu lernen, brauchen Sie unmittelbares Feedback und das ist, was wir von der Matrix bekommen.

Die Arbeit mit der Matrix wird Ihren Klienten helfen, in Kontakt mit weiter reichenden Aspekten ihrer Situation zu sein, und Klienten (und Ihnen) nahezu unmittelbares Feedback über den Nutzen oder die Dienlichkeit ihrer Verhaltensweisen für ein erfülltes, wertgeschätztes Lebens geben. Anders ausgedrückt, werden Ihre Klienten sowohl HIN-Bewegungen als auch WEG-Bewegungen lernen, die funktionieren, weil ihnen die Matrix helfen wird, mit dem jeweiligen Moment verbunden zu bleiben. So wie das unmittelbare Feedback, das auftritt, wenn man das Bremsen beim Kurvenfahren lernt, ermöglicht auch die Matrix fast unmittelbares Feedback darüber, was einem wertgeschätzten Leben dient und was ihm nicht dient. Es braucht etwas Übung, aber das Lernen kommt schnell.

1.14.3 Ein Buch über das Trainieren und Praktizieren einer Praxis

Der funktionale Kontextualismus, auf dem ACT beruht, ist eine pragmatische Betrachtungsweise. Mit ACT suchen wir nach brauchbaren Wegen, um Menschen dabei zu helfen, zu lernen, was dazu dient, ein wertgeschätztes Leben in unterschiedlichen Situationen und Lebensumständen zu stärken. Mit der Nützlichkeit oder Dienlichkeit konzentrieren wir uns nicht auf richtig oder falsch, vielmehr suchen wir einfach und pragmatisch nach Verhaltensweisen, die ein wertgeschätztes Leben fördern. Der funktionale Kontextualismus ist nicht-urteilend. Verhaltensweisen verfolgen Zielsetzungen und dienen mehr oder weniger dazu, ein wertgeschätztes Leben zu erleichtern. Die urteilenden Begriffe „gut" und „schlecht" werden innerhalb einer funktional-kontextuellen Betrachtungsweise selten verwendet. Der funktionale Kontextualismus verwendet Kategorisierungen generell eher zurückhaltend, denn je mehr wir versuchen, etwas fixen Kategorien zuzuordnen und dort zu halten, desto mehr Inflexibilität kommt auf. Da sich alle Matrix-Arbeit darauf richtet, psychische Flexibilität zu vermehren, wird rigides Haften an Kategorien selten dienlich sein.

Bücher sind relativ schwache Werkzeuge für das Lernen, insbesondere wenn es darum geht, eine „Praxis" zu erlernen. Ein Manual fürs Radfahren wird nur der halbe Weg sein, um Ihnen zu helfen, tatsächlich mit dem Rad zu fahren. Ein neues Verhalten zu lernen, beinhaltet, das neue Verhalten immer wieder zu üben, Fehler und mögliche Verbesserungen wahrzunehmen, dann wieder zu üben, während Sie diese Verbesserungen einarbeiten, und dann wieder neue Fehler und mögliche Verbesserungen wahrzunehmen. Optimales Lernen hat also etwas Zirkuläres, ein Buch wird dem in seiner linearen Form nicht gerecht. In diesem Buch riskieren wir ganz bewusst, gelegentlich repetitiv zu erscheinen. Unser Ziel ist keineswegs, Sie zu langweilen, sondern behutsam und fortlaufend immer wieder auf das Verfahren und seine Praxis hin zu orientieren, während Sie dessen Grundschritte erlernen.

Letztlich ist das aktive Einüben der sechs Grundschritte der Matrix-Arbeit das Sinnvollste, was Sie tun können. Es ist wie das Üben beim Autofahren, beim Gitarrespielen, beim Tennisspielen: Magisches passiert, wenn Sie die Grundlagen aktiv praktizieren und trainieren. Nun wollen wir unsere Aufmerksamkeit auf Kap. 2 und den ersten Grundschritt der Arbeit mit der Matrix richten.

Teil I
Die sechs Grundschritte

Der erste Teil dieses Buchs beschreibt sechs Schritte, um psychische Flexibilität zu steigern. Wie bereits in der Einleitung erwähnt, kann im Allgemeinen jeder Schritt in einer Sitzung behandelt werden. Während Sie Ihre Klienten trainieren und dabei in den Fertigkeiten, die in diesen Kapiteln dargestellt werden, zunehmend geübter werden, werden Sie wahrscheinlich bemerken, dass Sie diese Fertigkeiten zunehmend flexibler kombinieren können, um sich den Bedürfnissen und dem Tempo eines jeden Klienten anzupassen und auch Ihren persönlichen Stil mitschwingen zu lassen.

In jedem Kapitel werden wir zuerst beschreiben, wie der jeweilige Schritt in der Sitzung umgesetzt wird. Dann werden wir die häusliche Übungsaufgabe vorstellen, zu deren Umsetzung Sie Klienten einladen oder auffordern können, um das in der Sitzung Gelernte zu verstärken. So wie die menschliche Natur beschaffen ist, schreitet Therapie nicht immer glatt voran, deshalb enthält jedes Kapitel in Teil I einen Abschnitt über mögliche Fallen, auf die man achten sollte, und wie man diese flexibel umgeht. Zum Ende eines jeden Kapitels in Teil I finden Sie Antworten auf die am häufigsten gestellten Fragen zum Stoff dieses Kapitels. Jedes Kapitel schließt mit einem Abschnitt „Vertiefung", wo wir einige der grundlegenden Prozesse und Strategien erörtern, die zentral für die Matrix-Arbeit sind, die wir mit Klienten jedoch nicht unbedingt besprechen. Obwohl Sie die Matrix wahrscheinlich perfekt und kompetent verwenden können, ohne diese Teile gelesen zu haben, sind Sie vielleicht doch daran interessiert, einige der Grundlagen dieser Arbeit zu verstehen. Schließlich werden Sie am Ende eines jeden Kapitels eine Checkliste finden, die Sie dabei unterstützt, den jeweiligen Schritt umzusetzen, wenn Sie beginnen, damit zu arbeiten. Im Lauf der Zeit werden Ihnen die Abläufe in Fleisch und Blut übergehen und Sie werden auch beginnen, Ihren Ansatz weiter zu perfektionieren, sodass er Ihren persönlichen therapeutischen Stil widerspiegelt und die individuellen Bedürfnisse einzelner Klienten zunehmend besser trifft.

Schritt 1: In die Perspektive einführen

2

Inhaltsverzeichnis

2.1 Die Matrix funktions- und betriebssicher machen ... 24
2.2 Die Klienten fragen, was sie zu Ihnen führt ... 25
2.3 Die Matrix einführen ... 26
2.4 Sich auf flexible Therapieziele verständigen ... 32
2.5 Den gegenwärtigen Moment als den Zeitpunkt des Lernens präsentieren ... 33
2.6 Die therapeutische Beziehung als Kontext für Veränderungen einsetzen ... 33
2.7 Allgemeine Anmerkungen zum Üben zuhause ... 35
2.8 Übungen für zuhause in Schritt 1: HIN-Bewegungen und WEG-Bewegungen wahrnehmen ... 37
2.9 Wie Sie mögliche Fallen wahrnehmen und flexibel umgehen ... 37
2.10 Frequently Asked Questions – Häufig gestellte Fragen ... 40
2.11 Vertiefung ... 42
2.12 Schritt 1: Checkliste ... 47

Wenn wir die Matrix verwenden, ist der erste Schritt, dass wir die Perspektive der psychischen Flexibilität als den Kontext einführen, in welchem die Arbeit – sei es Therapie oder Training – stattfinden wird. Damit bereiten wir die Menschen zugleich darauf vor, diese Betrachtungsweise in ihrem Leben praktisch anzuwenden. Alles Arbeiten mit der Matrix zielt darauf ab, Personen zu veranlassen, die Matrix außerhalb von Therapiesitzungen wahrzunehmen. Hier werden Menschen letztlich die ganze Wirksamkeit der Matrixperspektive erleben, denn schließlich vollzieht sich auch das Leben außerhalb der Therapie.

In diesem Kapitel werden wir eine Möglichkeit darstellen, wie man – für gewöhnlich in einer einzelnen Sitzung – die Matrix vorstellen und die Perspektive der psychischen Flexibilität einführen kann. Es ist nur eine von vielen Darstellungsmöglichkeiten. Wir

K. L. Polk et al., *Praxishandbuch ACT-Matrix*, https://doi.org/10.1007/978-3-662-59416-2_2

schlagen vor, dass Sie das hier beschriebene Vorgehen einige Male praktizieren, um sich selbst die Chance zu geben, Erfahrungen mit unterschiedlichen Aspekten bei der Einführung in diese Betrachtungsweise zu machen.

2.1 Die Matrix funktions- und betriebssicher machen

Bevor wir diesen ersten Schritt beschreiben, werden wir einige Prinzipien und Fertigkeiten der Matrix-Gesprächsführung darstellen, die uns zentral erscheinen.

Ihre erste Aufgabe bei der Matrix-Arbeit ist es, eine sichere und interessante Umgebung zu schaffen, in der die Menschen lernen können, in anderer Weise mit ihren Erlebens- und Verhaltensweisen umzugehen. Zur Grundhaltung gehört, Menschen niemals das Gefühl zu geben, bei den Fertigkeiten, zu deren Ausüben Sie sie einladen, zu versagen. Natürlich werden unterschiedliche Menschen unterschiedlich auf das reagieren, was Sie ihnen vorstellen, und dabei auch unterschiedliches Geschick zeigen. Es wird Fehler geben, sowohl bei Ihnen als auch bei Ihren Klienten. Tatsächlich sind Fehler ein wertvoller Teil des Lernens. Der Schlüssel liegt also darin, eine Umgebung zu schaffen, in der es ungefährlich und sicher ist, Fehler zu machen, und Fehler als ein normaler Teil des Lernens gesehen werden. Wir glauben, dass das Verhalten von Menschen in einem gegebenen Kontext eine Funktion ihrer Lerngeschichte und ihrer Fähigkeiten ist. In diesem Sinne ist Verhalten niemals falsch, tatsächlich ist es aus funktional-kontextueller Perspektive lediglich dienlich oder nicht – das gilt auch für das Verhalten, auf Fehler aufmerksam zu machen. Höchstwahrscheinlich tritt ein Verhalten auf, weil es sich in der Vergangenheit in irgendeiner Weise als nützlich erwiesen hat. Statt unbedingt auf Fehler hinzuweisen, haben wir es als am meisten dienlich empfunden, nicht mit Klienten zu streiten – insbesondere jedes Mal dann, wenn wir bemerken und wahrnehmen, dass wir mit einem Klienten streiten.

Verhalten findet in einem Kontext statt und in seinem Kontext ist es stets in dem Sinne richtig, dass es eine Funktion dieses Kontextes ist. Aus Sicht der Matrix umfasst der Kontext alles, womit Menschen durch ihre fünf Sinne oder durch inneres Erleben in Kontakt kommen, dies schließt auch ihre gesamte Lerngeschichte ein. Deshalb kann sich Verhalten nur verändern, wenn sich einer oder mehrere dieser Kontextaspekte verändern.

Der innere Kontext wird überwiegend in Form von Geschichten erlebt, was Verhalten sowohl vorantreiben als auch hemmen kann. Wenn diese Geschichten unflexibel sind, kann Verhalten untauglich werden und es kann auch schwieriger werden, dessen weiter reichende Konsequenzen für das eigene Leben zu erkennen. Die Matrix hilft Menschen, ihre Erfahrungen und ihre Geschichten so einzuordnen, dass Geschichten, Verhalten und Konsequenzen offensichtlicher werden und genauer betrachtet werden können. Dies erlaubt ihnen herauszufinden, ob ihr Verhalten in der Praxis wirklich dienlich ist. Bei der Betrachtungsweise der psychischen Flexibilität geht es um Fertigkeiten zum Einnehmen von Perspektiven und die Matrix ist ein guter Zugang, um solche Fertigkeiten zu entwickeln.

Eine der Hauptfertigkeiten der Matrix-Arbeit ist das, was wir „Yessing" nennen. Mit „Yessing" bezeichnen wir die Praxis, Klienten nie zu widersprechen und stattdessen Antworten mit den Worten „Ja, und …" zu beginnen. Wie Sie sehen werden, folgen darauf für gewöhnlich Formulierungen, die auf einen Aspekt im Erleben der Klienten hinweisen, ihrem Erleben eine Perspektive verleihen und sie häufig einladen, einen Unterschied wahrzunehmen.

Wenn wir mit der Matrix arbeiten, stellen wir stets sicher, dass Klienten in keinem Fall scheitern können, egal ob beim Sortieren mit der Matrix, bei Übungen zuhause oder beim Wahrnehmen ihres eigenen Erlebens. Wenn wir den Kontext in dieser Art und Weise sicher gestalten, lassen sich Klienten bereitwillig auf die Matrix-Arbeit ein.

Mit der Matrix zu arbeiten, kann mit dem Ausüben einer verbalen Form von Aikido verglichen werden – eine japanische Kampfkunst, die auch als „der Weg der Liebe" bezeichnet wird. Die Aikido-Prinzipien beinhalten, sich entlang der Energie einer anderen Person auszurichten und diese umzuleiten, statt sich ihr entgegenzustellen. Die Praxis des Aikido betont Präsenz im Augenblick, dabei alles anzunehmen, was von einem Gegner oder Partner angeboten wird, und Kampf zu vermeiden. Mit der Matrix verbales Aikido zu praktizieren, beinhaltet, die Formulierungen von Klienten aufzugreifen, sie in die Matrix hinein zu lenken und sie so einzuladen, ihre Geschichten und ihr Verhalten zu sortieren und zu ordnen. Wie auch beim Aikido als Kampfsport erfordert Kompetenz in verbalem Aikido wiederholtes und gezieltes Üben und Praxis. In diesem Buch werden wir viele Gelegenheiten für solches Üben bieten und wir laden Sie ein, diese Übungen für Klienten auch selbst zu machen. Ein anderer wichtiger Aspekt des Aikido ist, dass es auf dem Prinzip der Gleichheit beruht, wobei Übende jeglichen Levels gemeinsam üben. Der ACT-Ansatz spiegelt dies wider, er beruht auf dem Verständnis fundamentaler Gleichheit. Nach ACT sitzen wir alle – Behandler und Klienten gleichermaßen – im selben Boot. (In Kap. 5 werden Yessing und verbales Aikido weiter vertieft.)

2.2 Die Klienten fragen, was sie zu Ihnen führt

Sie können Therapie von Anfang an als einen Kontext von Wahlmöglichkeiten gestalten. Dies trägt dazu bei, einen sicheren Raum für Klienten zu schaffen. Wahlmöglichkeiten zu schaffen, ist ein bewährtes Antezedens für Verhalten. Sie sind für die meisten Menschen von überwiegend appetitiver Qualität.

Die erste Wahlmöglichkeit, die Sie Klienten anbieten können, ist, wie die erste Sitzung strukturiert werden soll. Bieten Sie ihnen an, etwas Zeit darauf zu verwenden, was sie in die Therapie führt. Fragen Sie anschließend, ob Sie eine Betrachtungsweise vorstellen können, die Menschen als nützlich erleben und die ihnen dabei hilft, das zu tun, was wichtig ist, selbst wenn Hindernisse vorhanden sind. Geben Sie schließlich Gelegenheit für Fragen und Kommentare, bevor Sie Klienten bitten, zu entscheiden, ob sie sich mit Ihnen auf dieses Vorgehen einlassen wollen. Bevor Sie weitermachen, fragen Sie, ob sie ihre Zeit in dieser oder in anderer Weise strukturieren möchten.

Sobald Sie die Erlaubnis erhalten haben, fragen Sie also den Klienten, was ihn in die Therapie führt. Dies könnten Sie etwa so formulieren:

Therapeut: Erzählen Sie mir, was Sie herführt. Darf ich Sie dabei mit Fragen unterbrechen? Ich werde nur Fragen stellen, die mir helfen, zu verstehen, wie Sie das, was Sie erleben und was Sie herführt, empfinden. Sobald ich den Eindruck habe, dass ich es verstehe – im groben Überblick natürlich, nicht in jedem Detail – werde ich es Ihnen widerspiegeln. Dann können drei Dinge passieren. Vielleicht sagen Sie „ja, das ist es im Wesentlichen" oder Sie sagen „ja, das ist es so ziemlich, aber es gibt noch ein paar Dinge" oder Sie sagen vielleicht auch, dass ich es überhaupt nicht verstanden habe. In diesem Fall hoffe ich, dass Sie mir eine zweite Chance geben. Sobald ich dann den Eindruck habe, dass ich es verstanden habe, werde ich Ihnen eine Betrachtungsweise zeigen, mit der wir arbeiten könnten. Sind Sie damit einverstanden?

Fragen Sie im anschließenden Gespräch nach den Auswirkungen dessen, was die Klienten erleben. Wie beeinflusst es ihre Beziehungen, die Arbeit oder das Studium, Freizeitaktivitäten und ihre Fürsorge für die eigene Person? Nehmen Sie sich genügend Zeit hierfür, denn wenn Sie nicht an ihrem Erleben anknüpfen und dieses validieren, bewirkt das bei den Menschen oft, dass sie sich verstricken, hängenbleiben und unempfänglich für Hilfsangebote werden. Sobald die Klienten erkennen, dass Sie ihr Erleben verstehen, und den Eindruck haben, dass Sie sie dort abholen, wo sie sich befinden, werden sie sich wertschätzend bestätigt und gehört erleben. Sie werden sich offener auf alles einlassen können, was Sie ihnen zeigen. Dies bereitet die Darstellung der Sichtweise der psychischen Flexibilität vor.

2.3 Die Matrix einführen

Im Grund ist die Matrix eine bestimmte Art, die funktional-kontextuelle Perspektive darzustellen und damit zu arbeiten. Hierauf beziehen wir uns verschiedentlich als Perspektive, als Sichtweise der psychischen Flexibilität oder auch als Matrix. Die Terminologie ist weniger wichtig als sicherzustellen, dass wir mit dieser Perspektive arbeiten.

Nach unserer Erfahrung besteht keine Veranlassung, am Anfang darüber zu sprechen, was diesen Standpunkt ausmacht. Stattdessen führen wir Klienten ein, indem wir ihnen helfen, eine erste Betrachtung mit der Matrix vorzunehmen. Fragen Sie also die Klienten, ob Sie ihnen diese Perspektive vorstellen dürfen. Wenn sie zustimmen, können Sie etwa folgendermaßen vorgehen:

Therapeut: Dies ist nur eine Sichtweise. Ich behaupte nicht, dass es die einzig mögliche oder beste Betrachtungsweise ist, und nicht einmal, dass es eine zutreffende Darstellung der Realität ist. Es handelt sich lediglich um eine Sichtweise, die es Menschen erleichtert, zu wählen und zu tun, was wichtig ist, auch wenn Hindernisse vorhanden sind. Wenn wir unter dieser Perspektive ein Tier, beispielsweise ein Kaninchen, betrachten, dann sehen wir, dass es sich stets auf Dinge hinbewegt, die mit den fünf Sinnen wahrgenommen werden können, wie etwa Karotten oder andere Kaninchen, oder dass es sich von Dingen wegbewegt, die mit den fünf Sinnen wahrgenommen werden können, beispielsweise bellende Hunde. Gelegentlich sehen wir sogar Kaninchen, die sich auf Karotten hinbewegen und sich dabei zugleich von bellenden Hunden wegbewegen.

Während Sie das sagen, zeichnen Sie eine horizontale Linie auf ein Blatt Papier und versehen Sie die Linie an ihren beiden Enden mit Pfeilspitzen. Das rechte Ende beschriften Sie anschließend mit „HIN“, das linke mit „WEG“. (Sie können auch ein Whiteboard hierzu verwenden, in diesem Fall empfehlen wir, die fertig bearbeitete Matrix am Ende zu dokumentieren, indem Sie und der Klient sie mit dem Handy fotografieren.)

Als Nächstes beginnen Sie, anzusprechen, wie diese Dynamik auch auf Menschen zutrifft, dazu können Sie etwa Folgendes sagen:

Therapeut: In gewisser Weise ähneln wir Menschen den Kaninchen. Auch uns kann man dabei beobachten, wie wir uns zu Dingen hin- oder von ihnen wegbewegen. Dinge, die wir mit unseren fünf Sinnen registrieren können, auch wenn es sich zumeist nicht um Karotten und Hunde handelt und Sie wohl auch nicht herkommen, weil Sie verrückt nach Karotten wären oder eine lähmende Furcht vor bellenden Hunden haben. An dieser Stelle kommt nun hinzu, was sich unterhalb der horizontalen Linie befindet. Wir Menschen können nämlich auch dabei beobachtet werden, wie wir uns auf andere Menschen oder Dinge hinbewegen, die uns wichtig sind und die wir nicht immer mit unseren fünf Sinnen registrieren können. Und genauso können wir beobachten, wie wir uns von Dingen wegbewegen, die uns nicht mit den fünf Sinnen zugänglich sind. Beispiele sind Furcht oder belastende Gedanken und Erinnerungen. Sehen wir mal, ob wir aus Ihrer eigenen Perspektive einen ersten Blick auf diese Sichtweise werfen können.

Zeichnen Sie nun eine unterbrochene vertikale Linie, die die horizontale Linie halbiert. Mit etwas Übung können Sie vielleicht auch einen Zwischenraum in der Mitte der beiden Linien lassen.

Als Nächstes leiten Sie den Klienten mit fünf Schlüsselfragen zu einer ersten Erkundung der Matrix an:

Wer oder was ist Ihnen wichtig?
Was taucht auf und stellt sich in den Weg, wenn Sie sich zu den Personen oder Dingen hinbewegen, die Ihnen wichtig sind?
Wer steht im Mittelpunkt dieser Betrachtungsweise?
Was tun Sie, um sich von unerwünschten inneren Dingen wegzubewegen?
Was tun Sie oder was könnten Sie tun, um sich zu den Personen oder Dingen hinzubewegen, die Ihnen wichtig sind?

2.3.1 Wer oder was ist wichtig?

Beginnen Sie, indem Sie fragen: „Wer ist Ihnen wichtig?“ Dann fragen Sie: „Was ist Ihnen wichtig?“ Wenn Sie wollen, können Sie auch „Wer oder was ist wichtig?“ in den rechten unteren Matrix-Quadranten schreiben. Es ist wichtig, zunächst darauf zu fokussieren, wer wichtig ist, weil fast jeder jemanden benennen wird und weil Sie wollen, dass Klienten Erfolg erleben. Übliche Antworten sind Partner, Kinder, Kollegen oder Freunde. Als Nächstes fragen Sie, welche Lebensbereiche oder anderen Dinge für den Klienten wichtig sind. Zu den üblichen Antworten zählen Arbeit, Lernen, Gesundheit, persönliches Wachstum, sich in der Natur aufhalten und Spaß haben. Während die Klienten antworten, schreiben Sie deren Reaktionen entweder selbst in den Quadranten unten rechts oder lassen sie diese dort anschreiben. In vielen Fällen werden beide Fragen – „wer“ und „was“ – Reaktionen hervorrufen, die die Werte der Klienten widerspiegeln. Tatsächlich fragen wir gelegentlich auch „Wer oder was ist wichtig für Sie?“ Diese Formulierung funktioniert sehr gut, wenn wir mit Klienten sprechen, und wir möchten Sie dazu ermutigen, diese einzusetzen, wenn Sie das wollen. Aus grammatikalischen Gründen werden wir uns hier im Buch an die Formulierung „Wer oder was ist wichtig?“ halten, auch wenn das unsere Absicht nicht ganz trifft.

Zum Thema Sprache möchten wir noch anmerken, dass wir das Wort „Werte“ kaum gegenüber Klienten verwenden, auch wenn wir es in einigen beschreibenden Teilen dieses Buchs heranziehen. Wir haben den Eindruck, dass es gelegentlich recht dröge wirkt und Klienten gedanklich eher hemmt. Wenn wir auf Werte hinweisen wollen und Klienten helfen möchten, mit ihren Werten in Kontakt zu kommen, ist es nach unserer Einschätzung häufig hilfreicher, wenn wir uns darauf beziehen, wer oder was wichtig ist. Dies mag darauf zurückzuführen sein, dass das Wort „wichtig“ allgemeiner und begrifflich weniger aufgeladen ist als das Wort „Werte“. Tatsächlich verwenden wir auch kaum andere begriffliche Bezeichnungen aus dem traditionellen ACT-Vokabular, wie etwa Defusion, Akzeptanz, Commitment, Mitgefühl oder Achtsamkeit. Der Grund dafür ist, dass wir so nah wie möglich an der Sprache von Klienten bleiben wollen. Nach unserer Erfahrung benötigen Menschen, wenn sie feststecken und blockiert sind, auch kaum Konzepte, die man ihnen erklärt – sie benötigen ein Training in Fertigkeiten, die ihnen helfen, sich aus Blockaden zu lösen.

Beachten Sie das individuelle Tempo Ihrer Klienten, um zu gewährleisen, dass sie nicht scheitern können, und um diesen ersten Blick auf die Matrix appetitiv zu halten. Selbst wenn sie nur eine einzelne wichtige Person benennen, können sie mit dieser Betrachtungsweise beginnen. Wenn sie eine oder zwei Personen oder Dinge benannt haben und nicht weiter zu wissen scheinen, sagen Sie einfach: „Gute Beispiele! Wir wollen das jetzt gar nicht bis in jedes Detail verfolgen, es geht einfach um einen ersten Blick mit dieser Betrachtungsweise. Wenn wir später darauf zurückkommen, kann es gut sein, dass Sie noch mehr Personen oder Dinge wahrnehmen, die für Sie wichtig sind.“ Mehr als um irgendwelche Inhalte geht es bei diesem anfänglichen Ausflug in die Matrix darum, dass sich die Klienten erfolgreich auf einen ersten Einstieg in diese Sichtweise einlassen.

2.3.2 Was taucht auf und stellt sich in den Weg?

An dieser Stelle fragen Sie die Klienten, ob sie es so wahrnehmen, dass sie immer – also wirklich zu jeder Sekunde und Minute eines jeden Tages – Dinge tun, mit denen sie sich auf Personen und Dinge hinbewegen, die ihnen wichtig sind. Wenn sie dann – nach aller Wahrscheinlichkeit – mit Nein antworten, können Sie Ihre Erleichterung darüber ausdrücken, damit nicht alleinzustehen, und dann etwa Folgendes sagen: „Wenn wir also nicht immer so handeln, dass wir uns auf Personen und Dinge hinbewegen, die uns wichtig sind, dann vermutlich deshalb, weil Hindernisse existieren, nicht wahr?" Erläutern Sie dann, dass in unserer Betrachtungsweise zwei Arten von Hindernissen auftauchen können. Einerseits äußere Hindernisse, wie zum Beispiel eine räumliche Distanz, die uns davon abhalten kann, mehr Zeit mit geliebten Menschen, die weit weg sind, zu verbringen. Bestätigen Sie, dass äußere Hindernisse wichtig sind, und erwähnen Sie, dass Sie sie später betrachten werden. Wenden Sie sich dann inneren Hindernissen zu: Gedanken, Gefühlen, Körperempfindungen, Erinnerungen und anderen inneren Erfahrungen, die auftauchen und sich in den Weg stellen können, wenn wir etwas tun wollen, was uns auf Personen oder Dinge hinführen würde, die uns wichtig sind. Beispielhaft können Sie Angst oder vielleicht auch Schuld nehmen, die sich in den Weg stellen können, wenn man Menschen anrufen will, die man liebt und die weit weg leben.

Anschließend fragen Sie: „Was taucht auf und stellt sich Ihnen in den Weg, wenn Sie sich auf Personen oder Dinge hinbewegen wollen, die Ihnen wichtig sind?" Wenn Sie wollen, können Sie dies im linken unteren Quadranten auch kurzgefasst als „Was taucht auf und stellt sich in den Weg?" anschreiben. Zu den typischen Antworten zählen Ärger, Traurigkeit, Depression oder Angst. Andere Antworten beinhalten Gedanken – beispielsweise „ich kann das nicht" oder „ich bin nicht gut genug". Um sie als Gedanken zu markieren, setzen wir Gedanken gerne in Anführungszeichen. Halten Sie die Reaktionen Ihrer Klienten wieder in der Matrix fest, und zwar im linken unteren Quadranten. Führen Sie das Gespräch locker und flüssig. Es geht nicht darum, bei dieser Gelegenheit alles erfassen zu wollen. Wenn sich das Tempo verlangsamt, sagen Sie etwas wie „Das ist ein sehr schönes Beispiel für einen ersten Blick auf das Ganze. Es muss nicht umfassend sein und wir werden noch genügend Zeit haben, um im weiteren Verlauf noch mehr ins Detail zu gehen."

2.3.3 Wer steht im Mittelpunkt dieser Betrachtungsweise?

Nun fragen Sie Ihre Klienten, indem Sie abwechselnd auf die beiden unteren Quadranten deuten: „Wer kann auswählen und wahrnehmen, wer oder was Ihnen wichtig ist, und wer kann diese inneren Dinge wahrnehmen, die auftauchen und sich in den Weg stellen?" Möglicherweise braucht es etwas behutsame Führung, aber die meisten Klienten werden ohne Weiteres mit „ich" antworten. Zeichnen Sie dann einen Kreis dort, wo sich die beiden Linien kreuzen, und sagen Sie beispielsweise: „Ja. Allein Sie können wählen und wahrnehmen, wer oder was Ihnen wichtig ist, und wahrnehmen, was auftaucht und sich

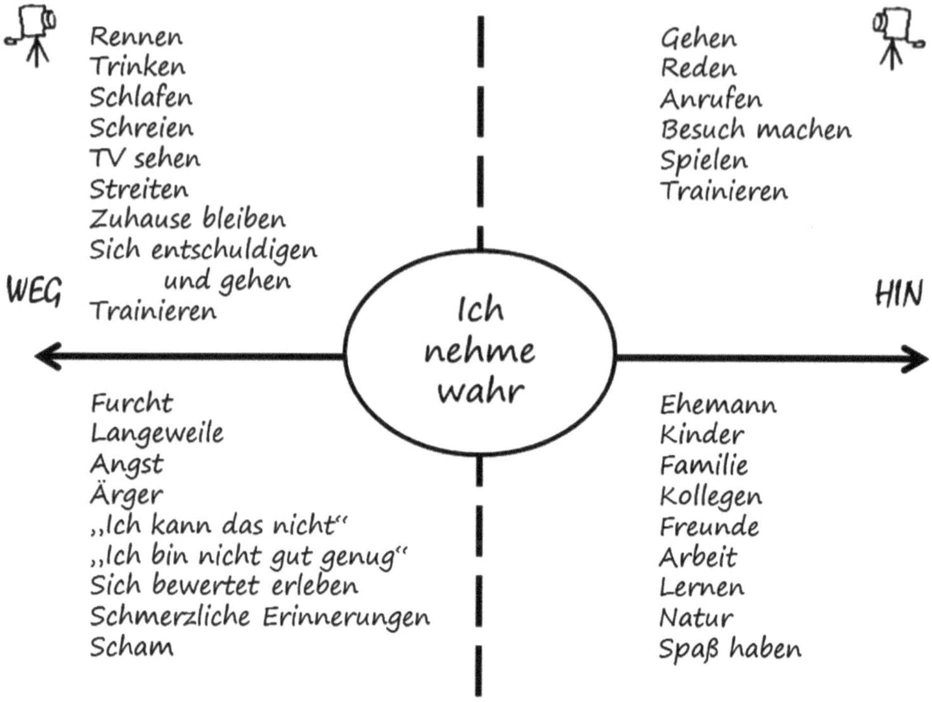

Abb. 2.1

Ihnen in den Weg stellt. Also schreibe ich ‚ich nehme wahr‘ in den Mittelpunkt dieser Betrachtung(sweise) und kreise es ein, weil Sie im Zentrum dieser Betrachtungsweise stehen und dort bei unserem gemeinsamen Arbeiten stets bleiben sollen.“ (Dieser Schritt ist in Abb. 2.1 dargestellt.)

2.3.4 Was tun Sie, um sich von unerwünschten inneren Dingen wegzubewegen?

Bevor Sie weitermachen, kündigen Sie an, dass Sie in den oberen Teil der Matrix gehen. Im unteren Teil haben Sie über Dinge gesprochen, die andere nicht sehen können, wie Denken und Fühlen. Erläutern Sie, dass es im oberen Teil um Dinge geht, bei denen jeder beobachten könnte, wie wir sie tun.

Fragen Sie: „Welche Verhaltensweisen kann man an Ihnen beobachten, die Sie typischerweise machen, um sich von unerwünschten Dingen, die in Ihrem Inneren auftauchen, wegzubewegen, oder die Sie machen, wenn Sie unter deren Kontrolle stehen?“ Wenn Sie wollen, schreiben Sie dies in gekürzter Form als Frage in den linken oberen Quadranten: „Welche Verhaltensweisen zeigen Sie, um sich wegzubewegen?“ Sie könnten ein Beispiel geben, etwa: „Um Angst loszuwerden, kann es sein, dass sich manche Menschen verstecken." Typische Antworten sind unter anderem weglaufen, trinken, vermeiden, schlafen, brüllen und kämpfen. Wenn Sie und Ihre Klienten diese Antworten in der Matrix festhalten, lassen Sie etwa 3 cm Abstand links von der Senkrechten. Das brauchen Sie für Schritt 2 (siehe Kap. 3).

Links außen an den oberen linken Quadranten zeichnen wir eine kleine Kamera, um die Klienten darauf aufmerksam zu machen, dass Verhalten beobachtet werden kann, denn möglicherweise fällt es den Menschen anfänglich schwer, sichtbares Verhalten zu beschreiben. Oft tauchen Storys auf und stellen sich in den Weg. Diese Storys beziehen sich selten auf Verhalten, viel häufiger bestehen sie aus Erklärungen oder begrifflichen Etiketten für Verhalten. So sagen Leute möglicherweise „Vermeidung" oder sie benennen ein psychologisches Konzept wie „Selbstsabotage", statt dass sie „zuhause bleiben" oder „sich entschuldigen und gehen" sagen. Wenn dies der Fall ist, geben Sie behutsame Hinweise. Fragen Sie beispielsweise: „Was tun Sie üblicherweise, wenn Sie vermeiden? Bei welchem Tun kann man Sie beobachten, wenn Sie vermeiden?" Wenn die Klienten immer noch kein beobachtbares Verhalten benennen können, schreiben Sie einfach auf, was sie gesagt haben und machen Sie weiter. Denken Sie daran: Es geht mehr um das Einsortieren als um das richtige Einsortieren.

2.3.5 Was können Sie tun, um sich auf wichtige Personen oder wichtige Dinge hinzubewegen?

Schließlich fragen Sie: „Bei welchem Tun kann oder könnte man Sie beobachten, wenn Sie sich auf jemanden für Sie Wichtigen oder auf etwas für Sie Wichtiges hinbewegen?" Wenn Sie wollen, schreiben Sie auch hier eine Kurzversion dieser Frage in den oberen rechten Quadranten. Typische Antworten sind spazieren gehen, reden, telefonieren, einen Besuch machen, spielen usw. Beim Aufschreiben lassen Sie bzw. Ihre Klienten rechts von der Senkrechten einen etwa zwei Zentimeter breiten Rand, auch diesen benötigen Sie wieder für Schritt 2.

Es ist nicht ungewöhnlich, dass dasselbe Verhalten auf beiden Seiten auftaucht: Als Beispiele seien schlafen oder Sport machen genannt. Wenn das der Fall ist oder wenn Sie denken, dass es so sein könnte, sagen Sie: „Dies zu tun (*zeigen Sie auf das Verhalten*)" haben Sie schon als WEG-Bewegung (*oder HIN-Bewegung*) wahrgenommen. Und Sie haben dieses Tun auch schon als HIN-Bewegung (*oder WEG-Bewegung*) wahrgenommen. Alternativ: „Haben Sie dieses Tun auch schon als HIN- (*oder WEG-*) Bewegung wahrgenommen?" Fragen Sie im Anschluss: „Und wenn Sie das machen, wer kann dann feststellen, ob Sie es als HIN-Bewegung oder als WEG-Bewegung tun?" Um wahrzunehmen, dass sie selbst diejenigen sind, die dies am besten können, benötigen Klienten selten viel Unterstützung. Sie können schließlich zum Ende kommen, indem Sie sagen: „Sie stehen tatsächlich im Mittelpunkt dieser Betrachtungsweise, denn nur Sie können wählen und wahrnehmen, wer oder was Ihnen wichtig ist, welche inneren Dinge auftauchen und sich Ihnen in den Weg stellen, und ob das, was Sie tun, eine HIN-Bewegung oder eine WEG-Bewegung ist."

2.4 Sich auf flexible Therapieziele verständigen

Nachdem Klienten nun einen ersten Blick auf die Matrix geworfen haben, können Sie beispielsweise sagen: „Das ist also die Betrachtungsweise." Wenn Sie wollen, können Sie auch anfügen, dass die Matrix auch als „Perspektive der psychischen Flexibilität" bezeichnet wird. Bevor Sie weitermachen, sagen Sie etwa Folgendes:

Therapeut: Um dieses anfängliche Erkunden abschließen zu können, möchte ich Ihnen noch zwei Fragen stellen und mit Ihnen klären, ob Sie wollen, dass wir gemeinsam mit dieser Perspektive arbeiten. Stellen Sie sich vor, Sie könnten zwischen zwei möglichen Lebensweisen wählen: In der ersten Variante, hier auf der linken Seite *(deuten Sie auf die linke Seite der Matrix)*, dreht sich das, was Sie tun, zumeist – wenn auch nicht ausschließlich – darum, von dieser Art innerem Erleben *(auf unten links deuten)* wegzukommen. Im Leben Nummer 2 – hier rechts – *(auf die rechte Seite der Matrix deuten)* geht es zumeist – wenn auch nicht ausschließlich – darum, sich auf diejenigen Personen oder Dinge hinzubewegen, die Ihnen wichtig sind *(unten rechts hindeuten)*. Stellen Sie sich vor, dass diese Wahl, zu der ich Sie einladen möchte, den Rest ihres Lebens ab sofort bestimmen würde. Welches dieser beiden Leben – das linke oder das rechte – würden Sie wählen?

Inzwischen haben wir mehreren Tausend Menschen diese Frage gestellt und dabei wahrgenommen, dass sie sich ganz überwiegend für die zweite Variante entscheiden. Weniger als ein Dutzend haben Leben Nummer 1 gewählt. Mit Leben Nummer 2 wählen Menschen ein an Werten orientiertes Leben anstelle eines Lebens, das sich auf die Kontrolle belastender Gefühle, Gedanken oder anderer innerer Hemmnisse konzentriert. All das geschieht, wenn Sie die Matrixperspektive einfach nur darstellen und Klienten einladen, ihr Erleben entlang der Matrix einzusortieren. Klienten, die nach aller Wahrscheinlichkeit zu Ihnen gekommen sind, weil sie lernen wollen, wie sie sich wirksamer wegbewegen oder unerwünschtes inneres Erleben anders kontrollieren können, entscheiden sich stattdessen bereitwillig dazu, sich zu dem hinzubewegen, was ihnen wichtig ist. Dies eröffnet Handlungsräume und hilft ihnen zugleich, sofort damit zu beginnen, psychische Flexibilität zu praktizieren. Klienten wählen, sich auf ihre Werte hinzubewegen und diese Wahl unter voller Berücksichtigung von Tatsachen zu treffen, die sie üblicherweise zu WEG-Bewegungen veranlassen. Im Wesentlichen verstärkt diese Frage den Kontrast bis zu jenem Punkt, an dem die meisten Menschen normalerweise den appetitiven und nicht den aversiven Regulationsmodus wählen.

Als Nächstes können Sie die komplette Frage zur psychischen Flexibilität stellen: „Sind Sie daran interessiert, zu lernen, wie Sie sich leichter dafür entscheiden können, dies zu tun (*zeigen Sie auf den Quadranten oben rechts*), auch wenn jenes präsent ist (*zeigen Sie auf den Quadranten unten links*)?". Nach unserer Erfahrung werden auch hier wieder die meisten Leute zustimmen.

Damit wird das therapeutische Bündnis besiegelt. Sobald Klienten diese beiden Fragen beantwortet haben, haben sie das Training psychischer Flexibilität als übergreifendes Therapieziel „gebucht". Und mit dieser Wahl zeigen sie sich bereits flexibler. Sie und Ihre

Klienten haben nun einen Maßstab, an dem sich Fortschritt messen lässt: Nehmen sie wahr, dass es zunehmend leichter wird, sich für HIN-Bewegungen zu entscheiden, selbst wenn innere Hemmnisse oder Hürden auftauchen und präsent sind?

2.5 Den gegenwärtigen Moment als den Zeitpunkt des Lernens präsentieren

An diesem Punkt haben wir mit unserer Arbeit einen idealen Kontext geschaffen, um begründen zu können, dass psychische Flexibilität wie jede andere Fertigkeit erlernt werden kann. Und dabei ist es egal, mit welchen Worten wir sie beschreiben, vielleicht auch als „die Fähigkeit, selbst angesichts innerer Hindernisse die Wahl zu treffen, zu tun, was wirklich wichtig ist". Weil unser Intellekt dazu neigt, uns zu erzählen, dass wir etwas auch später noch lernen können, könnten Sie die Klienten fragen, ob sie wahrgenommen oder bemerkt haben, dass das Lernen nur im jeweiligen Augenblick erfolgen kann. Erläutern Sie, dass sich der gemeinsame Lernprozess deshalb oft auf den jeweiligen Moment beziehen wird.

Wenn wir mit der Matrix arbeiten, ist die Hauptfertigkeit, die wir üben, das Wahrnehmen mit der Matrix. Es gleicht ein wenig dem Blick durch ein Zoomobjektiv. Sie können sowohl zeitlich auflösen und die gesamte Lebensspanne bis hin zu einem einzelnen Moment betrachten oder aber räumlich von der Einzelperson, über Paare, zu Familien, zu einer Gruppe von Menschen oder gar zu Organisationen übergehen. Die Fertigkeit besteht vornehmlich darin, die Beobachterperspektive einzunehmen, es geht nicht um den Inhalt, den man dabei sieht. Es ist, wie wenn Sie den geübten Blick eines Fotografen entwickeln. Den erlangt man, wenn man immer wieder durch die Kamera auf vieles schaut, bis man schließlich das sieht, was für einen selbst wichtig ist, um die Bilder zu machen, die man möchte. Jeder Blick durch die Matrix vermittelt Übung in einer in allen Lebenslagen anwendbaren Fertigkeit. Dabei kann man die zeitliche und räumliche Auflösung so wählen, wie es situativ und zielbezogen am besten ist. Beachten Sie bitte, dass der Vorgang des Wahrnehmens selbst stets aus dem jeweiligen Moment heraus erfolgt und dabei Inhalte umfasst, die in der Vergangenheit aufgetaucht sind, oder solche, von denen wir glauben, dass sie in der Zukunft auftauchen werden.

2.6 Die therapeutische Beziehung als Kontext für Veränderungen einsetzen

Die Schwierigkeiten mancher Klienten treten vor allem in ihren zwischenmenschlichen Beziehungen zu Tage. Zudem kann es sein, dass derlei zwischenmenschliche Schwierigkeiten einer effektiven Arbeit in den Sitzungen entgegenstehen. Bei solchen Klienten kann es nützlich sein, sich auf zwischenmenschliche Verhaltensweisen zu konzentrieren. Dabei wird die therapeutische Beziehung als Übungsfeld verwendet, um wahrzunehmen, wie man effektiver mit anderen in Beziehung tritt. Wie wir detailliert in Kap. 9 ausführen werden, eignet sich die Matrix auch, um eine auf die therapeutische Beziehung gerichtete

Form von ACT umzusetzen (Schoendorff und Bolduc 2014). Die Matrix kann Klienten dabei helfen, die zwischenmenschlichen Funktionen ihres Verhaltens (anders gesagt, ihre Wirkung auf andere Menschen) wahrzunehmen und adaptivere zwischenmenschliche Verhaltensweisen zu entwickeln und auszuüben. Die Grundbewegung besteht darin, Klienten zu zeigen, was bezogen auf das, was sie tun, in Ihrer eigenen Matrix auftaucht – vorausgesetzt Sie machen dies als HIN-Bewegung – und ihnen dabei zu helfen, zu üben, Wirkungen, die sie auf andere haben, wahrzunehmen.

Ein Arbeiten, das sich auf die therapeutische Beziehung richtet, lenkt die Aufmerksamkeit der Klienten auf diejenigen Verhaltensweisen, die im therapeutischen Kontakt problematischen Verhaltensweisen ähneln, wie sie außerhalb von Sitzungen auftreten. Gleichzeitig geht es um verbesserte Verhaltensweisen in den Sitzungen, die auch außerhalb wirksam sein können. Wenn es einer Klientin beispielsweise schwerfällt, eigene Bedürfnisse umzusetzen, dann könnte sie Schwierigkeiten damit haben, um etwas zu bitten, was sie von Ihnen benötigt. Möglicherweise weicht sie stets aus, wenn es darum geht, sich über die Sitzungsthemen zu verständigen, ohne jemals mitzuteilen, woran sie gerne arbeiten möchte, oder sie scheut davor zurück, nach einer Honorarermäßigung zu fragen, obwohl sie mit einer finanziell schwierigen Situation konfrontiert ist. In solch einem Fall können Sie ihre Aufmerksamkeit auf dieses Verhalten lenken, wenn es in der Sitzung auftritt, und sie dazu ermutigen, ihre Wünsche und Bedürfnisse auszudrücken.

2.6.1 Arbeit in der therapeutischen Beziehung: Aufklärung und Einverständnis („informed consent")

Bereits in der ersten Sitzung können Sie beginnen, fokussiert auf die therapeutische Beziehung zu arbeiten. Behalten Sie jedoch im Blick, dass diese Art des Arbeitens für Klienten sehr herausfordernd sein kann, weshalb es wichtig ist, eine inhaltliche Begründung zu geben und das Einverständnis hierfür einzuholen. Einen Vorschlag hierfür finden Sie im folgenden Absatz.

Therapeut: Manche Menschen erleben das, was links unten auftaucht, wie Wellen, die sie anhalten wollen oder denen sie davonschwimmen möchten. Doch egal, was sie tun, letzten Endes ist es nicht möglich, die Wellen anzuhalten oder vor ihnen zu flüchten, sie werden eingeholt, überrollt und auf das Meer hinausgezogen. Aber es gibt eine Alternative, nämlich dass man lernt, auf den Wellen zu reiten. Wenn Sie auf den Wellen reiten oder surfen, gibt es keine Notwendigkeit, diese Wellen aufzuhalten oder vor ihnen zu flüchten, oder? Nicht nur, dass Sie nicht fortgespült werden, Sie können sogar Ihre eigene Richtung wählen. Solche Wellen können auch hier auftreten. Sie können uns, unsere Zusammenarbeit oder unsere Beziehung betreffen. Tatsächlich ist das vollkommen normal und willkommen. So bieten sich uns wertvolle Gelegenheiten, solche Wellen wahrzunehmen, sobald sie auftreten. Sie können lernen, Ihr Leben und Ihre Beziehungen auf diesen Wellen surfend dorthin zu lenken, wohin Sie wollen.

2.6.2 Klienten den Anstoß geben, sich selbst wichtig zu nehmen

Wenn Klienten angeben, wer für sie sehr wichtig ist, schließen sie sich selbst oftmals nicht mit ein. Wenn dies geschieht und insbesondere wenn Sie beabsichtigen, auf die therapeutische Beziehung fokussierend zu arbeiten, könnten Sie beispielsweise Folgendes sagen: „Mir ist aufgefallen, dass Sie sich selbst nicht als Person benannt haben, die Ihnen wichtig ist." Vorzugsweise erwähnen Sie dies, nachdem Klienten ihre inneren Hindernisse aufgezählt haben, denn dann können Klienten leichter wahrnehmen, ob es solche inneren Hürden sind, die sie davon abgehalten haben, sich selbst als wichtig zu benennen. Klienten äußern vielleicht, dass sie es schlicht vergessen haben, woraufhin sie einfach in der Liste ergänzt werden können. Oder sie antworten mit einer Geschichte, beispielsweise dass sie sich selbst stets zurückstellen und andere bevorzugen oder wie schwer es ihnen fällt, sich selbst wichtig zu nehmen. In diesem Fall können Sie, statt sich auf diese Geschichte einzulassen, einfach um Erlaubnis bitten, „ich" in den rechten unteren Quadranten ihrer Matrix einzutragen. Vielleicht sagen Sie dazu Folgendes: „Sie sind mein Klient und ich nehme wahr, dass Sie mir wichtig sind." Das mag ein wenig aufdringlich erscheinen. Doch wenn Klienten – höchstwahrscheinlich wegen innerer Hemmnisse – nicht in der Lage sind, sich selbst als wichtige Person einzuschließen, kann diese Erinnerung, dass sie wichtig sind – ob sie es selbst so sehen oder nicht – sehr wirksam sein und einen zwischenmenschlichen Kontext herstellen, in dem sie tatsächlich im Mittelpunkt der Arbeit stehen. Wenn Klienten unfähig sind, sich selbst wichtig zu nehmen, ist es außerdem unwahrscheinlich, dass sie irgendjemand anderen wahrhaftig wichtig nehmen können.

2.7 Allgemeine Anmerkungen zum Üben zuhause

Wie bereits ganz zu Beginn des Kapitels vermerkt, zielt alle Matrix-Arbeit darauf ab, die Matrix außerhalb der therapeutischen Sitzungen wahrzunehmen. Deshalb laden wir die Leute fortlaufend dazu ein, ihr Erleben außerhalb der Sitzungen aus der Matrixperspektive wahrzunehmen. Natürlich beginnt dies damit, dass wir während der Sitzungen aus der Matrixperspektive wahrnehmen.

Es gibt zahlreiche Belege dafür, dass Klienten, die die von Therapeuten aufgegebenen Übungen außerhalb der Sitzungen praktizieren, die meisten Fortschritte machen. Sämtliche kognitiv-behavioralen Therapieansätze geben Klienten daher Hausaufgaben. Und die meisten Therapeuten erleben, dass Klienten die Hausaufgaben erledigen – oder auch nicht. Wenn sie die Hausaufgaben nicht machen, wird dies oft als Versagen angesehen, sowohl vom Therapeuten als auch vom Klienten. Und wenn Klienten versagen, wird auch die Therapie versagen. Mit Blick auf die Matrix: Obwohl es in der Therapie darum geht, Gelegenheiten zu mehren, die Matrixperspektive außerhalb von Sitzungen einzunehmen, geht es nie darum, „Hausaufgaben" zu machen. Es ist kein Schulunterricht und es geht nicht darum, Klienten zu versetzen oder scheitern zu lassen. Wir laden sie einfach zum Erkunden von Wahrnehmungsübungen ein. Keine Übung erfolgt zwangsweise. Wir bitten

Klienten lediglich, sich auf das Wahrnehmen einzulassen: Wahrzunehmen, ob sie Wahrnehmungsübungen machen, und wahrzunehmen, wenn sie dies nicht tun. In jedem Fall werden sie erfolgreich etwas wahrgenommen haben, was die grundlegende Übung ist. Dies ist der Grund, weshalb Sie, wenn Sie die folgenden Schritte durchgehen, wahrnehmen werden, dass die häuslichen Anwendungsübungen systematisch in einen Bezugsrahmen von Wahrnehmungsübungen gestellt werden.

Wenn Sie die häuslichen Übungen in dieser Art und Weise darstellen, dann stellen Sie damit die 100-prozentige Compliance für Wahrnehmungsübungen außerhalb der Sitzung sicher. Zudem haben wir bemerkt, dass es so wahrscheinlicher wird, dass Klienten Wahrnehmungsübungen machen und dass sie dies aus eigenem Antrieb machen statt aus Konformismus oder aus dem Streben heraus, als gute Klienten erscheinen zu wollen, was auch als *Pliance* bezeichnet wird. Gleichermaßen wird es dadurch weniger wahrscheinlich, dass sie sich den Übungen deshalb widersetzen, weil sie sich nicht sagen lassen wollen, was sie tun sollen, was als *Counterpliance* bezeichnet wird. Pliance und Counterpliance, die wir in Kap. 3 eingehender betrachten, können zu erheblichen Fortschrittsblockaden werden. Deshalb ist es wichtig, es so einzurichten, dass solche Dynamiken seltener auftreten und leichter zu entdecken und zu umgehen sind, wenn sie doch auftauchen.

Schließlich fördert dieses Vorgehen – die Klienten einzuladen, wahrzunehmen, ob sie die Übungen durchführen – das Shaping oder die Ausformung des Wahrnehmungsverhaltens. Klienten unterscheiden sich anfänglich sehr hinsichtlich ihres Wahrnehmungsvermögens. Als Kliniker wollen wir mit der Ausformung des Wahrnehmungsverhaltens dort beginnen, wo ein Klient mit seinen Fähigkeiten steht, statt irgendwo, wo wir ihn gerne hätten. Anfangs kann es bei einigen Klienten so sein, dass sie nur dann in der Lage sind, wahrzunehmen, dass sie etwas wahrgenommen haben, wenn Sie ihnen zu Beginn der nächsten Sitzung einen entsprechenden Prompt bzw. eine Aufforderung geben. Auch das zählt dann als Erledigung der Wahrnehmungsaufgabe und die Klienten können für diesen Erfolg Reinforcement erhalten bzw. verstärkt werden.

Wahrnehmen ist harte und subtile Arbeit. Zu Beginn sind nur wenige von uns in der Lage, in Echtzeit wahrzunehmen, vor allem, wenn wir das Wahrnehmen erstmals praktizieren. Anfänglich wird das Wahrnehmen den meisten von uns am besten gelingen, wenn wir auf vergangenes Erleben zurückschauen. Das ist in Ordnung. Indem wir das Wahrnehmen praktizieren, werden wir nach und nach die Zeit, die zwischen unserem Erleben und Verhalten und der Wahrnehmung dieses Erlebens und Verhaltens verstreicht, verringern können. Schließlich werden wir wahrnehmen können, was im jeweiligen Moment einen Unterschied machen könnte, oder sogar vorab antizipieren, was wir gegebenenfalls in der Zukunft wahrnehmen würden. Das ist für jeden – Klienten und Therapeuten gleichermaßen – nützlich. Deshalb wiederholen wir unsere Empfehlung aus der Einführung: Führen Sie auch selbst alle Übungen durch, zu denen Sie Ihre Klienten einladen.

2.8 Übungen für zuhause in Schritt 1: HIN-Bewegungen und WEG-Bewegungen wahrnehmen

Bevor Sie zum Ende kommen, laden Sie die Klienten ein, jeden Tag wenigstens eine HIN-Bewegung und eine WEG-Bewegung wahrzunehmen. Erklären Sie Ihren Klienten, dass sie die HIN- und WEG-Bewegungen, die sie wahrgenommen haben, entweder auf ein Blatt Papier notieren oder in ihre Matrix eintragen können, die Sie ihnen nach Hause mitgeben. Vergessen Sie keinesfalls hinzuzufügen, dass es in der Übung nicht darum geht, etwas aufzuschreiben, es geht um das Wahrnehmen. Erwähnen Sie ebenso, dass es auch in Ordnung ist, wenn sie dieses Wahrnehmen vergessen sollten. Sie werden in beiden Fällen etwas lernen, da sich die Therapiesitzungen auf das Einüben und Praktizieren des Wahrnehmens richten werden.

Um Klienten eine Hilfestellung für das Einüben dieser Perspektive zu geben, geben Sie die Matrix, die Sie gemeinsam bearbeitet haben, mit und empfehlen Sie, diese – vielleicht in einer Tasche oder in der Geldbörse – stets bei sich zu haben. Wenn Sie am Whiteboard gearbeitet haben und das Ergebnis fotografieren können, können Klienten sie auf dem Handy bei sich tragen. Eine weitere hervorragende Art, wie Sie das Einüben der Matrix unterstützen können, ist, Klienten vorzuschlagen, dass sie die Matrixsichtweise anderen präsentieren.

2.9 Wie Sie mögliche Fallen wahrnehmen und flexibel umgehen

Die Matrix in der klinischen Praxis zu verwenden, bedeutet, Flexibilität einzusetzen, um Flexibilität zu trainieren. Etwas auf eine bestimmte Art und Weise darzustellen, garantiert jedoch noch nicht, dass die Arbeit einfach und planmäßig vonstattengeht. Jeder ist anders und manche Klienten reagieren vielleicht so, dass Sie aus dem Konzept kommen. Manchmal stehen Sie sich vielleicht auch selbst im Weg. So ist es nun mal. In diesem Abschnitt stellen wir einige der möglichen Fallen und der schwierigen Punkte dar, denen wir in unseren Trainings und in unserer klinischen Praxis begegnet sind. Wir geben Anleitung, wie man damit umgehen kann und wie die Arbeit in Gang bleibt.

2.9.1 Erklären statt zeigen

Möglicherweise bemerken Sie, dass Sie versuchen, die Matrixsichtweise zu „erklären". Doch ist die Verwendung der Matrix mehr eine Sache des Hinzeigens auf das Erleben als ein Erklären der Matrix. Es ist, wie mit dem Finger auf den Mond zu deuten – mit dem Erleben des Klienten als Mond. Es gibt keine Notwendigkeit, den Mond zu erklären, insbesondere da jedem von uns nur sein eigenes Erleben zugänglich ist. Bleiben Sie einfach dabei, weiter auf das Erleben des Klienten zu zeigen, bis Sie wahrnehmen, dass der Klient dieses wahrnimmt. Einzelne Klienten beginnen vielleicht in die Ferne zu schauen, bevor sie reagieren, andere halten inne oder lächeln und wieder andere zeigen leichte Veränderungen ihrer Sprechgeschwindigkeit, der Tonlage oder der Körperhaltung. All dies können äußerliche Zeichen sein, dass die Klienten ihr Erleben wahrnehmen. Je mehr Sie darauf achten, wie es aussieht, wenn Klienten den Mond ihres Erlebens wahrnehmen, desto leichter werden Sie solche Zeichen bei einzelnen Klienten erkennen können. Und weil Sie keinen Zugang zum unmittelbaren Erleben Ihrer Klienten haben können, wird das Wahrnehmen dieser Zeichen eine viel bessere Orientierung für Ihre Arbeit sein, als mit ihnen über Erlebensinhalte zu debattieren, die ohnehin nur die Klienten selbst sehen können.

Wenn Sie mit dem Matrixdiagramm mit Klienten arbeiten, möchten wir Sie deshalb ermutigen, so viel wie möglich auf die unterschiedlichen Quadranten der Matrix zu zeigen und auch Ihre Klienten dazu einzuladen, auf die Matrix hinzudeuten. Vielleicht können Sie dann wahrnehmen, dass dies dabei hilft, Worte und festgefahrene Geschichten zu überwinden – dass es Klienten hilft, ihr Erleben aus der Perspektive des eigenen Erlebens und nicht durch den verdunkelnden Filter ihrer festgefahrenen Geschichten wahrzunehmen. Behalten Sie im Blick, dass das Hauptziel das Wahrnehmen ist. Wenn Klienten dieses Erleben wahrnehmen, dann befinden sie sich in einem Bereich, wo sie Perspektiven einnehmen und sich jenseits von festgefahrenen Geschichten bewegen können.

2.9.2 Das Sortieren für Klienten übernehmen, statt Klienten zum Sortieren anzuregen

Vielleicht ertappen Sie sich dabei, dass Sie anstelle Ihrer Klienten Erleben in die Matrix einordnen. So verlockt es Sie vielleicht, nachdem Ihnen eine Klientin detailliert berichtet hat, was sie zu Ihnen führt, die Matrix zu verwenden und ihr zu zeigen, wie ihre Geschichte aus Matrixperspektive gesehen werden kann. Das gelingt vielleicht auch, doch zielt die Matrix-Arbeit darauf ab, Klienten zu veranlassen, ihr eigenes Erleben selbst anhand der Matrix einzuordnen. Je früher Sie sie dazu bringen, desto besser.

Eine wirksame Möglichkeit, Klienten den Einstieg in das Sortieren zu ermöglichen, ist, selbst anhand einer eigenen Beispielerfahrung das Sortieren vorzumachen. Wenn wir mit Einzelpersonen arbeiten, geben wir üblicherweise keine Beispiele, wer oder was uns wichtig ist, um Klienten nicht unnötig zu beeinflussen und ihnen die freie Wahl zu lassen, wer oder was ihnen wichtig ist. Jedoch kann es hilfreich sein, Beispiele für eigene innere Hemmnisse und WEG-Bewegungen zu geben, um den Prozess in Gang zu setzen und Klienten dabei zu helfen, eigene Herausforderungen wahrzunehmen und mitzuteilen. Dies kann ein sehr validierender Schritt sein, weil Klienten möglicherweise wahrnehmen, dass Sie beide einige Hindernisse und WEG-Bewegungen gemeinsam haben. Achten Sie darauf, eher weniger intensive Beispiele zu geben, um nicht eigenes Leiden und eigene Schwierigkeiten in den Mittelpunkt zu stellen.

Betrachten Sie das Einsortieren entlang der Matrix wie ein spielerisches Einsortieren von Steckformen in eine Steckbox oder ein Steckbrett und überlassen Sie den Klienten vollkommen die Auswahl der Öffnung, durch die sie eine Form einfügen. Das eigene Erleben wird den Klienten zeigen, welche Steckform in welche Öffnung passt. Verbale Anleitungen und Regeln sind weniger nützlich als die sanfte Ermutigung, das Spiel zu spielen. Weil darüber hinaus jede Person ihr Erleben nur allein beurteilen kann, könnte es oftmals auch wenig zutreffend oder hilfreich sein, den Klienten zu sagen, was wohin gehört. Nichts gewährleistet, dass die Art und Weise, wie Ihnen das Erleben Ihrer Klienten erscheint, auch damit übereinstimmt, wie dies Ihren Klienten selbst erscheint. Tatsächlich: Wenn Sie Klienten zu sehr drängen, in einer bestimmten Weise zu sortieren, werden diese vornehmlich Ihren Druck verspüren und eher unter Bezug hierauf als unter Bezug auf eigenes Erleben sortieren. Dies würde den Sinn und Zweck des Spiels zunichtemachen.

Vielleicht kennen Sie die Redensart „Sag es mir und ich werde es vergessen. Lehre es mich und ich kann es erinnern. Bezieh mich ein und ich werde es lernen." Die Matrix nimmt dies ernst und bezieht Menschen von Anfang an in den Lernprozess ein. Wir laden Klienten ein, ihr Erleben, insbesondere Gefühle, Gedanken und Bedürfnisse, wie sie sich über den ganzen Tag hinweg zeigen, wahrzunehmen.

2.9.3 Klienten zum korrekten Sortieren bringen wollen

Klienten sortieren am Anfang vielleicht in einer Art und Weise, die Ihnen falsch erscheint. Beispielsweise wird „keine Angst zu haben" vielleicht nach unten rechts zu „Wer/Was ist wichtig?" sortiert. Oder äußere Hindernisse, etwa ein wütender Chef, nach unten links zu inneren Hemmnissen. Durchaus häufiger werden Gedanken, Gefühle und andere innere Erfahrungen, die auf einem Video nicht beobachtbar sind, auch als HIN- oder WEG-Bewegung beschrieben. Das ist in Ordnung. Lassen Sie sie „unkorrekt" sortieren. Sobald Klienten etwas vertrauter mit dem Sortieren und der Matrix werden, wird das Sortieren nach und nach effektiver und für die Praxis nützlicher werden.

Wenn Sie etwas, was der Klient sagt, nicht als HIN- oder WEG-Bewegung zuordnen können, dann können Sie etwas machen, was wir als „die Tasche schütteln" bezeichnen. Wenn zum Beispiel eine Klientin sagt, eine ihrer WEG-Bewegungen sei es zu vermeiden, könnten Sie beispielsweise fragen „Ja, und wenn Sie vermeiden, bei welchen Verhaltensweisen kann man Sie dann beobachten?" Beachten Sie, dass diese Frage auf Verhaltensweisen verweist. Wenn Sie die Tasche auf diese Weise geschüttelt haben, kann es sein, dass die Klientin mit einer eindeutigen Verhaltensbeschreibung reagiert – oder auch nicht. Wenn nicht, dann ist es insbesondere am Beginn der Matrix-Arbeit am besten, wortwörtlich aufzuschreiben, was von der Klientin gesagt wurde. Weiterhin die Tasche zu schütteln, würde lediglich dazu führen, dass die Klientin den Eindruck bekommt, mit der Antwort auf Ihre Frage versagt zu haben, und sie weniger Neigung verspüren würde, weiterhin das Sortierspiel mit Ihnen zu spielen.

2.9.4 Alles sortieren wollen

Entscheidend bei der Präsentation der Matrix ist nicht, ein hochdetailliertes Bild von allem zu erhalten, was Klienten in allen Quadranten wahrnehmen. Vielmehr geht es darum, sie erfolgreich die Matrixperspektive einnehmen und erproben zu lassen. Etwa so, wie wenn man ein Foto macht und nun etwas von dem beschreibt, was man in den unterschiedlichen Vierteln sieht. Und natürlich geht es wieder darum, dass die Klienten bei diesem Sortierspiel gewinnen sollen. Eine gute Möglichkeit, um sicherzustellen, dass dies gelingt, ist, Klienten für alles Reinforcement zu geben bzw. zu verstärken, wozu sie in der Lage sind, und dann weiterzumachen.

2.10 Frequently Asked Questions – Häufig gestellte Fragen

2.10.1 Muss ich die Matrix in der in diesem Kapitel dargestellten Reihenfolge darstellen?

Sie müssen nicht notwendigerweise unten rechts beginnen und oben rechts aufhören. Wenn Sie gelernt haben, wie Sie die Erlebnisse des Klienten mit dem Matrixdiagramm verbinden, können Sie die Sequenz anpassen, wenn dies geboten erscheint. Nichtsdestoweniger haben wir wahrgenommen, dass die von uns präsentierte Reihenfolge gut funktioniert. Sie beginnt mit „Wer-oder-was-ist-wichtig?" (und spiegelt damit die Werte wider, die das Herzstück von ACT ausmachen) und schließt damit, was Klienten tun können, um sich auf ihre Werte hinzubewegen (engagiertes Handeln, das notwendig ist, damit ACT funktioniert).

Die erste Frage, die Sie stellen, ist wichtig, denn sie bahnt die weiteren Reaktionen der Person in der Sitzung. Es ist wie eine Straßengabelung. Eine Straße, nämlich HIN, lenkt dahin, über Werte zu sprechen. Die andere – WEG – führt gewöhnlich dazu, über Probleme und Blockaden zu sprechen. Wenn Sie auf der linken Seite beginnen, dann prädisponieren Sie Ihre Klienten möglicherweise dazu, über Probleme zu sprechen und Abhilfen dafür zu suchen. Wenn Sie danach über Werte und wie man sie verfolgen und sich auf sie zubewegen kann sprechen wollen, kann es sein, dass es Klienten mehr Mühe bereitet, auf die rechte Seite der Matrix zu gehen.

Im Allgemeinen ist es am besten, auf der rechten Seite zu beginnen. Danach gibt es mehr Optionen, wie man weitermacht. Nachdem Sie die Klienten eingeladen haben, zu benennen, wer oder was ihnen wichtig ist, könnten Sie sie beispielsweise fragen, bei welchen Verhaltensweisen man sie beobachten könnte, wenn sie sich auf die Personen oder Dinge hinbewegen, die ihnen wichtig sind. So vervollständigen Sie zunächst die rechte Seite, bevor Sie sich nach links bewegen. Trotzdem empfehlen wir, dass Sie anfangs zunächst der Sequenz folgen, die in diesem Kapitel dargestellt wurde. Sobald Sie einmal mit diesem Vorgehen vertraut sind, können Sie die Quadranten in jeder Reihenfolge bearbeiten, die Ihnen in der Praxis nützlich erscheint.

2.10.2 Was, wenn Klienten sagen, niemand oder nichts sei ihnen wichtig?

Früher hatten wir zunächst gefragt: „Was ist Ihnen wichtig?“ Häufiger kam es vor, dass Klienten mit „ich weiß nicht“, „nichts“ oder „nichts mehr“ antworteten. Seit wir mit der Frage „Wer ist wichtig?“ beginnen, hatten wir noch keinen einzigen Klienten, der mit „niemand“ antwortete. Sollte doch einmal ein Klient mit „niemand und nichts“ antworten, könnte man gut Folgendes sagen: „Stellen Sie sich einmal vor, Sie könnten zwischen zwei Leben wählen. Eines, in dem jemand oder etwas für Sie wichtig wäre, und eines, in dem nichts für Sie wichtig wäre. Welches dieser beiden Leben würden Sie wählen?“ Aller Wahrscheinlichkeit nach werden Klienten sagen, dass sie ein Leben mit Menschen und Dingen wählen, die ihnen wichtig sind. Dann können Sie einfach „jemand oder etwas, das mir wichtig ist“ in den unteren rechten Quadranten schreiben und sagen vielleicht Folgendes: „Wäre es für Sie in Ordnung, wenn wir Ihnen dabei helfen, herauszufinden, wer oder was Ihnen wichtig ist?“

2.10.3 Was, wenn Klienten kommen, um nach Lösungen suchen?

Viele, die von uns trainiert werden, befürchten, dass eine frühe Präsentation der Matrix in der Therapie Klienten abschrecken könnte, insbesondere wenn diese nach Lösungen suchen. Unsere Erfahrung ist, dass die Klienten in der ersten Sitzung im Allgemeinen sehr aufnahmebereit für die Matrix sind – vorausgesetzt, dass sich der Therapeut die Zeit nimmt, sich darauf einzulassen, welche Erlebnisse die Klienten in die Therapie führen, ihnen dies widerspiegelt und dann um Erlaubnis bittet, die Matrixperspektive darzustellen. Für gewöhnlich können Sie dies damit besiegeln, dass Sie die Klienten zwischen den beiden möglichen Lebensentwürfen wählen und die Frage nach der psychischen Flexibilität, wie sie oben dargestellt wurde, beantworten lassen („Sind Sie daran interessiert, zu lernen, wie Sie sich – selbst wenn innere Hindernisse präsent sind – leichter dafür entscheiden können, sich zu dem hinzubewegen, wer oder was Ihnen wichtig ist?“).

Natürlich kann es sein, dass manche Klienten nach wie vor auf Lösungen drängen, beispielsweise indem sie fragen: „Ja, aber wie soll ich das machen?“ Darauf können Sie sinngemäß antworten:

Therapeut: Die gute Nachricht ist, dass es sich um eine Fertigkeit handelt, die Sie lernen können und an der wir arbeiten werden. Auch wenn es Ihnen jetzt vielleicht komisch vorkommt, haben Sie sie tatsächlich schon etwas praktiziert, indem Sie sich entschieden haben, sich auf das hinzubewegen, was Ihnen wichtig ist. Und dies trotz Zweifeln und Fragen, wie Sie das tun können, und trotz der ganzen inneren Hindernisse, die Sie links unten festgehalten haben. Schauen Sie zwischen heute und dem nächsten Termin, ob Sie einige Ihrer HIN- und Ihrer WEG-Bewegungen und vielleicht sogar innere Dinge, die im Zusammenhang mit diesen Bewegungen auftauchen, wahrnehmen können.

Behalten Sie bitte auch im Blick, dass die Matrix ein Werkzeug ist, das Menschen helfen soll, ihre eigenen Lösungen zu finden, indem sie herausfinden, was für sie in der Praxis tauglich ist. Es gibt nicht viele Fertiglösungen für menschliche Lebensprobleme. Was geht, hängt stets vom Kontext ab. Wenn wir Klienten fertige, generische Lösungen geben, werden sie wahrscheinlich nicht wirklich gut passen und Klienten werden nicht in der Lage sein, sie gänzlich anzunehmen. Vielleicht funktionieren sie auch, doch nur für eine kurze Weile. Wenn man Klienten ein Werkzeug gibt, um eigene Lösungen zu finden und zu erproben – und das ist die Matrix – ist es viel wahrscheinlicher, dass dies einen dauerhaften Effekt für ihre Fähigkeit, ein wertgeschätztes, erfülltes Leben zu führen, haben wird.

2.11 Vertiefung

In diesem ersten Blick darauf, was unterhalb der Oberfläche der Matrix-Arbeit vor sich geht, werden wir Bahnungseffekte diskutieren und erörtern, wie man Klienten mit ihrem Erleben und mit der Matrix in Verbindung bringt, wie man festgefahrene Geschichten („stuck stories“) umgeht und wie man Gedanken Leichtigkeit verleiht. Darüber hinaus erörtern wir einige Prozesse der relationalen Bezugsrahmungen, die für den Schritt, der in diesem Kapitel vorgestellt wurde, eine Rolle spielen können.

2.11.1 Bahnung („Priming“)

Egal, wie Sie die Matrix bei Klienten einführen, Sie werden mit ihnen in jedem Fall darüber sprechen, sich in Gegenwart von unerwünschtem innerem Erleben auf diejenigen Personen oder Dinge hinzubewegen, die ihnen wichtig sind. Doch wie schon im vorangehenden FAQ-Abschnitt besprochen, kommen die meisten Klienten mit der Erwartung, mit Ihnen über unerwünschte Dinge, beispielsweise über Depressionen und wie man sie loswird, zu sprechen. In Schritt 1 führen Sie sie in eine andere Perspektive ein, damit primen Sie sie dafür, eine neue Betrachtungsweise gegenüber Dingen einzunehmen.

Lassen Sie uns also einen vertiefenden Blick auf das Priming werfen. Wenn Sie das Wort „Apfel“ lesen, erfolgt annähernd zeitgleich eine Bahnung, sodass Sie rascher auf das Wort „Orange“ reagieren können. Mehrere hundert Experimente haben Priming-Effekte demonstriert. In einem sehr bekannten Experiment wurden einige Studenten einem Priming unterzogen, indem sie eine Aufgabe bearbeiten mussten, die viele Worte beinhaltete, die mit älteren Menschen assoziiert waren (Bargh et al. 1996). Anschließend wurden diese Studenten und eine Kontrollgruppe aufgefordert, einen Korridor entlangzugehen. Diejenigen, die ein Priming mit Worten, die auf Ältere bezogen waren, erhalten hatten, gingen langsamer. Priming geschieht automatisch und ist nicht zu vermeiden, was erklärt, warum die ersten Eindrücke so wichtig sind – und warum wir Sie dazu ermutigen, zuerst die rechte (HIN) Seite der Matrix einzuführen.

Mit etwas Abstand betrachtet, primen die Massenmedien Menschen dahingehend, in Therapien nach Problemlösungen zu suchen. Wenn Sie damit beginnen, dass Sie sie nach ihren Problemen fragen, setzen Sie Bahnungen, Lösungen zu erwarten. Dies trifft insbesondere auf Klienten zu, die Kliniker aufsuchen, die Rezepte ausstellen können.

Mit der Matrix zu arbeiten, ist ein Prozess, keine schablonenhafte Lösung. In der Tat macht es einen wesentlichen Teil dieses Prozesses aus, Menschen dabei zu helfen, wahrzunehmen, dass die zeitintensive Suche nach Lösungen möglicherweise selbst ein Teil ihres Problems sein könnte. Mit der Matrix können sie ihren Aufmerksamkeitsfokus verschieben und feststellen, dass es möglicherweise förderlicher ist, stattdessen in einem kontinuierlichen, täglichen Prozess Verhaltensweisen (interne wie externe) zu entdecken, die ein erfülltes Leben fördern. Daran gebunden zu sein, Probleme lösen zu wollen, stellt sich diesem Prozess häufig in den Weg.

Da die Menschen ohnehin schon dahingehend geprimed sind, nach Problemlösungen zu suchen, kann es sein, dass Klienten in lange Geschichten über ihre Probleme und gescheiterte Lösungen verfallen, wenn Sie Ihre Darstellung mit der linken (WEG-)Seite der Matrix beginnen. Dann werden Sie mit der Aufgabe konfrontiert sein, eine eingespielte Story zu unterbrechen, was knifflig werden kann.

2.11.2 Klienten mit ihrem Erleben und mit der Matrix in Verbindung bringen

Bei der Matrix-Arbeit ist es die Aufgabe des Klinikers, den Klienten die Matrixperspektive so zu vermitteln, dass sie anfangen können, ihr eigenes Erleben entlang dieser Perspektive zu sortieren und einzuordnen. Ein wesentlicher Grund, warum dies so effektiv ist, ist, dass die Matrix eine funktional-kontextuelle Perspektive herstellt. Die Vertikale repräsentiert den (inneren und äußeren) Kontext und die Horizontale repräsentiert die Funktion des Verhaltens (HIN oder WEG). Der funktionale Kontextualismus und die Matrix bieten eine nützliche Perspektive, um neue Verhaltensweisen, die ein wertgeschätztes Leben fördern können, abzuleiten und auszuwählen.

Da die Matrix allgemeine und fundamentale menschliche Erlebensweisen wie Empfinden, Denken, Fühlen und Handeln widerspiegelt, ist es eine vergleichsweise einfache Aufgabe, das Erleben der Klienten – und Ihr eigenes Erleben – im Matrixdiagramm darzustellen. Gleichwohl ist es für die meisten Menschen eine neue Art, das Leben zu betrachten, und die Umsetzung braucht – wie bei allem Neuen – etwas Übung. Es gibt viele Wege, um das Erleben der Klienten mit der Matrix zu verbinden und ihnen zu helfen, diese Perspektive einzunehmen, und jeden Tag kommen neue Möglichkeiten hinzu. Sobald Ihnen diese Fertigkeiten geläufig sind, werden Sie vielleicht Ihr eigenes Vorgehen mit der Matrix entwickeln. Wir würden uns freuen, davon zu erfahren!

2.11.3 Festgefahrene Geschichten („stuck stories") umgehen

Klienten kommen mit festgefahrenen Geschichten. Das ist zu erwarten, Therapeuten müssten sehr überrascht sein, wenn es nicht so wäre. Darüber hinaus wollen Klienten üblicherweise den therapeutischen Kontext nutzen, um ihre festgefahrenen Geschichten zu erzählen. Aber mit festgefahrenen Geschichten ist es tatsächlich so, dass diese dazu geeignet sind, Therapeuten und Klienten gleichermaßen zu blockieren. Wenn es um eine wirklich gute, interessante Geschichte über Sex, Betrug und Intrigen geht, kann es passieren, dass auch der Therapeut in die Geschichte hineingezogen wird und am Ende dann gleichfalls feststeckt.

Zudem: Wenn diese Geschichten Klienten außerhalb des Therapiezimmers blockieren, wird das in der Therapie nicht anders sein. Ein Grund ist, dass festgefahrene Geschichten zu unergiebigen und zähen Fragen führen, in denen sich jeder nur verfängt. Dabei ist es vollkommen natürlich, dass Klienten solche Fragen stellen, größtenteils weil sie üblicherweise einfache Lösungen für komplexe Probleme suchen. Ein Teil von ihnen weiß, dass es keine einfache Lösung gibt, aber das wird sie nicht davon abhalten, Fragen zu stellen wie: „Was, glauben Sie, sollte ich das nächste Mal tun, wenn das passiert?"

Spüren Sie die blockierende Qualität dieser Frage? Sie werden gebeten, eine bestimmte Handlungsempfehlung zu geben, der der Klient in einem zukünftigen Kontext folgen kann, wobei weder Sie noch der Klient die exakte Beschaffenheit dieses künftigen Kontextes vorab kennen können. Wenn Sie sich darauf einlassen, können Sie sich schon darauf einrichten, dass Sie später hören: „Ich habe versucht, es so zu machen, wie Sie es mir gesagt haben, aber es hat einfach nicht funktioniert."

Sie sollten solche Fragen geschickt umgehen, statt damit die Matrix erschlagen zu lassen. Beispielsweise könnten Sie in einem solchen Fall antworten: „Sie sagten eben: ‚Was, glauben Sie, sollte ich das nächste Mal sagen, wenn das passiert?' Wohin gehört das Äußern dieser Worte in der Matrix?"

Damit laden Sie den Klienten einfach zum Sortieren ein. Diese Fertigkeit ist für die Arbeit mit der Matrix zentral, und sie liegt auch dem verbalen Aikido, wie wir es detailliert in Kap. 5 beschreiben, zugrunde. Wir erwähnen das bereits hier, weil Sie derlei festgefahrene Fragen vermutlich schon jetzt von Ihren Klienten hören. Die Matrix gibt Ihnen neue Reaktionsmöglichkeiten dafür.

Hier noch ein weiteres Beispiel. Stellen Sie sich vor, der Klient äußert: „Sie meinen, ich soll diese Matrix die ganze Zeit machen? Ich kann mir überhaupt nichts merken, wenn ich etwas üben soll …" Nehmen Sie die Gefühle wahr, die bei Ihnen auftauchen, wenn der Klient „die ganze Zeit" sagt. Für die meisten Therapeuten fühlt sich „die ganze Zeit" festgefahren an, was üblicherweise die Funktion solcher Worte ist, wenn Klienten sie Ihnen gegenüber äußern. Auch das Wort „soll" fühlt sich ziemlich festgefahren an, nicht wahr? Und „Ich kann mir überhaupt nichts merken …" umfasst noch eine weitere Geschichte vom Feststecken. Sobald Sie etwas Übung mit der Matrix haben, werden Sie solche Fragen umgehen, einfach deshalb, weil sie ganz offensichtlich unergiebig und zäh sind. Die beste Taktik besteht vielleicht darin, sich zunächst die Zeit zu nehmen, um das, was Ihre Klientin erlebt, zu validieren, und sie dann einzuladen, ihre Äußerung entlang der Matrix zu sortieren.

Wenn Sie festgefahrene Geschichten wahrnehmen, die Klienten Ihnen gegenüber äußern, nehmen Sie auch wahr, dass diese Geschichten ein Teil des Prozesses sind, der sie gefangen hält. Das ist einfach das, was Menschen tun, wenn sie nicht in der Lage sind, ihr Erleben unter dem Blickwinkel der psychischen Flexibilität zu betrachten.

2.11.4 Mit Gedanken und Vorstellungen locker umgehen

Vielleicht haben Sie wahrgenommen, dass die von uns empfohlene Darstellung Aussagen beinhaltet wie „Dies ist eine Sichtweise, die viele als nützlich ansehen." Beachten Sie auch, dass mit dieser Art von Aussagen keine wilden Versprechungen über diese Sichtweise gemacht werden. So sagen wir auch nicht, dass diese Sichtweise immer verwendet werden sollte. Wir führen einfach eine Sichtweise vor. In ACT sagen wir, dass wir Gedanken und Vorstellungen eher locker nehmen, was zum Kern psychischer Flexibilität gehört. Würden wir die Matrixperspektive eng auffassen, würden wir womöglich rigide werden und nicht wahrnehmen, wenn eine andere Sichtweise von Nutzen sein könnte.

Wenn Sie also mit Klienten arbeiten, machen Sie vor, wie man Gedanken und Vorstellungen locker handhabt, beispielsweise indem Sie das Wort „aufkommen" verwenden. Ein Beispiel: „Dann haben Sie also wahrgenommen, wie Ihr Freund das Zimmer betrat, und wahrgenommen, wie er die Stirn runzelte. Als Sie dieses Stirnrunzeln sahen, was kam da bei Ihnen auf? Was hat Ihnen Ihr Verstand erzählt, dass es bedeutet?" Dies unterscheidet sich deutlich von Nachfragen, die von einer mechanistischen Ursache-Wirkungs-Sichtweise ausgehen: „Sie sahen also, wie Ihr Freund den Raum betrat und die Stirn runzelte. Welches Gefühl hat dies bei Ihnen ausgelöst?" Letzteres legt eine kausale Verbindung zwischen dem Stirnrunzeln und den Gefühlen Ihrer Klientin nahe – eine Beziehung, die nicht notwendigerweise existiert – und stellt daher einen rigiden und unflexiblen Sprachgebrauch dar. Es kann eine Vielzahl unterschiedlicher Reaktionen darauf geben, wenn wir das Stirnrunzeln eines Freundes sehen. Und welche Reaktion auftaucht, hängt von einer ganzen Reihe von Faktoren ab. Das nächste Mal, wenn die Klientin sieht, wie ihr Freund die Stirn runzelt, könnte sie eine vollkommen andere Reaktion zeigen. Weder der Freund noch das Stirnrunzeln verursachen ein spezifisches Gefühl. Das ist der Grund, warum wir Formulierungen wie „aufkommen" oder „auftauchen" häufiger verwenden. Klienten einzuladen, wahrzunehmen, was auftaucht, ist ein flexiblerer Sprachgebrauch und lädt zu einer flexibleren Reaktion ein.

2.11.5 Im Bezugsrahmen

Folgt man der Bezugsrahmentheorie, „rahmen" oder framen wir uns gewissermaßen selbst in unser Dasein ein. Dies hört sich eigenartig an, doch als Sie auf die Welt kamen, kannten Sie sich selbst noch nicht als „Ich". Sie waren einfach ein kleines Wesen und taten Dinge, mit denen Sie im Wesentlichen auf sensorische Erfahrungen reagierten. Mit der Sprache lernten Sie allmählich, sprachlich zwischen sich (Ich-Hier) und anderen (Du-Dort) zu unterscheiden. Bald erlangte das „Ich“ vielfältige Bedeutungen für Sie, wobei Sie die „Ich“-Geschichte immer weiter ausbauten.

Wenn wir anderen die Matrix zeigen, um ihnen einen Zugang zur Perspektive der psychischen Flexibilität ermöglichen, trainieren wir sie, ihre Sichtweise auf dieses Selbst zu erweitern. Wir veranlassen sie, gezielt wahrzunehmen, wie das Selbst entlang wenigstens zweier Erlebensdimensionen am Leben teilnimmt: Die Welt und sich selbst unter Bezug auf die fünf Sinne und auf das innere Erleben sowie bezogen auf die Zweckmäßigkeit der eigenen Verhaltensweisen (HIN und WEG) zu erleben. Wenn wir mit der Matrix arbeiten, kommen wir regelmäßig auf diese zwei Diskriminationsaufgaben zurück, weil sie sich so hervorragend eignen, die Art und Weise, wie Klienten ihr Erleben und ihre Selbstwahrnehmung aktiv in einen Bezugsrahmen setzen, zu erweitern, während sich ihr Leben Augenblick für Augenblick entfaltet.

Wenn wir die Matrix in Schritt 1 einführen, dann beinhalten die nützlichsten Verhaltensweisen, die im Zusammenhang mit dem Bezugnehmen stehen und die Sie Klienten vermitteln, die Unterscheidung hierarchischer und deiktischer Relationen. In der Bezugsrahmentheorie (BRT) werden perspektivische Bezugsrahmen als *deiktische Rahmen* bezeichnet. Diese schließen Hier-Dort, Jetzt-Dann und Ich-Du ein. Wenn wir die Fähigkeit entwickeln, diese drei Perspektivenunterschiede wahrzunehmen, führt dies dazu, dass wir uns über uns selbst selbstreflexiv bewusst werden. Diese drei Bezugsrahmen sind der Schlüssel für ein stabiles Selbstgefühl und für Fertigkeiten der Perspektivenübernahme, darüber hinaus sind sie an Empathie, Mitgefühl und Flexibilität beteiligt. Zu jedem Zeitpunkt ist unser Selbstgefühl eine Sammlung zahlloser Erlebnisse und unserer Bezugsrahmung dieser Erlebnisse. „Ich fühle mich jetzt wohl“, „gestern war ich ärgerlich“, „ich gehe gerade einkaufen“, „ich war einkaufen“, „ich habe die Prüfung vergeigt“, „ich habe eine Gehaltserhöhung bekommen“, „ich habe meine Freundin in den Arm genommen“, „ich möchte besser werden“, „ich fühle mich hoffnungslos“, „ich bin deprimiert“, „ich werde besser werden“, „es wird nur noch schlimmer werden mit mir“, „ich bin ein Kämpfer“, „ich bin ein Verlierer“ – alle derartigen Aussagen sind Teile der Konstellation, die unser Selbstgefühl in einem bestimmten Moment ausmacht. Gesund zu sein bedeutet, dass unser Selbstgefühl flexibel und offen für neue Rahmen und neues Erleben bleibt. Wenn das Hauptaugenmerk hingegen auf den Produkten des Bezugnehmens oder der Rahmungen liegt, beispielsweise ein bestimmtes Gefühl zu haben (so wie es oft bei typischen Interaktionen und beim inneren Diskurs der Fall ist), kann dies zu unflexiblen Bezugnahmen bzw. Rahmen im Selbsterleben und zu unflexiblen Selbstkonzepten führen. In dem wir deiktisches und hierarchisches Rahmensetzen aktivieren, kann der Gebrauch der Matrix unser Selbstgefühl so erweitern, dass wir jedes Erleben als normalen Lebensaspekt annehmen und zu einer erweiterten Definition dessen kommen können, wohin wir kommen wollen. Mit anderem Worten: Dies gibt uns eine breitere Vorstellung davon, wer wir sind und wer wir sein könnten.

Hierarchische Rahmen zu bilden, beinhaltet, einen Rahmen so zu setzen, dass etwas ein Teil von etwas anderem ist (A ist ein Attribut und oder ein Mitglied von B). Wenn wir deiktische Rahmungen anregen, dann kann dies auch hierarchisches Rahmenbilden anregen, in dem Sinn, dass alles innere Erleben und Verhalten als Teil des eigenen Erlebens und des eigenen Selbst gefasst wird. Aus diesem Erlernen eines Repertoires von Bezugsrahmungen resultieren und entwickeln sich eine stabile Perspektive und ein stabiles Selbstgefühl, die wir gelegentlich auch als Beobachterselbst ansprechen. Dieser Prozess, der für ACT zentral ist, kann am besten als ein Verhalten gedacht werden, das uns eine Perspektive vermittelt, aus der alle unsere Erlebnisse wahrgenommen werden und Verhaltensweisen ausgewählt werden können.

Wenn jemand mit der Matrix sortiert, befindet er sich de facto in der Position des Ich-Hier-Jetzt und betrachtet seine Erfahrung so, als ob es die einer anderen Person wäre: Du-Dort-Dann. Dies erlaubt häufig, genügend Abstand und eine Perspektive zu gewinnen, um Verhaltensweisen zu wählen, die mit den eigenen Werten übereinstimmen. Diese Art von Prozess ist möglicherweise zentral für jegliches Setzen von Rahmen. Vielleicht entsteht er daraus, dass wir uns selbst mit den Augen von anderen sehen. Bevor man etwas als „gleich", „verschieden", „gegensätzlich", „mehr als" oder „weniger als" usw. in einen Rahmen setzen kann, muss man zunächst einen Schritt zurücktreten und eine Perspektive gegenüber den Dingen einnehmen, die durch solche Relationen oder Bezüge einen Rahmen erhalten. Im Kern dreht sich die Matrix also um deiktisches und hierarchisches Rahmensetzen. Die Matrixperspektive einzunehmen, trainiert den Muskel des Selbst-als-Beobachter.

Wie Sie in diesem Buch sehen werden, aktiviert die Matrix ein komplexes Netzwerk von Bezügen, um Menschen zu helfen, neue Bezüge abzuleiten und wertgeschätzte Handlungen selbst in extrem festgefahrenen Situationen zu wählen. Je nach Vorgeschichte des Klienten können einige dieser Rahmungen schon zu Beginn aktiv sein und die Dinge voranbringen. Wenn Klienten beispielsweise ihr Verhalten nach HIN und WEG sortieren, kann es sein, dass sie ihre WEG-Bewegungen als weniger attraktiv wahrnehmen, wenn sie sie als gegensätzlich zu HIN-Bewegungen rahmen oder framen. Und in ähnlicher Weise kann es sein, dass sie HIN-Bewegungen als attraktiver auffassen, wenn sie sie als Teil einer HIN-Bewegung in Richtung auf etwas oder jemanden von persönlicher Bedeutung hin framen. Jeder dieser beiden neuen Rahmen kann die Wahrscheinlichkeit von HIN-Bewegungen erhöhen und so zu größerer Flexibilität in einer gegebenen Situation beitragen.

2.12 Schritt 1: Checkliste

Verwenden Sie diese Checkliste, wenn Sie die in diesem Kapitel dargestellten Strategien einüben.

Was ich gemacht habe

- Ich habe um Erlaubnis gebeten, bevor ich den Sitzungsverlauf festgelegt und die Matrixperspektive dargestellt habe.
- Ich habe mir Zeit genommen, um mich auf das Erleben meiner Klientin einzulassen und gemeinsam zu verstehen, was sie in die Therapie führt.

- Ich habe die Klientin eingeladen, ihr Erleben in eigenen Worten entlang der Matrix einzuordnen.
- Zunächst habe ich „Wer ist Ihnen wichtig?“ und erst danach „Was ist Ihnen wichtig?“ gefragt.
- Ich habe HIN-Bewegungen den Rahmen des Hin-zu „Wer oder was ist wichtig“ und WEG-Bewegungen den Rahmen des Weg-von inneren Hindernissen gegeben.
- Ich habe meine Klientin gefragt, wer auswählt, wer oder was für sie wichtig ist, und wer wahrnehmen kann, wer oder was wichtig ist, was innere Hindernisse sind, und ob das, was sie tut, eine HIN- oder eine WEG-Bewegung ist.
- Ich habe die Klientin eingeladen, zwischen einem Leben, das vornehmlich aus WEG-Bewegungen besteht, und einem Leben, das überwiegend aus HIN-Bewegungen besteht, zu wählen.
- Ich habe die Frage nach der psychischen Flexibilität gestellt, und ihr den Rahmen einer Fertigkeit, sich in Gegenwart innerer Hindernisse leichter für HIN-Bewegungen zu entscheiden, gegeben.
- Ich habe deutlich gemacht, dass es in der gemeinsamen Arbeit vor allem um das Einüben einer gegenwartsbezogenen Fertigkeit geht.
- Ich habe die Klientin eingeladen, das Wahrnehmen von HIN- und WEG-Bewegungen täglich zu üben.
- Ich habe deutlich gemacht, dass sie nicht unbedingt täglich üben muss, es genügt, wahrzunehmen, ob sie es macht oder nicht macht.
- Ich habe einen Teil meiner eigenen Matrix mitgeteilt, ohne mich dabei in den Vordergrund zu stellen.

Was ich nicht übermäßig gemacht habe

- Erklärungen gegeben
- Für die Klientin sortiert
- Die Klientin eine festgefahrene Geschichte ausufernd erzählen lassen

Schritt 2: Die Wirksamkeit von WEG-Bewegungen verstehen

3

Inhaltsverzeichnis

3.1 WEG-Bewegungen unter dem Blickwinkel ihrer Nützlichkeit betrachten 50
3.2 Eine Wahrnehmungsübung zum Ankommen 50
3.3 Auswertung der Übung für zuhause 52
3.4 Die funktionale Analyse der WEG-Bewegungen 53
3.5 Zusammenfassende Metapher: Der Mensch in der Grube 62
3.6 Übungen für zuhause in Schritt 2: Die Nützlichkeit von WEG-Bewegungen wahrnehmen 64
3.7 Wie Sie mögliche Fallen wahrnehmen und flexibel umgehen 64
3.8 Frequently Asked Questions – Häufig gestellte Fragen 67
3.9 Vertiefung 68
3.10 Schritt 2: Checkliste 74

In Schritt 1 haben wir uns darauf konzentriert, wie wir Patienten die Matrixperspektive in Gänze präsentieren, ohne dabei eine spezielle Seite oder einen speziellen Quadranten der Matrix hervorzuheben. Die Möglichkeit, stets das ganze Bild im Blick zu behalten, ist eine der Stärken der Matrix. So steigen die Chancen, dass alle ACT-Prozesse herangezogen werden, um Klienten zu helfen, sich auf ein Leben hinzubewegen, das sie wertschätzen. In diesem Kapitel werden wir eine effektive und erlebensnahe Methode betrachten, mit der wir Klienten wahrnehmen lassen können, wie ihre WEG-Bewegungen funktionieren und ob diese dienlich oder blockierend sind. Wir verstehen diesen Schritt als umfassende funktionale Analyse von WEG-Bewegungen. Er bietet auch Gelegenheit, wertschätzend anzuerkennen, wie leicht Klienten steckenbleiben können, was ihnen den Weg öffnet, in anderer Weise nach Lösungen für ihre Schwierigkeiten zu suchen.

K. L. Polk et al., *Praxishandbuch ACT-Matrix*, https://doi.org/10.1007/978-3-662-59416-2_3

3.1 WEG-Bewegungen unter dem Blickwinkel ihrer Nützlichkeit betrachten

In diesem zweiten Schritt, der im Allgemeinen in einer Sitzung abgeschlossen werden kann, etablieren Sie Tauglichkeit oder Nützlichkeit in der Praxis als das Hauptkriterium für ein wertgeschätztes Leben. Der Schritt hat drei Ziele: Das Erleben der Klienten zu validieren, die langfristige Untauglichkeit festgefahrener Schleifen („stuck loops“) zu erkunden und die Aufmerksamkeit der Klienten auf die Auswirkungen solcher Schleifen für ein wertgeschätztes Leben zu lenken. Letztlich trainieren Klienten damit die wertzentrierte funktionale Analyse von WEG-Bewegungen. Nach unserer Erfahrung sprechen Kliniker und Klienten gut auf diese Phase an.

Der funktionale Kontextualismus ist ein Ansatz, der im Pragmatismus wurzelt. Sein Wahrheitskriterium ist Tauglichkeit oder Nützlichkeit in der Praxis, womit gemeint ist, ob etwas funktioniert, um Menschen dorthin zu bringen, wohin sie möchten. Nützlichkeit ist ein kontextbezogenes Kriterium, da sie nur für eine spezifische Situation und unter dem Licht einer Aussage über Ziele oder Werte beurteilt werden kann. Aus funktional-kontextueller Perspektive ist nichts per se wahr oder falsch, Handlungen oder Aussagen sind einfach nützlich in der Praxis oder eben nicht, soweit sie dazu beitragen, Menschen zu helfen, sich auf ihre Ziele und Werte hinzubewegen.

Eine funktional-kontextuelle Sichtweise eignet sich in idealer Weise für Interventionen und die klinische Praxis, weil sie die potenziellen Stolperfallen umgeht, die auftauchen, wenn man versucht, die „Wahrheit“ (oder anderes) von Gedanken zu bestimmen – etwas, was bei Klienten und Klinikern häufig zu Verstrickungen führt. Stattdessen liegt der Schwerpunkt auf dem praktischen Nutzen von Verhalten, das unter der Kontrolle dieser Gedanken oder anderen inneren Erlebens steht.

3.2 Eine Wahrnehmungsübung zum Ankommen

Im Allgemeinen beginnen wir die zweite wie alle nachfolgenden Sitzungen mit einer kurzen Wahrnehmungsübung. Dies hilft den Klienten, sich auf das einzulassen, was auftaucht, wenn sie die Sitzung beginnen. Es lädt sie gleichzeitig dazu ein, auszuwählen, worauf sie in dieser Sitzung hinarbeiten wollen.

ACT wird gemeinhin als achtsamkeitsbasierte Behandlungsform angesehen. Achtsamkeit wurde von Jon Kabat-Zinn als „in einer speziellen Weise aufmerksam sein: absichtsvoll, auf den gegenwärtigen Moment bezogen und nicht-wertend“ (1994, S. 4) definiert. Der Kern der Matrix-Arbeit ist, eine spezifische Art des Wahrnehmens (ein anderer Ausdruck für Aufmerksamsein) zu fördern, dessen Zweck darin besteht, ein wertgeschätztes Leben zu fördern. In mancherlei Hinsicht ist es eine spezifischere Art des Wahrnehmens als in den meisten Ansätzen des formellen Achtsamkeitstrainings, es ist mit diesen Ansätzen jedoch vollkommen vereinbar.

Einer der interessanten Aspekte der Matrix ist, dass die von ihr trainierte spezielle Art der Achtsamkeit ohne formelle Achtsamkeitsübungen entwickelt werden kann, was sie für eine breitere Klientel nützlich macht. Und obwohl wir die Matrix typischerweise verwenden, ohne formelle Achtsamkeitsübungen zu lehren, setzen wir doch gerne die folgende kurze Wahrnehmungsübung ein, die sowohl Klienten wie Therapeuten helfen kann, im Raum und in der Sitzung anzukommen.

Um die Sitzung zu beginnen, möchte ich Ihnen eine kurze Übung zum Ankommen vorschlagen. Wenn es für Sie passt, können wir auch unsere künftigen Sitzungen so beginnen.

Nehmen Sie sich einen Moment Zeit, um auf Ihrem Stuhl eine bequeme Haltung zu finden. Nehmen Sie eine Sitzhaltung ein, die es Ihnen erlaubt, in den nächsten Minuten dieser Übung ruhig sitzen zu können, ohne sich bewegen zu müssen.

Wenn Sie eine angenehme Position gefunden haben, schauen Sie, ob Sie Ihren Blick vor sich ruhen lassen können. Und wenn es dann angenehm für Sie ist, schließen Sie sanft Ihre Augen oder lassen Sie sie einfach geöffnet. Nun richten Sie Ihre Aufmerksamkeit auf Ihren Atem, einfach die Bewegungen Ihres Oberkörpers und des Bauchs wahrnehmen, wenn Sie einatmen … und wenn Sie ausatmen …

Wenn Sie wahrnehmen, dass Ihre Aufmerksamkeit vom Atem wegwandert, ist das vollkommen normal. Schauen Sie, ob Sie einfach bemerken können, wo Ihre Aufmerksamkeit hingegangen ist und ob Sie sie dann sanft zur Wahrnehmung der Bewegungen des Atems in Oberkörper und Bauch zurückbringen können …

Nun schauen Sie, ob Sie Ihre Aufmerksamkeit auf die Gedanken und Gefühle richten können, die Sie sich zur heutigen Sitzung gemacht haben, vielleicht seit Sie heute aufgestanden sind oder auch in den vergangenen Tagen. Schauen Sie, ob Sie einfach bemerken und wahrnehmen können, was auch immer auftaucht …

Nun sehen Sie, ob Sie erkennen oder wählen können, wer oder was für Sie in der heutigen Sitzung wichtig ist. Schauen Sie wieder, ob Sie einfach bemerken und wahrnehmen können, was auch immer auftaucht …

Wenn Sie wollen, dann schauen Sie jetzt, ob Sie sich vornehmen können, in dieser Sitzung Schritte zu machen, um sich mit der heutigen Arbeit zu dem hinzubewegen, wer oder was Ihnen wichtig ist …

Meinerseits werde ich Sie nach besten Kräften dabei unterstützen, diese Schritte zu machen …

Nun bringen Sie Ihre Aufmerksamkeit in diesen Raum zurück, zurück zu diesem Stuhl, auf dem Sie sitzen, zurück zu uns und zur gemeinsamen heutigen Arbeit … Und wenn Sie dann bereit sind, können Sie Ihre Augen, wenn Sie sie geschlossen hatten, wieder öffnen.

Die Nachbesprechung dieser Übung bietet eine hervorragende Gelegenheit, das Wahrnehmen zu verstärken. Verstärken Sie beim Besprechen jegliches Wahrnehmen, ohne zu bewerten und ohne sich in den Inhalt dessen, was die Klienten als Wahrnehmungen berichten, hineinziehen zu lassen. Reaktionen in der Art von „Das haben Sie wahrgenommen. Gut wahrgenommen!" können recht wirkungsvoll sein. Wenn Sie nach dieser ersten Besprechung die wichtigen Themen, die bei Ihrem Klienten aufgetaucht sind, auf die Tagesordnung der Sitzung setzen, verstärkt dies den Klienten noch mehr für das Identifizieren dessen, was wichtig ist.

Während sich die Therapie entwickelt, können Sie diese Übung in Abhängigkeit vom Prozess des Klienten fortlaufend anpassen. In mancher Hinsicht umfasst diese kurze Übung große Teile dessen, was die Matrix trainiert: Sensorisches Erleben in der Gegenwart wahrzunehmen, auftauchende Gedanken und Gefühle wahrzunehmen, herauszufinden oder zu wählen, was situationsbezogen wichtig ist, und eine Absicht zu bilden, sich auf jemanden oder etwas von Wichtigkeit hinzubewegen. Darüber hinaus erlaubt sie Ihnen als Kliniker, Ihre Absicht darzustellen, dass Sie die HIN-Bewegungen Ihres Klienten so gut, wie Sie es können, unterstützen wollen. Und sie etabliert die therapeutische Beziehung als einen Kontext, in dem HIN-Bewegungen erprobt und verstärkt werden können.

Wir haben auch die Erfahrung gemacht, dass es eine mächtige Metapher ist, wenn wir dazu einladen, wahrzunehmen, wenn die Aufmerksamkeit vom Atem wegwandert, und dann sanft zur Atembewegung im Körper zurückzukehren. Sie verweist darauf, wahrzunehmen, wenn wir von der HIN-Bewegung zum „Wer-oder-was-uns-wichtig-ist" abkommen, und behutsam wieder zu der Entscheidung oder Wahl zurückzukehren, uns so zu verhalten, wie wir als Person sein wollen. Dies ist der Schlüssel für ein Leben, das wir wertschätzen: Wahrzunehmen, wenn unsere Handlungen vom „Wer-oder-was-uns-wichtig-ist" abgekommen sind, und sachte zu Handlungen zurückzukehren, die wir wertschätzen.

Diese Übung zum Ankommen kann jedem helfen, sich auf wichtige Aufgaben oder Begegnungen auch im Alltag vorzubereiten. Mit ihr nehmen wir Kontakt zu unserem Körper auf. Wir nehmen die Gedanken und Gefühle wahr, die im Zusammenhang mit einem erwarteten Ereignis auftauchen. Wir finden heraus oder wählen, was uns in dieser Situation wichtig ist. Wir bilden eine Absicht, Schritte zu unternehmen, die uns zu dem hinführen, was uns wichtig ist. Und schließlich bilden wir auch eine Absicht, uns selbst bestmöglich bei der Ausführung dieser Schritte zu unterstützen. Vielleicht mögen Sie selbst – eine Woche lang oder über einen anderen Zeitraum – eine derartige Kurzinduktion vor Therapiesitzungen oder anderen bedeutsamen beruflichen oder privaten Situationen praktizieren. Es kann sein, dass Sie anfangen, interessante Unterschiede wahrzunehmen.

Sobald Sie die Übung zum Ankommen besprochen haben, können Sie zur Auswertung der weiterführenden Wahrnehmungsübung, die Sie in Schritt 1 als häusliche Übung angeregt hatten, übergehen.

3.3 Auswertung der Übung für zuhause

Um die häusliche Übung aus Schritt 1 auszuwerten, fragen Sie die Klienten einfach danach, was sie seit der vorangegangenen Sitzung wahrgenommen haben. Haben sie wahrgenommen, dass sie wenigstens eine HIN-Bewegung und eine WEG-Bewegung täglich wahrgenommen haben? Haben sie wahrgenommen, dass sie nichts wahrgenommen haben?

Behalten Sie bei der Auswertung im Blick, dass es darum geht, das Wahrnehmungsverhalten Ihrer Klienten zu formen („shapen"). Verhalten wird dadurch geformt, dass wir damit beginnen, das, was die Klienten gegenwärtig tun – ihr aktuelles Repertoire – und anschließend sukzessive Annäherungen an das Zielverhalten – in diesem Fall das

Wahrnehmen und darüber hinaus, sich psychisch flexibel zu zeigen – zu verstärken. Wenn wir die Übungen für zuhause nachbearbeiten, besteht das Zielverhalten darin, dass der Klient die Matrix nutzt, um sein Erleben aus eigener Perspektive wahrzunehmen. Streben Sie danach, jegliche Annäherung an diese Art des Wahrnehmens zu verstärken.

Klienten werden es wahrgenommen haben, ob sie HIN-Bewegungen oder WEG-Bewegungen wahrgenommen haben oder nicht. In beiden Fällen werden sie mit ihrer häuslichen Übungsaufgabe erfolgreich gewesen sein, weil sie wahrgenommen haben. Wenn sie wahrnehmen, dass sie keine HIN- oder WEG-Bewegungen wahrgenommen haben, können Sie sie fragen, ob sie nun rückblickend einige HIN- oder WEG-Bewegungen aus der vergangenen Woche wahrnehmen können. Die meisten Klienten können dies, was es Ihnen ermöglicht, für dieses spätere Wahrnehmen in der Sitzung ein Reinforcement zu setzen. Behalten Sie im Blick, dass Wahrnehmen in Echtzeit eine fortgeschrittene Fertigkeit ist. Zunächst nehmen die meisten von uns nur wahr, wenn wir auf unser Erleben zurückblicken. Und das ist völlig in Ordnung.

Allmählich und mit zunehmender Übung wird sich der zeitliche Abstand zwischen Verhalten und Wahrnehmen verringern und schließlich wird man in der Lage sein, noch im selben Augenblick wahrzunehmen – gelegentlich gebahnt durch Erwartungen, was demnächst wahrzunehmen ist. Abhängig vom Kontext können diese unterschiedlichen Formen des Wahrnehmens – je nachdem, ob sie auf die Vergangenheit, die Gegenwart oder auf Bevorstehendes gerichtet sind – unterschiedlich nützlich sein und unterschiedlich leicht sein. Behalten Sie im Blick, dass es, während der Klient mit der Matrix unterwegs ist, als Kliniker nicht Ihr Ziel ist, dass Klienten Ihren Aufforderungen folgen. Stattdessen geht es darum, dass Klienten lernen, eigenes Erleben aus der Matrixperspektive wahrzunehmen.

3.4 Die funktionale Analyse der WEG-Bewegungen

Die Matrix kann ein hochwirksames Werkzeug sein, um die Wirksamkeit von WEG-Bewegungen zu erfassen und Klienten dabei zu helfen, wahrzunehmen, wie diese Bewegungen sie in festgefahrenen Schleifen gefangen halten können. An diesem Punkt in Schritt 2 bieten wir eine Schritt-für-Schritt-Übung an, die Klienten ermöglicht, die Tauglichkeit oder den Nutzen ihrer WEG-Bewegungen aus drei Perspektiven wahrzunehmen: Wie wirksam WEG-Bewegungen sind, um unerwünschte innere Inhalte kurzfristig zu reduzieren, wie wirksam WEG-Bewegungen sind, um unerwünschte innere Inhalte langfristig zu reduzieren, und wie wirksam WEG-Bewegungen sind, um ihnen dabei zu helfen, zum „Wer-oder-was-ist-wichtig“ zu kommen.

Für diese Übung verwendet man am besten die ausgefüllte Matrix des Klienten aus Schritt 1. Vielleicht haben die Klienten auch einige HIN- und WEG-Bewegungen hinzugefügt, die sie nach der letzten Sitzung im Rahmen der zwischenzeitlichen häuslichen Übung wahrgenommen haben. Wenn Sie die Matrix auf einem Whiteboard statt auf Papier gemacht haben, ziehen Sie, wenn Sie mit der aktuellen Übung weitermachen, das Foto heran, das Sie gemacht haben, um diese WEG-Bewegungen verwenden zu können.

3.4.1 Die kurzfristige Wirksamkeit von WEG-Bewegungen bewerten

Als wir in Kap. 2 erklärt haben, wie man die Matrix erstellt, hatten wir vorgeschlagen, links von der vertikalen Linie 3 cm und rechts davon etwa 2 cm frei zu lassen. Zeichnen Sie nun zwei senkrechte Linien im Quadranten links oben und eine im Quadranten rechts oben ein (vgl. Abb. 3.1).

Anschließend schreiben Sie „kf" für „kurzfristig" über die äußere linke Spalte. Danach laden Sie die Klienten ein, die kurzfristige Wirksamkeit ihrer WEG-Bewegungen einzuschätzen, wobei Sie darauf hinweisen, dass mit „kurzfristig" in dieser Übung sowohl Millisekunden als auch Tage, Wochen, Monate und manchmal sogar Jahre gemeint sein können. Geben Sie ein paar Beispiele, vielleicht in der folgenden Art:

Therapeut: Wenn ich ärgerlich bin, dann kommt es manchmal vor, dass ich laut werde und weggehe. Das verschafft mir zuerst große Erleichterung. Doch dauert es kaum eine Sekunde und schon fühle ich mich schuldig. Ich schäme mich und vielleicht werde ich noch ärgerlicher. Vielleicht übersehe ich sogar, dass in Rage zu kommen ganz kurzfristig wirksam sein kann, so schnell wie ich mich dann unzufrieden fühle. Ein anderes Beispiel: Vielleicht drücke ich mich zunächst erfolgreich vor einem Weihnachtsessen mit der Familie. Das kann für Monate wirksam sein, bis zum nächsten Jahr, wenn dann wieder

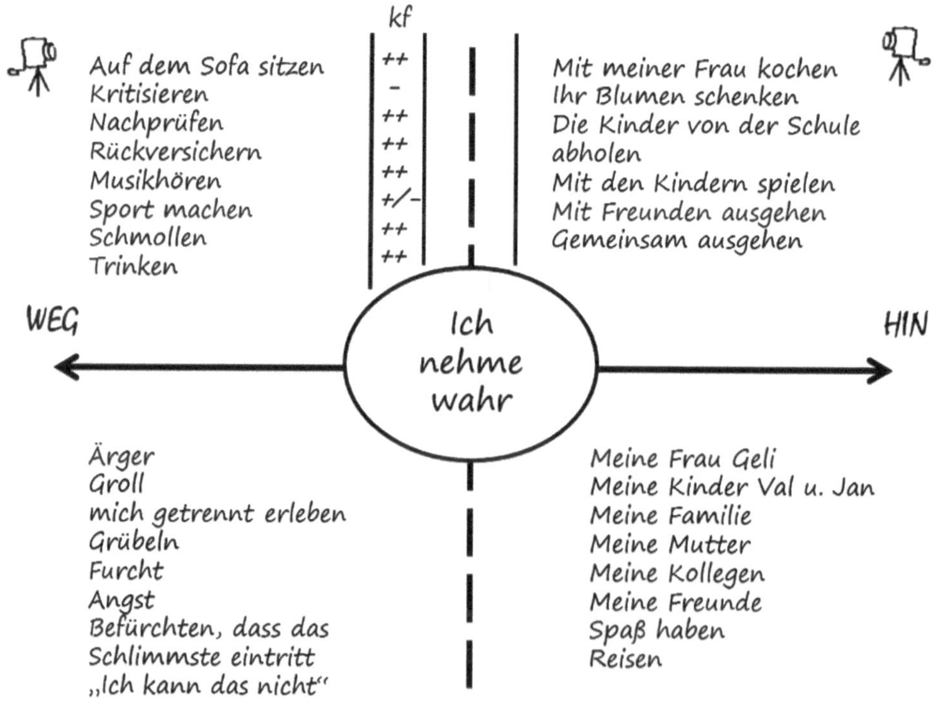

Abb. 3.1

die gleiche Einladung kommt. Auch das wäre dann nur kurzfristig wirksam, auf lange Sicht wäre es das nicht. Wenn etwas kurzfristig wirksam ist, kann das also für Sekunden oder für eine ganze Weile sein, bevor der Effekt verfliegt.

Als Nächstes bitten Sie die Klienten, anhand der folgenden Skala aus Plus- und Minuszeichen zu bewerten, wie sie die kurzfristige Wirksamkeit einer jeden WEG-Bewegung erleben: +++ bedeutet hoch wirksam, ++ bedeutet ziemlich wirksam, + etwas wirksam, 0 bedeutet keine Wirkung, – bedeutet eine leichte Verschlechterung, – – bedeutet eine deutliche Verschlechterung, – – – bedeutet eine sehr große Verschlechterung.

Vielleicht müssen Sie Klienten wiederholt darauf hinweisen, beim Beurteilungssystem zu bleiben. Unser Verstand ist ein großer Geschichtenerzähler und Klienten kommen – wie auch in Kap. 2 dargestellt – mit sehr festgefahrenen Geschichten zu uns. Sie lassen sich leicht ablenken, indem sie Erklärungen und Gründe für ihre WEG-Bewegungen anbieten, statt einfach deren Wirksamkeit einzuschätzen. Das macht es wahrscheinlich, dass der Prozess entgleist. Um dies zu verhüten, ist es hilfreich, wenn Sie darauf hinweisen, dass es zunächst nur um das Einschätzen, nicht um Erklärungen geht und später genügend Zeit besteht, die Dinge genauer anzusehen und mögliche Erklärungen in Betracht zu ziehen. Vorausgesetzt die Klienten stimmen dem zu, können Sie sie jedes Mal behutsam zu den Ratings zurückholen, wenn sie anfangen, Ihnen Erklärungen zu liefern.

Manchmal nehmen Klienten wahr, dass ihre WEG-Bewegungen in verschiedenen Kontexten unterschiedliche Effekte haben. Das ist hervorragend, denn es spiegelt nuancenreicheres Wahrnehmen wider. In solchen Fällen können Sie einfach – so wie in Abb. 3.1 für „Sport machen" – zwei Einschätzungen durch einen Schrägstrich getrennt notieren.

Schließlich – und das ist wichtig – achten Sie darauf, dass Klienten auf ihr eigenes Erleben bezogen sind. Erklären Sie ihnen, dass es bei diesen Einschätzungen nicht darum geht, was sie darüber denken, wie eine WEG-Bewegung funktionieren sollte, sondern darum, wie sie gemäß ihrer Wahrnehmung tatsächlich funktioniert hat. Es kann nützlich sein, wenn Sie sagen, dass Sie keine vorgefasste Meinung darüber haben, und noch nützlicher, wenn Sie dies dadurch demonstrieren, dass Sie nicht an irgendwelchen vorgefassten Einschätzungen aufgrund von Vorstellungen über die Wirksamkeit von WEG-Bewegungen hängenbleiben. Abb. 3.1 zeigt ein Beispiel, wie ein Klient das Ratingsystem anwenden könnte.

Die meisten Klienten nehmen wahr, dass ihre WEG-Bewegungen kurzfristig wirksam sind. Dies gibt Ihnen eine schöne Gelegenheit zu validieren, dass ihre WEG-Bewegungen Sinn machen. Immerhin funktionieren sie. Und es erlaubt Ihnen, das Einnehmen von Perspektiven zu modellieren, indem Sie die Situation aus Sicht des Klienten betrachten. Hier ein Dialog, der das illustriert:

Therapeut: Die meisten Dinge, die Sie tun, um sich von dem wegzubewegen, was Sie nicht fühlen oder denken wollen, funktionieren also. Diese Dinge sind nicht dumm, sie machen durchaus Sinn. Sie funktionieren.

Klient: Nun ja, kurzfristig …

Therapeut: Ja, kurzfristig. Wir werden gleich ansehen, wie wirksam sie auf lange Sicht sind. Für den Augenblick nehme ich einfach wahr, dass Sie aus der Perspektive Ihres eigenen Erlebens tatsächlich funktionieren. Die Tatsache, dass unsere WEG-Bewegungen funktionieren, könnte zu einem guten Teil erklären, warum wir sie beibehalten – insbesondere, wenn es die einzige Möglichkeit ist, die wir kennen, um mit den Sachen unten links umzugehen.

Wir können gar nicht oft genug betonen, wie wichtig es ist, Klienten einzuladen, wie auch sonst bei jeglicher Matrix-Arbeit ihr eigenes Erleben wahrzunehmen, wenn sie diese Ratings vornehmen. Je mehr sie eigenes Erleben sortieren, desto wirksamer wird die Intervention sein. Eine potenzielle Falle ist, die Klienten dazu bringen zu wollen, das zu sagen, was Sie von ihnen hören möchten. Eine noch größere Falle ist es, es ihnen – vielleicht auch in Form von Psychoedukation – zu sagen und ihnen zu erzählen, wie ihre WEG-Bewegungen funktionieren oder nicht funktionieren, noch bevor sie überhaupt eine Chance gehabt haben, sie im Lichte ihrer eigenen Erfahrung und des eigenen Erlebens zu bewerten.

Gelegentlich schätzen Klienten die meisten ihrer WEG-Bewegungen als unwirksam ein. Aus lerntheoretischer Sicht sind sie sich höchstwahrscheinlich nicht über die verstärkenden Kontingenzen bewusst, die dabei zum Tragen kommen. Das spielt keine Rolle. Das Ziel ist, Verhalten zur Wahrnehmung des eigenen Erlebens zu formen, nicht, Klienten soweit zu bringen, dass sie Antworten geben, die zur Lerntheorie passen. Wenn Klienten ausgehend von ihrem aktuellen Wahrnehmungsrepertoire wahrnehmen, dass ihre WEG-Bewegungen die Dinge kurzfristig verschlechtern, können Sie sie für das Wahrnehmen verstärken und weitermachen. Wenn wir so vorgehen, dann nehmen wir häufig wahr, dass Klienten noch in derselben oder in späteren Sitzungen auf diese initialen Bewertungen zurückkommen, um mitzuteilen, dass sie jetzt wahrnehmen, dass ihre WEG-Bewegungen kurzfristig effektiv sind. Für eine wirksame Matrix-Arbeit ist das jedoch nicht unbedingt notwendig. Wenn Klienten nicht wahrnehmen können, dass ihre WEG-Bewegungen kurzfristig zumindest ein wenig wirksam sind, ist es am besten, einfach weiterzumachen.

Als Nächstes lesen Sie den Klienten ihre Antworten vor: Welche WEG-Bewegungen kurzfristig wirksam sind, welche keinen Effekt haben und welche die Angelegenheit verschlimmern. Wie wir es schon nahegelegt haben, werden Sie am meisten Wirkung erzielen, wenn Sie Reaktionen nicht bevorzugen, die WEG-Bewegungen als kurzfristig wirksam markieren.

3.4.2 Die langfristige Wirksamkeit von WEG-Bewegungen bewerten

Als Nächstes schreiben Sie „lf", für „langfristig" über die zweite Spalte des linken oberen Quadranten und laden dann den Klienten ein, die langfristige Wirksamkeit seiner WEG-Bewegungen zu bewerten. Einfach ausgedrückt, sind WEG-Bewegungen langfristig nur wirksam, wenn die unerwünschten Dinge nicht mehr zurückgekehrt sind oder weniger intensiv, weniger häufig oder in anderer Weise weniger bedeutend geworden sind. Lenken Sie das Gespräch wieder auf die Ratings, nicht auf Erklärungen. Sie könnten dabei nach dem folgenden Muster vorgehen:

Therapeut: Nun wollen wir die langfristige Wirksamkeit Ihrer WEG-Bewegungen betrachten und anhand einer ähnlichen Skala einschätzen. Sehen Sie, ob Sie wahrnehmen können, ob die Dinge, die Sie nicht denken oder fühlen wollen, geringer, weniger intensiv oder weniger häufig geworden sind, seit Sie diese spezielle WEG-Bewegung machen. Wenn ja, werten Sie es mit Pluszeichen, mit drei Pluszeichen, wenn es nie mehr zurückgekommen ist. Wenn Sie jedoch wahrgenommen haben, dass die Dinge von unten links intensiver, häufiger oder belastender oder wichtiger geworden sind, bewerten Sie es mit Minuszeichen.

Die meisten Klienten nehmen wahr, dass ihre WEG-Bewegungen – selbst wenn sie kurzfristig wirksam sind – langfristig oft unwirksam sind und die Angelegenheit vielfach verschlechtern. Abb. 3.2 veranschaulicht diese typischen Reaktionen.

Wie bei den Ratings der kurzfristigen Wirksamkeit sind die Klienten nicht immer akkurat, was das Nachverfolgen („tracking") der langfristigen Wirksamkeit ihrer WEG-Bewegungen angeht. Einige schätzen alle ihre WEG-Bewegungen vielleicht sogar als

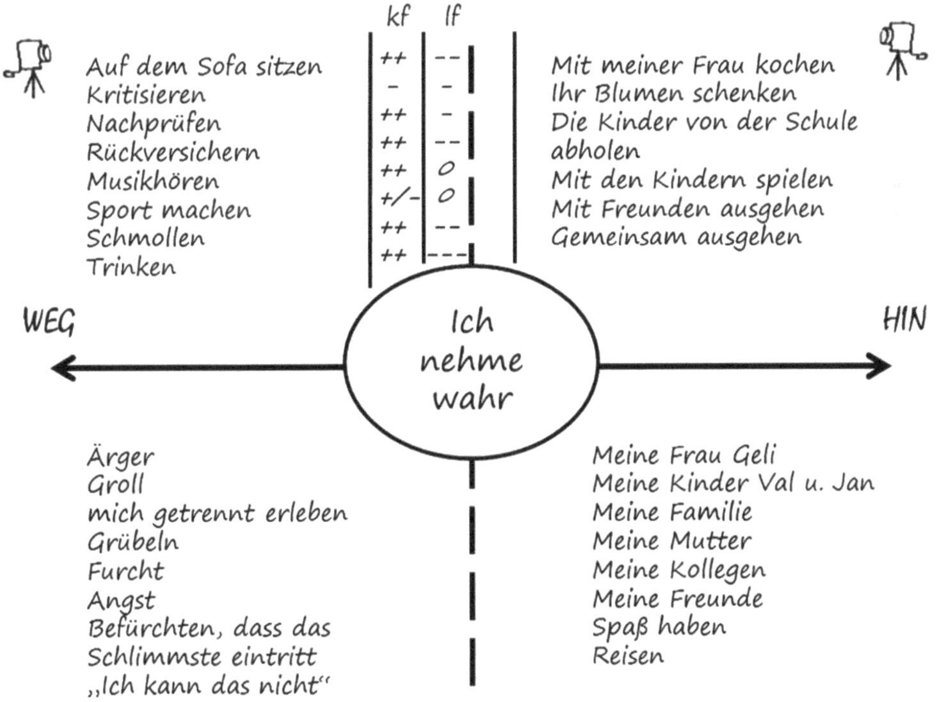

Abb. 3.2

langfristig wirksam ein. In solchen Fällen können Sie behutsame Anstöße geben, indem Sie beispielsweise fragen: „Sie haben diese WEG-Bewegung mit zwei Pluszeichen als ziemlich wirksam eingeschätzt. Haben Sie wahrgenommen, dass Ihre Angst, seitdem Sie diese WEG-Bewegung machen, in Ihrem Alltag weniger wichtig geworden ist und deutlich, vielleicht zu zwei Dritteln, nachgelassen hat?"

Wenn die Klienten bei ihrem Rating bleiben sollten, gehen Sie auch hier wieder einfach mit. Ihre Einschätzungen können viele Gründe haben. Vielleicht hakt es daran, dass ihnen ihr Verstand sagt, bestimmte WEG-Bewegungen müssten einfach funktionieren. In ihrem Erleben mag es auch so sein, dass bestimmte WEG-Bewegungen als milder als die Dinge im linken unteren Quadranten – wie beispielsweise massive Angst – erlebt werden. Eine andere Möglichkeit ist, dass sie sich wehren, wenn sie wahrnehmen oder glauben, Sie würden von ihnen konformistische Übereinstimmung mit einer Regel verlangen, wonach ihre WEG-Bewegungen unwirksam sein müssten. Und nicht zuletzt besteht die Möglichkeit, dass diese WEG-Bewegungen tatsächlich wirksam sind, in diesem Fall sind sie möglicherweise wirklich nützliches Verhalten, vorausgesetzt sie stehen HIN-Bewegungen zum „Wer-oder-was-ist-wichtig" nicht im Wege. Wie in den meisten Situationen mit der Matrix, ist es am besten, Klienten für das Wahrnehmen zu verstärken, egal welche Form dieses Wahrnehmen im jeweiligen Augenblick annehmen mag.

Als Nächstes lesen Sie die Klientenreaktionen vor: Welche WEG-Bewegungen keinen langfristigen Effekt haben, welche die Sache verschlechtern und welche, wenn vorhanden, auf lange Sicht wirksam sind. Auch hier werden Sie die beste Wirkung haben, wenn Sie keine offensichtliche Bevorzugung für Reaktionen zeigen, die darauf verweisen, dass WEG-Bewegungen die Dinge langfristig deutlich verschlechtern. Sie müssen nicht nachhelfen, damit Klienten WEG-Bewegungen aufgeben. Tatsächlich sind WEG-Bewegungen vollkommen verständlich. In Situationen, in denen es so scheint, als ob das eigene Haus lichterloh in Flammen steht, erscheinen WEG-Bewegungen so verlockend wie das leuchtende Schild des Notausgangs. Es ist nicht falsch, den Notausgang anzustreben und in manchen Situationen durchaus sehr sinnvoll. Nur ist es selten so, dass uns dies dorthin führt, wo wir hinwollen. Tatsächlich führen Notausgänge oftmals auf dunkle, enge und schmutzige Gassen.

3.4.3 Festgefahrene Schleifen („stuck loops") aufdecken

Sobald die Klienten die kurzfristige und langfristige Wirksamkeit ihrer WEG-Bewegungen erstmals eingeschätzt haben, entsteht typischerweise das Bild, dass WEG-Bewegungen kurzfristig funktionieren, aber langfristig eher wenig Wirkung oder nachteilige Auswirkungen zeigen. Damit können Sie sagen: „Ihre WEG-Bewegungen funktionieren also … Und sie funktionieren auch nicht." Mit einer kurzen Pause könnten Sie hinzufügen: „Und auf diese Weise kommen wir alle in festgefahrene Schleifen." Bei den meisten Klienten löst dies ein blitzartiges Erkennen aus.

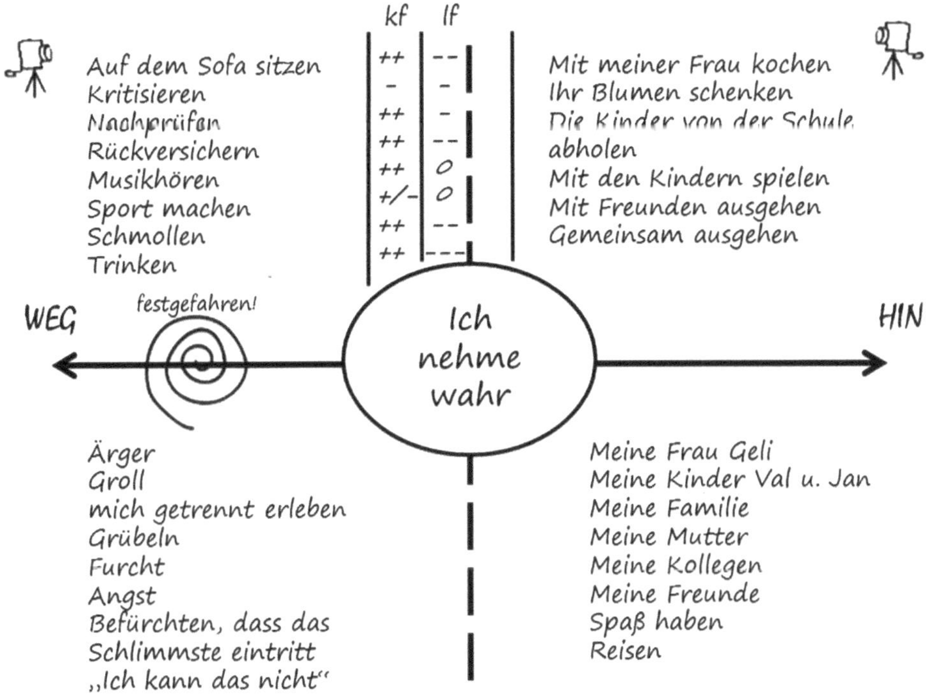

Abb. 3.3

Anschließend können Sie eine festgefahrene Schleife direkt in die Matrix des Klienten einzeichnen (vgl. Abb. 3.3). Es ist eine Spirale, die im Quadranten links unten beginnt („Also tauchen diese Dinge auf …"), nach links oben verläuft („… und Sie machen dann diese WEG-Bewegungen, ja?"), dann wieder spiralig nach unten läuft („Und es taucht wieder auf, nicht wahr?") und nach oben („Und Sie machen noch mehr davon?") und sich spiralig weiter nach innen verengt („und immer weiter und weiter?"), bis kein Platz mehr bleibt. Dann sagen Sie: „Wenn Sie dies immer wieder machen und machen, dann stecken Sie am Ende fest. Und wenn Sie feststecken, kann das Leben Vitalität und Bedeutung verlieren." Dies erzeugt dann oft einen „Aha-Moment" in der Therapie.

Weil festgefahrene Schleifen wiederholte WEG-Bewegungen beinhalten, führen sie bei Klienten oft zum Erleben von Hoffnungslosigkeit und harschen Selbstverurteilungen. Festgefahrene Schleifen wahrzunehmen und sie zu benennen, kann deshalb eine hochwirksame Intervention sein, die die Tür zur Veränderung öffnet. Unterstützen Sie Klienten dabei, alle Aspekte ihrer festgefahrenen Schleifen zu sehen, einschließlich der Tatsache, dass festgefahrene Schleifen ihren Nutzen haben und häufig zu etwas gut sind. Dies validiert das Erleben der Klienten und hilft ihnen, die weiteren Konsequenzen dieser Verhaltensweisen zu erfassen. Sobald eine Schleife erkannt ist, laden Sie die Klienten ein, sie unter Verwendung ihres Vornamens zu beschreiben, zum Beispiel: „Das ist Tom in seiner Schleife ‚Einladungen ausschlagen und Filme ansehen'".

3.4.4 Die Auswirkungen von WEG-Bewegungen auf das, was wichtig ist, bewerten

Nachdem Sie die festgefahrenen Schleifen der Klienten sichtbar gemacht und validiert haben, laden Sie sie ein, ihre WEG-Bewegungen aus einer dritten Perspektive zu betrachten: Aus der Perspektive der Wirksamkeit für die HIN-Bewegung auf das „Wer-oder-was-ist-wichtig“ in ihrem Leben. Dies verstärkt, wie zentral das Nützlichkeitsprinzip für ein wertgeschätztes Leben ist.

Um auf die rechte Seite der Matrix zu kommen, schreiben Sie „wi“ für „wichtig“ über die Spalte rechts der Senkrechten. Dann geben Sie die folgende 7-Punkte-Skala vor, die sich leicht von der vorigen Skala für die kurzfristige und langfristige Wirksamkeit des WEG-Bewegens von unerwünschten inneren Inhalten unterscheidet: +++ bedeutet, eine WEG-Bewegung ist sehr wirksam, um sich auf das „Wer-oder-was-ist-wichtig“ hinzubewegen; ++ bedeutet, eine WEG-Bewegung ist ziemlich wirksam, um sich auf das „Wer-oder-was-ist-wichtig“ hinzubewegen; + bedeutet, eine WEG-Bewegung ist kaum wirksam, um sich auf das „Wer-oder-was-ist-wichtig“ hinzubewegen; 0 bedeutet, sie bringt den Klienten bezogen auf das „Wer-oder-was-ist-wichtig“ weder hin noch weg; – bedeutet, sie führt den Klienten etwas weg von dem „Wer-oder-was-ist-wichtig“; – bedeutet, sie führt den Klienten ein erhebliches Stück weg von dem „Wer-oder-was-ist-wichtig“; – bedeutet, sie führt den Klienten sehr weit von dem „Wer-oder-was-ist-wichtig“ weg. (Ein ausgefülltes Beispiel finden Sie am Ende des Abschnitts in Abb. 3.4.)

Wenn Sie weitermachen, lenken Sie den Fokus wieder auf die Ratings statt auf Erklärungen. Häufig nehmen Klienten wahr, dass sie ihre WEG-Bewegungen auch vom „Wer-oder-was-ist-wichtig“ wegbringen. Doch ist dies nicht immer der Fall. Einige WEG-Bewegungen können auch dabei unterstützen, sich auf das „Wer-oder-was-ist-wichtig“ hinzubewegen. Ein geläufiges Beispiel hierfür ist körperliches Training. Leute mögen sportliche Aktivitäten ausüben, um sich von Stress wegzubewegen, und dabei wahrnehmen, dass dies kurzfristig wirksam ist, langfristig aber weniger. Gleichwohl mögen sie auch wahrnehmen, dass es ihnen hilft, sich auf Gesundheit hinzubewegen, was wichtig für sie sein kann.

Sobald der Klient alle WEG-Bewegungen in dieser Spalte eingeschätzt hat, gehen Sie jedes Rating durch. Dann fassen Sie die Übung zusammen, indem Sie einfach seine Ratings in allen drei Spalten durchgehen.

Sie können festgefahrene Schleifen, die aufgedeckt wurden, auch nochmals betrachten. Klienten nehmen im Allgemeinen wahr, dass WEG-Bewegungen zwar kurzfristig wirksam, langfristig jedoch weniger wirksam und selten ein verlässlicher Weg sind, um sie zum „Wer-oder-was-ist-wichtig“ hinzubringen. Und selbst wenn sie funktionieren und dabei helfen, sich zum „Wer-oder-was-ist-wichtig“ hinzubewegen, geht dies im Allgemeinen zu Lasten von Vitalität. Doch auch hier besteht der Zugang – wie stets – darin, mit dem Erleben von Klienten in Verbindung zu kommen, statt zu versuchen, ihnen irgendetwas vorzuschreiben, oder die Übernahme vorgefasster Sichtweisen erzwingen zu wollen.

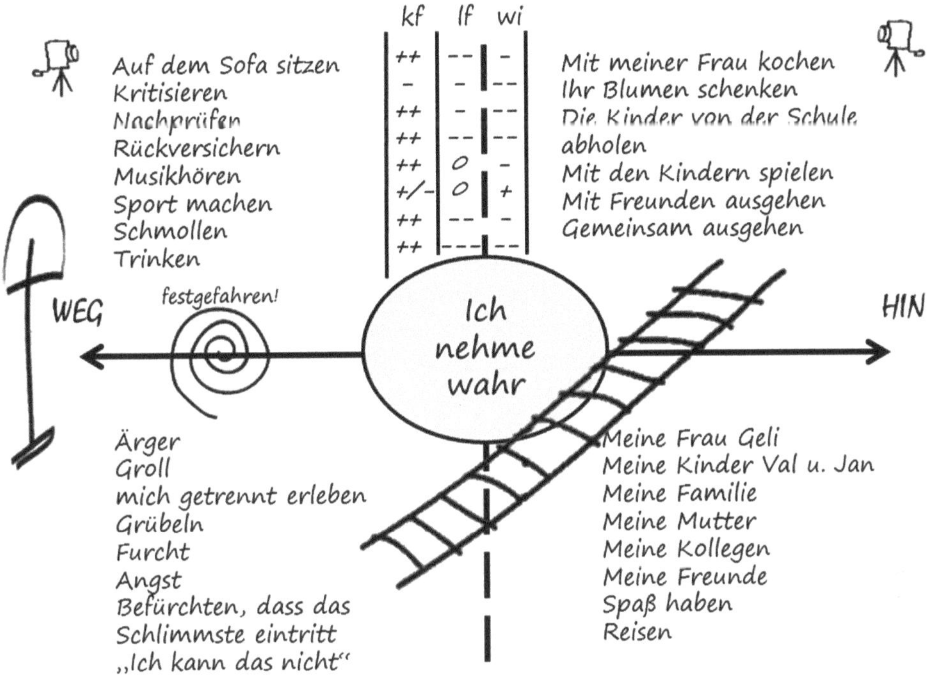

Abb. 3.4

3.4.5 Wenn WEG-Bewegungen zugleich HIN-Bewegungen sind

Wie die vorangehende Übung zeigt, können WEG-Bewegungen manchmal auch bewirken, dass sich Menschen auf jemanden oder etwas hinbewegen, was ihnen wichtig ist. Dies führt zu einer interessanten Situation, in der es nicht nötig ist, die Verhaltensweise selbst zu ändern, stattdessen werden die Funktionen dieser Verhaltensweisen zum Ziel von Veränderung. Durch die therapeutische Arbeit können Verhaltensweisen, die zuvor unter der aversiven Kontrolle unerwünschten inneren Erlebens standen (WEG-Bewegungen), allmählich unter die appetitive Kontrolle von Werten kommen (HIN-Bewegungen). Hierbei kommen abgeleitete relationale Reaktionen („derived relational responding"), die die Transformation von Funktionen fördern, voll zum Tragen.

Um diese Dynamik zu verdeutlichen, betrachten wir den klinischen Fall eines 60-jährigen Klienten, der über mehr als fünf Jahrzehnte an einer Zwangsstörung litt (Schoendorff et al. 2013). Seine Zwangsgedanken bestanden hauptsächlich aus Vorstellungen, dass seine Töchter gefoltert würden. Darüber hinaus hatte er – egal, was er tat – das tiefe Empfinden, nicht gut genug zu sein, und auch die Pausen, die er machte, nicht verdient zu haben.

In der Arbeit mit der Matrix zählte er als hauptsächliche WEG-Bewegungen auf, joggen zu gehen (was er mindestens zweimal am Tag machte), seine Töchter anzurufen, andere Menschen anzurufen, ehrenamtlich tätig zu werden, Kreuzworträtsel zu machen, zu vermeiden (womit er meinte, seine lehrende Tätigkeit aufgegeben zu haben) und „andere Dinge" zu tun, wie beispielsweise zu kochen. Das alles war kurzfristig wirksam, aber langfristig machte nichts davon einen Unterschied für die Intensität oder Häufigkeit seiner Zwangsgedanken und seiner Angst. Entsprechend erhielt alles eine Null für die langfristige Einschätzung. Doch waren für ihn auch alle WEG-Bewegungen mit Ausnahme des Vermeidens wirksam und hilfreich, um sich auf das „Wer-oder-was-ist-wichtig" hinzubewegen.

Es zeigte sich, dass seine Zwangsverhaltensweisen potenziell Schritte hin zu einem schätzenswerten Leben waren. Doch damit dies tatsächlich so wurde, war es nötig, dass er sie unter appetitiver Kontrolle ausübte statt als WEG-Bewegungen von seinen Zwangsvorstellungen und Ängsten. Anhand der oben dargestellten funktionalen 3-Spalten-Analyse nahm er wahr, dass seine WEG-Bewegungen, die er anfänglich als gänzlich problematisch angesehen hatte, auch HIN-Bewegungen sein konnten. Allmählich konnte er sie zunehmend als HIN-Bewegungen ausüben, einfach indem er wahrnahm, wann er sie als WEG-Bewegung und wann er sie als HIN-Bewegung ausführte. Am Ende der Therapie war er frei von Zwangsverhalten, auch wenn er weiterhin dieselben Verhaltensweisen ausübte. Die einzige Veränderung des offen sichtbaren Verhaltens war, dass er wieder eine Teilzeittätigkeit als Lehrer aufnahm.

Dasselbe Verhaltensrepertoire, das zunächst unter starrer aversiver Kontrolle gestanden hatte, kam mit dem Wahrnehmen aus Matrixperspektive unter appetitive Kontrolle und ließ sich so umwandeln. Auch wenn die regelmäßigen Anrufe bei seinen Töchtern beispielsweise äußerlich gleich aussahen, nahm er wahr, dass es sich für ihn nun anders anfühlte, sie anzurufen und mit ihnen in Verbindung und ein Teil in deren Leben zu sein, statt zu überprüfen, ob sie noch am Leben waren. Er nahm gleichfalls wahr, dass sich die Beziehung zu seinen Töchtern verbesserte und vertiefte.

3.5 Zusammenfassende Metapher: Der Mensch in der Grube

Eine effektive Art, diese Sitzung abzuschließen, ist die klassische ACT-Metapher vom „Mensch in der Grube" (Hayes et al. 1999). Um den visuellen Eindruck zu verstärken, können Sie Teile der Metapher auch in das Matrixdiagramm von Klienten einzeichnen. Im folgenden Dialog illustrieren wir, wie diese Metapher im Zusammenhang mit der Matrix dargestellt werden kann.

Therapeut: Stellen Sie sich vor, man hätte Ihnen zu Lebensbeginn die Augen verbunden und einen Rucksack mitgegeben. Sie wüssten nicht, was sich im Rucksack befindet und könnten auch nicht sehen, dass Sie in einem Feld stehen, in dem sich überall Fallgruben befinden. So gehen Sie los. Zunächst gerade aus, dann nach rechts und später nach links. Und eines Tages fallen Sie in eine der Gruben. Immer noch mit verbundenen Augen fangen Sie an, den Rucksack zu durchwühlen, wo Sie dann eine Schaufel finden. Grube und

Schaufel … Sie fangen an zu graben. Wer würde das nicht? *(Nun zeichnen Sie eine Schaufel auf der linken Seite der Matrix ein, die in den WEG-Bewegungen steckt.)* Mit dieser WEG-Bewegung *(nennen Sie die erste WEG-Bewegung)* haben Sie versucht, Stufen zu graben. Sie haben versucht, mit dieser WEG-Bewegung *(nennen Sie die zweite WEG-Bewegung)* Tunnel zu graben. Sie haben versucht, mit der anderen WEG-Bewegung *(dritte WEG-Bewegung nennen)* Rampen zu graben. Sie haben mit allen anderen WEG-Bewegungen *(die übrigen WEG-Bewegungen nennen)* versucht zu graben. Aber haben Sie wahrgenommen, dass das Loch irgendwie kleiner geworden wäre?

Klient: Nein, es wurde immer größer!

Therapeut: Genau. Vielleicht ist eine Schaufel einfach nicht das richtige Werkzeug, um aus Gruben herauszukommen. Was wäre ein besseres Werkzeug?

Klient: Vielleicht ein Seil?

Therapeut: Ein Seil könnte funktionieren. Aber ich bin nicht gut im Seilziehen. Und außerdem bräuchten Sie jemand anderen, der das andere Ende hält und verankert. Was noch?

Klient: Eine Leiter?

Therapeut: Ja, eine Leiter. Wie es sich ergibt, bin ich ein Lieferant für ziemlich gute Leitern. Aber wir haben ein paar Probleme. Erstens, die Tatsache, dass alles, was Sie je verwendet haben, diese Schaufel war, und Sie möglicherweise – was ja nachvollziehbar wäre – womöglich um jeden Preis der Welt an der Schaufel festhalten werden. Was ist also das erste, was Sie tun müssen, wenn Sie die Leiter bekommen wollen?

Klient: Die Schaufel loslassen.

Therapeut: Ja, doch ist das leichter gesagt als getan. Haben Sie jemals einen Stock ganz fest gehalten? Erinnern Sie sich, wie es war, wenn Sie ihn am Ende losgelassen haben? Wollen Sie das mit dem Stift hier einmal ausprobieren? *(Der Klient nimmt den Stift.)* Gut, nun halten Sie ihn mal eine halbe Minute so fest wie Sie können. *(Hält inne.)* Und nun lassen Sie los und nehmen die Empfindungen in Ihren Fingern wahr.

Klient: Sie sind steif. Es ist unangenehm.

Therapeut: Genau. Wenn Sie die Schaufel fallen lassen, werden Sie vielleicht Unbehagen oder sogar vorübergehende Schmerzen wahrnehmen. Aber das ist noch nicht alles. Wenn das Graben alles ist, was Sie je versucht haben, und Sie die Schaufel fallen lassen und die Leiter nehmen, sind die Chancen hoch, dass Sie auch mit der Leiter wieder …

Klient: … graben.

Therapeut: Richtig. Und dann wird Ihnen Ihr Verstand wieder sagen: „Das …

Klient: … funktioniert nicht!"

Therapeut: Genau. Und natürlich hat Ihr Verstand Recht, denn Leitern sind nicht zum Graben gemacht.

Nun können Sie – wie in Abb. 3.4 – eine Leiter von links unten nach rechts oben einzeichnen. Um dies abzuschließen, heben Sie nochmals hervor, dass es einfach der menschlichen Natur entspricht, weiter zu graben. Sie können darstellen, dass die Menschen – Sie selbst eingeschlossen – es häufig so machen, selbst wenn sie wahrnehmen, dass ihre WEG-Bewegungen vornehmlich kurzfristig wirksam sind, die Dinge langfristig eher verschlechtern und sie nicht verlässlich zum „Wer-oder-was-ist-wichtig" hinbringen. Hier eine mögliche Darstellung.

Therapeut: Manchmal kommen die Leute zu mir, weil sie denken, ich hätte eine Superschaufel, mit extrem viel Power und prozessorgesteuertem Platin-Diamant Schaufelblatt. Die schlechte Nachricht ist, dass ich so etwas nicht habe. Doch das Gute daran ist, wenn ich eine hätte, würde es die Grube nur noch tiefer machen. Alles, was ich habe, ist eine Standardschaufel, so wie Sie auch, und gelegentlich erwische ich mich selbst dabei, wie ich mich weiter in mein Loch hineingrabe. In der nächsten Sitzung werden wir einen Blick hinter die Kulissen werfen, um herauszufinden, was uns immer weiter graben lässt, selbst wenn wir wahrnehmen, dass es nicht dienlich ist.

3.6 Übungen für zuhause in Schritt 2: Die Nützlichkeit von WEG-Bewegungen wahrnehmen

Wie für alle sechs Schritte bleibt das Wahrnehmen der HIN- und WEG-Bewegungen auch nach dem zweiten Schritt Teil der häuslichen Übungen. Es ist die grundlegende Fertigkeit, die wir mit Klienten einüben. Wenn Klienten damit beginnen, festgefahrene Schleifen zu erkennen, ermutigen Sie sie, Schleifen, in denen sie feststecken, wahrzunehmen und mehr Aufmerksamkeit auf ihre WEG-Bewegungen zu richten, insbesondere auf deren kurzfristige und langfristige Wirksamkeit und wie dienlich sie dafür sind, sich auf das „Wer-oder-was-ist-wichtig" hinzubewegen. Wenn Klienten für die „Mensch-in-der-Grube"-Metapher empfänglich wirkten, können Sie WEG-Bewegungen als Graben bezeichnen und sie ermutigen, die Wirksamkeit des Weitergrabens wahrzunehmen und ob es dienlich dabei ist, sie zum „Wer-oder-was-ist-wichtig" hinzubringen. Vergessen Sie nicht, Klienten zu sagen, dass sie aktuell nichts anderes zu tun brauchen, als einfach ihre HIN- und WEG-Bewegungen im normalen Tagesablauf wahrzunehmen.

3.7 Wie Sie mögliche Fallen wahrnehmen und flexibel umgehen

Zur Erinnerung: Die Matrix in der klinischen Praxis zu verwenden, bedeutet, Flexibilität einzusetzen, um Flexibilität zu trainieren. Deshalb stellen wir in den folgenden Abschnitten einige der möglichen Fallen dar, die in Schritt 2 gehäuft auftreten, und wir geben Hinweise auf effektive Strategien, mit denen man diese Fallen flexibel umgehen kann.

3.7.1 Für Klienten sprechen

Das Ziel der Matrix ist es, Klienten dabei zu helfen, eigenes Erleben aus der Perspektive eigenen Erlebens wahrzunehmen. Um dies zu fördern, nehmen Sie einen Interaktionsstil ein, der sich dadurch auszeichnet, dass Sie Klienten nach ihrem Erleben und ihrer Erfahrung befragen, statt ihnen davon zu erzählen. Verwenden Sie häufig Fragen wie „Was nehmen Sie wahr, wenn Sie diesen Aspekt Ihres Erlebens betrachten?" Natürlich geht es dabei nicht allein um den Wortlaut dieser Frage, sondern genauso um Ihren Ton und Ihre Haltung. Gleichgültig, was Ihr Verstand in diesem Moment denken mag, am dienlichsten ist es, wenn Sie mit wirklicher Neugier an die Aufgabe herangehen, behutsam auf verschiedene Aspekte des Erlebens Ihrer Klienten hinzuweisen.

Auch Sätze unvollendet stehen zu lassen, um Klienten so die Möglichkeit zu geben, sie abzuschließen, ist hilfreich. Ein Beispiel wäre, die Erörterung der Spalte zur kurzfristigen Wirksamkeit mit „Ihre WEG-Bewegungen sind also nicht dumm, sie funktionieren …" zusammenzufassen. Dies gibt Klienten eine Gelegenheit, den Satz etwa mit „ja, kurzfristig …" zu vervollständigen. Denken Sie daran, dass Sie jede Gelegenheit nutzen wollen, das Wahrnehmen Ihrer Klienten zu verstärken, selbst wenn Ihnen Ihr Verstand sagt, dass deren Wahrnehmung abseitig oder irgendwie unzutreffend ist.

Wenn Sie eine lange Metapher wie Der-Mensch-in-der-Grube einbringen, sollten Sie ebenso versuchen, Klienten einzubeziehen. Stellen Sie ihnen Fragen und gestalten Sie das Gespräch mit unerwarteten Wendungen spielerisch, wenn sie sich auf die Metapher einlassen. Sehen Sie es so, als ob Sie mit Klienten einen unbekannten Stadtteil besichtigen. Unterwegs zeigen Sie auf Gebäude, Wahrzeichen, Menschen auf der Straße usw. und fragen Sie sie, was und wie sie etwas sehen. Wenn Ihr Kommentar zu stark und zu direkt ist, kann er das selbstständige Wahrnehmen der Klienten behindern.

Indem Klienten das Wahrnehmen ihres Erlebens allmählich verbessern, fangen sie an, so wahrzunehmen, wie es ihnen dienlich ist.

3.7.2 Verhaltensweisen auf der linken Seite ausschließlich als WEG-Bewegungen ansehen

Obwohl die Hauptunterscheidung der Matrix auf Verhaltensebene darin besteht, zwischen Handlungen, mit denen man sich auf das „Wer-oder-was-ist-wichtig" hinbewegt, und Handlungen, mit denen man sich von unerwünschten inneren Dingen wegbewegt, zu unterscheiden, ist es wichtig, flexibel zu bleiben, wenn es darum geht, wie Klienten sich auf diese Unterscheidung einlassen.

Auch wenn es selten der Fall ist, sortieren Klienten mitunter Verhaltensweisen, die auf der linken Seite zu sein scheinen, als HIN-Bewegungen ein. So hatten wir einmal einen Klienten, der seinen Marihuanakonsum als Bewegung HIN auf erwünschte Gefühle sortierte statt als Bewegung WEG von unerwünschtem innerem Erleben. Statt darauf zu bestehen, dass sein Marihuanakonsum eine WEG-Bewegung sein müsse, validierten wir, dass er es als HIN-Bewegung für ein spezifisches Gefühl wahrnahm. Als es um die Bewertung der Wirksamkeit dieser Bewegung ging, haben wir ihn einfach eingeladen, wahrzunehmen, wie wirksam das Rauchen von Marihuana war, um sich auf dieses Gefühl kurzfristig und langfristig hinzubewegen, und wie wirksam und hilfreich es war, sich zu dem hinzubewegen, wer oder was wichtig für ihn war.

Wir beanspruchen nicht, dass die Matrixsichtweise alle denkbaren Kontingenzen im Umfeld jeglichen menschlichen Verhaltens erfassen kann, und noch weniger, dass sie eine konzeptionelle Beschreibung von Verhalten darstellt. Vielmehr ist sie einfach eine Sichtweise, die ausreichend allgemeines Erleben erfasst, sodass jeder sie mit seinem eigenen Erleben in Verbindung bringen kann und Erleben und Verhalten leicht aus dieser Perspektive sortieren kann. Ein Ausdruck dessen ist es, wenn wir uns auf WEG-Bewegungen als „weg von oder unter Kontrolle von Dingen, die links unten stehen" beziehen.

Zurück zum Marihuana rauchenden Klienten: In der nächsten Sitzung berichtete er unaufgefordert und aus freien Stücken, dass er seinen Marihuanakonsum nochmals überdacht und dabei wahrgenommen habe, dass er ihm auch dazu diene, sich von einer Art innerlich erlebter Anspannung wegzubewegen. Der Umstand, dass wir anfangs damit arbeiteten, wie er es wahrnahm (nämlich als HIN-Bewegung, nicht als WEG-Bewegung), schuf wahrscheinlich den Raum für dieses Wahrnehmen – wobei es keinen großen Unterschied gemacht hätte, wenn er seinen Marihuanakonsum weiterhin als Bewegung HIN zu einem erwünschten Gefühl wahrgenommen hätte.

3.7.3 Übermäßiges Pathologisieren subklinischer Klienten

In manchen Kontexten, beispielsweise im Coaching, in Institutionen oder generell mit subklinischen Klienten, kann es besser sein, das Feststecken in Schleifen lediglich als potenzielle Stolperfalle darzustellen, statt zu versuchen, Leute dazu zu nötigen, einzuräumen, dass sie feststecken, wenn sie dies überhaupt nicht so empfinden. In diesen Zusammenhängen ist es vielleicht nicht nötig, die Wirksamkeit von WEG-Bewegungen im Detail zu erkunden, auch die Metapher „Mensch-in-der-Grube" mag gleichfalls nicht besonders nützlich sein. Eine lediglich kurze Darstellung von festgefahrenen Schleifen könnte hilfreicher sein. Eine solche Darstellung wird dann eher aus Psychoedukation als aus erlebensbezogener Exploration bestehen. In diesen Fällen können Sie Schritt 2 unmittelbar an Ihre anfängliche Darstellung der Matrix anschließen, indem Sie die Schleife anzeichnen, sobald Sie gefragt haben, ob die Dinge links unten nach einer WEG-Bewegung jemals zurückgekehrt sind, und indem Sie dies mit weiteren Kreisen wiederholen und so die Spirale zeichnen, in der jemand festhängt. Alternativ können Sie dies auch kurz ansprechen, bevor Sie das Konzept der „Haken" einführen, wie es in Kap. 4 erörtert wird und wo Sie Hinweise finden, wie Sie das Feststecken in Schleifen auf eine andere Weise darstellen können. Wichtig ist, die Erkundung des

Feststeckens in der Schleife dem darauf bezogenen Empfinden des jeweiligen Klienten fein dosiert anzupassen.

3.8 Frequently Asked Questions – Häufig gestellte Fragen

3.8.1 Was, wenn Klienten sagen, dass ihre WEG-Bewegungen nützlich sind?

Wie erörtert, mag es manchen Klienten schwerfallen, die Wirksamkeit oder Unwirksamkeit ihrer WEG-Bewegungen wahrzunehmen. In diesen Fällen machen Sie einfach damit weiter, was die Klienten augenblicklich wahrnehmen, und laden Sie sie ein, in der nächsten Woche weiter wahrzunehmen. Ähnlich sagen Klienten bei der Metapher vom Mensch-in-der-Grube manchmal, dass das Loslassen der Schaufel eine Erleichterung ist und angenehme Empfindungen nach sich zieht, selbst wenn wir sie dazu eingeladen haben, zu erleben, wie es ist, wenn sie 30 Sekunden lang einen Kugelschreiber fest umschlossen halten. Bestehen Sie nicht darauf, dass es mit vorübergehendem Unbehagen oder Schmerzen verbunden ist, wenn man loslässt; validieren Sie einfach, was immer der Klient wahrnimmt.

3.8.2 Was, wenn Klienten sagen, dass ein Verhalten kurzfristig und langfristig wirksam und auch nützlich dafür ist, sich auf das „Wer-oder-was-ist-wichtig?" hinzubewegen?

Diese Frage taucht manchmal in unseren Trainingsworkshops auf, obwohl wir es niemals erlebt haben, dass ein Klient es so wahrgenommen hätte. Gleichwohl: Wenn ein Klient ein Verhalten in allen drei Dimension als wirksam einschätzt, ist es vielleicht einfach kein Problemverhalten, in der Tat könnte es Teil einer für ihn tauglichen Lösung sein. Wenn Sie Zweifel hieran haben, beachten Sie, dass es darum geht, das Wahrnehmen zu verstärken, und nicht darum, „korrekte" Antworten zu erhalten. Vorerst sagen Sie einfach, dass diese spezifische WEG-Bewegung kurz- und langfristig sowie als HIN-Bewegung hoch wirksam zu sein scheint.

3.8.3 Was, wenn Klienten sagen, dass sie Stufen, Tunnel oder Rampen graben müssten?

Bei unserer Darstellung der Mensch-in-der-Grube-Metapher haben Sie vielleicht wahrgenommen, dass wir die WEG-Bewegungen von Klienten mit dem Schaufeln oder Graben von Stufen, Tunneln oder Rampen verknüpft haben. Wenn Sie es so machen, werden Klienten wahrscheinlich keine anderen Formen des Schaufelns oder Grabens vorschlagen, um aus der Grube herauszukommen.

3.9 Vertiefung

Zur Vertiefung werden wir in diesem Kapitel die Themen Pliance und Tracking erörtern und uns dann der Frage zuwenden, warum es so grundlegend ist, den Fokus auf dem Erleben der Klienten zu lassen und den Umfang ihrer Wahrnehmung eigenen Erlebens zu erweitern. Unserer Gepflogenheit folgend schließen wir mit einer Diskussion der unterschiedlichen Formen relationaler Bezugsrahmungen, die in Schritt 2 aktiviert werden, sowie der Transformationstypen, mit denen in diesem Schritt Funktionen gezielt verändert werden sollen.

3.9.1 Pliance und Tracking

Zwei der größten Hindernisse, denen man beim Wahrnehmen der Matrix aus der Perspektive des eigenen Erlebens gegenübersteht, sind Pliance und Counterpliance. Wie in Kap. 2 kurz erwähnt wurde, besteht Pliance im Befolgen einer Regel, die entweder von anderen oder vom eigenen Verstand aufgestellt wurde. In der Praxis sieht dies meist so aus, als folge man der Regel einfach der Regel wegen, tatsächlich folgt man der Regel deshalb, weil dies in der Vergangenheit soziale Verstärkung („reinforcement") von bedeutsamen Anderen erhielt. Unter Pliance führt das gemeinsame Auftreten eines Verhaltens und einer Regel zu Verstärkung. Dies bringt die Menschen dazu, auf ihr Erleben nicht aus der Perspektive ihres ganzen Erlebens (wie wenn man es aus der vollständigen Matrixperspektive wahrnimmt) zu reagieren, sondern aus dem engen Blickwinkel ihrer Vorstellung dessen, was andere Menschen – oder ihr Verstand – von ihnen erwarten. Counterpliance hingegen ist das Missachten einer Regel, die entweder von anderen oder vom eigenen Intellekt vorgegeben wird. In der Praxis sieht dies meist so aus, als missachte man die Regel einfach deshalb, um die Regel zu missachten, obwohl die Regel tatsächlich deshalb missachtet wird, weil das Erlangen der Missbilligung einer speziellen Person oder Gruppe in der Vergangenheit zu Verstärkung führte.

Während ihrer frühen Entwicklung folgen Kinder Regeln typischerweise pliant. Als Kind haben Sie Ihren Wintermantel wahrscheinlich angezogen, weil es Ihnen Ihre Mutter, Ihr Vater oder eine andere Person, die Sie betreute, so sagte. Und höchstwahrscheinlich wurden Sie dafür – anfänglich vielleicht durch begeisterte Zustimmung – verstärkt, durch irgendjemanden, der die „Zieh-dir-deinen-Mantel-an"-Regel formulierte. Das war Pliance. Im frühen Leben ist Pliance in der Regel kein Problem. Es ist einfach die Art, wie wir lernen, den Regeln zu folgen, die uns oftmals hilfreich durchs Leben führen können.

Zurück zu unserem Beispiel. Im Lauf der Zeit haben Sie möglicherweise begonnen, wahrzunehmen, dass das Anziehen des Mantels im Winter nicht nur Ihren Eltern gefiel, sondern auch Ihren Körper angenehm warmhielt. Das ist dann *Tracking* – die umfassenderen Konsequenzen des Befolgens einer Regel wahrzunehmen, die über das einfache Erhalten von Zustimmung oder Nichtmissbilligung durch den Regelsetzenden hinausgehen.

In einer normalen Entwicklungsumgebung neigen Kinder dazu, vor und während der Zeit, in der das Tracking-Verhalten auftaucht, mit Counterpliance zu reagieren. Vielleicht erinnern Sie sich an Gelegenheiten, bei denen Sie Ihren Mantel einfach deshalb nicht angezogen haben, weil es Ihnen so vorgegeben wurde. Unter Counterpliance und Pliance interagiert die Person unmittelbar mit dem Befolgen der Regel statt mit den weiter reichenden Konsequenzen aus dem Befolgen oder Nicht-Befolgen der Regel. Sowohl Pliance wie Counterpliance können zu Inflexibilität führen, weil sie das Bewusstsein der Person über die Folgen darauf einengen, ob eine Regel eingehalten oder missachtet wird, und sie so von der Wahrnehmung der weiteren Konsequenzen, die ihr Verhalten möglicherweise besser und flexibler leiten könnten, isolieren. Nichtsdestoweniger kann es gelegentlich nützlich sein, mit Pliance oder Counterpliance zu reagieren.

Pliance und Counterpliance sind keine Entwicklungsphasen, aus denen wir herauswachsen. In bestimmten Kontexten werden die meisten von uns Pliance oder Counterpliance zeigen. Das gilt oft auch für Klienten im Therapiekontext, besonders vielleicht mit Blick auf Hausaufgaben. Da Schule oftmals ein Kontext ist, in dem Pliance und Counterpliance über weite Bereiche verstärkt werden, ist es ziemlich üblich, dass Klienten auf häusliche Übungsaufgaben wie auf Hausaufgaben in der Schule reagieren. Darauf zu achten, häusliche Übungsaufgaben, wie es in Kap. 2 empfohlen wurde, nicht als „Hausaufgaben" zu bezeichnen, kann dem nur begrenzt vorbeugen.

Wenn Klienten keine häuslichen Übungen machen oder wenn sie sie zwar machen, Sie aber bei der Besprechung der häuslichen Übungen den Eindruck haben, dass sie sich dazu gezwungen fühlen, könnten Sie sie behutsam darauf aufmerksam machen, was möglicherweise vorgeht. Vielleicht initiieren Sie ein Gespräch darüber, ob sie sich aufgrund des Nicht-Wahrnehmens schuldig oder sich gezwungen fühlten, die häuslichen Übungen durchzuführen. Dies kann die Vorbereitung dafür sein, um sie später auf die Nachteile aufmerksam zu machen, die damit verbunden sind, wenn sie darauf reagieren, was sie als Ihre Erwartungen ansehen. Um ein Gefühl dafür zu vermitteln, wie Sie dies machen könnten, folgt hier der Dialog mit Joschua. Er kam nach der ersten Sitzung wieder und sagte, dass er seine – wie er es nannte – „Hausaufgaben" nicht gemacht hatte.

Therapeut: Sie sagen, dass Sie wahrgenommen haben, dass Sie Ihre HIN- oder WEG-Bewegungen nicht wahrgenommen haben. Wissen Sie was? Das ist doch Wahrnehmen!

Klient: Ja, aber es ist schlecht, dass ich es nicht gemacht habe. Es war eine ziemlich verrückte Woche.

Therapeut: Klingt nach einer anstrengenden Woche. Vielleicht kommt es Ihnen ja auch ein bisschen wie in der Schule vor, wenn Sie Ihre Hausaufgaben nicht gemacht hatten und der Lehrer ärgerlich auf Sie war?

Klient: *(Lacht.)* Naja, beinahe …

Therapeut: Ich glaube, wir werden es nicht schaffen, Ihren Verstand davon abzuhalten, das mit Ihnen zu machen, aber wir sind tatsächlich nicht in der Schule. Es gibt keine Hausaufgaben – lediglich Übungen, die Sie erkunden können. Die meisten drehen sich ums Wahrnehmen. Und das Beste daran ist, dass wir sie zu jeder beliebigen Zeit machen können. Beispielsweise könnte ich Sie direkt jetzt danach fragen, ob Sie hinschauen und ein paar der HIN- und WEG-Bewegungen der vergangenen Woche wahrnehmen mögen. Vielleicht können Sie das nicht, und auch das wäre in Ordnung, weil Sie wahrnehmen, dass Sie es nicht können.

Gehen wir davon aus, dass Joschua anschließend einige der HIN- und WEG-Bewegungen, denen er in der Arbeit und zuhause nachging, herunterspult. Nachdem er Joschua für deren Wahrnehmen ein Kompliment gemacht hat, fasst der Therapeut wie folgt zusammen:

Therapeut: Wissen Sie, die Übung zu machen oder auch sie nicht zu machen, kann eine HIN-Bewegung, eine WEG-Bewegung oder ein bisschen von beidem sein. Der Punkt ist, dass die einzige Person, die wahrnehmen kann, ob es sich um eine HIN-Bewegung, um eine WEG-Bewegung oder um beides handelt, wenn Sie etwas tun oder nicht tun, Sie selbst sind. Zuerst mag es anstrengend und verwirrend sein, das wahrzunehmen, insbesondere wenn Sie daran gewöhnt sind, Dinge zu tun oder nicht zu tun, weil Sie daran denken, was andere oder Ihr Verstand von Ihnen als Tun erwarten. Aber Sie werden bald den Bogen raushaben. Und wenn es dann soweit ist, dann werden Sie wahrnehmen, dass Sie anfangen, Dinge zu tun oder Dinge nicht zu tun, weil Sie sich dafür entscheiden.

Als flexibler Matrix-Anwender sollten Sie stets Ausschau nach Verhalten unter möglicher Pliance und Counterpliance halten. Augenblicke, in denen Klienten in der Lage sind, wahrzunehmen, dass sie unter dem Einfluss von Pliance und Counterpliance reagieren, bieten ideale Gelegenheiten, um sie zum Tracking ihres eigenen Erlebens hinzuführen und so ihre Flexibilität fürs Wahrnehmen zu steigern. Dabei ist es am besten, Alltagssprache zu verwenden, vielleicht indem Sie fragen, ob sie wahrgenommen haben, dass sie etwas getan haben, weil Sie es so vorgeschlagen haben (oder ob es ihnen widerstrebt, etwas zu tun, weil Sie es ihnen vorgeschlagen haben). Natürlich wäre es nicht hilfreich, wenn man sie veranlasste, unter Pliance ihre Pliance anzuerkennen oder unter Counterpliance ihre Counterpliance zu leugnen. Wenn Sie den Eindruck haben, dass es so laufen könnte, dann ist es am besten, einfach weiterzumachen. In Kap. 6 werden wir auf dieses wichtige Thema zurückkommen.

3.9.2 Das Bewusstsein der Klienten über ihr Erleben erweitern

Um das breite Ableiten von Funktionen zu fördern (und Tendenzen zu untauglicher Pliance und Counterpliance zu verringern), ist es wichtig, verbale Kontexte herzustellen, die Klienten helfen, so direkt wie möglich mit ihrem Erleben Verbindung aufzunehmen, statt sich an Gedanken darüber zu binden, was Sie von ihnen erwarten. Sie haben möglicherweise schon von anderen oder vom eigenen Verstand gesagt bekommen, dass ihr Verhalten nicht wirklich dienlich ist. Wenn sie sich also weiter an ihre Gedanken über ihr Erleben statt direkt an ihr Erleben binden, führt dies wahrscheinlich nur zu mehr desselben.

Wenn es Ihnen gelingt, Klienten mit ihrem Erleben in Verbindung zu bringen, werden sie typischerweise mit einem breiteren Spektrum von Stimuli in Kontakt sein, als nur mit ihren Gedanken oder anderen Erlebensaspekten, auf die sie sonst vornehmlich fokussieren: Gefühle, Körperempfindungen, Sinneserfahrungen oder in Vergangenheit oder Zukunft zu leben. Diese Erweiterung wird ihre Möglichkeiten, Bezugsrahmen für ihr Verhalten zu schaffen, vervielfachen und ihnen helfen, neue Funktionen abzuleiten – und zwar aversive Funktionen für WEG-Bewegungen und appetitive Funktionen für HIN-Bewegungen. Deshalb ist es am besten, Fragen zu nutzen, die zum Wahrnehmen einladen, und alle Anzeichen für Wahrnehmen zu verstärken, wie unvollkommen sie auch erscheinen mögen, statt zu versuchen, Klienten dazu bringen, in einer bestimmten Weise zu antworten.

Wenn Klienten wahrnehmen, dass ihre WEG-Bewegungen kurzfristig wirksam sind, wird es wahrscheinlich, dass sie mit ihrem Erleben in Verbindung kommen und so weitere Funktionen ableiten können. Sie nehmen möglicherweise die Kohärenz zwischen ihrem Verhalten und dessen Funktion wahr. Wenn Klienten diese umfassendere Perspektive fehlt, geschieht es nur allzu leicht, dass sie die Wirksamkeit oder die Funktionen ihrer WEG-Bewegungen nicht wahrnehmen. Dem können viele Prozesse zugrunde liegen, die zu dieser Art von Inflexibilität führen. Vielleicht achtet ein Klient generell auf solche mentalen Ereignisse wie Selbstvorwürfe und steht deshalb seinem Vermeiden so kritisch gegenüber, dass er gar nicht sehen kann, dass es einen effektiven Ausweg bei Furcht bietet. Oder ein Klient empfindet vielleicht, dass andere ihn nicht verstehen – eine Sichtweise, die Sie wahrscheinlich verstärken, wenn Sie sich nicht die Zeit nehmen, sich auf sein Erleben und seine weitere Erfahrung einzulassen, beispielsweise mit der Beobachtung, dass Substanzkonsum oft eine kurzfristig hochwirksame Strategie ist, um das eigene innere Erleben zu verändern.

3.9.3 Im Bezugsrahmen

Unsere Diskussion der in Schritt 2 beteiligten Bezugsrahmungen beginnen wir mit einem kurzen Ausflug in grundlegende Verhaltensprozesse, wobei insbesondere Verstärkung (Reinforcement) thematisiert wird. Wir nehmen diese Richtung, weil Menschen häufig aufgrund der kurzfristig verstärkenden Funktionen ihrer WEG-Bewegungen steckenbleiben. Soweit es hilfreich ist, behalten Sie im Blick, dass es zwei Arten von Verstärkung gibt: *positive Verstärkung*, bei der die künftige Wahrscheinlichkeit eines Verhaltens erhöht wird, wenn etwas zur Umgebung hinzugefügt wird (im Allgemeinen etwas Appetitives), und *negative Verstärkung*, bei der die künftige Wahrscheinlichkeit eines Verhaltens erhöht wird, wenn etwas aus der Umgebung entfernt wird (im Allgemeinen etwas Aversives).

Da uns WEG-Bewegungen ermöglichen, aversiven Reizen (zumeist belastenden Gedanken oder unangenehmen Gefühle) zu entkommen oder diese zu vermeiden, können sie sehr attraktiv erscheinen. Und in der Tat haben sie kurzfristig appetitive Funktion (wenn

Angst hochschießt, erscheint es am attraktivsten, die Situation zu verlassen), auch wenn diese Funktionen dadurch, dass sie dazu dienen, uns von unangenehmem Erleben wegzubewegen (negative Verstärkung), selbst größtenteils unter aversiver Kontrolle stehen. In manchen Fällen, wie beispielsweise bei dem Marihuana rauchenden Klienten, der in diesem Kapitel erwähnt wurde, kann die Verstärkung daraus resultieren, dass ein Gefühl hinzugefügt wird, das zuvor abwesend war (positive Verstärkung).

Ob eine gegebene Form der Verstärkung negativ oder positiv ist, ist aus funktional-kontextueller Perspektive nur insoweit bestimmt, wie sie eine WEG-Bewegung oder eine HIN-Bewegung darstellt. Ein Verhalten, das als WEG-Bewegung von etwas wahrgenommen wird, könnte genauso gut als HIN-Bewegung auf etwas anderes wahrgenommen werden. Mit Blick auf das Verhalten des Marihuanarauchens könnte somit aufgrund des Entfernens eines Stimulus aus dem Kontext, etwa einem Gefühl von Leere, von negativer Verstärkung ausgegangen werden. Genauso gut könnte es jedoch aufgrund des Hinzufügens eines weiteren Reizes – nennen wir es angenehme Berauschung – als positive Verstärkung angesehen werden. Da positive und negative Verstärkung einfach nur Möglichkeiten sind, Verhalten zu betrachten, ist die „richtige" Betrachtungsweise aus funktional-kontextueller Sicht diejenige, die in der Praxis am nützlichsten ist, um Ihnen und Ihren Klienten dabei zu helfen, sich dorthin zu bewegen, wohin Sie sich bewegen möchten.

Wenn wir die Matrix vorstellen, dann erkunden wir im Allgemeinen die Dynamik des WEG-Bewegens von unerwünschtem innerem Erleben und des HIN-Bewegens zu dem „Wer-oder-was-ist-wichtig", weil dies das Erleben der meisten Menschen gut erfasst. Vornehmlich Hin- und Weg-Bewegungen von Werten zu betrachten, ist wahrscheinlich weniger mit dem Erleben der Menschen verbunden. Nach unserer klinischen Erfahrung üben Menschen Verhalten nicht aus, um sich von Werten wegzubewegen. Außerdem wird man, wenn der initiale Fokus darauf gerichtet ist, ob Verhalten von den eigenen Werten wegführt, tendenziell in eine eher bewertende Geisteshaltung versetzt. Wir sehen es als effektiver an, zunächst eine Verbindung mit dem Erleben der meisten Menschen herzustellen; jeder hat schon erlebt, sich von unerwünschten inneren Dingen wegzubewegen und sich auf jemanden oder etwas Wichtiges hinzubewegen.

Außerdem richtet sich die Matrix auf Verhalten, das unter der aversiven Kontrolle von innerem Erleben steht, weil sich unser Verhaltensrepertoire verengt (wir suchen den nächsten Ausweg), wenn wir durch aversive Funktionen kontrolliert werden (beispielsweise einer extremen Furcht davor, von anderen kritisch geprüft zu werden). Im Verlauf reduziert sich unsere Empfänglichkeit für die umfassenderen Elemente des Kontextes (beispielsweise das Treffen, an dem wir teilnehmen wollten, und die wichtigen Kontakte, die wir dort pflegen wollten). Das Gleiche gilt für unsere Fähigkeit zwischen der augenblicklichen Wahrnehmung über die fünf Sinne (andere Menschen befinden sich im Raum) und dem, was uns unser Verstand darüber erzählt (es ist so schrecklich, dass wir es nicht eine Minute länger aushalten können), zu unterscheiden. Technisch gesprochen, ist unser Verhalten weniger empfänglich für Veränderungen im Kontext und unsere psychische Flexibilität schwindet dahin.

Wenn wir eine funktionale Analyse für WEG-Bewegungen vornehmen, zielt dies auch darauf ab, für Klienten einen Kontext zu schaffen, in dem sich stärkere appetitive Funktionen für HIN-Bewegungen ableiten lassen, als sie für die WEG-Bewegung von unerwünschtem innerem Erleben vorhanden sind, sowie das Herleiten von aversiven Funktionen für ihre WEG-Bewegungen zu fördern. Wenn Sie die Flucht durch den nächsten Ausgang auf eine dunkle Gasse hinauswirft, wo Sie weiterhin voller Angst sind, werden Ausgangsschilder vielleicht etwas weniger attraktiv erscheinen. Dies berücksichtigen wir, wenn wir uns nun damit beschäftigen, wie verschiedene Bezugsrahmen eingesetzt werden können, um neue Funktionen für WEG-Bewegungen her- bzw. abzuleiten.

Die Bewertung der kurzfristigen und langfristigen Effektivität von WEG-Bewegungen ist ein Beispiel für zeitliche Rahmung. Im Allgemeinen leiten sich aus dem langfristigen zeitlichen Bezugsrahmen von WEG-Bewegungen aversive Funktionen ab, weil diese zumeist ineffektiv sind. In jenen Fällen, wo WEG-Bewegungen langfristig effektiv sind, leiten sich vielleicht auch einige zusätzliche appetitive Funktionen ab, was völlig in Ordnung ist. Vielleicht stellen diese WEG-Bewegungen effektive Kontrollstrategien dar, auch wenn sie in der Praxis nicht wirklich dienlich sind, es sei denn, sie wären gleichfalls effektiv, um sich auf das „Wer-oder-was-ist-wichtig" hinzubewegen.

Wenn wir WEG-Bewegungen hinsichtlich dessen bewerten, ob sie uns wirksam zum „Wer-oder-was-wichtig-ist" hinbringen, dann setzen wir sie in einen hierarchischen Rahmen (als Verhalten, das ein Teil der eigenen Werte ist) und in einen zeitlichen Rahmen (in dem Verhalten die HIN-Bewegung auf Werte im zeitlichen Verlauf fördert). Dies führt zu einer Definition von Werten, die auf Bezugsrahmen basiert: Verhalten, das Teil der eigenen Werte und ein sich entwickelndes Muster ist, das über die Zeit hinweg dazu beiträgt, sich auf Werte hinzubewegen.

Werte tragen hochappetitive Funktionen in sich. Wenn WEG-Bewegungen und Werte innerhalb eines Rahmens von Gegensätzlichkeit stehen – mit anderen Worten, wenn WEG-Bewegungen den Platz potenzieller HIN-Bewegungen einnehmen – dann leiten sich aus diesen WEG-Bewegungen aversive Funktionen ab. WEG-Bewegungen hinsichtlich dessen zu beurteilen, ob sie effektiv sind, um sich auf das „Wer-oder-was-ist-wichtig" hinzubewegen, nutzt man am besten dazu, um der gemeinsamen Arbeit einen umfassenderen Rahmen zu geben und um behutsam dazu einzuladen, den praktischen Nutzen von WEG-Bewegungen als Teil eines Lebens, in dem es überwiegend um HIN-Bewegungen geht, zu betrachten. Bereits das einfache Wahrnehmen, dass uns WEG-Bewegungen von Werten wegbewegen können, kann in sich schon aversiv sein. Deshalb ist es wichtig, diese Art des Rahmensetzens nicht zu übertreiben, denn dies kann dann das Rahmensetzen selbst und die Person, die dazu anhält, aversiv werden lassen. Mit anderen Worten, der Klient möchte vielleicht bald von diesen Rahmungen und vielleicht sogar von Ihnen weg und gerät so in eine weitere Schleife, in der er dann festhängt.

Andererseits empfehlen wir sehr, WEG-Bewegungen bezüglich ihrer Effektivität für das Hinkommen zum „Wer-oder-was-ist-wichtig" in einen Rahmen zu stellen, wenn diese Verhaltensweisen tatsächlich dazu geeignet sind, den Klienten näher an Personen und Dinge heranzubringen, die ihm wichtig sind. In solchen Fällen kann Verhalten, das unter der aversiven Kontrolle unerwünschten inneren Erlebens steht, was im Allgemeinen zu einer Beeinträchtigung im Leben führt, allmählich unter appetitive Kontrolle kommen und mehr Vitalität verleihen. Wie zuvor in diesem Kapitel erörtert, können WEG-Bewegungen, wenn sie geeignet sind, um sich auf Werte hinzubewegen (wie dies für Fitnessaktivitäten der Fall sein kann), allmählich zu umfassenderen appetitiven Funktionen führen. Dies erhöht die Wahrscheinlichkeit, dass Klienten diese als HIN-Bewegungen ausüben werden: Verhalten unter der appetitiven Kontrolle dessen, was wichtig ist. Und das ist, woraus ein wertgeschätztes Leben besteht.

Mit Blick auf das Setzen von Bezugsrahmen ist letztlich alles, was wir tun, darauf gerichtet, Klienten dabei zu helfen, ihre Situation flexibler in Bezug zu setzen oder zu rahmen. Mit anderen Worten, wir helfen Klienten, flexible anstelle zuvor starrer Rahmen für Ereignisse und Erlebnisse zu finden. Es ist unmöglich, mit 100 %iger Sicherheit vorherzusagen, was ihnen dabei hilft, dies zu tun. Das Beste, was wir versuchen können, ist, Bedingungen zu schaffen, die die Wahrscheinlichkeit erhöhen, dass sie anfangen, ihrem Erleben flexiblere Rahmen zu geben, ohne ihnen diese flexible Weise der Bezugsrahmung in inflexibler, rigider Weise aufzwingen zu wollen.

3.10 Schritt 2: Checkliste

Verwenden Sie diese Checkliste, wenn Sie die in diesem Kapitel dargestellten Strategien einüben.

Was ich gemacht habe

- Ich habe die Übung für zuhause in flexibler Weise ausgewertet.
- Ich habe angeboten, die WEG-Bewegungen des Klienten gemeinsam etwas genauer zu betrachten.
- Ich habe meinen Klienten eingeladen, zunächst die kurzfristige Wirksamkeit seiner WEG-Bewegungen für das Wegkommen von unerwünschtem innerem Erleben zu betrachten.
- Ich habe wertschätzend bestätigt, dass WEG-Bewegungen kurzfristig wirksam sein können und vermittelt, dass die WEG-Bewegungen meines Klienten sinnvoll und nicht dumm sind.
- Ich habe meinen Klienten eingeladen, die langfristige Wirksamkeit seiner WEG-Bewegungen für das Wegkommen von unerwünschtem innerem Erleben zu betrachten.
- Ich habe meinem Klienten geholfen, wenigstens eine seiner Schleifen, in denen er festhängt, zu erkennen und zu benennen.
- Soweit es die Ratings meines Klienten erlaubt haben, habe ich wertschätzend bestätigt, dass WEG-Bewegungen sowohl (kurzfristig) tauglich als auch (langfristig) untauglich sein können.
- Ich habe meinen Klienten eingeladen, die Wirksamkeit seiner WEG-Bewegungen für das HIN-Bewegen zum „Wer-oder-was-ist-wichtig“ zu betrachten.

- Ich habe validiert, was immer mein Klient bezüglich der Wirksamkeit seiner WEG-Bewegungen für sein Hinkommen zum „Wer-oder-was-ist-wichtig“ wahrgenommen hat.
- Im Verlauf der gesamten Übung war ich in der Lage, meinen Klienten erforderlichenfalls behutsam vom Geben von Erklärungen zu Wirksamkeitsratings zurückzubringen.
- Ich habe die „Der-Mensch-in-der-Grube“-Metapher eingesetzt, sie in interaktiver Weise präsentiert und meinen Klienten in den Dialog einbezogen.
- Als Übung für zuhause habe ich den Klienten eingeladen, das Wahrnehmen seiner HIN- und WEG-Bewegungen fortzuführen und dabei insbesondere deren kurz- und langfristige Effektivität und deren Effektivität für das „Wer-oder-was-ist-wichtig“ aufmerksam wahrzunehmen.

Was ich nicht übermäßig gemacht habe

- Versucht, meinen Klienten zu Äußerungen zu bringen, wonach seine WEG-Bewegungen kurzfristig effektiv, langfristig jedoch unwirksam seien oder dass sie unwirksam seien, um sich zum „Wer-oder-was-ist-wichtig“ hinzubewegen.
- Meinen Klienten viele Erklärungen geben und vom Kurs abkommen lassen.

Schritt 3: Haken und das Problem des Kontrollstrebens

4

Inhaltsverzeichnis

4.1 Auswertung der häuslichen Übung ... 78
4.2 Eine kurze Geschichte der menschlichen Kontrolle ... 78
4.3 Eine Nebenbemerkung zur Evolution kognitiver Kontrolltechnologien ... 79
4.4 Die Vergeblichkeit von Innenweltkontrolle erkunden und erleben ... 80
4.5 Regeln der inneren im Unterschied zur äußeren Kontrolle ... 82
4.6 Sinneserleben und inneres Erleben sortieren ... 83
4.7 Haken ... 85
4.8 Übungen für zuhause in Schritt 3: Haken und was man als Nächstes tut wahrnehmen ... 91
4.9 Wie Sie mögliche Fallen wahrnehmen und flexibel umgehen ... 92
4.10 Frequently Asked Questions – Häufig gestellte Fragen ... 94
4.11 Vertiefung ... 95
4.12 Schritt 3: Checkliste ... 99

Wir Menschen haben erstaunliche Fähigkeiten zur Kontrolle unserer Umwelt entwickelt. Das geht so weit, dass wir in einigen extrem lebensfeindlichen Umgebungen der Erde und selbst im Weltraum leben können. Wir verdanken dies unserer hochentwickelten individuellen und kollektiven Intelligenz. Und weil wir so daran gewöhnt sind, die Welt um uns herum zu beherrschen, ist es nur natürlich, dass wir danach streben, auch unsere innere Umgebung – Gedanken, Gefühle, Erinnerungen, Vorstellungen und ähnliches – zu beherrschen. Jedoch ist die innere Welt einer solchen Kontrolle weniger zugänglich – in vielen Fällen werden solche nach innen gerichteten Kontrollversuche nicht funktionieren. Vielmehr sind unsere Bestrebungen, unser inneres Erleben zu kontrollieren, oftmals die Grundursache dafür, dass wir uns verstricken und schließlich feststecken.

Der natürliche Drang, unser inneres Erleben in der gleichen Weise wie die äußere, sinnlich wahrnehmbare Welt kontrollieren zu wollen, wird noch stärker, wenn wir

K. L. Polk et al., *Praxishandbuch ACT-Matrix*, https://doi.org/10.1007/978-3-662-59416-2_4

Schwierigkeiten damit haben, den Unterschied zwischen diesen beiden Welten wahrzunehmen. Wenn wir diese Unterscheidung nicht machen, tendieren wir natürlicherweise dazu, mit Gedanken, Gefühlen und anderen inneren Erfahrungen so umgehen zu wollen, als ob sie zur sinnlich zugänglichen äußeren Welt gehörten, die wir kontrollieren können.

In Schritt 3 geht es darum, genauer zu verstehen, was uns danach streben lässt, das innere Erleben kontrollieren zu wollen. Dies umfasst zwei Teile. Im ersten Teil geht es darum, den scharfen Gegensatz erlebbar zu machen, der zwischen unserer Fähigkeit, die mit den Sinnen wahrnehmbare Welt zu kontrollieren, und der demgegenüber bestehenden Unfähigkeit, die Welt des inneren Erlebens zu kontrollieren, besteht. Der zweite Teil hilft Klienten zu erkennen, welche inneren Erfahrungen sie in eine festgefahrene Situation führen und blockieren können. Hierzu geben wir eine erweiterte Darstellung der Haken-Metapher, wozu auch ein Arbeitsblatt gehört.

4.1 Auswertung der häuslichen Übung

Bevor Sie die häusliche Übung aus Schritt 2 nachbesprechen, können Sie diese Sitzung mit der kurzen, zu Beginn von Kap. 3 eingeführten Übung zum Ankommen eröffnen. Anschließend besprechen Sie diese Übung, indem Sie jegliches Wahrnehmen verstärken und beispielsweise sagen: „Das haben Sie wahrgenommen? Gut wahrgenommen!“

Als Nächstes wenden Sie sich der häuslichen Übung der Vorwoche zu. Fragen Sie die Klienten, ob sie im Verlauf der vergangenen Woche HIN- und WEG-Bewegungen wahrgenommen haben. Wenn sie WEG-Bewegungen wahrgenommen haben, haben sie dann auch die kurz- und langfristige Wirksamkeit dieser Bewegungen für die Kontrolle unerwünschten inneren Erlebens sowie deren Tauglichkeit für das HIN zum „Wer-oder-was-ist-wichtig“ wahrgenommen? Wenn es passt, verweisen Sie auf festgefahrene Schleifen oder auf die „Mensch-in-der-Grube“-Metapher und beziehen Sie sich auf WEG-Bewegungen, indem Sie so tun, als ob Sie schaufeln.

4.2 Eine kurze Geschichte der menschlichen Kontrolle

Im Anschluss an die Besprechung der häuslichen Übung erinnern Sie die Klienten daran, dass Sie am Ende der vorangehenden Sitzung in Aussicht gestellt hatten, eingehender zu betrachten, was uns in WEG-Bewegungen gefangen hält, selbst wenn wir wahrnehmen, dass diese Bewegungen überwiegend ineffektiv sind oder die Dinge auf lange Sicht sogar verschlimmern und uns kaum verlässlich zum „Wer-oder-was-ist-wichtig“ hinbringen. Wir empfehlen, am Anfang eine kurze Übersicht über die geschichtliche Entwicklung der menschlichen Kontrollfertigkeiten zu geben. Der folgende Dialog illustriert, wie Sie dies machen könnten.

Therapeut: Wir Menschen sind einzigartig hinsichtlich der Fähigkeit, die sinnlich wahrnehmbare Welt zu kontrollieren. Zuhause können wir die Zimmertemperatur über Heizung und Klimaanlage steuern, die Körpertemperatur regulieren wir mit der Kleidung. Wir können über weite Distanzen und sogar in den Weltraum hinaus mit anderen kommunizieren, mit unglaublicher Geschwindigkeit reisen und uns erfolgreich gegen bedrohliche Organismen wehren, seien es nun Raubtiere oder mikroskopisch kleine Krankheitserreger. Wodurch wird dies möglich? Liegt es daran, dass wir kräftiger sind, stärkere Muskeln, schärfere Klauen oder Zähne oder mächtigere Kiefer als andere Tiere haben?

Klient: Nein, es kommt durch unser Gehirn.

Therapeut: Ja genau. Es ist das Ding zwischen unseren Ohren, das uns erlaubt, die sinnlich zugängliche Welt wie keine andere lebende Spezies zu kontrollieren. Betrachten wir einmal den Fortschritt, den wir seit den alten Griechen und Römern in den vergangenen 2000 oder 3000 Jahren hinsichtlich der Fähigkeit gemacht haben, die äußere Welt zu kontrollieren. Ja, auch sie hatten Häuser, und einige der sehr Reichen hatten sogar einfache Zentralheizungssysteme, aber sie hatten kein Glas in den Fenstern und keine Klimaanlagen.

Natürlich hatten sie Kleider, doch war die Bekleidung nicht so technisch wie heute. Sie sind hauptsächlich zu Fuß gereist, gelegentlich auch auf Pferden oder mit einfachen Karren und Schiffen. Um Nachrichten zu übermitteln, gingen sie mit einem blanken Metall auf einen Hügel und hofften auf Sonnenschein, damit die Person auf dem nächsten Hügel die Spiegelung wahrnehmen konnte. Heutzutage können wir mit jedem über das Internet Telekonferenzen abhalten. Die Medizin war ein sehr riskantes Geschäft, mit Ärzten, die Menschen mit gleicher Wahrscheinlichkeit umbrachten oder retteten. Sie verstehen, worauf ich hinauswill: Alle diese Fortschritte in diesen kurzen 2000 oder 3000 Jahren verdanken wir unserem Intellekt.

Wenn den Menschen in der sinnlich wahrnehmbaren Welt etwas begegnete, das sie nicht mochten oder das sie verändern wollten, haben sie darüber nachgedacht und möglicherweise auch Ideen miteinander ausgetauscht, um zu Lösungen zu kommen. Dies führte zu großen Fortschritten in der Kontrolle vieler unerwünschter Aspekte unseres äußeren Erlebens. Aber wie ist es mit unserer inneren Erfahrungswelt, der Welt unserer Gedanken und unserer Gefühle? Wie viel Fortschritt haben wir diesbezüglich Ihrer Meinung nach seit den Tagen des alten Roms gemacht?

Klient: Nicht viel …

Therapeut: Nein, überhaupt nicht viel. Ist das nicht merkwürdig?

4.3 Eine Nebenbemerkung zur Evolution kognitiver Kontrolltechnologien

Betrachten Sie einmal die folgende Aussage, die die Grundlagen der fortschrittlichsten Technologie zur Kontrolle von Gedanken und Gefühlen – der kognitiven Therapie – verdeutlicht: „Wenn dich etwas Äußerliches bedrückt, dann ist der Schmerz nicht der Sache selbst zuzurechnen, sondern deiner Betrachtung der Sache; und du hast stets die Macht, dies zu revidieren“ (Aurelius 1964, S. 120). Dieses Zitat stammt nicht aus einem brandaktuellen Psychologietext, sondern ist ein Auszug aus den Schriften des römischen Kaisers Marc Aurel, verfasst irgendwann im zweiten Jahrhundert nach Christus. Sonderbarerweise fasst es eines der zentralen Prinzipien der kognitiven Therapie recht gut zusammen: nämlich, dass wir unser Leiden reduzieren können, indem wir die Bewertungen unseres inneren Erlebens verändern. Ist es nicht etwas befremdlich, dass unsere fortschrittlichste Technologie zur Kontrolle von Gedanken und Gefühlen nicht viel über ein Prinzip hinausgekommen ist, das bereits vor annähernd 2000 Jahren formuliert wurde? Stellen Sie sich einmal vor, wie es wäre, wenn unsere fortschrittlichsten Transportmittel nach wie vor auf denselben technologischen Prinzipien beruhen würden, die in der Zeit von Marc Aurel vorherrschten.

Um es klar auszudrücken: Wir glauben nicht, dass diese Schwierigkeiten in der kognitiven Therapie als solcher liegen. Vielmehr haben wir den Eindruck, dass sie davon herrühren, dass man versucht, Kontrolle auf einen Bereich anzuwenden, für den Kontrolle nicht geeignet ist.

4.4 Die Vergeblichkeit von Innenweltkontrolle erkunden und erleben

Nachdem Sie nun einen Kontext hergestellt haben, der die menschliche Fähigkeit zur Kontrolle der sinnlich wahrnehmbaren Welt und der inneren Erfahrungswelt in einen vergleichenden Bezugsrahmen stellt, ist es der perfekte Zeitpunkt, um wichtige Unterschiede dieser beiden Welten erleben und erkunden zu lassen. Der folgende Dialog, der die Metapher eines Lügendetektors verwendet, veranschaulicht, wie Sie dabei vorgehen könnten:

Therapeut: Wie wäre es, wenn wir noch etwas genauer hinschauen, wie die Dinge in der Welt der Gedanken und Gefühle funktionieren?

Klient: Einverstanden.

Therapeut: Lassen Sie uns zunächst die Gedanken betrachten. Wie oft haben Sie in der vergangenen Woche an ein lila Einhorn gedacht?

Klient: Überhaupt nicht.

Therapeut: Großartig, also sollte es Ihnen leichtfallen, das zu tun, worum ich Sie gleich bitte: Egal, was Sie in den nächsten 30 Sekunden tun, denken Sie nicht an ein lila Einhorn oder an irgendetwas, das Sie an ein lila Einhorn denken lässt. Es geht nicht darum, dass Sie mir irgendetwas beweisen, schauen Sie einfach, ob Sie Ihr inneres Erleben wahrnehmen können. Wenn Sie etwas wahrnehmen, das Sie an ein lila Einhorn denken lässt, dann winken Sie einfach mit der Hand, sodass ich es sehen kann. Ich werde dasselbe tun, sodass wir beide etwas albern aussehen.

Klient: In Ordnung. *(Wird ruhig und winkt – wie auch der Therapeut – fast sofort mit ihrer Hand.)*

Therapeut: Okay, ich denke 20 Sekunden reichen. Was haben Sie wahrgenommen?

Klient: Lauter Einhorne!

Therapeut: Ist das nicht merkwürdig? In der ganzen vorangegangenen Woche hatten Sie kein einziges Mal an ein Einhorn gedacht. Und alles, was ich tun muss, ist Ihnen zu sagen, nicht an ein Einhorn zu denken und plötzlich sind sie überall.

Klient: *(Kichert.)*

Therapeut: Nun betrachten Sie mal dieses Stück Papier. Wenn wir es loswerden wollten, was könnten wir tun?

Klient: Sie könnten es in den Abfalleimer werfen.

Therapeut: Jawohl. So wie ich meinen Zweijährigen kenne, würde er es womöglich wieder herausfischen. Das wäre also kurzfristig effektiv, aber möglicherweise nicht langfristig. Was könnten wir noch tun?

Klient: Man könnte es verbrennen.

Therapeut: Ja! Verbrennen würde funktionieren. Würde es dann noch mal zurückkommen?

Klient: Nein.

Therapeut: In der sinnlich wahrnehmbaren Welt gilt also, dass wir, wenn wir etwas nicht mögen, darüber nachdenken und zu einer Lösung kommen können, wie wir es loswerden. Vielleicht braucht es mehrere Anläufe, aber es geht. Anders in der Welt der Gedanken, richtig? Betrachten Sie doch mal, ob es nicht so ist, dass Ihnen Ihr Verstand regelmäßig vorgibt, nicht an etwas Bestimmtes zu denken oder stattdessen an etwas anderes zu denken. Wie sind wohl die Chancen, dass Ihnen das gelingt?

Klient: Keine Chance.

Therapeut: Richtig. Und lassen Sie uns mal schauen, ob es bei Gefühlen nicht genauso ist. Haben Sie schon von Lügendetektoren gehört?

Klient: Ja.

Therapeut: Dann wissen Sie wahrscheinlich auch, dass es gelogen ist, wenn man sie Lügendetektoren nennt. Worauf sie reagieren, sind Veränderungen der Hautleitfähigkeit und des Blutdrucks, die mit Angst und Stressgefühlen einhergehen. Stellen Sie sich also vor, das FBI, CIA oder NSA oder noch ganz andere Geheimorganisationen, die so geheim sind, dass ich Sie töten müsste, wenn ich Ihnen einen Namen verraten würde, hätten den besten und empfindlichsten Stress- und Angstdetektor gebaut, der jemals entwickelt wurde. Dieses Gerät kann die feinsten Anzeichen von Stress und Angst aufspüren. Nun stellen Sie sich vor, dass wir Sie in den allerbequemsten Sessel setzen und Sie an dieses Gerät anschließen. Ihre Aufgabe ist, nicht das geringste Anzeichen für Angst oder Stress zu entwickeln. So gemütlich wie dieser Sessel ist, sollte das nicht allzu schwierig sein.

Ach, nebenbei: Der Sessel steht auf einem Gestell, direkt auf einer automatischen Falltür, die mit dem Gerät verbunden ist. Und wenn Sie auch nur das geringste Zeichen von Stress empfinden, wird sich die Falltür öffnen. Und um Sie noch mehr zu motivieren, keine Angst und keinen Stress zu entwickeln, haben wir die Plattform über ein Haifischbecken gestellt, dessen Haie seit Wochen nicht gefüttert wurden. Was glauben Sie, wie lange werden Sie wohl in diesem Sessel bleiben?

Klient: *(Kichert.)* Nicht lange. 5 Sekunden vielleicht …

Therapeut: Super! Ich bin mir nicht sicher, ob ich es so lang schaffen würde. Wie dem auch sei, überlegen Sie mal, ob es nicht so wäre, dass Ihr Verstand fortlaufend darauf beharren würde, dass Sie das jetzt nicht fühlen sollten, sondern stattdessen irgendwas anderes. Hat Ihnen Ihr Verstand jemals gesagt, dass Sie auf keinen Fall Stress oder Angst empfinden sollten? *(Hält sich den Finger wie eine Pistole an den Kopf.)* Und dieses Mal gehts um Leben oder Tod! Welche Chance haben Sie?

Klient: Überhaupt keine.

Therapeut: Hmm … Aber vielleicht ist es ja mit positiven Gefühlen anders? Schauen wir mal. Wenn Sie es schaffen, die größte Freude, die Sie jemals empfunden haben, in den nächsten 20 Sekunden zu fühlen, gebe ich Ihnen 1 Million Dollar. Ich starte die Uhr … los geht‘s!

Klient: *(Bleibt still.)*

Therapeut: Okay, 20 Sekunden sind vorbei. Was haben Sie wahrgenommen?

Klient: Ich habe es nicht fühlen können.

Therapeut: Jawohl. Und wie oft erzählt Ihnen Ihr Verstand dennoch: „Denk nicht so, sondern denk das!“ oder „Egal was du machst, fühle nicht so!“ oder auch „Warum fühlst du nicht so!“?

Klient: *(Kichert.)* So ziemlich jeden Tag.

Therapeut: Seltsam, oder? Und doch macht es Sinn, dass unser Verstand es so macht. Er hat uns damit sehr erfolgreich geholfen, Wege zu finden, die sinnlich erlebbare Welt zu kontrollieren. Und deshalb ist es nur natürlich, dass der Verstand mehr Kontrolle vorschlägt, wenn er sich mit der Welt der inneren Erfahrung und des inneren Erlebens auseinandersetzt. Aber wie wir aus unseren Experimenten eben gesehen haben, scheint dies in der Welt des inneren Erlebens nicht zu funktionieren.

Klient: Nein. Es sieht wirklich so aus, als ob es dadurch nur noch schlimmer wird.

4.5 Regeln der inneren im Unterschied zur äußeren Kontrolle

Der vorangehende Dialog veranschaulicht, wie Sie die Klienten anleiten können, die gewaltigen Unterschiede unserer Fähigkeiten im Umgang mit innerem und äußerem Erleben aus der Perspektive ihres eigenen Erlebens zu erkunden. So haben Sie eine gute Ausgangsbasis, um die Klienten einzuladen, wahrzunehmen, dass diese beiden Welten unterschiedlichen Regeln zu folgen scheinen.

Therapeut: Es scheint, dass es unterschiedliche Regeln für die Welt der Wahrnehmung mit den Sinnen und für die Welt des inneren Erlebens gibt. In der Welt der Sinneswahrnehmung lauten die Regeln etwa folgendermaßen: „Wenn du etwas nicht magst, denk lang und intensiv darüber nach, probiere Verschiedenes aus und am Ende wirst du das Problem loswerden oder es kontrollieren und steuern können.“ Für die Welt des inneren Erlebens scheint die Regel so zu sein: „Je mehr du versuchst, es loszuwerden oder es zu kontrollieren, desto mehr steckst du darin fest!“ Möglicherweise ist dies ein Teil davon, wie wir uns verstricken und schließlich feststecken – weil wir versuchen, die Regeln, die für die sinnlich wahrnehmbare Welt gelten, auf die Welt des inneren Erlebens anzuwenden.

4.6 Sinneserleben und inneres Erleben sortieren

Als Nächstes können Sie mit den Klienten besprechen, dass es vor dem Hintergrund dieser beiden unterschiedlichen Regeln – die sich einerseits auf die mit den Sinnen wahrnehmbare Welt und andererseits auf die Welt des inneren Erlebens beziehen – nützlich sein könnte, zu üben, den Unterschied zwischen der mit den Sinnen erlebbaren Welt und dem inneren Erleben wahrzunehmen. Diese Unterscheidung ist zentral für die Matrix-Arbeit, und so gilt auch hier wieder, dass es oftmals genügt, einfach entlang der Matrix zu sortieren, um Klienten zu ermöglichen, den Unterschied wahrzunehmen. Wenn es den Anschein hat, als ob eine Klientin ohne Weiteres zwischen der sinnlich erfahrbaren und der mentalen oder inneren Erfahrung unterscheiden kann, ist es nicht nötig, sie zu einem gezielten Unterscheidungstraining einzuladen.

Wenn Sie diese wichtige Unterscheidung jedoch direkt trainieren wollen, können Sie Klienten zwei Karteikarten geben und sie auffordern, die eine mit „5-S“ für die fünf Sinne und die andere mit „M/I“ für mentales oder inneres Erleben zu beschriften. Bereiten Sie für sich selbst ähnliche Karten vor und geben Sie dann etwa folgende Anleitung:

Therapeut: In den nächsten 60 Sekunden wollen wir üben, den Unterschied zwischen sinnlichem Erleben und mentalem oder innerem Erleben wahrzunehmen. Nehmen Sie dazu jede der beiden Karten in eine Hand. Dann achten Sie darauf, ob Sie wahrnehmen können, wo Ihre Aufmerksamkeit gerade hingeht. Wenn Sie dann soweit sind, heben Sie die Hand mit der Karte, die dem am besten entspricht, was Sie im jeweiligen Moment gerade erleben.

Es ist ein bisschen, wie wenn Karten aus zwei unterschiedlichen Kartenspielen – eines mit roten und eines mit blauen Rückseiten – gemischt in einem Stapel liegen und Sie sie nacheinander ziehen und nach der Farbe auf der Rückseite sortieren, wobei Sie anstelle von Spielkarten nun Ihr Erleben verwenden, wie es sich von Moment zu Moment verändert. Die Karten mit der roten Rückseite entsprächen beispielsweise allem, was Sie mit einem oder mehreren Ihrer fünf Sinne wahrnehmen: Sehen, Hören, Riechen,

Schmecken oder Fühlen – beispielsweise wenn Sie gerade Ihre Kleidung auf der Haut fühlen. Die Karten mit der blauen Rückseite stünden für alles andere: Gedanken, Gefühle, Vorstellungen, Erinnerungen oder innere Körperempfindungen, wie das Grummeln in Ihrem Bauch oder das Unbehagen in Ihrer Brust – alles, was letztlich nicht durch einen Ihrer fünf Sinne vermittelt wird. Und damit Sie nicht zu viel grübeln, wie das aussieht, wenn Sie das machen, mache ich auch mit und werde das, was ich selbst im jeweiligen Augenblick erlebe, ebenso mit Hilfe dieser beiden Karten sortieren.

Nach unserer Erfahrung ist es hilfreich, ungefähr Folgendes hinzuzufügen, um Klienten vorab auf übliche Schwierigkeiten in Verbindung mit dieser Übung einzustellen.

Therapeut: Es geht hier überhaupt nicht darum, perfekt zu sortieren – es geht darum zu sortieren. Es geht auch nicht darum, Ihr Erleben vom gerade vergangenen Moment zu sortieren, sondern es geht darum, Ihr Erleben, wie es genau im gegenwärtigen Moment ist, zu sortieren, völlig egal, was Ihnen der Verstand darüber erzählt, wie Sie eben noch sortiert haben – ob richtig oder falsch. Wenn Leute diese Übung machen, dann erleben sie oft Verwirrung oder sie nehmen Gedanken wahr wie: „Das ist doof.“, „Was soll das?“, „Keine Ahnung, welche Art von Erleben das ist.“, „Im Augenblick habe ich überhaupt kein spezielles Erleben, das ich wahrnehmen könnte.“, „Wie soll mir das bei meinem Problem helfen?“ *(Bei „Problem“ fügen Sie hier das vom Klienten präsentierte Problem ein.)* Um welche Art von Erleben handelt es sich dabei?

Klient: Inneres Erleben!

Therapeut: Genau, inneres oder mentales Erleben! Letztlich umfasst das mentale oder das innere Erleben alles, was nicht über einen der fünf Sinne kommt.

Wenn Sie diese Übung nachbesprechen, verstärken Sie einfach jegliches Wahrnehmen. Achten Sie darauf, keines der beiden Ergebnisse – also Sinneswahrnehmung oder mentales bzw. inneres Erleben – gegenüber dem anderen zu bevorzugen und zu verstärken. Wenn die Klientin berichtet, können Sie – soweit dies hilfreich oder angemessen erscheint – behutsam danach fragen, ob das, was sie mitteilt, inneres oder sinnliches Erleben ist. Wenn Sie wollen, können Sie auch etwas von Ihrem eigenen Erleben aus der Übung mitteilen, das sich – wie Sie vielleicht wahrnehmen – im Verlauf der Übung von Moment zu Moment verändert. Achten Sie, so wie stets, wenn Sie Ihr eigenes Erleben einbringen, darauf, dies aus ebenbürtiger, authentischer Position heraus zu tun. Verhaken Sie sich dabei nicht mit dem Gedanken, dass Sie Teile Ihres Erlebens vor anderen bevorzugen sollten, um Klienten ausgewählte Inhalte vermitteln zu können.

Gelegentlich empfehlen wir, dass Klienten diese Übung vielleicht eine Minute täglich praktizieren. Viele Klienten haben berichtet, dass ihnen diese Übung tatsächlich geholfen hat, sich von ihren Gedanken weniger einwickeln zu lassen, und so den Weg für wertgeschätztes Handeln eröffnet hat. Klienten können dies natürlich mit und ohne Karten üben. Wenn sie mit den Karten üben, dann vielleicht vorzugsweise für sich allein an einem ruhigen Ort. Natürlich können sie auch üben, während sie duschen, kochen oder die Straße entlanglaufen, sogar wenn man Auto fährt, dann natürlich ohne Karten.

Interessanterweise bewerteten viele Teilnehmer einer laufenden Studie, die gerade von einem der Autoren nach einem ACT-Protokoll bei Zwangsstörungen durchgeführt wird, diese einfache Übung als eine der nützlichsten des Protokolls. Dies erscheint einleuchtend, insbesondere wenn man bedenkt, dass die Zwangsstörung auch als Unfähigkeit angesehen werden kann, den Unterschied zwischen Sinneserleben und mentalem oder innerem Erleben wahrzunehmen. Es resultieren zwanghafte Bemühungen, mit denen wir auf provozierendes mentales oder inneres Erleben so reagieren, als ob es sich um sinnlich vermitteltes Erleben handeln würde, das man verbannen möchte. Beispielsweise kann der Gedanke an Verunreinigung oder Kontamination dazu führen, dass man sich so verhält, wie es bei einer über die Sinneswahrnehmung erlebbaren Verunreinigung oder Kontamination angemessen wäre. Darüber hinaus sind Klienten, wenn sie ihre Zwänge ausüben, häufig so in ihrem mentalen Erleben gefangen, dass sie nachfolgend nicht in der Lage sind, zu unterscheiden, ob sie das Zwangsverhalten über ihre fünf Sinnen erlebt haben oder sie es sich einfach nur vorgestellt haben, was wiederum Zwangsgedanken oder obsessives Denken befördert. Für Kliniker kann dieses Vorgehen bei Zwangsstörungen sehr befreiend sein, weil es davon entbindet, die obsessiven Gedanken inhaltlich zu bearbeiten, und es doch ermöglicht, Klienten dabei zu helfen, sich aus der wörtlichen Umklammerung durch ihre Gedanken zu lösen.

4.7 Haken

Wie in der Einführung erwähnt wurde, ist die kognitive Defusion einer der sechs Prozesse, die von ACT angezielt werden. Ursprünglich war sie als Entliteralisierung bezeichnet worden. Nachdem sich dieses Kunstwort als etwas unhandlich erwies, verständigte man sich in der ACT-Community bald auf ein anderes Kunstwort: Defusion. Defusion ist der Prozess, bei dem wir Gedanken, Gefühle oder anderes inneres Erleben als solches wahrnehmen, anstatt so darin gefangen zu sein, dass wir unlösbar damit verschmolzen erscheinen, als ob wir die Welt durch die Linse unserer Gedanken und Gefühle sähen. Anders gesagt, geht es bei der Defusion darum, gegenüber innerem Erleben eine Perspektive einzunehmen und den Unterschied zwischen Sinneserleben und mentalem Erleben wahrzunehmen.

Ein erster Schritt zur Defusion ist es, etwas Abstand vom Inhalt unseres inneren Erlebens zu gewinnen, sodass wir dieses Erleben als das wahrnehmen können, was es ist – vorüberziehende Gedanken und Gefühle – statt als das, was diese Erlebnisse vorgeben zu sein. In der kognitiven Therapie wird dies als Distanzierung bezeichnet. Doch geht ACT über Distanzierung hinaus. Als funktional-kontextueller Ansatz sucht ACT stets nach den Funktionen von Ereignissen im jeweiligen Kontext. Also beschränkt sich Defusion nicht darauf, nur wahrzunehmen und sich von innerem Inhalt zu distanzieren. Sie beinhaltet auch, die Verhaltensweisen wahrzunehmen, die als Ergebnis aus der Fusion oder dem Verschmolzensein hervorgehen. Danach können wir wahrnehmen, ob das Verhalten, das auftritt, wenn wir mit innerem Erleben fusioniert oder verschmolzen sind, dienlich und konsistent zu unseren Werten ist.

4.7.1 Die Hakenmetapher einführen

In unserer klinischen Praxis haben wir beobachtet, dass die Haken-Metapher für die Defusionsarbeit mit der Matrix ideal ist. Diese Metapher beleuchtet, wie ein einziger Prozess uns den Unterschied zwischen der Welt des Sinneserlebens und der Welt des inneren Erlebens vergessen lässt, und zeigt auch auf, welche Verhaltensweisen daraus resultieren können. Der folgende Dialog verdeutlicht, wie Sie diese Metapher einführen können.

Therapeut: Ich weiß nicht, ob Sie mit dem Angeln vertraut sind. Ich selbst bin es auch nicht. Wenn Sie es sind, dann unterbrechen Sie mich einfach und korrigieren Sie mich, wenn ich Unsinn rede.

Klient: Mein Vater hat geangelt.

Therapeut: Prima. Soweit ich weiß, ist es nicht der Haken, der die Fische anbeißen lässt, sondern der Köder, der am Haken hängt, aber der Einfachheit halber werde ich es Haken nennen. Ich weiß, dass unterschiedliche Fischarten unterschiedliche Haken bevorzugen.

Klient: Ja, so ist es.

Therapeut: Und ich habe auch gehört, dass dieselbe Fischart in verschiedenen Umgebungen an unterschiedlichen Haken anbeißt. So braucht man beispielsweise einen anderen Haken, je nachdem, ob man Lachs im Meer angelt oder dieselbe Lachsart flussaufwärts schwimmt.

Klient: Ja.

Therapeut: Außerdem habe ich gehört, dass die gleichen Fische im gleichen See je nach Jahreszeit an unterschiedlichen Haken anbeißen.

Klient: Tatsächlich?

Therapeut: Ja, so sagt man. Aber wie nehmen Fische wahr, dass sie an einem Haken angebissen haben?

Klient: Wenn es schmerzt?

Therapeut: Ja, aber sie könnten auch auf andere Dinge beißen, die wehtun, ohne sich zu verhaken. Sie könnten sogar in einen Haken beißen, der nicht an einer Angelschnur befestigt ist, ohne sich dann zu verhaken. Wie also nehmen sie wahr oder bemerken sie, dass sie am Haken hängen?

Klient: Weil sie gezogen werden …

Therapeut: Ja, genau. Weil sie in eine andere Richtung gezogen werden als die, in die sie geschwommen sind, bevor der Haken auftauchte und sie anbissen. In dieser Hinsicht ähneln wir den Fischen. Unterhalb der waagrechten Linie der Matrix können allerlei Haken auftauchen. Unsere Haken können aus einer beliebigen Anzahl von Dingen bestehen: Gedanken, Gefühlen, Körperempfindungen, Erinnerungen, Geschichten, Bildern oder manchmal auch aus dem Erleben der fünf Sinne: etwas, was wir hören oder sehen. Wir können uns sogar mit Gedanken über das „Wer-oder-was-ist-wichtig" verhaken. Und manchmal verhaken wir uns in einer Kombination von Dingen. Und wie den Fischen fällt es uns leichter wahrzunehmen, dass wir uns verhakt haben, wenn wir, anstatt auf den Haken selbst zu schauen, darauf achten, was wir als Nächstes tun in welche Richtung wir weiterschwimmen.

Klient: Okay.

Therapeut: Wenn wir jetzt über Haken sprechen, können Sie vielleicht schon einige Ihrer eigenen Haken wahrnehmen und wahrnehmen, was Sie als Nächstes tun, wenn Sie am Haken hängen?

Klient: Ich glaube schon.

Therapeut: Gut. Sagen Sie mir jetzt bitte noch nicht, was bei Ihnen auftaucht. Lassen Sie uns zunächst nochmals für einen Moment zu den Fischen kommen. Wenn Fische wahrnehmen könnten, dass Haken Haken sind, welches Verhalten würden wir dann wohl bei ihnen sehen können?

Klient: Nicht anbeißen … Drumherum schwimmen …

Therapeut: Wahrscheinlich würden sie tatsächlich darum herumschwimmen und einfach weiter dorthin schwimmen, wo sie hinwollten, bevor der Haken auftauchte. Was meinen Sie, müssten sie sich dann jemals von einem Haken befreien?

Klient: Nein.

Therapeut: Müssten sie Haken verstehen?

Klient: Nein.

Therapeut: Haken analysieren?

Klient: Nein.

Therapeut: Haken erklären?

Klient: Nein.

Therapeut: Herausfinden, wer die Angelschnur hält?

Klient: Nein.

Therapeut: Oder wissen, über wie viele Generationen hinweg ihre Art an dieser Sorte Haken angebissen hat?

Klient: Nein.

Therapeut: Es würde ihnen also ausreichen, einfach nur wahrzunehmen, dass Haken Haken sind?

Klient: Ich meine ja.

Therapeut: Hier die gute Nachricht: Wir können lernen, Haken als Haken zu erkennen. Das machen wir, indem wir Haken und das, was wir als Nächstes tun, einfach wahrnehmen. Schließlich ist das Angeln kein Einfangen. Auch wenn wir uns mit jeder Art von Erleben einschließlich unseres Sinneserlebens verhaken können, können wir lernen, Haken als Haken zu erkennen und uns dafür entscheiden, nicht anzubeißen.

4.7.2 Das Arbeitsblatt „Haken"

Das Arbeitsblatt „(Angel-)Haken" haben wir entwickelt, um Klienten dabei zu helfen, wahrzunehmen, woran sie sich tendenziell verhaken und wie dies ihr Verhalten beeinflusst. (Das Arbeitsblatt kann über http://extras.springer.com heruntergeladen werden.) Nachdem Sie die Haken-Metapher eingeführt haben, zeigen Sie den Klienten das Arbeitsblatt und laden Sie sie ein, es vor der nächsten Sitzung auszufüllen. Anstelle dessen können Sie das Arbeitsblatt auch gemeinsam in der laufenden Sitzung ausfüllen. Das Arbeitsblatt zeigt zehn Angelschnüre mit Haken und Köder. Auf die Köder sollen die Klienten schreiben, woran sie sich verhaken, und an die Schnur, was sie dann als Nächstes tun.

Arbeitsblatt „Haken". Schreiben Sie Ihre Haken an die Köder und an die Angelschnur, was Sie als Nächstes tun werden. Beispielsweise zuerst „Ärger" an einen Wurm und dann „laut werden und gehen" an die Schnur (s. Abb. 4.1).

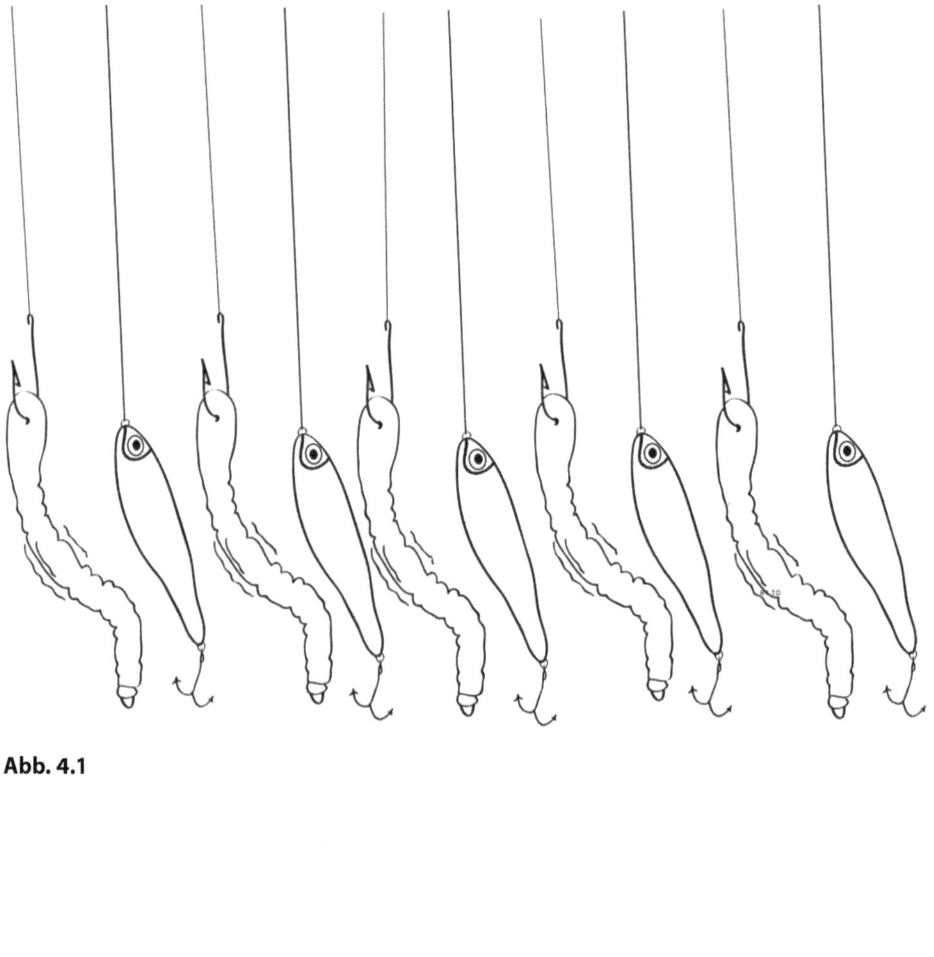

Abb. 4.1

In den meisten Fällen schreiben Klienten eine Art inneren Erlebens an den Köder und beobachtbares Verhalten an die Schnur. Beispielsweise käme „Verwirrung“ auf den Köder und „meine Kinder anschreien“ an die Schnur. Was Klienten anschreiben, wird einerseits ihr Erleben, andererseits auch ihre aktuelle Fähigkeit zu sortieren widerspiegeln. So schreibt ein Klient beispielsweise den Gedanken „ich werde es nie schaffen“ an den Köder und an die Schnur „ich grüble“, was äußerlich vielleicht nicht erkennbar wird.

Gelegentlich werden Klienten auch beobachtbares Verhalten (z. B. „kritisieren“) auf den Köder schreiben und ihr inneres Erleben (beispielsweise „Verwirrung“) an die Schnur. Statt daraus ein Problem zu machen und zu meinen, dass Klienten nicht richtig sortieren, betrachten Sie es als eine Gelegenheit, um ihnen dabei zu helfen, ihre Sortierfertigkeiten weiter zu verfeinern, indem Sie mit ihnen üben, den Unterschied zwischen innerem Erleben und nach außen hin sichtbarem Verhalten wahrzunehmen.

Gelegentlich erleben Klienten auch, dass das, worin sie sich verhaken, nicht inneres Erleben ist, sondern etwas, das sie mit ihren fünf Sinnen wahrnehmen (wie dies im vorangehenden Dialog angedeutet wurde). Natürlich können sinnlich erlebbare Dinge gelegentlich extrem mächtige Haken sein. Gegenüber manchen Klienten möchten Sie vielleicht erwähnen, wie der schiere Anblick eines leckeren Kekses, eines Glas Wein oder einer Portion Drogen als Haken fungiert. In anderen Fällen geben Klienten vielleicht äußerliche Erlebnisse an. Beispielsweise eine Frau, die „mein Mann kritisiert mich“ an den Köder schreibt, statt einen Aspekt ihres inneren Erlebens, an dem sie sich verhakt, wie beispielsweise Ärger oder das Empfinden, nicht gut genug zu sein.

Setzen Sie das Arbeitsblatt flexibel ein. Es ist nicht nötig, dass Klienten das innere Erleben, das den wirklichen Haken ausmacht, identifizieren oder beschreiben. Es gibt keinen „wirklichen“ Haken, nur ob man sich verhakt oder nicht. Demnach muss im vorigen Beispiel die Klientin auch nicht ihre innere Erfahrung beschreiben, wie es für sie ist, wenn ihr Ehemann kritische Kommentare macht – sie kann einfach wahrnehmen, dass sie sich verhakt und sich anders verhält, als sie es getan hätte, wenn sie sich nicht verhakt hätte.

Gelegentlich verhaken sich Klienten in dem Gedanken, Sie legten ihnen nahe, ihre Haken seien alle im Kopf und nicht real. Statt sich selbst in solchen Reaktionen zu verhaken, laden Sie die Klienten ein, ihre „realen“ Haken auf dem Köder im Arbeitsblatt einzutragen. Dann sagen Sie vielleicht so etwas wie: „Einige Haken erleben wir über unsere fünf Sinne. Nebenbei: Ich meine, kein Erleben ist realer oder weniger real als anderes. Gedanken, Gefühle und das Erleben mit den fünf Sinnen sind einfach nur unterschiedliche Typen realen Erlebens.“

4.7.3 Angeln nach der Methode „Fangen-und-freilassen“

Unlängst haben wir die Haken-Metapher etwas verfeinert, um die Erfahrungen unseres Kollegen Hank Robb, der selbst ein erfahrener Therapeut und begeisterter Angler ist, aufzunehmen. Inzwischen schließen wir die Darstellung der Hakenmetapher stets damit ab, dass wir sinngemäß Folgendes sagen:

Therapeut: Viel von dem, was ich über das Angeln weiß, habe ich von einem Freund gelernt, der seit seiner Kindheit angelt. Heutzutage lässt er die meisten Fische, die er fängt, wieder frei. Im Lauf der Zeit hat er zwei Verhaltensänderungen wahrgenommen. Sein eigenes Verhalten hat sich verändert, nämlich dass er heute Haken ohne Widerhaken verwendet. Das macht es einfacher, die Fische wieder vom Haken zu lösen und sie in das Wasser zurückzuwerfen. Aber die bemerkenswerteste Verhaltensänderung haben die Fische in einigen der Gewässer gezeigt, in denen er angelt. In der Vergangenheit war es so, dass die Fische, in dem Moment, in dem sie sich verhakten, anfingen zu kämpfen und zu zappeln, sodass sie fast vor Erschöpfung starben, bis sie schließlich aus dem Wasser gezogen wurden. Heute ist es so, dass einige der Fische weniger kämpfen und gegen den Haken ziehen als früher. Sie scheinen einfach darauf zu warten, wieder freigelassen zu werden. Das macht das Angeln sehr langweilig, weil die Fische nicht mehr kämpfen. Die einzige Erklärung, die mein Freund dafür hat, ist, dass die Fische sich daran gewöhnt haben, sich zu verhaken und dann wieder freigelassen zu werden, und so gelernt haben, dass die schnellste Art, weiter dort hinschwimmen zu können, wohin sie möchten, darin besteht, nicht gegen den Haken anzukämpfen.

Diese Darstellung hat sich insbesondere für Klienten bewährt, die sich damit verhaken, wahrzunehmen, dass sie sich verhaken. Dabei kann das Wahrnehmen des Gedankens „ich habe mich wieder verhakt" als Haken für Klienten fungieren, die sich leicht in Selbstbeschuldigungen verhaken. Dies verweist auch darauf, wie man dem entgeht: nicht gegen den Haken oder die Beobachtung anzukämpfen, dass man sich unausweichlich verhaken wird. In diesen Fällen könnten Sie – wenn dies für Sie gilt – etwa Folgendes sagen:

Therapeut: Als ich dies zum ersten Mal hörte, erkannte ich, dass das eine Geschichte über Fische wie mich ist. Ich nehme wahr, dass ich immer noch an denselben Haken anbeiße, wie ich es immer schon getan habe. Der Unterschied ist, dass ich nun schneller erkenne und wahrnehme, dass ich mich verhakt habe, und wenn ich es tue, kämpfe ich weniger gegen diesen Haken. Und ich habe bemerkt, dass ich umso schneller wieder dabei bin, dorthin zu schwimmen, wo ich hinschwimmen wollte, je weniger ich dagegen ankämpfe.

Sie können Ihre Klienten einfach dazu einladen, ihre Haken und was sie dann tun wahrzunehmen. Dazu gehört auch, wahrzunehmen, wann sie kämpfen, nachdem sie sich verhakt haben, und wann sie das nicht tun und ob dies einen Unterschied macht.

4.7.4 Das Haken-Wortspiel

Wir empfehlen, die Diskussion um die Haken mit einem Spiel abzuschließen, das Klienten helfen kann, sich von Haken zu lösen. Es geht darum, wie „hakig" Worte sind und wie wir uns darin verhaken. Hier ein Beispiel, wie Sie es einführen können:

Therapeut: Worte können für uns leicht zu Haken werden und uns zu Sachen verleiten, die wir sonst nicht gemacht hätten. Wenn wir verhakt sind, sind einige Worte tatsächlich so hakig, dass sie uns mächtig in eine Richtung ziehen. Sind wir mal verhakt, ziehen sie und nehmen sie uns so vollkommen ein wie das lila Einhorn. Und in der Tat, je mehr wir versuchen, uns von ihnen wegzubewegen, desto mehr verhaken wir uns. Sie können wahrnehmen, wie hakig Worte sein können, wenn Sie wahrnehmen, wie es sich anfühlt, sie einfach zu hören oder zu lesen. Ist es für Sie in Ordnung, wenn ich einige Worte nenne, sodass wir sehen können, wie sie als Haken auf uns wirken?

Zu Beginn des Spiels bitten Sie den Klienten, einzuschätzen, wie hakig jedes Wort auf einer Skala von 0–5 ist, wobei 0 überhaupt nicht hakig und 5 extrem hakig ist. Dann geben Sie einfach mehrere Worte vor, einige, an denen sich Klienten mit hoher Wahrscheinlichkeit verhaken werden, und andere, die neutraler sind. Nach jedem Wort machen Sie eine Pause, um dem Klienten Gelegenheit zu geben, das Wort einzuschätzen. Danach geben Sie der Klientin Gelegenheit, einige ihrer eigenen Haken-Worte in den Ring zu werfen. Haken-Worte, die häufiger aufkommen, wenn wir dieses Spiel machen, sind Verlierer, Suizid, sich schneiden, Anorexie, süchtig, ungeliebt, hoffnungslos, Depression, Angst, Furcht, dumm, Therapie, Drogen, Alkohol, Mutter, Vater, Trauma, Sex, Zurückweisung, Ablehnung, Borderline, schwierig, trotzig, narzisstisch und Akronyme wie ADHS und OCD.

Das Haken-Wortspiel kann sehr effektiv sein, um Klienten und Therapeuten gleichermaßen zu einem flexibleren Umgang mit Worten, in denen sie sich verhaken können, zu veranlassen. Es ist eine spielerische und sehr einladende Möglichkeit, Defusion zu fördern, wobei der einfache Akt des Wahrnehmens der eigenen Reaktionen bereits etwas Distanz schafft. Worte in die Kategorien „hakig“ bzw. „nicht hakig“ zu sortieren und ihnen anschließend Ratings zu geben, unterstützt den Prozess der Defusion.

4.8 Übungen für zuhause in Schritt 3: Haken und was man als Nächstes tut wahrnehmen

Wie stets bei der Matrix-Arbeit besteht die häusliche Übung aus dem Üben des Wahrnehmens. Laden Sie die Klienten ein, weiterhin ihre HIN- und WEG-Bewegungen wahrzunehmen, wobei Klienten, die dies schon bereitwillig praktizieren, dies vielleicht auf mehr als einmal täglich ausweiten. Viele Klienten werden das ohnehin bereits aus eigenem Antrieb machen, manche werden jedoch auch von einem sanften Anstoß profitieren. Bitten Sie die Klienten auch, Haken wahrzunehmen, ob sie anbeißen und wenn, was sie dann als Nächstes tun, und ob sie einen Unterschied wahrnehmen, je nachdem, ob sie gegen den Haken ankämpfen oder ob sie dies nicht tun. Sie können den Klienten das Arbeitsblatt „Haken“ geben, um ihre diesbezüglichen Erfahrungen in den Folgetagen aufzuzeichnen. Wenn es für einen bestimmten Klienten hilfreich erscheint, können Sie diese häusliche Übung mit der Übung zum Sortieren des sinnlichen und mentalen Erlebens ergänzen, die einmal täglich 1 Minute lang so geübt werden soll, wie wir es in diesem Kapitel beschrieben haben.

4.9 Wie Sie mögliche Fallen wahrnehmen und flexibel umgehen

Im Allgemeinen wird diese Sitzung von den Klienten gut angenommen. Die Wirksamkeit unserer Versuche, das innere Erleben zu kontrollieren, erlebensnah zu erkunden, kann sehr hilfreich sein, um eine tragfähige Unterscheidung zwischen Aspekten des Erlebens, die kontrolliert werden können, und solchen Aspekten, die noch problematischer werden, wenn wir versuchen, sie zu kontrollieren, zu etablieren. Gleichwohl gibt es dabei eine Reihe potenzieller Fallen und heikler Punkte, wozu auch zählt, sich an Haken zu verhaken!

4.9.1 Klienten geben an, dass sie Gedanken kontrollieren können

Einige Klienten sind vielleicht fest davon überzeugt, dass Gedanken, Gefühle und anderes inneres Erleben kontrolliert werden können. Die damit verbundene Falle ist, gegen die Behauptung des Klienten zu argumentieren oder sich skeptisch zu zeigen. Einer der Gründe dafür, nicht in diese Falle zu tappen, ist, dass die Forschung zeigt, dass es tatsächlich möglich ist, Gedanken zu unterdrücken – zumindest für eine Weile (Wenzlaff und Wegner 2000). Bemühen Sie sich in solchen Fällen um eine Haltung offener Neugier. Fragen Sie die Klienten, ob ihnen die Kontrolle inneren Erlebens mühsam erscheint und ob es auch funktioniert, wenn sie sich dies wirklich wünschen. Es sei daran erinnert, dass die Matrix-Arbeit gänzlich darin besteht, auf das Erleben der Klienten zu zeigen. Behutsam anzuerkennen, was der Klient wahrgenommen hat – was immer es sein mag – dient im Allgemeinen dazu, den Kontext für weiteres Wahrnehmen zu schaffen. Innerhalb dieses Kontextes werden Klienten üblicherweise in der Zukunft auf dieses Thema zurückkommen und mitteilen, dass sie wahrgenommen haben, dass es nicht so einfach ist, Gedanken oder Gefühle zu unterdrücken.

Den Kontext zu qualifizieren, kann gleichfalls hilfreich sein. Sie können anmerken, dass es nach Ihrer Erfahrung möglich ist, Gedanken und Gefühle zu unterdrücken, wenn sie nicht zu heftig sind. Wenn es hart auf hart kommt, nehmen wir aber üblicherweise wahr, dass es deutlich schwieriger wird, inneres Erleben zu kontrollieren. Sie könnten auch erneut auf die Übung „Haifischbecken" zurückkommen und wie sie verdeutlicht, dass ein hohes Furchtniveau hochwahrscheinlich wird, wenn man sich in die Idee, das kleinste Anzeichen von Furcht bedeute den Tod, verhakt hat. Wenn es andererseits nur darum geht, dass man Dinge an guten Tagen ein wenig anders sieht, kann sich die Kontrolle des inneren Erlebens tatsächlich als leichter erweisen. Aber noch einmal: Stellen Sie sicher, Klienten auf ihr eigenes Erleben hin zu orientieren, statt zu versuchen, ihre Erfahrung an eine Theorie oder ein Modell anzupassen. Sie können sie dann einfach dazu einladen, die Kontexte wahrzunehmen, in denen das Unterdrücken oder Verändern von Gedanken und Gefühlen mit wenig Aufwand funktioniert, und wahrzunehmen, in welchen Kontexten dies schwieriger ist.

4.9.2 Verhakt in Haken

Eine potenzielle Stolperfalle beim Gebrauch der Haken-Metapher ist, dass Klienten Haken in sehr mechanistischer Weise betrachten. In solchen Fällen verlangen Klienten möglicherweise eine präzise Definition von Haken, wollen genau wissen, worum es sich handelt, während Sie sie dazu einladen, Haken eher aus den Verhaltensweisen abzuleiten, die sie als Nächstes ausüben (eine funktionale Definition). Auch so etwas wie „ein Haken kann alles sein, was Sie zum Anbeißen bringt" zu wiederholen, hilft nur beschränkt. Wieder ist es eine offene und neugierige Haltung, die helfen kann, diese Falle zu umgehen. Geben Sie diesen Klienten ein einfaches Beispiel für einen Haken, etwa Angst oder den Wunsch, Recht zu behalten, und fragen Sie dann, ob sie schon einmal den Drang verspürt haben, etwas zu tun, das sie nicht getan hätten, wenn sie diese Angst oder den Wunsch, Recht zu behalten, nicht gehabt hätten. Dabei kann es hilfreich sein, eine eigene Erfahrung des Verhaktseins mitzuteilen.

4.9.3 Haken auf unerwünschtes inneres Erleben begrenzen

Haken können alles Mögliche sein, was uns anbeißen lässt. Wenn wir die Haken darstellen, ist es im Allgemeinen am besten, damit zu beginnen, dass wir auf unerwünschtes inneres Erleben verweisen – die Dinge im Quadranten unten links. Achten Sie jedoch darauf, zu erwähnen, dass sich Haken überall zeigen können – auch im Quadranten unten rechts oder sogar im Bereich des Erlebens mit den fünf Sinnen. Gelegentlich können sie sich sogar in der Weise zeigen, dass man sich auf eine bestimmte innere Erfahrung oder inneres Erleben hinbewegen möchte, beispielsweise Entspannung, sich wohl zu fühlen oder Recht zu haben. Der Schlüssel zum Entdecken der Haken ist nicht, lokalisieren zu können, wo sie in der Matrix auftauchen, sondern ob sie uns veranlassen, uns anders zu verhalten, als wir es tun würden, wenn wir uns nicht verhakt hätten.

4.9.4 Auf Haken statt auf das Verhaken fokussieren

Die Tatsache, dass Haken auftauchen, ist kein Problem. Es ist vielmehr eine Selbstverständlichkeit. In unserer Arbeit geht es darum, Klienten zu helfen, wahrzunehmen, wenn Haken auftauchen, und dann zu wählen, was sie als Nächstes tun wollen. Deshalb ist es nicht unbedingt problematisch, dass auf Haken ein Verhalten folgt. Wesentlich ist vielmehr, ob die Person in der Lage ist, Verhalten zu wählen und sich auch in der Gegenwart von Haken auf ihr „Wer-oder-was-ist-wichtig" hinzubewegen. Beispielsweise kann es ein mächtiger Haken sein, eine geliebte Person zu verlieren. Das Verhalten, das daraufhin folgt, kann viele Formen annehmen: zu weinen, nicht zu weinen, sich zurückzuziehen, sich anderen anzuschließen oder bis zum Exzess zu trinken, um nur ein paar zu nennen. Wenn der Klient es wertschätzt, zu weinen und Gefühle zu zeigen, um den Verlust auszudrücken, dann ist dies kein verhaktes Verhalten, selbst wenn es sich schmerzlich anfühlt oder ein Ausdruck negativer Emotionen ist.

Es ist am besten, sich von Fragen wie „Hätten Sie das auch gemacht, wenn der Haken nicht da gewesen wäre?" fernzuhalten. Fragen Sie stattdessen lieber nach Beispielen, wo Klienten sich scheinbar verhakt haben – vielleicht exzessiv zu trinken, wenn Trauer über den Verlust einer geliebten Person aufkommt. Versuchen Sie es mit Formulierungen wie: „Hätten Sie das auch gemacht, wenn Sie sich nicht verhakt hätten?" Dies eignet sich möglicherweise besser, um die Aufmerksamkeit der Klienten darauf zu lenken, was sie tun, wenn sie sich tatsächlich verhaken.

4.9.5 Sich verhaken, wenn sich andere verhaken

Haken tauchen üblicherweise auf, wenn wir das Verhalten anderer Personen erleben. Stellen Sie sich vor, Sie fahren an einem schönen sonnigen Morgen zur Arbeit und ein junger Fahranfänger schneidet Sie, sodass er fast in Sie hineinfährt. Möglicherweise verhaken Sie sich mit dem, was eben geschah – alles andere tritt in den Hintergrund und verschwindet. Vielleicht bleiben Sie verhakt mit der Furcht und mit Gedanken, wie gefährlich und rücksichtslos junge Fahrer sind. Wenn Sie schließlich zur Arbeit gelangen, sind Sie vielleicht immer noch mit dem verhakt, was passiert ist, und verfallen in ärgerliche Tiraden darüber, wie ungeeignet Jugendliche für die Teilnahme am Straßenverkehr sind. Sie haben sich im Verhalten einer anderen Person verhakt und bleiben darin hängen. Dabei besteht die Möglichkeit, dass der jugendliche Fahrer, wenn er seine Haken wahrnehmen könnte, wahrnähme, dass seine gefährliche Fahrweise auftrat, nachdem er sich zuvor verhakt hatte.

Klienten berichten häufig, sich aufgrund des Verhaltens anderer zu verhaken. Das ist vollkommen natürlich. Im genannten Beispiel können Sie einfach „fast von einem jugendlichen Fahrer abgedrängt" auf den Köder im Arbeitsblatt „Haken" schreiben.

4.10 Frequently Asked Questions – Häufig gestellte Fragen

4.10.1 Was, wenn Klienten darauf bestehen, ihr inneres Erleben kontrollieren zu können?

Wie wir erörtert haben, ist es in diesen Fällen im Allgemeinen am besten, zu validieren, dass manche Menschen tatsächlich berichten, Gedanken und Gefühle kontrollieren zu können. Dann fragen Sie, wie empfohlen, nach, wie leicht es für die Klientin ist, das zu tun, und ob sie irgendwelche Nebeneffekte oder Kosten wahrgenommen hat, die damit verbunden sind. Achten Sie darauf, dabei eine genuin neugierige Haltung einzunehmen.

Die meisten Klienten werden berichten, dass es ziemlich erschöpfend ist, sich so zu verhalten. Sie können dann vorschlagen, dass es möglicherweise effizientere Möglichkeiten gibt, mit unerwünschten Gedanken und Gefühlen umzugehen, und dann weitermachen, indem Sie Gefühle mit der Metapher vom Lügendetektor in Verbindung bringen. Wenn Klienten berichten, dass das Kontrollieren von Gedanken oder Gefühle nicht schwierig oder mühsam ist, fragen Sie behutsam nach, ob sie versucht haben, diese Strategien auf das von ihnen als Behandlungsanlass vorgebrachte Problem anzuwenden. Sie können sie sogar einladen, einige dieser Kontrollstrategien zu erproben und über den Verlauf in der nächsten Sitzung zu berichten.

4.10.2 Werden sich Klienten durch die Erörterung von Haken invalidiert fühlen?

Wenn Sie Haken darstellen, ist es entscheidend, dies von einem durch und durch validierenden Standpunkt aus zu tun. Haken lassen Menschen nicht einfach nur anbeißen, sie können extrem schmerzlich sein. Äußerst belastende Erfahrungen wie traumatische Erinnerungen, sich verlassen oder ungeliebt zu fühlen, Panikempfindungen oder Schmerz können für Klienten und Therapeuten gleichermaßen zu Haken werden.

Deshalb ist es, wie im Abschnitt über das Umgehen möglicher Fallen dargestellt, wichtig, Haken vom Sichverhaken zu unterscheiden. Wenn jemand traurig ist, könnte es beispielsweise sein, dass eine Klientin weinen möchte, weil es das ist, wie sie als die Person, die sie sein möchte, auf Traurigkeit reagieren würde. In diesem Kontext ist zu weinen kein Beispiel für Sichverhaken. Für diese Person wäre es vielmehr ein Beispiel für Sichverhaken mit Traurigkeit, wenn sie ihre Traurigkeit verbergen würde und vorgäbe, alles sei bestens.

Wenn Sie mit Haken arbeiten, achten Sie darauf, zu erwähnen, wie äußerst schmerzlich einige Haken sein können. Machen Sie dann ein paar Beispiele für schmerzliche Haken, zusammen mit Beispielen von Verhaltensweisen, die das Sichverhaken im Unterschied zum Nichtverhaken illustrieren. Wenn beispielsweise schmerzhafte Erinnerungen daran bestehen, überfallen worden zu sein, könnte sich eine Person darin verhaken, zu versuchen, diese Erinnerungen zu unterdrücken und das Ausgehen zu vermeiden, während nicht anzubeißen bedeuten könnte, sich Zeit zu geben, um zu validieren, wie schmerzlich die Erinnerung ist, und dann, wie geplant, auszugehen.

4.11 Vertiefung

Um tiefer einzutauchen und einige der Prozesse, die in Schritt 3 beteiligt sind, sichtbar zu machen, werden wir nochmals einen genauen Blick auf die paradoxen Effekte von kognitiven Kontrollbemühungen werfen. Darüber hinaus betrachten wir kognitive Defusion detaillierter und untersuchen, wie das Arbeiten mit Haken die hilfreiche Transformation von Funktionen fördern kann.

4.11.1 Die paradoxen Effekte kognitiver Kontrollbemühungen

In den späten 1980er-Jahren haben die grundlegenden Arbeiten von Daniel Wegner und seines Teams in Harvard die paradoxen Effekte von Gedankenunterdrückung belegt (Wegner et al. 1987). Vorgaben, einen Gedanken zu unterdrücken, führen zu einer Vervielfachung des unterdrückten Gedankens. Diese Effekte lassen sich auch auf das Unterdrücken von Gefühlen übertragen (Cioffi und Holloway 1993). Gedanken, die unterdrückt werden, wenn gleichzeitig ein spezifisches Gefühl vorhanden ist, werden mit größerer Wahrscheinlichkeit wiederkehren, wenn dasselbe Gefühl – auch in unterschiedlichen Kontexten – erneut aufkommt (Wenzlaff und Wegner 2000). Allerdings muss auch gesagt werden, dass in diesen Untersuchungen einige Personen berichteten, Gedanken erfolgreich unterdrücken zu können.

In dem Moment jedoch, in dem sie ihr Bemühen beenden, einen Gedanken zu unterdrücken, kehrt er wieder zurück. Gelegentlich haben Sie vielleicht Klienten, die berichten, dass sie fähig sind, nicht an ein lila Einhorn zu denken. Sie können dies validieren, indem Sie vielleicht sagen: „Es ist großartig, dass Sie wahrgenommen haben, dass es Ihnen gelungen ist, nicht an das Einhorn zu denken. Einigen Menschen gelingt das. Hat das viel Energie benötigt? Viele Leute erleben das, wie wenn sie einen Ball unter Wasser halten. Und je größer der Ball, desto mehr Mühe macht es. Was passiert, wenn Sie aufhören, ihn nach unten zu drücken? Er springt hoch und es kann sogar spritzen." Umgehen Sie es, Behauptungen Ihrer Klienten in Frage zu stellen oder den Anschein zu erwecken, als ob Sie ihnen nicht glaubten. Letztlich ist jede Person Experte für das Wahrnehmen des eigenen inneren Erlebens. Je mehr Sie diese Expertise anerkennen und bestärken, desto wahrscheinlicher werden Ihre Klienten flexibel und weniger defensiv in ihrem Wahrnehmen werden.

Neben den Studien zur Gedankenunterdrückung hat das Team um Wegner auch Verhaltensunterdrückung in einer faszinierenden Studie untersucht. Dabei wurden Teilnehmer gebeten, ein Pendel stets über der Mitte eines Gitters, das auf einer horizontalen Glasplatte eingraviert war, zu halten (Wegner et al. 1998). Eine Videokamera unterhalb der Platte zeichnete die Pendelbewegung auf. In einer Bedingung wurden Teilnehmer aufgefordert, das Pendel nicht zu bewegen. Die aufgezeichneten Bewegungen wichen weitgehend zufällig vom Fadenkreuz ab. Unter der nächsten Bedingung sollten die Teilnehmer das Pendel nicht entlang der Achsen des Gitters bewegen. Die Auslenkungen erfolgten überwiegend entlang der Richtung, in der die Teilnehmer das Pendel instruktionsgemäß nicht hätten bewegen sollen. Die Forscher wiederholten diese beiden Bedingungen, wobei nun eine zusätzliche kognitive Belastung eingeführt wurde, indem die Teilnehmer bei 3000 beginnend in Dreierschritten rückwärts zählen mussten. Die Abweichungen wurden insbesondere in der unterdrückten Richtung größer. Diese letzte Studie verweist auf die Bedeutung des Lernens neuer Verhaltensweisen, um problematische Verhaltensweisen zu ersetzen, statt einfach nur zu versuchen, das problematische Verhalten nicht auszuführen. In der Matrix-Arbeit fordern wir Klienten niemals auf, WEG-Bewegungen zu unterlassen, vielmehr laden wir sie ein, wahrzunehmen, welche HIN-Bewegungen sie ausüben könnten.

Mit Blick auf diese Studien: Wie viele Ihrer Klienten kommen zu Ihnen mit der Bitte, ihnen dabei zu helfen, nicht an X zu denken, sich nicht Y zu fühlen, nicht Z zu machen, oder äußern eine beliebige Kombination dieser drei Ziele? Wir haben diese Frage mehr als 3000 Teilnehmern in unseren Trainingsworkshops gestellt. Folgt man deren Antworten, dürfte der Anteil irgendwo zwischen 99 und 100 Prozent liegen. Man kann wohl sagen, dass wir als Kliniker keine leichte Aufgabe haben!

Sehr verehrter Leser, wie oft haben Sie selbst in der vergangenen Woche wahrgenommen, dass Sie von Ihrem Verstand aufgefordert wurden, etwas nicht zu denken, zu fühlen oder zu tun?

4.11.2 Defusion

Einer der hauptsächlichen Zielbereiche der ACT ist Fusion. Sie ist dadurch gekennzeichnet, dass das Verhalten vornehmlich von sehr begrenzten verbalen Funktionen beherrscht wird und weitere verfügbare Funktionen nicht zum Tragen kommen. Mit anderen Worten, Fusion tritt auf, wenn wir uns darin verhaken, was uns unser Verstand erzählt. Sobald wir einmal mit der Sprache vertraut geworden sind, verbringen die meisten von uns ihre Zeit sehr im Kopf. Die fortlaufenden Kommentare des Denkens hören selten einmal auf. Das Bewusstsein kommentiert alles, auch fast jeden Moment unseres Sinneserlebens.

Dennoch sind unsere verbalen Fähigkeiten eine unserer größten Stärken als Spezies. Sie haben uns unvergleichlich viel Kontrolle über die äußere Welt gegeben. Somit sind sie nicht der Feind – aber sie sind auch nicht immer unser Freund. Sie können uns in die Irre führen, wenn wir uns in rigiden sprachlichen Regeln verhaken und ohne Bezug auf die Erfordernisse der aktuellen Situation oder ohne Bezug auf die weiteren Auswirkungen unseres Verhaltens handeln. Ein Großteil unserer WEG-Bewegungen geht letztlich auf Fusion zurück, in dem Sinne, dass sie aus der Anwendung starrer Regeln, wie beispielsweise „ich kann dies nicht aushalten" oder „wenn ich das denke, muss ich jenes tun", hervorgehen.

ACT legt großen Wert darauf, Menschen von der übermäßigen Dominanz solcher verbalen Funktionen zu befreien. ACT-Texte enthalten oftmals viele Defusionsübungen und Metaphern, die dabei helfen können, Distanz zwischen Menschen und ihren Gedanken aufzubauen. Indem Menschen lernen, diesen Abstand herzustellen (was einen Akt des Perspektiveneinnehmens darstellt), erweitern sie ihre Fähigkeit, Verhaltensweisen auszuwählen, ganz erheblich.

Nach unserer Erfahrung ist es hilfreich, Defusionsarbeit in zwei Hauptstadien einzuteilen. Zunächst geht es darum, innere Inhalte zu erkennen und sich davon zu distanzieren. Gedanken, Gefühle oder Körperempfindungen jeweils einfach als Gedanken, Gefühle oder Körperempfindungen zu erkennen und nicht als befehlsartige Aufforderungen zu bestimmtem Verhalten. Das zweite Stadium ist, die Funktion des Inhalts im jeweiligen Kontext zu erkennen: das, was wir als Nächstes tun, wenn diese Dinge auftauchen, und ob es dem entspricht, wofür wir uns auch andernfalls entschieden hätten. Wenn es dem nicht entspricht, dann wissen wir, dass wir uns verhakt haben.

So wie in Schritt 3 mit Haken gearbeitet wird, können viele Aspekte der ACT-Defusionsarbeit umgesetzt werden, vorausgesetzt, diese beiden Schritte sind enthalten. Klienten danach zu fragen, welche Haken auftauchen, hilft ihnen, herauszufinden, mit welcher Art von Inhalten sie tendenziell fusionieren. Wenn wir außerdem fragen, was sie als Nächstes tun, erhellt dies die Funktion des Hakens im jeweils interessierenden Kontext. Deshalb ist es so entscheidend, schließlich danach zu fragen, ob das Verhalten, das dem Auftauchen des Hakens folgt, das ist, was die Klienten getan hätten, wenn sie sich nicht verhakt hätten. Dies ermöglicht es Klienten, Verhalten danach einzuordnen, ob es unter der unflexiblen Kontrolle von Haken (fusionierten Inhalten) steht oder einem umfassenderen, flexibleren Verhaltensrepertoire zuzuordnen ist.

Anfänglich ist es für gewöhnlich am besten, bei der einfachen Ja/Nein-Frage zu bleiben „Ist es das, was Sie getan hätten, wenn Sie sich nicht verhakt hätten?“, statt sofort zu offeneren Fragen zu kommen, wie beispielsweise „Was hätten Sie sonst noch tun können?“ oder „Was würden Sie als die Person, die Sie sein wollen, tun?“ (Hierauf kommen wir in Kap. 5.) Die Ja/Nein Formulierung hilft Klienten zu lernen, verlässlich wahrzunehmen, dass sie sich verhakt haben. Dies wird durch die Tatsache angezeigt, dass sie sich plötzlich darin wiederfinden, in eine andere Richtung gezogen zu werden, als sie geschwommen sind, bevor der Haken auftauchte. Bis sie dies wahrnehmen können, verhaken sie sich wahrscheinlich, ohne wahrzunehmen, dass dies geschieht. Entsprechend sind ihre Antworten auf die beiden zuletzt genannten Fragen wahrscheinlich eine Funktion des Sichverhakens.

Nehmen wir das Beispiel einer Klientin, die sich in Ärger verhakt, wenn sie mit ihren jugendlichen Kindern zu tun hat. Die Kinder verhalten sich regelmäßig so, dass ihr Verstand zu ihr sagt, es sei respektlos, und es macht sie ärgerlich, dies zu erleben. Sobald der Ärger auftaucht, verhakt sie sich und sie beginnt, die Kinder anzuschreien. Wenn sie gefragt wird, ob das Anschreien das ist, was sie getan haben möchte, kann sie sehr schnell mit Nein antworten, zumal da sie wahrgenommen hat, dass das Anschreien nicht dazu geeignet ist, ihre Kinder zu respektvollerem Verhalten zu veranlassen. Wenn sie am Beginn zudem befragt würde, was sie sonst noch hätte tun können, würde sie eventuell antworten, dass Respekt in Familien grundlegend ist, dass Kinder Respekt zeigen müssen, um Erfolg im Leben zu haben, dass Respektlosigkeit Konsequenzen nach sich ziehen sollte usw. Sie wäre dann möglicherweise weiterhin so verhakt, dass sie gegen den Haken ankämpft, anstatt darüber nachzudenken, welche anderen Verhaltensweisen möglich wären, wenn sie nicht im Ärger verhakt wäre. Deshalb behandeln wir diese späteren Fragen, die auf wertkonsistentes Verhalten zielen, üblicherweise in Schritt 4, wenn Klienten formell in das verbale Aikido eingeführt werden.

4.11.3 Im Bezugsrahmen

Wenn wir die Wirksamkeit von Kontrollbemühungen in der inneren im Unterschied zur äußeren Welt erkunden, dann stellen wir beides in einen Gegensatz-Bezugsrahmen. Dies kann helfen, die Vermeidungsfunktionen, die mit aversivem innerem Erleben assoziiert sind, zu reduzieren. Wenn inneres Erleben zu Dingen in Bezug gesetzt wird, die schwieriger werden, je mehr man versucht, diese zu kontrollieren, dann können abgeleitete aversive Funktionen zu Kontrollbemühungen hinzukommen, sodass deren kurzfristige Attraktivität verringert wird.

Wenn wir Klienten auffordern, Haken und was sie als Nächstes tun wahrzunehmen, bringt dies deiktische Bezugsrahmungen mit ins Spiel – die Fähigkeit, gegenüber eigenem Erleben eine Perspektive einzunehmen. Die Fähigkeit, Haken wahrzunehmen, eröffnet im Gegenzug die Möglichkeit eines erweiterten Trackings. Bevor er in einen Bezugsrahmen als Haken gesetzt wurde, mag ein Haken zunächst als Regel fungiert haben: „Ich mache dieses (WEG-)Verhalten, weil ich diesen Gedanken oder dieses Gefühl habe oder weil ich einfach so bin.“ Klienten unterliegen möglicherweise auch eingeengtem, vermeidendem Tracking, wie etwa wahrzunehmen, dass WEG-Bewegungen dazu dienen, unmittelbares Unbehagen zu reduzieren. Haken wahrzunehmen, kann helfen, die Voraussetzungen für ein erweitertes Tracking, einschließlich des Trackings der Übereinstimmung mit dem angestrebten Verhalten und danach des Trackings von Werten, zu schaffen. Solches Tracking kann Klienten helfen, zwischen Verhaltensweisen, die unter der Kontrolle unflexibler Regeln stehen, und solchen, die auf Werten basieren und sich aus weiter gefassten appetitiven Funktionen ableiten, zu unterscheiden. Das alles kann sich ergeben, wenn man Klienten einfach darum bittet, wahrzunehmen, ob das, was sie tun, wenn sie wahrnehmen, sich verhakt zu haben, das ist, was sie getan hätten, wenn sie sich nicht verhakt hätten.

4.12 Schritt 3: Checkliste

Verwenden Sie diese Checkliste, wenn Sie die in diesem Kapitel dargestellten Strategien einüben.

Was ich gemacht habe

- Die Übung für zuhause habe ich in flexibler Weise nachbesprochen.
- Ich habe einen Kontext hergestellt, in dem meine Klientin vergleichen konnte, wie sich die Kontrolle über das Erleben mit den fünf Sinnen im Unterschied zur Kontrolle inneren Erlebens in der Menschheitsgeschichte entwickelte.
- Ich habe meine Klientin eingeladen, die Praktikabilität des Unterdrückens von Gedanken anhand eigenen Erlebens zu erkunden.
- Ich habe meine Klientin eingeladen, wahrzunehmen, wie oft ihr Verstand von ihr verlangt, nicht an etwas Bestimmtes, sondern stattdessen an etwas anderes zu denken.
- Ich habe meine Klientin eingeladen, die Praktikabilität des Unterdrückens von Gefühlen anhand eigenen Erlebens zu erkunden.
- Ich habe meine Klientin eingeladen, wahrzunehmen, wie oft ihr Verstand von ihr verlangt, etwas Bestimmtes nicht, sondern stattdessen etwas anderes zu empfinden.
- Ich habe meine Klientin eingeladen, das Sortieren von Sinneserleben und mentalem Erleben zu üben.

- Ich habe die Haken-Metapher dargestellt und dabei erwähnt, dass unterschiedliche Fische an unterschiedlichen Haken anbeißen und dass die gleichen Fische in unterschiedlichen Kontexten oder Jahreszeiten an unterschiedlichen Haken anbeißen.
- Ich habe meine Klientin gefragt, ob Fische, wenn sie Haken als Haken wahrnehmen könnten, Haken beseitigen, bekämpfen, erklären, verstehen usw. müssten,
- Ich habe die Idee des Angelns nach der Methode „Fangen-und-Freilassen" vorgestellt und meine Klientin eingeladen, wahrzunehmen, ob sie gegen Haken ankämpft, nachdem sie angebissen hat.
- Ich habe meine Klientin aufgefordert, das Arbeitsblatt „Haken" zu bearbeiten.
- Als Übung für zuhause habe ich meine Klientin eingeladen, Haken wahrzunehmen, ob sie anbeißt und was sie dann gegebenenfalls als Nächstes tut.
- Ich habe ein paar von meinen Haken angesprochen, ohne mich in den Mittelpunkt zu stellen.

Was ich nicht übermäßig gemacht habe

- Diese Übungen und diese Metapher in Form eines Monologs präsentiert, statt Klienten am Dialog teilhaben zu lassen.
- Es als leicht dargestellt, nicht an Haken anzubeißen.

Schritt 4: Verbales Aikido

5

Inhaltsverzeichnis

5.1 Die Grundlagen des verbalen Aikido ... 102
5.2 Auswertung der häuslichen Übung ... 110
5.3 Verbales Aikido einführen ... 111
5.4 Das Arbeitsblatt „Verbales Aikido“ ... 111
5.5 Übungen für zuhause in Schritt 4: Verbales Aikido trainieren ... 119
5.6 Wie Sie mögliche Fallen wahrnehmen und flexibel umgehen ... 120
5.7 Frequently Asked Questions – Häufig gestellte Fragen ... 122
5.8 Vertiefung ... 125
5.9 Schritt 4: Checkliste ... 129

Aus Sicht der Matrix verstricken wir uns typischerweise und stecken fest, weil wir in einer gegebenen Situation nicht alle für uns bedeutsamen Kontextaspekte beachten. Darüber hinaus stecken wir auch fest, wenn wir uns in Haken verbeißen und uns dabei anders verhalten, als wir es sonst täten. Fangen wir an, Haken wahrzunehmen, gewinnen wir wertvollen Abstand und können wir Verhaltensweisen auswählen, während wir zuvor dem Anschein nach nur die Option hatten, blindlings zuzubeißen. Wir können uns dann anderen wichtigen Aspekten des Kontextes zuwenden, insbesondere der Frage, was diese anderen Wahlmöglichkeiten sein könnten. Was täten wir als die Person, die wir sein wollen? Und wer oder was macht es wichtig, dies tun zu können? Gezielt auf diese Aspekte unseres Erlebens zu achten, ist essentiell, um sich lösen und wertkongruente Handlungsweisen wählen zu können.

Alle diese Kontextelemente im Blick zu behalten, mag wie ein mühsames Unterfangen erscheinen, das wir sehr gezielt verfolgen müssen. Doch besteht das Ziel nicht darin, jeden dazu zu veranlassen, in jedem Augenblick alle möglichen Haken zu erkennen und dann

K. L. Polk et al., *Praxishandbuch ACT-Matrix*, https://doi.org/10.1007/978-3-662-59416-2_5

hochzurechnen, was in der jeweiligen Situation eine HIN-Bewegung sein könnte. Stattdessen geht es darum, Menschen dabei zu helfen, wahrzunehmen, wie es sich anfühlt, sich auf Werte hinzubewegen – ähnlich, wie wir lernen, wahrzunehmen, wie es sich anfühlt, unsere Balance beim Fahrradfahren zu finden, zu halten oder wiederzugewinnen. Dies tun wir nicht, indem wir jeden Augenblick unseren Schwerpunkt neu errechnen oder indem wir festlegen, wie viel Bewegungsenergie in eine bestimmte Richtung zu lenken ist, um unsere Balance wiederzuerlangen. Wäre dies notwendig, könnten nur wenige Leute jemals das Radfahren lernen und keiner von ihnen hätte Spaß daran.

Ein weiterer wichtiger Schritt bei der Matrix-Arbeit ist es demnach, Menschen dabei zu unterstützen, herauszufinden, wie es sich anfühlt, sich auf etwas hinzubewegen, und wie sich dieses Empfinden von WEG-Bewegungen unterscheidet. Und ähnlich wie wenn man Radfahren lernt, kann man das so erleben, wie wenn man wahrnimmt, die Balance gefunden zu haben oder sie zu verlieren, oder auch wahrnimmt, was nötig ist, um sie wiederzuerlangen. Wie es zudem reizvoller ist, die Balance auf einem Rad zu halten als sie zu verlieren, so ist auch die HIN-Bewegung auf das „Wer-oder-was-ist-wichtig" appetitiver als das WEG-Bewegen von dem, was wir nicht fühlen und denken wollen. Darum geht es in Schritt 4. Wir nennen es verbales Aikido, es handelt sich dabei um eine hocheffektive Fertigkeit, um sich aus Verstrickungen und Blockaden zu lösen.

Weil verbales Aikido für die Matrix-Arbeit so zentral ist, beginnen wir mit einem allgemeinen Überblick über das Vorgehen, bevor wir beschreiben, wie es in der Arbeit mit Klienten eingesetzt wird.

5.1 Die Grundlagen des verbalen Aikido

Aikido unterscheidet sich hinsichtlich seiner Zielsetzung von den meisten Kampfsportarten. Es geht nicht darum, den Gegner zu besiegen oder ihm eine Niederlage beizubringen, sondern darum, die Energie des Angriffs aufzunehmen, um Frieden und Harmonie wiederherzustellen. Die Aikidopraxis betont das Präsentsein im Augenblick, dabei den Kampf zu vermeiden und Widerstand als ein Geschenk anzunehmen.

Der Ausdruck „verbales Aikido" und einige Besonderheiten dieser Praxis wurden in die Matrix-Arbeit aufgenommen, nachdem mehrere Aikido-Praktizierende bemerkt hatten, dass verschiedene Aspekte der Matrix-Arbeit sie an das Ausüben von Aikido erinnerten. Dabei bezogen sie sich darauf, wie Matrixanwender verbalen Provokationen, die Klienten in den Ring oder – um bei den Kampfkünsten zu bleiben – auf die Matte werfen, ausweichen. Nachdem sie ausgewichen sind, indem sie sich nicht vom Inhalt des Gesagten ködern oder an den Haken haben nehmen lassen, bitten die Matrixanwender Klienten einfach darum, ihre Äußerungen entlang der Matrix einzuordnen.

Die Essenz der Aikidopraxis ist es, für neues Lernen offen zu sein. Das erste Ziel des Trainers ist es, den Übenden zur Praxis hinzuführen, was kultiviert wird, indem man den Lernenden erleben lässt, dass jegliches Üben für das Lernen nützlich ist. In ähnlicher Weise versuchen wir bei der Matrix-Arbeit zu vermitteln, dass jegliche Äußerung des

Klienten, jeglicher Gedanke oder jegliches Gefühl willkommen ist und im Therapiekontext nützlich sein kann. „Ja, und …"-Reaktionen einzusetzen, ist zentral für das verbale Aikido, denn dies führt die Energie des Intellekts wieder auf das Wahrnehmen und Sortieren zurück. Es hilft Klienten, sich von nichtdienlichen, unzweckmäßigen Geschichten und Verhaltensweisen zu lösen.

5.1.1 Yessing

Im Unterschied zum Boxen oder zu Karate kennt Aikido keine aktiven Angriffe, ebenso wenig deren Abwehr oder Vermeidung. Vielmehr geht es darum, die Energie der anderen Person aufzunehmen und sie umzulenken. Um dies tun zu können, muss der Übende zentriert sein und den Kampf wahrnehmen, ohne von ihm aufgesogen zu werden. Das, was angeboten wird, wird als Einladung verstanden, zu üben, sich auf die andere Person hinzubewegen. Ähnlich beinhaltet auch das „Ja, und …" ein Akzeptieren und Weiterführen dessen, was Klienten anbieten. Mit dieser Praxis – dem „Ja" sagen – akzeptieren Sie jegliches Verhalten, das von Klienten angeboten wird, bevor Sie sie – indem Sie ein „und" hinzufügen – einladen, etwas entlang der Matrix einzuordnen. Sie streben danach, jeden Moment vollständig präsent zu bleiben, wobei Sie jegliches Kämpfen wahrnehmen und jeglichen Widerstand anerkennend würdigen, sowohl auf Seiten des Klienten als auch bei sich selbst. Dabei verwenden Sie alles, was Klienten anbieten, als eine Gelegenheit, um das Sortieren zu üben. Dies trainiert die Klienten, eine Perspektive der psychischen Flexibilität einzunehmen, die weder richtige noch falsche Antworten kennt, sondern lediglich Verhaltensweisen, die mehr oder weniger zweckdienlich sind.

Vergleichen wir dies einmal mit der herkömmlichen kognitiven Verhaltenstherapie (KVT). Die kognitive Verhaltenstherapie kann sich darauf richten, Gedanken und Überzeugungen von Klienten zu hinterfragen und zu verändern, was leicht in ein verbales Ringen oder Boxen umschlagen kann (auch wenn kompetentes sokratisches Fragen einem lebendigen verbalen Aikido sehr nahekommt). In der herkömmlichen KVT ist ein „Ja, aber …" geläufiger als ein „Ja, und …". Und das „Ja, aber" kann sich schnell in ein gegenseitiges Vorhalten gegensätzlicher Ansichten verkehren, bei dem sich Klient und Therapeut in die Haare geraten.

Authentisches Yessing steht im Zentrum von Akzeptanz, wohingegen „Abern" zentral für Widerstand und Konflikt ist. Im ACT-Original *Acceptance and Commitment Therapy* (1999) empfahlen Hayes, Strosahl und Wilson, Klienten – insbesondere im Zusammenhang mit festgefahrenen Gedanken und Geschichten („ich möchte gerne mehr Vorträge halten, aber ich habe einfach zu viel Angst") – zu ermutigen, „aber" durch „und" zu ersetzen. Mit Blick auf die Matrix-Arbeit glauben wir, dass es den Widerstand gegenüber der psychologisch flexiblen Sichtweise deutlich vermindert, wenn wir eine umfassend bejahende Haltung gegenüber Klienten einnehmen. Trachten Sie nicht danach, Klienten in irgendeiner Weise zu verändern, wenn Sie verbales Aikido praktizieren. Laden Sie sie einfach dazu ein, wahrzunehmen und zu sortieren. Die einfache Wendung „Ja, und" macht genau das. „Ja“ zu sagen ist eine wirksame Art, anerkennend zu würdigen und Akzeptanz zu fördern, und das „und“ stellt eine gleichermaßen wirksame Einladung dar, sich für etwas Neues zu öffnen, und fördert die Flexibilität.

5.1.2 Sortieren im jeweiligen Moment

Beim Aikido zentriert zu sein ähnelt dem Präsentsein in der Therapie. Statt darüber nachzudenken, wie Sie die nächste Attacke Ihres Gegners blockieren könnten, und Ihre nächste Bewegung vorzubereiten, können Sie sich dafür entscheiden, präsent zu sein. Damit schaffen Sie Raum für das Erleben, das mit der Einladung der anderen Person aufkommt. In ähnlicher Weise lädt Sie die Arbeit mit der Matrix ein, präsent zu sein und Raum für das innere Erleben der Klienten zu schaffen, das dann sortiert werden kann.

Wie schon erwähnt, wird Ihnen Ihr Verstand gelegentlich sagen, dass Klienten etwas falsch einsortieren. Bei solchen Gelegenheiten verbeißen oder verhaken Sie sich möglicherweise darin, die Matrix erklären zu wollen, um ihnen dabei zu helfen, „richtig“ zu sortieren. Wenn Sie das machen, dann entfernen Sie sich vom Aikido und geraten ins Ringen. Einer der gängigsten Haken für Therapeuten und Klienten ist die Vorstellung, dass Therapeuten dazu da seien, Probleme zu lösen. Wenn wir an diesem Haken anbeißen, werden Klienten schnell zu Problemen, die gelöst werden müssen – doch möchte niemand als zu lösendes Problem gelten (Sandoz et al. 2011).

Wahrzunehmen, was Sie als Therapeut als Haken erleben und wie Sie diese Haken von einer flexiblen Aikido-Haltung wegführen, ist eine entscheidende Fertigkeit. Beim Sortieren geht es nicht um das Beurteilen, Analysieren, Bewerten oder Lösen von Problemen. Eher geht es darum, Therapeuten und Klienten gleichermaßen dabei zu helfen, Erleben im jeweiligen Augenblick in weniger sprachlicher Weise wahrzunehmen. Es kann Therapeuten auch dabei unterstützen, eine menschlichere Haltung gegenüber der anderen Person beizubehalten.

5.1.3 Validierung – Anerkennen und Würdigen

Im Aikido richten Sie Ihre stete Aufmerksamkeit auf die Bewegungen und den Körper der anderen Person. Nicht nur, weil Sie so ankommende Angriffe neutralisieren können, sondern auch, weil Sie sich so um die andere Person kümmern können, wenn Sie sich auf sie ausrichten und die Energie des Angriffs umlenken. Um dies zu tun, üben Sie sich darin, die Situation aus der Sicht des Angreifers wahrzunehmen.

In ähnlicher Weise zeigt der Kliniker in der Therapie Verständnis für die Sichtweise des Klienten und schafft so einen sicheren Kontext, in dem Lernen stattfinden kann. Dies gilt insbesondere, wenn die Grundbewegungen des verbalen Aikido praktiziert werden. Unter den vielen Beschreibungen, wie man einen Kontext herstellen kann, der die Perspektive des Klienten berücksichtigt und Lernen fördert, fanden wir insbesondere die von Kelly

Koerner (2012) für die dialektische Verhaltenstherapie (DBT) beschriebenen Validierungsschritte und -ebenen hilfreich. In diesem Abschnitt werden wir unsere Interpretation dieser Schritte und Ebenen, angepasst an die Matrix, darstellen.

Das Validieren kann man sich als aus zwei Komponenten bestehend vorstellen: Empathie für das Erleben des Klienten zu zeigen und verbal auszudrücken, dass die Sichtweise des Klienten valide und verständlich ist. Die Validierung ist der Schlüssel für den Aufbau eines starken Bündnisses und es kann auch eine wirksame Intervention sein. Mit der Validierung schaffen Sie Raum für die tiefsten Gefühle der Klienten. Sie erleichtern es ihnen, mit unangenehmem Erleben in Kontakt zu kommen und dabei zu verweilen. Dadurch reduzieren Sie den Drang, sich von solchen Erfahrungen wegzubewegen.

Es sollte nicht überraschen, dass das verbale Aikido von der validierenden Haltung des Therapeuten abhängt. Wie wir wiederholt betont haben, ist dieses Vorgehen am wirksamsten, wenn Therapeuten Klienten dazu einladen, aus ihrer eigenen Perspektive zu sortieren. Es folgen drei effektive Möglichkeiten, wie Sie Ihr verbales Aikido durch Validieren verbessern können.

Verstehen Sie die tatsächliche Sichtweise des Klienten. Dies machen Sie am besten, indem Sie das Erleben des Klienten widerspiegeln. Kelly Koerner (2012) hat dazu folgende Metapher: Jemand ruft Sie an, um sich nach dem Weg zu erkundigen. Sie sagen ihm, dass er zur Autobahn rechts abbiegen muss. Die Person am anderen Ende der Leitung entgegnet Ihnen, dass der Wegweiser nach links zeigt. Solange Sie sich nicht auf ihr Erleben einlassen, beispielsweise indem Sie so etwas sagen wie „Okay, also da, wo du stehst, zeigt das Schild nach links", besteht keine Chance, dass sie Ihnen zuhören wird. Für sie würde es einfach keinen Sinn machen. Wenn Interventionen – auch Matrixinterventionen – nicht vom Fleck kommen, dann oft deshalb, weil Therapeuten darauf beharren, dass Klienten ihrem Ratschlag folgen, ohne sie vorneweg dort abzuholen, wo sie stehen.

Verstehen Sie die Bedeutung des vom Klienten empfundenen Erlebens, ohne sich mit dem Inhalt dieses Erlebens zu identifizieren. Wenn Klienten Inhalte berichten, die ihre Flexibilität einschränken, validieren Sie, dass Sie verstehen, was sie fühlen und denken, ohne sich die Inhalte des Gesagten zu eigen zu machen. Wenn ein Klient zum Beispiel meint „Mein Leben ist die Hölle, weil meine Frau mich nicht mehr liebt!", nähme eine Reaktion wie „Es ist wirklich schmerzlich, dass Ihre Frau Sie nicht mehr liebt" den Inhalt wirklich wörtlich. Eine solche Antwort kann würdigen, was Ihr Klient sagt, doch stützt sie gleichzeitig die starke Bezugsrahmung des Problems als „meine Frau liebt mich nicht mehr". Eine flexiblere Reaktion könnte etwa sein: „Das Gefühl, dass Ihre Frau Sie nicht mehr liebt, ist wirklich schmerzlich." Dies richtet sich auf die Gefühle, ohne sich vom Inhalt ködern oder an den Haken nehmen zu lassen. Im schlimmsten Fall antwortet Ihr Klient: „Das ist kein Gefühl, es ist eine Tatsache!" Und wieder können Sie flexibel reagieren, nun beispielsweise indem Sie antworten: „Es ist wirklich schmerzlich, das durchzumachen!" Dies validiert das Erleben, ohne die starre Beschreibung der Situation zu bekräftigen.

Validieren Sie zu Beginn der Behandlung viel, später weniger. Diese Technik stellt ein graduelles Shaping – eine abgestufte Verhaltensformung – der Fähigkeit zur Selbstvalidierung von Klienten dar. Schaffen Sie einen warmherzigen und unterstützenden zwischenmenschlichen Kontext, um das Training psychischer Flexibilität zu fördern. Wenn die Klienten im Lauf der Therapie zunehmend lernen, sich selbst zu validieren, können Sie allmählich zu einem natürlicheren Gesprächsstil übergehen. Wenn der Verlauf schwierig wird, kehren Sie zum validierenden Gesprächsstil zurück, bevor Sie etwas anderes versuchen.

Marsha Linehan (1997) hat sechs Ebenen des Validierens beschrieben und empfohlen, dass Therapeuten auf höchstmöglichem Niveau validieren sollten. Um bei der Aikido-Metapher zu bleiben, beschreiben wir dies als Gürtelfarben.

Weißer Gürtel: Die Grundfertigkeit hierbei ist das aufmerksame und achtsame Zuhören. Seien Sie vollständig präsent beim Klienten und im Gespräch. Auch wenn dies selbstverständlich erscheinen mag, wird es Zeiten geben, wo es Ihnen schwerfallen wird, präsent zu sein, besonders auch dann, wenn Klienten in eine altvertraute, festgefahrene Geschichte rutschen. In diesen Fällen kann es ratsam sein, freundlich um die Erlaubnis zu bitten, unterbrechen zu dürfen. Laden Sie Klienten anschließend dazu ein, die eigene Matrix oder Haken wahrzunehmen, die Aikido-Bewegungen (die gleich noch erklärt werden) zu praktizieren oder einfach eine kleine Atempause einzulegen, sodass Sie wieder miteinander in Kontakt kommen können.

Gelber Gürtel: Dieses Fertigkeitslevel besteht darin, das Erleben der Klienten in deren eigenen Worten und aus deren Perspektive widerzuspiegeln. Manche Therapeuten formulieren aufwendig um, was Klienten sagen. Auch wenn dies gelegentlich effektiv sein mag, führt es doch eher dazu, dass Klienten dazu veranlasst werden, sich mit Ihren Äußerungen auseinanderzusetzen, statt ihr eigenes Erleben zu überdenken und wahrzunehmen, dass Sie verstanden haben, was sie gesagt haben. Nach unserer Erfahrung ist es oftmals hochwirksam, soweit wie möglich die Worte eines Klienten zu verwenden, wobei wir sogar die Äußerung des Klienten in der ersten Person wiederholen. Wenn ein Klient beispielsweise sagt „Ich bin so ein Verlierer, das wird sich nie ändern", könnten Sie folgendermaßen spiegeln: „Da kommt also ‚ich bin so ein Verlierer, das wird sich nie ändern' hoch." Wenn Sie den Wortlaut verändern, achten Sie darauf, ob Klienten anfangen, auf Ihr Umformulieren zu reagieren, statt mit eigenem Erleben verbunden zu bleiben.

Orangener Gürtel: Auf diesem Level bemühen Sie sich darum, unausgesprochene Gefühle widerzuspiegeln, die den Klienten möglicherweise nicht zugänglich sind. Vielleicht erzählt ein Klient, den wir hier einfach Juan nennen wollen, von einer Arbeitssitzung, bei der ihm sein Chef mitgeteilt hat, dass seine Leistung in letzter Zeit unzulänglich war. Juan fühlte sich durch die Art verletzt, wie sein Chef dies vor dem gesamten Team gesagt hat. Er berichtet, dass er sehr verärgert gewesen sei, doch beim Zuhören bemerken Sie etwas Traurigkeit. Dann könnten Sie sagen: „Ja – und kam dann auch etwas Traurigkeit auf?" Alternativ stellen Sie sich vor, Juan würde – bezogen auf dasselbe Ereignis – berichten, dass er traurig gewesen sei, als sein Chef ihn vor dem ganzen Team herabsetzte. Wenn Sie Anzeichen für Ärger entdecken, könnten Sie versuchen, diese unausgedrückten Gefühle widerzuspiegeln: „Ja – und kam dann auch etwas Ärger auf?" Eine weitere Möglichkeit ist es, Klienten dabei zu helfen, implizite Gefühle auszudrücken und sie dann zu reflektieren. Ihre eigenen Gefühle können Ihren Interpretationsvorschlägen die Richtung weisen. Grundlegend ist, alles was Sie vorschlagen, flexibel zu halten. Es gibt kein Richtig oder Falsch und Sie werden das Erleben Ihrer Klienten nicht besser kennen können als diese selbst. Was Ihre Deutungen nützlich macht, ist nicht deren „objektive Wahrheit" – sie sind lediglich insoweit nützlich, als sie Klienten helfen können, eigenes Erleben besser wahrzunehmen. Und außerdem werden Sie zum effektiven Vorbild dafür, sich nicht in Haken zu verbeißen, wenn Sie zeigen, dass Sie eigene Gedanken loslassen können, wenn diese nicht mit dem Erleben Ihres Klienten zusammenpassen.

Grüner Gürtel: Auf diesem Niveau spiegeln Sie wider, welchen Sinn das Verhalten der Klienten im Zusammenhang mit deren persönlicher Lebensgeschichte macht. Obwohl man erfolgreich mit der Matrix arbeiten kann, ohne viel über die Lebensgeschichte eines Klienten zu wissen, sind festgefahrene Muster oder Blockaden zumeist bereits früh aus anfänglich vollkommen adaptiven Anpassungsreaktionen in aversiven Situationen entstanden. Im späteren Verlauf mögen diese Muster den Klienten in eine Sackgasse geführt haben. Den Klienten widerzuspiegeln, welchen Sinn ihr Verhalten bezogen auf das von ihnen Erlebte hat, kann eine starke Validierung darstellen. Um zum Beispiel von oben zurückzukommen, nehmen wir einmal an, Sie wüssten, dass Juan früher eine schwierige Beziehung zu seinem Vater hatte und er beim Abendessen regelmäßig verhöhnt und kritisiert wurde. Ohne Möglichkeit, seinem Vater Kontra zu geben, gewöhnte er sich an, sich in sein Zimmer zurückzuziehen. Wenn er Ihnen nun berichtet, dass er nach der Kritik seines Chefs auf der Toilette Zuflucht gesucht hat, dann können Sie widerspiegeln, dass dies aus der Familiengeschichte heraus ein sinnvoll nachvollziehbares Verhalten ist.

Blauer Gürtel: Hier reflektieren Sie, welchen Sinn das Klientenverhalten im Kontext hatte. Als ACT-Praktiker mag man dies als Herausforderung empfinden und insbesondere zögern, WEG-Bewegungen zu validieren. Immerhin geht es ACT ja darum, Klienten dabei zu helfen, sich auf HIN-Bewegungen einzulassen, weshalb es durchaus vernünftig erscheint, sich Gedanken zu machen, ob das Validieren von WEG-Bewegungen diese nicht ungewollt verstärkt. Doch sind WEG-Bewegungen als solche selten unsinnig. Im Allgemeinen sind sie in dem jeweiligen Kontext, in dem sie erfolgen, durchaus sinnvoll. Wie in Kap. 3 diskutiert, sind viele dieser Verhaltensweisen auf kurze Sicht durchaus funktional. Sie ermöglichen es, sich von unerwünschtem innerem Erleben wegzubewegen. Doch sind WEG-Bewegungen im Allgemeinen auch ein Anzeichen dafür, dass Klienten nicht in der Lage waren, Handlungsalternativen wahrzunehmen und auszuwählen. Auf jeden Fall kann es für Klienten höchst validierend sein, wenn sie von Ihnen hören, dass Sie verstehen, welchen Sinn eine WEG-Bewegung machte, weil das in diesem Moment vielleicht das Einzige war, was ihnen in jenem Augenblick möglich schien, und weil es wahrscheinlich auch etwas kurzfristige Entlastung mit sich brachte. Kurzum, an Haken anzubeißen macht Sinn. Im Fall von Juan könnten Sie beispielsweise sagen: „Ich verstehe. Sie haben angebissen, dadurch dass Sie sich beleidigt fühlten, und verließen den Raum. In dem Augenblick war das alles, was Sie als Handlungsmöglichkeit sahen. Und außerdem kann ich mir vorstellen, dass Sie anfangs auch erleichtert waren, nachdem Sie den Raum verlassen hatten."

Brauner Gürtel: Auf diesem Niveau validieren Sie Klienten vollständig so, wie sie sind: als ganze Person, mit allen Stärken und Schwächen. Aus ACT-Sicht sitzen wir alle im selben Boot, im selben Meer der Worte. Wir alle geraten manchmal an Haken und verstricken uns, und niemand ist „kaputt" oder „defekt". Je weiter Therapeuten sich mit ihrer eigenen Matrix öffnen und so auch Klienten beim Sortieren entlang der Matrix helfen, desto deutlicher wird unser gemeinsames Menschsein. ACT-Therapeuten arbeiten aus einer Position der radikalen Gleichheit mit ihren Klienten und etablieren den Therapiekontext als Lernort für Klient und Therapeut gleichermaßen. Eine der wirksamsten Möglichkeiten, dies zu vermitteln, besteht darin, Klienten Ihre eigene Matrix offenzulegen. Um zum Beispiel zurückzukehren, lassen Sie uns annehmen, dass Sie wie Juan dazu neigen, sich zu verhaken, indem Sie beleidigt reagieren. Auf diesem Validierungslevel könnten Sie dies Juan mitteilen und ihn wissen lassen, dass Sie, wenn Sie sich gekränkt fühlen, manchmal Dinge tun, wie den Raum zu verlassen. Diese Form der Selbstoffenbarung führt, wenn sie in den Dienst des Klienten gestellt wird und nicht Ihr eigenes Erleben in den Mittelpunkt rücken soll, zu einem sehr hohen Maß von Validierung. Allgemeiner formuliert, tragen unbedingte positive Wertschätzung und von Herzen kommende Wärme viel zu einem optimalen Kontext für Lernprozesse von Klienten bei.

Schwarzer Gürtel: Wenn die hier auf allen Ebenen dargestellten Fertigkeiten eingeübt wurden, können Sie sie in flexibler Weise integrieren und sich dabei fortlaufend auf den veränderlichen Therapiekontext einstellen. Seien Sie präsent, spiegeln Sie das Erleben der Klienten achtsam mit deren eigenen Worten wider, geben Sie unausgesprochene Gefühle immer dann wieder, wenn Ihnen dies hilfreich erscheint, und zeigen Sie, dass Sie verstanden haben, dass ihre WEG-Bewegungen im Kontext ihrer Lebensgeschichte und des jeweiligen Kontextes, in dem sie erfolgen, Sinn machen. Behalten Sie im Blick, dass wir alle im selben Boot sitzen, und legen Sie Ihre Matrix, wenn nötig, offen. Jeder Klient, jede Sitzung und jede Ihrer Äußerungen gibt Ihnen eine neue Gelegenheit zu einer HIN-Bewegung – HIN zu der Therapeutin oder dem Therapeuten, die oder der Sie sein möchten.

Die hier dargestellten Validierungsebenen beschreiben in detaillierter Weise, was wir mit „Yessing" meinen. Sie werden Ihnen am nützlichsten sein, wenn Sie sie als flexible Leitlinien und nicht als starre Regeln handhaben. Wir haben uns zu einer ausführlichen Darstellung entschlossen, weil wir in unserer Tätigkeit als Trainer und Supervisoren wahrgenommen haben, dass sich Kliniker leicht verstricken können, wenn sie die Matrix nicht auf Basis einer umfassend validierenden Haltung verwenden. Ohne Validierung und Yessing kann der Lernkontext für Klienten schnell aversiv werden, wobei dann auch das verbale Aikido wirkungslos oder gar aversiv wird. Indem Sie in Ihrer Arbeit insbesondere zu Anfang der Therapie bewusst eine validierende Haltung einnehmen, schaffen Sie einen optimalen Kontext, in dem Klienten mit Fertigkeiten, die zur psychischen Flexibilität führen, experimentieren und diese einüben können.

5.1.4 Sich von verbalen Ringkämpfen fernhalten

Wie schon erwähnt, unterscheidet sich Aikido von verwandten Disziplinen dadurch, dass es sich ganz bewusst des Kämpfens enthält. Wenn Sie sich mit den in diesem Kapitel dargestellten Bewegungen befassen, seien Sie auf der Hut, wenn Ihr Vorgehen zum Kampf und zu verbalem Ringen wird. Um Ihnen das Unterscheiden zu erleichtern, folgen eine Reihe von Beispieldialogen mit unserem hypothetischen Klienten Juan. Versuchen Sie herauszufinden, welche Dialoge eher verbalem Aikido und welche eher verbalem Ringen nahekommen.

Dialog A

Therapeut: Was haben Sie wahrgenommen, als Ihr Chef das sagte?

Klient: Ich fing an zu denken, was für ein Trottel er ist und was für ein Verlierer ich bin.

Therapeut: Ja, und was heißt es für Sie, ein Verlierer zu sein?

Klient: Keine Ahnung, einfach jemand, der es nicht packt und niemals Erfolg haben wird. Jemand, über den sich jeder lustig macht und den niemand respektiert.

Therapeut: Das ist hart. Und hatten Sie jemals irgendwelchen Erfolg bei der Arbeit, den Ihr Chef gelobt hätte?

Dialog B

Therapeut: Was haben Sie wahrgenommen, als Ihr Chef das sagte?

Klient: Ich fing an zu denken, was für ein Trottel er ist und was für ein Verlierer ich bin.

Therapeut: Ja, und was machen Sie üblicherweise, wenn solche Sachen auftauchen?

Klient: Ich zieh mich zurück, mach zu und geh.

Therapeut: Das klingt heftig. Und was würden Sie als die Person, die Sie sein möchten, tun?

Dialog C

Klient: Wenn ich zurückschaue, kann ich überhaupt keine Gelegenheit erinnern, bei der mein Chef meine Arbeit geschätzt hätte.

Therapeut: Oh, heftig. Das muss echt wehtun. Aber sind Sie sicher? Sie sind seit über zehn Jahren dort. Es muss doch Gelegenheiten gegeben haben, bei denen es gut lief.

Klient: Ich schätze auch. Aber im Augenblick kann ich wirklich keine erinnern.

Therapeut: Ich verstehe. So ist es oft, wenn wir außer uns sind. Wir neigen dann dazu, zu verallgemeinern.

Klient: Es ist schwer, nicht zu verallgemeinern, wenn es jedes Mal so läuft.

Therapeut: Ich verstehe, dass Sie dies alles sehr aufbringt.

Dialog D

Klient: Wenn ich zurückschaue, kann ich überhaupt keine Gelegenheit erinnern, bei der mein Chef meine Arbeit geschätzt hätte.

Therapeut: Das klingt wirklich sehr schmerzlich. Es nervt echt, das so zu erleben.

Klient: Ja klar!

Therapeut: Klingt so, als ob es für Sie ein großer Haken ist, wenn Sie sich nicht geschätzt fühlen.

Klient: Hm …

Therapeut: Ja, und was tun Sie, wenn dieser Haken auftaucht? Nehmen Sie wahr, dass Sie anbeißen?

Klient: Darauf können Sie wetten!

Therapeut: Und was machen Sie dann als Nächstes?

Klient: Für gewöhnlich ziehe ich mich zurück.

Therapeut: Das macht absolut Sinn – als ob der Haken so groß ist, dass es schwerfällt, noch etwas anderes zu sehen. Außerdem kann Ihnen der Rückzug sofort Entlastung verschaffen.

Klient: Ja, aber was kann ich tun?

Therapeut: Nicht einfach. Auch mir kann es passieren, dass ich mich in dem Gefühl verstricke, es niemals hinzukriegen, und dann neige auch ich dazu, mich zurückzuziehen.

Klient: Es geht Ihnen auch so?

Therapeut: Ja, manchmal. Und was würden Sie als die Person, die Sie sein wollen, tun, wenn dieser Haken auftaucht?

Obwohl sich der Therapeut in den Dialogen A und C bemüht, validierend zu sein, können Sie wahrscheinlich wahrnehmen, dass diese beiden Dialoge schnell in verbales Ringen münden. Dies passiert, weil der Therapeut versucht, mit dem Inhalt dessen, was der Klient sagt, umzugehen, statt den Inhalt zu umgehen und mit dem gefühlten Erleben des Klienten mitzugehen. In diesem Kontext wird jegliches Validieren mit hoher Wahrscheinlichkeit verebben. In den Dialogen B und D verwirklicht der Therapeut verbales Aikido konsistent und validiert auf unterschiedlichen Ebenen, was Juan darin unterstützt, sich neugierig dem zuzuwenden, was er sonst noch hätte tun können.

5.2 Auswertung der häuslichen Übung

Nun kommen wir zur Durchführung von Schritt 4 sowie dazu, wie man Klienten das verbale Aikido vermittelt. Wie in früheren Sitzungen können Sie mit der kurzen Übung zum Ankommen aus Kap. 3 beginnen. Stattdessen können Sie aber auch direkt zur Auswertung der häuslichen Aufgabe aus Schritt 3 kommen: HIN- und WEG-Bewegungen wahrzunehmen, genauso wie die Haken, die aufgetaucht sind, und was Klienten als Nächstes getan haben. Mit Klienten, die das Arbeitsblatt „Haken" bearbeitet haben, können Sie durchgehen, was sie geschrieben haben. Wenn Sie den Klienten eingeladen haben, zu üben, Sinneserleben und inneres Erleben zu sortieren, dann werten Sie auch dies aus. Verstärken Sie die Klienten durchgehend für das Wahrnehmen und ermutigen Sie sie, weiter zu üben.

5.3 Verbales Aikido einführen

Einer der merklichen Effekte von schwierigen Gedanken, Empfindungen und Gefühlen, mit denen wir uns verhaken, ist es, dass sie uns von einem weitgefassten Kontext wegführen und uns zu Geiseln unseres Denkens machen, wobei es dann viel wahrscheinlicher wird, dass wir pauschalen und zumeist rigiden, untauglichen Regeln folgen. Verbales Aikido kann uns dabei helfen, wieder mit den relevanten Aspekten des Kontextes in Kontakt zu kommen und uns in zweckdienliche Richtungen zu bewegen. Daher ist das verbale Aikido wirklich das Herz der Matrix-Arbeit.

Wenn Sie die Matrix anwenden, werden Sie verbales Aikido vom ersten Moment der Intervention bis zum Ende Ihrer Arbeit einsetzen. Auch wenn einige Anwender das Aikido einsetzen, ohne zu erklären, was sie tun, halten wir es doch für extrem wirksam, Klienten darüber zu informieren und die Grundbewegungen des verbalen Aikidos ausdrücklich zu lehren.

Sie können in das verbale Aikido einführen, indem darauf verweisen, dass viele Leute, die sowohl mit Aikido als auch mit der Matrix vertraut sind, starke Ähnlichkeiten zwischen beidem wahrgenommen haben. Klienten werden in der Mehrzahl kaum über Aikido informiert sein, ihnen können Sie ungefähr Folgendes sagen:

Therapeut: Aikido unterscheidet sich von anderen Kampfkünsten darin, dass sein Zweck nicht darin besteht, den Gegner zu besiegen, sondern Friede und Harmonie dadurch herzustellen, dass man Bewegungen macht, die die Energie der Attacke umlenken. Mit der Matrix praktizieren wir verbales Aikido. Wir gehen also mit der Energie mit, die in dem steckt, was von unserem Verstand oder unseren Gefühlen auf uns zukommt. Wir tun dies so, dass es unseren Verstand und uns selbst in einen Zustand von Frieden und Harmonie bringt. Verbales Aikido macht dies, indem es uns dabei hilft, uns effektiver zu dem hinzubewegen, wer oder was uns wichtig ist.

5.4 Das Arbeitsblatt „Verbales Aikido"

Um Klienten beim Erlernen und Anwenden verbalen Aikidos zu unterstützen, haben wir das Arbeitsblatt „Verbales Aikido" entwickelt (Download über http://extras.springer.com). Ausgehend vom Matrixdiagramm enthält es verschiedene Fragen, die auf unterschiedliche Quadranten der Matrix hinweisen (s. Abb. 5.1).

5.4.1 Auf unterschiedliche Aspekte inneren Erlebens hindeuten

Wie zu sehen ist, haben wir auf dem Arbeitsblatt „Verbales Aikido" etwas Neues hinzugenommen: Ebenen oder Kreise. Den inneren Kreis bezeichnen wir als „mentales Erleben",

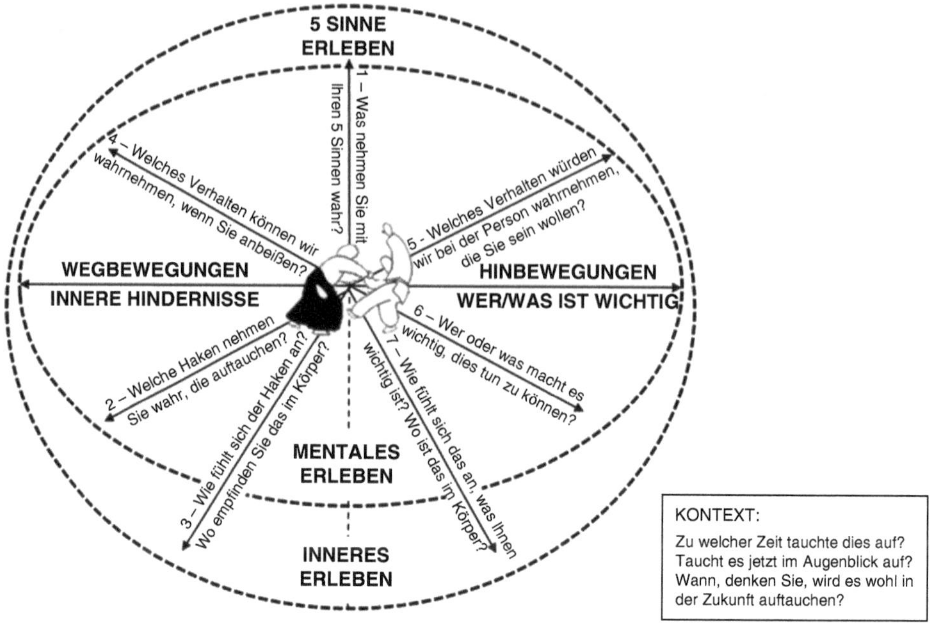

Abb. 5.1

den äußeren als „inneres Erleben“. Wie man sehen kann, beziehen sich zwei der Aikido-Fragen in der unteren Hälfte der Matrix nur auf „mentales Erleben“: Welche Haken tauchen auf? Und wer oder was ist wichtig? Die beiden weiteren Fragen in der unteren Hälfte beziehen sich ganz auf „inneres Erleben“. Damit können wir danach fragen, welche Empfindungen mit dem Verhaktsein oder Verstricktsein in WEG-Bewegungen einhergehen und welche Empfindungen damit einhergehen, wenn wir mit dem „Wer-oder-was-ist-wichtig?“ in Kontakt sind und HIN-Bewegungen unternehmen. Dies erlaubt es Klienten auch, auf eine Weise zu reagieren, die weniger an verbales Erleben gebunden ist.

Zusätzlich helfen diese Fragen den Klienten, sich einem hochwichtigen Aspekt ihres Kontextes zuzuwenden, der sonst oft unbemerkt bleibt: ihr körperliches Befinden und wie es sich anfühlt, zu erleben, was immer sie gerade erleben. Viele Menschen haben den Kontakt zu diesem Aspekt ihres Kontextes verloren oder haben es niemals gelernt, diesen wahrzunehmen und zu benennen. Die beiden Fragen, die sich auf das „innere Erleben“ beziehen, sind deshalb nützlich, um ihnen dabei zu helfen, die körperlichen Aspekte ihres Kontextes wahrzunehmen und damit in Verbindung zu kommen.

Gleichwohl bedeutet diese Unterteilung in Ebenen nicht, dass wir von einem fundamentalen Unterschied in der Natur mentalen und inneren Erlebens ausgehen. Doch indem wir die Aufmerksamkeit der Klienten auf das Erleben ihrer Empfindungen lenken sowie darauf, wo diese Empfindungen körperlich auftauchen, werden sie nach und nach fähig, den Unterschied zwischen HIN und WEG in weniger sprachlicher Weise wahrzunehmen. Letztlich hilft ihnen dies, sich auf die Empfindungen einzustellen, die damit einhergehen, wenn sich das Leben auf die rechte Seite der Matrix verschiebt. Wir verweisen wieder auf die Ähnlichkeit zu den Empfindungen beim Radfahren. Worte sind nur ein unzulängliches Vehikel, um festzuhalten, was man empfindet, wenn man wahrnimmt, dass man sich in guter Balance befindet oder dass man dabei ist, diese Balance zu verlieren, und was man tut, um sie wiederzuerlangen. Das ist der Grund, warum wir, wenn die Matrix-Arbeit voranschreitet, die Aufmerksamkeit der Klienten zunehmend auf die weniger verbalen Aspekte ihres Erlebens lenken, die wir hier als „inneres Erleben" bezeichnen. Dabei sind wir uns völlig darüber im Klaren, dass ein großer Teil des inneren Erlebens von verbalen Funktionen geformt wird.

5.4.2 Das Arbeitsblatt vorstellen

Nachdem Sie die Grundidee des verbalen Aikido eingeführt haben, können Sie den Klienten das Arbeitsblatt geben und dabei erklären, dass es sieben grundlegende Bewegungen im verbalen Aikido gibt, die der Matrix auf dem Arbeitsblatt in Form von Fragen zugeordnet werden. Fragen Sie dann die Klienten, ob sie bereit sind, die grundlegenden Bewegungen des verbalen Aikidos mit Ihnen zu üben.

In der Regel sind Klienten ohne Ausnahme bereit, diese Bewegungen zumindest einmal zu erproben. Wenn sie zugestimmt haben, laden Sie sie ein, etwas Wichtiges, etwas Schwieriges oder etwas gleichermaßen Schwieriges wie Wichtiges auszuwählen, worüber sie sprechen möchten. Weisen Sie darauf hin, dass das Aikido, wie alle Kampfkünste, am Anfang zunächst in einem speziellen Bereich geübt wird – einem Bereich, der zu diesem Zweck bestimmt wurde. Bezogen auf das verbale Aikido bedeutet dies, eine konkrete Situation auszuwählen. Dabei können die drei Fragen im Kasten unten rechts des Arbeitsblatts behilflich sein:

Zu welcher Zeit tauchte dies auf?
Taucht es jetzt im Augenblick auf?
Wann, denken Sie, wird es wohl in der Zukunft auftauchen?

5.4.3 Die Bewegungen einüben

Sie sind nun soweit, dass Sie die grundlegenden Bewegungen des verbalen Aikido einüben können, indem Sie die Fragen auf dem Arbeitsblatt durchgehen und sie anfangs in der nummerierten Reihenfolge bearbeiten. Wie man sieht, erkunden viele dieser Fragen Aspekte der Matrix, die bereits in den Schritten 1-3 behandelt wurden, weshalb wir sie nicht mehr im Einzelnen erklären. Stattdessen geben wir ein Beispiel, wie das Vorgehen bei Klienten ist.

Im folgenden Dialog führt die Therapeutin Lisa durch ihre erste Übung des verbalen Aikido. Lisa ist 35 Jahre alt und Mutter zweier kleiner Kinder. Ihr Leben wird erheblich durch massive Ängste vor Panikattacken eingeschränkt. Als Reaktion auf diese Ängste hat sie die meisten ihrer Aktivitäten eingestellt, es sei denn, ein erwachsenes Familienmitglied ist anwesend oder diese Aktivitäten finden in der unmittelbaren Nachbarschaft statt. In ihrem Bemühen, die Paniksymptome loszuwerden, hat sie zuvor eine Reihe von Kursen in kognitiver Verhaltenstherapie und zuletzt auch eine Therapie mit einem traditionelleren ACT-Vorgehen versucht. Im folgenden Dialog und auf der Vorlage zum Arbeitsblatt aus diesem Kapitel haben wir Zahlen verwendet, um uns auf die Fragen zu beziehen und so die Darstellung des Dialogs zu erleichtern. In der realen Anwendung werden diese Zahlen nicht verwendet, denn letztlich sollen Klienten lernen, diese Bewegungen flexibel auf ihre jeweilige Situation anzupassen. Daher verzichtet auch das Arbeitsblatt, das zum Download zur Verfügung steht, auf die Nummern, die hier verwendet werden.

Therapeutin: Worüber sollen wir sprechen?

Klientin: Natürlich über meine Furcht vor den Paniksymptomen.

Therapeutin: Schön. Bei welcher Gelegenheit sind diese aufgetaucht?

Klientin: Als ich meine Tochter vor zwei Tagen allein in die Tagesstätte gefahren habe.

Therapeutin: *(Deutet auf Frage 1.)* Wo waren Sie in dem Moment, den wir uns anschauen sollen? Beachten Sie, es ist eine Frage nach den fünf Sinnen.

Klientin: Ich stand mit meinem Wagen an der roten Ampel.

Therapeutin: Können Sie sehen, was um Sie herum war?

Klientin: Auf der einen Seite ist ein Park, auf der anderen Seite sind Läden.

Therapeutin: Schön. *(Deutet auf Frage 2.)* Und welche Haken, die auftauchten, nahmen Sie wahr?

Klientin: Fangen Sie damit an?

Therapeutin: Ja, ich habe mit den fünf Sinnen angefangen und nun kommen wir auf die Haken.

Klientin: Hat das eine Reihenfolge?

Therapeutin: Bei diesem ersten Einüben können wir es so machen und später finden Sie Ihren eigenen Weg, wie Sie diese Bewegungen einsetzen. Haben Sie also einen Haken wahrgenommen, der auftauchte?

Klientin: Ja, den Gedanken: „Ich habe Angst, ich kriege Panik."

Therapeutin: Aua! Das klingt nach einem schmerzlichen Haken. *(Deutet auf Frage 3.)* Wie hat sich das körperlich angefühlt? Wo war das?

Klientin: Benommenheit im Kopf, dann *(auf die Brust zeigend)* ein Druck auf der Brust.

Therapeutin: Also ein Druck auf Ihrer Brust, Benommenheit im Kopf. Und haben Sie am Haken angebissen?

Klientin: Ja, ich habe angebissen.

Therapeutin: *(Deutet auf Frage 4.)* Und was haben Sie getan?

Klientin: Ich habe meinen Mann angerufen.

Therapeutin: Also gut. *(Deutet auf Frage 5.)* Und was würden Sie als die Person, die Sie sein möchten, getan haben? Was hätten wir diese Person machen sehen?

Klientin: Nichts. Sie wäre einfach weiter zur Tagesstätte gefahren.

Therapeutin: *(Deutet auf Frage 6.)* Und was macht es für Sie wichtig, in einer Situation wie dieser weiterfahren zu können?

Klientin: Unabhängig zu sein und fähig zu sein, Dinge für meine Tochter zu tun.

Therapeutin: Ja, gut. *(Deutet auf Frage 7.)* Wie fühlt es sich an, wenn Sie sagen, es ist wichtig für Sie, unabhängig zu sein und Dinge für Ihre Tochter zu tun?

Klientin: Es ist sehr wichtig!

Therapeutin: Ja, und wie fühlt es sich an? Wo ist das in Ihrem Körper?

Klientin: Hm … Ich fühle mich bedrückt.

Therapeutin: Oh ja. Wo ist das in Ihrem Körper? Wo ist es am deutlichsten?

Klientin: Ich denke mal, in meinem Herzen.

Therapeutin: Können Sie darauf zeigen?

Klientin: *(Deutet links oben auf die Brust.)* Hier.

Therapeutin: Ja, gut.

Als Lisa bei der letzten Frage war (Wie fühlt sich das an, was für Sie wichtig ist?), schien es der Therapeutin, als ob sie sich dabei verhakte. In solchen Situationen könnten Sie die Klienten auf eine zweite Übungsrunde mit verbalem Aikido einladen. Es kommt häufiger vor, dass Klienten sich verhaken, wenn sie sich damit auseinandersetzen, wer oder was es für sie wichtig macht, sich in einer Situation, in der sie sich üblicherweise verhaken und sich nicht auf eine HIN-Bewegung einlassen können, so verhalten zu können, wie die Person, die sie sein möchten. Denken Sie daran, dass sich Haken gelegentlich auch auf der rechten Seite der Matrix zeigen können (und dann schnell nach links wandern). In solchen Fällen kann es nützlich sein, Klienten auf eine zweite Runde verbalen Aikidos einzuladen. Beachten Sie jedoch, dass das Einüben des verbalen Aikidos darauf abzielt, Klienten zur aktiven Praxis zu veranlassen, es geht nicht darum, dass sie in bestimmter Weise empfinden – beispielsweise sich wohl fühlen, wenn sie mit dem „Wer-oder-was-ist-Ihnen-wichtig?" in Kontakt kommen. Im Fall von Lisa entschied sich die Therapeutin, den Haken, der aufzutauchen schien, zu bearbeiten. Dies führte zu folgendem Austausch:

Therapeutin: Das war also unsere erste Übungsrunde mit den Grundbewegungen des verbalen Aikido. War das in Ordnung? Ich habe den Eindruck, gelegentlich war es schmerzhaft. Wären Sie bereit für eine zweite Runde?

Klientin: Okay.

Therapeutin: Prima. *(Deutet auf Frage 2.)* Sie sagten: „Ich fühle mich bedrückt." Könnte das ein Haken für Sie gewesen sein?

Klientin: Hm … ja.

Therapeutin: Gut. *(Deutet auf Frage 3.)* Was empfinden Sie, wenn „ich fühle mich bedrückt" auftaucht?

Klientin: Als ob ich auf einer dunklen Straße gehe. *(Lacht nervös.)*

Therapeutin: Das klingt heftig. *(Deutet nochmals auf Frage 3.)* Und wie fühlt es sich körperlich an, wenn Sie wahrnehmen, dass der Gedanke „ich gehe auf einer dunklen Straße" auftaucht?

Klientin: Traurigkeit.

Therapeutin: *(Deutet nochmals auf Frage 3.)* Ja, und zeigen Sie mir, wo das in Ihrem Körper ist. Wenn Sie sich nicht sicher sind, zeigen Sie einfach zufällig, was gerade passt.

Klientin: *(Deutet auf ihre Augen und die Stirn.)* In meinen Augen und in meinem Kopf.

Therapeutin: Gut. *(Deutet auf Frage 4.)* Und was kann man Sie machen sehen, wenn Sie an diesem Haken anbeißen?

Klientin: Ablenkung. Na ja, eigentlich wollte ich sagen: „Ich denke dann an etwas anderes", aber das kann man ja nicht sehen. Also sage ich: „Ich mache etwas anderes."

Therapeutin: Okay. Vielleicht haben Sie ein Beispiel, was wir Sie auf einem Videomonitor tun sehen könnten?

Klientin: Eine Freundin anrufen.

Therapeutin: Hervorragend! *(Deutet auf Frage 5.)* Und was würden Sie als die Person, die Sie sein wollen, in einer solchen Situation tun, wenn Traurigkeit und der Gedanke „ich gehe auf einer dunklen Straße" aufkommen?

Klientin: Einfach das weitermachen, was ich gerade mache.

Therapeutin: Zum Beispiel?

Klientin: Meine Tochter abholen.

Therapeutin: Okay, fein. Was ist Ihnen wichtig daran, in der Lage zu sein, Ihre Tochter abzuholen?

Klientin: Für sie da zu sein.

Therapeutin: Für sie da zu sein. Okay. Und wie empfinden Sie es, wenn Sie sagen, es ist Ihnen wichtig, für sie da zu sein?

Klientin: Ich fühle mich gut.

Therapeutin: Okay. Und wo ist das in Ihrem Körper?

Klientin: Wo das in meinem Körper ist? In meinem Kopf, schätze ich mal.

Therapeutin: Okay. Zeigen Sie mir, wo in Ihrem Kopf.

Klientin: Hm … Nein, nicht im Kopf. *(Deutet verlegen auf ihre Brust.)* In meinem Herz.

Therapeutin: Prima! Das waren also ein paar erste Übungsrunden mit den Grundbewegungen des verbalen Aikido. Wie war das für Sie?

Klientin: Das war gut, weil es einfach nur Wahrnehmen war.

Therapeutin: Großartig, hervorragend.

Klientin: Ich meine, es ist ganz anders, als Fragen wie „Und warum fühlen Sie sich niedergeschlagen?" beantworten zu müssen. Es geht nur ums Wahrnehmen. *(Hält inne und seufzt.)* Ja.

Therapeutin: Großartig. Jetzt werde ich etwas sagen, das Ihren Verstand wahrscheinlich schockieren wird. Ich hoffe, Sie rennen nicht weg, wenn ich das sage. Wollen Sie, dass ich es sage, und sind Sie bereit, es zu hören?

Klientin: *(Kichert.)* Hm … Ich weiß nicht. Ja, doch.

Therapeutin: Wissen Sie, was wir hier machen ist letztlich, dass wir lernen, uns selbst, wenn wir feststecken und verstrickt sind, diese sieben Fragen zu stellen. Viele Leute machen die Erfahrung, dass sie in der Lage sind, diese sieben Fragen recht schnell zu lernen. Und ich werde hier sein, um Ihnen dabei zu helfen, diese Fragen in Situationen wahrzunehmen, in denen Sie feststecken. Achten Sie also darauf, ob Sie zwischen jetzt und nächster Woche Gelegenheiten finden, diese sieben Fragen zu erproben.

Bei ihrem zweiten Durchgang durch die Grundbewegungen des verbalen Aikido nahm Lisa ein warmes Gefühl in ihrem Herzen wahr, als sie damit in Kontakt kam, wie wichtig es für sie ist, für ihre Tochter da zu sein. Das ist schön und kann sogar ein Anzeichen dafür sein, dass sie nun besser in der Lage ist, mit ihren tieferen Werten selbst in einem festgefahrenen Kontext in Kontakt zu kommen. Doch geht es beim Ausüben des verbalen Aikido um flexibles Wahrnehmen, nicht darum, irgendwo hinzukommen, auch nicht zu „guten" Gefühlen oder zur „richtigen" Art, das eigene Erleben zu sortieren. Ebenso wenig darum, starre Regeln darüber aufzustellen, wie die Person, die man gerne wäre, gehandelt haben würde. Im Grunde ist es eine Übung, in der es darum geht, in Situationen, in denen wir uns in Haken verbeißen oder verstrickt sind, alle relevanten Aspekte des Kontextes wahrzunehmen. Es ist wichtig, dies im Blick zu behalten und darauf zu achten, dass die Klienten dies richtig verstehen. Andernfalls kann es vorkommen, dass Sie oder Ihre Klienten diese Fragen unter der Kontrolle rigider verbaler Regeln stellen und beantworten.

5.4.4 An Haken üben, die in der Praxis auftauchen

Während Klienten das verbale Aikido im Zusammenhang mit einem bestimmten Kontext einüben, ist damit zu rechnen, dass sie auf Bereiche von Inflexibilität stoßen, die oftmals als Haken auftauchen. Nach unserer Erfahrung können diese Haken – wie im Fall von Lisa – sehr wohl auch auf der rechten Seite der Matrix auftauchen. Egal ob auf der rechten oder linken Seite, in jedem Fall kann es für Klienten äußerst hilfreich sein, diese unflexiblen Bereiche für das fokussierte Üben von verbalem Aikido gezielt heranzuziehen.

Weil sich die Fragen zu den Haken im linken unten Quadranten befinden, mag es anfänglich etwas kontraintuitiv erscheinen, dass Haken auch auf der rechten Seite auftauchen können, weshalb wir dies genauer betrachten wollen. Klienten, die mit dem Wahrnehmen von Haken und den nachfolgenden Schritten noch nicht vertraut sind, können sich leicht verstricken oder festfahren, wenn sie der Frage „Was würden Sie als die Person, die Sie sein möchten, getan haben?" nachgehen. Gelegentlich sagen Klienten vielleicht, dass es sonst nichts gegeben habe, was sie hätten tun können, angesichts dessen, was sie in der Situation gedacht und gefühlt haben. Dies ist ein Zeichen dafür, dass sie nicht in der Lage waren, sich ausreichend von ihren Haken zu distanzieren, um zu erkennen, ob – wenn sie sich nicht verhakt hätten – bestimmte Gedanken und Gefühle zu anderen Verhaltensweisen hinführen würden als dies der Fall war. Validieren Sie dieses Erleben und laden Sie behutsam dazu ein, sich vorzustellen, dass nichts im linken unteren Quadranten aufgetaucht wäre. Obwohl Haken so ziemlich überall auftauchen können – unten rechts, unten links, im Bereich der sinnlichen Wahrnehmung – sind es im Allgemeinen die unten links, die unerwünschtes inneres Erleben repräsentieren, zu denen Klienten den leichtesten Zugang finden. Wenn es Klienten also schwerfällt, zu benennen, was die Person, die sie gerne sein möchten, tun würde, ist es oftmals hilfreich, sie vorstellen zu lassen, was sie getan hätten, wenn da nicht das unerwünschte innere Erleben aufgetaucht wäre. Dies macht es ihnen vielleicht möglich, zu erkennen, was sie sonst noch hätten machen können.

Eine andere Stelle, an der Haken häufiger auftauchen können, ist die Frage: „Wer oder was macht es wichtig, dies tun zu können?" Möglicherweise geben die Klienten zunächst Antworten, die sich auf die linke Seite beziehen, beispielsweise: „Es ist wichtig, keine Angst zu spüren." In den meisten Fällen besteht keine Notwendigkeit, solche Antworten weiter zu bearbeiten, da jeder große Haken durch die nächste Bewegung angesprochen werden kann: „Auf welche Weise spüren Sie diese Wichtigkeit und wo taucht sie in ihrem Körper auf?" Es ist nicht unüblich, dass Klienten diese Fragen mit Geschichten beantworten, statt Gefühle zu benennen. Tatsächlich ist das der Hauptgrund, warum wir sie auffordern, dorthin zu deuten, wo die Gefühle körperlich auftauchen. Dies orientiert sie mehr auf das unmittelbare Erleben statt auf den mentalen Verarbeitungsprozess.

5.4.5 Wie oft verbales Aikido geübt werden soll

Üblicherweise dauert eine Runde mit verbalem Aikido nur wenige Minuten. Und bei vielen Klienten sehen Sie sofort erste Effekte und größere psychische Flexibilität. Wenn nicht, üben Sie die Grundbewegungen einige Minuten weiter. Am Ende jeder Runde halten Sie inne, um die Erfahrung auszuwerten, dann fragen Sie die Klienten, ob sie eine weitere Runde üben möchten. Zwei oder drei Runden genügen für gewöhnlich. Mit der Zeit werden Sie ein Gefühl dafür entwickeln, wie viele anfängliche Runden für den jeweiligen Klienten optimal sind.

Eine Möglichkeit, Klienten zum weiteren Üben einzuladen, besteht darin, sie zu fragen, was sie als Nächstes üben wollen, andere Aspekte derselben Situation oder überhaupt eine völlig andere Situation. Gelegentlich werden Sie, so wie bei Lisa, den Eindruck haben, dass es hilfreich sein könnte, etwas mehr Übung auf das zu verwenden, was in der ersten Runde aufkam. Wenn das der Fall ist, bitten Sie zunächst um Einverständnis, bevor Sie weitermachen.

5.4.6 Die gleiche Situation zu unterschiedlichen Zeitpunkten üben

Es kann recht effektiv sein, die Grundbewegungen des verbalen Aikido für eine Situation zu unterschiedlichen Zeitpunkten zu üben. Betrachten wir zum Beispiel Jenny, eine 13-jährige Schülerin, der es schwerfällt, in der Schule und gegenüber ihrem in Bälde wiederverheirateten Vater, der neben ihrer Mutter gleichfalls das Sorgerecht ausübt, eigene

Wünsche und Bedürfnisse auszudrücken. Als wir das verbale Aikido einführten, wählte sie eine Übungssituation aus, in der es um die gemeinsame Arbeit in einer Projektgruppe ihrer Klasse ging, wobei sie sich in Ärger verhakte. Dies ist für sie sowohl zuhause als auch in der Schule ein regelmäßig auftretender Haken. Wenn sie hier anbeißt, neigt sie dazu, zuzumachen und ihre Bedürfnisse nicht auszudrücken.

In der ersten Runde des verbalen Aikido tauchten schmerzliche Haken im rechten unteren Quadranten auf, als wir fragten: „Auf welche Weise spürst du diese Wichtigkeit und wo zeigt sie sich in deinem Körper?“ Deshalb fragten wir sie, ob sie mit Blick auf die schmerzlichen Gefühle der Trauer, die aufgetaucht waren, als sie in der ersten Runde die untere rechte Seite betrachtet hatte, zu einer zweiten Runde des verbalen Aikido bereit war. Als wir dann auf diese Haken fokussierten, konnte sie damit in Verbindung kommen, wie wichtig ihr das Lernen und das Spaßhaben sind. Diese zweite Runde erlebte sie als belastender. Dann meinte sie „Halt – da ist noch mehr!“ und kam auf eine weitere Gelegenheit, bei der sie mit ihren Mitschülern an diesem Projekt arbeitete und sich wieder verstrickte und feststeckte.

Bald war Jenny in der Lage, wahrzunehmen, dass der Ärgerhaken regelmäßig auftauchte. Sie konnte auch auf die Stelle am Bauch deuten, wo sie ihren Ärger spürte, und wahrnehmen oder bemerken, was sie tat, wenn sie sich verhakte, nämlich nichts zu sagen. Bei der Bewegung hin zu den Fragen der rechten Seite erkannte sie, dass die Jenny, die sie sein wollte, in für sie bedeutsamen Situationen lauter sprechen und eine aktive Rolle einnehmen würde. Das war, was für sie in den Situationen, die sie für das Einüben des verbalen Aikidos wählte, wichtig war. Interessanterweise hatte Jenny „überhaupt nichts sagen“ in der ersten Sitzung, als wir die Matrix einführten, als eine ihrer hauptsächlichen WEG-Bewegungen identifiziert. Obwohl das verbale Aikido Jenny mit einigen schwierigen Inhalten konfrontierte, praktizierte sie dessen Grundbewegungen mit viel Freude. Eifrig nahm sie das Arbeitsblatt mit nach Hause, um es zum weiteren Üben zu nutzen. Sie nahm auch wahr, dass es ihr leichter fiel, ihre Bedürfnisse in der Schule und zuhause auszudrücken.

5.5 Übungen für zuhause in Schritt 4: Verbales Aikido trainieren

Als häusliche Übung zu Schritt 4 laden Sie die Klienten ein, verbales Aikido in unterschiedlichen Situationen zu praktizieren. Um mehr Erfolg zu haben, heben Sie hervor, dass es Übung braucht, bis man an den Punkt kommt, an dem man das verbale Aikido erfolgreich in Echtzeit umsetzen kann. Sie könnten empfehlen, das verbale Aikido zunächst unter Rückgriff auf eine verstrickte oder verfahrene Situation aus der Vergangenheit rückblickend zu üben. Danach könnten sich die Klienten im Vorhinein mit einer zukünftigen Situation, in der sie sich verstricken und feststecken könnten, auseinandersetzen. Solche bewusst gestalteten Übungen können helfen, Bewegungen des verbalen Aikido in Echtzeit einzusetzen, wenn man sich verstrickt. Wenn Sie den Eindruck haben, dass der jeweilige Klient davon profitieren könnte, eine der vorigen häuslichen Übungen fortzuführen, dann können Sie diese natürlich auch zusätzlich empfehlen. Laden Sie Klienten – wie auch sonst immer – dazu ein, weiterhin ihre HIN- und WEG-Bewegungen so häufig wie möglich wahrzunehmen.

Bevor Sie die Sitzung beenden, deklarieren Sie die künftige Zusammenarbeit als fortlaufendes Einüben und Praktizieren von verbalem Aikido. Erklären Sie, dass sich die Folgesitzungen darauf konzentrieren werden, die Aikido-Fertigkeiten in unterschiedlichen verfahrenen Situationen, denen die Klienten begegnen werden, weiter zu verfeinern.

5.6 Wie Sie mögliche Fallen wahrnehmen und flexibel umgehen

Das verbale Aikido mag einfach aussehen, doch es ist nicht leicht. Sie müssen regelmäßig und gezielt üben, um es kundig und flexibel anwenden zu können. Am Beginn werden Ihnen wahrscheinlich verschiedene Fallen begegnen, in die man nur allzu leicht hineingerät. Es folgen einige der häufigsten Fallen, zusammen mit Empfehlungen, wie man sie flexibel umgehen kann.

5.6.1 Zu abstrakt bleiben

Eine häufige Stolperfalle für Therapeuten, die mit dem verbalen Aikido beginnen, ist, nicht sicherzustellen, dass sich Klienten auf konkrete Situationen konzentrieren. Wenn Sie mit einem allgemeinen Problem anfangen, beispielsweise überwältigenden Zwängen, statt mit einer konkreten Situation, die in Raum und Zeit zugeordnet werden kann, wie beispielsweise am Vorabend zwanghaft den Herd kontrollieren zu müssen, gehen Sie ein hohes Risiko ein, sich im Abstrakten zu verlieren. In der Welt der Verallgemeinerungen regiert der Intellekt über alles. Flexibilität in diesen Bereich zu bringen, der so maßgeblich von starren Abstraktionen bestimmt wird, erfordert höchstentwickelte Fertigkeiten im verbalen Aikido.

Wenn wir die Klienten – wie schon in diesem Kapitel beschrieben – bitten, zum Üben eine einzelne Situation herauszugreifen, wird dies schon einen erheblichen Beitrag dazu leisten, diese Falle zu umgehen. Doch auch so kann es sein, dass Klienten in eher allgemeiner Weise reagieren. Ist dies der Fall, dann stellen Sie so viele Fragen zu den fünf Sinnen, wie die Klienten benötigen, bis sie mit einer spezifischen, konkreten Situation in Verbindung kommen. Wenn sie dies tun, werden Sie wahrnehmen, dass Ihre gemeinsame Praxis des verbalen Aikido enorm flexibler wird.

In der zweiten oder dritten Übungsrunde mit einem Klienten nehmen Sie vielleicht wahr, dass es leichter wird, anhand von allgemeineren Situationen zu üben. Wenn Sie nachfolgend jedoch wahrnehmen sollten, dass das Üben stockt, dann liegt es vielleicht daran, dass die Diskussion zu abstrakt geworden ist. In diesem Fall bitten Sie den Klienten erneut um ein konkretes Beispiel, wobei Sie je nach Bedarf Fragen zu den fünf Sinnen heranziehen.

5.6.2 Nicht auf beobachtbares Verhalten fokussieren

Wenn Klienten danach gefragt werden, was sie tun, wenn sie sich verhaken, oder was die Person, die sie eigentlich sein möchten, in einer solchen Situation tun würde, kann es sein, dass sie statt Beschreibungen beobachtbaren Verhaltens andere Antworten geben. Ein Klient könnte beispielsweise angeben, dass er grübelt, wenn er sich am Haken verbeißt, oder dass die Person, die er sein möchte, keine Angst haben würde. In solchen Fällen fragen Sie die Klienten einfach – wie auch bei der Darstellung der Matrix – welche Verhaltensweisen man von ihnen auf einem Video sehen könnte oder bei welchen Aktivitäten Sie sie hätten beobachten können, wenn Sie anwesend gewesen wären.

5.6.3 Ein vorab definiertes Ergebnis bekommen wollen

Wenn Klienten das verbale Aikido praktizieren, kann es sein, dass sie schnell Flexibilität entwickeln. Doch ist das nicht immer der Fall. Für manche Klienten ist vielleicht eine Anzahl Runden mit den Grundbewegungen notwendig, bevor sie zu einer flexibleren Haltung kommen. In diesen Fällen ist es besonders wichtig, im Blick zu behalten, dass es beim Üben des verbalen Aikido mehr um das Praktizieren selbst als um das Erreichen eines bestimmten Ergebnisses geht.

In dieser Situation liefert Ihnen Ihr Verstand möglicherweise Bewertungen, etwa derart, dass der Klient oder Sie selbst Fehler machen. Fehler sind kein Problem, sie sind unausweichlicher und wertvoller Bestandteil des Lernens. Wenn Klienten feststecken oder straucheln, schauen Sie, ob Sie dies als Teil des Übens annehmen können, vielleicht indem Sie ausdrücklich anerkennen, wie schwierig diese Bewegungen anfangs sein können. Dann laden Sie freundlich dazu ein weiterzumachen. Wenn Sie den Eindruck haben, dass Sie selbst ins Straucheln gekommen sind, ist das eine wunderbare Gelegenheit, verbales Aikido in Ihrer eigenen Situation zu praktizieren. Hier ein Beispiel:

Therapeut: Wenn Sie sich verhaken, fangen Sie also an zu trinken. Und was würden Sie als die Person, die Sie sein möchten, tun?

Klient: Ich weiß nicht. Trinken, glaub ich. Ich weiß, Sie denken, dass das echt schädlich ist und ich meine Situation dadurch nur verschlimmere, aber das ist alles, was mir einfällt. Außerdem schmeckt mir ein guter Wein einfach.

Therapeut: Ja, aber es führt Sie in eine Sackgasse.

Klient: Tja, dann wird es mir niemals besser gehen.

Therapeut: Halt. Ich nehme gerade wahr, dass ich von den Grundbewegungen weg bin. Können wir mal langsam machen und mal schauen, was bei mir passiert ist?

Klient: Ja klar.

Therapeut: Okay. *(Deutet auf das Arbeitsblatt „Verbales Aikido".)* Also, ich hab mich verhakt mit dem Gedanken, dass ich da bin, um Sie vom Trinken abzuhalten, wenn Sie davon ausgehen, dass Ihnen das Trinken schadet. Ich war unruhig und ungeduldig und habe etwas Beklommenheit hier im Brustbereich wahrgenommen *(deutet dorthin)*. Und als ich mich verhakte, haben Sie gesehen, wie ich versuchte, Sie zur Einsicht zu bringen, dass das Trinken notwendigerweise ein Anbeißen am Haken für Sie sei. Und so gingen die Pferde mit mir durch …

Klient: Das ist okay. Ich verhake mich auch.

5.6.4 Verbales Aikido einsetzen, um zu angenehmen Gefühlen zu kommen

Eine weitere mögliche Falle ist, wenn man verbales Aikido als Mittel einsetzt, um Klienten zu helfen, sich wohl zu fühlen. In der Praxis des verbalen Aikido ist es nicht unüblich, dass Klienten angenehme Gefühle verspüren, wenn sie wahrnehmen, wie es sich anfühlt, mit dem in Kontakt zu kommen, was es wichtig macht, sich wie die Person verhalten zu können, die sie sein möchten. So angenehm dies sein mag, handelt es sich doch eher um einen Nebeneffekt, nicht um das hauptsächliche Ziel des verbalen Aikidos. Wie auch sonst in ACT geht es im verbalen Aikido nicht darum, sich besser zu fühlen, sondern darum, besser zu fühlen, was auch immer in einer gegebenen Situation da ist, um gefühlt zu werden – und darum, den Unterschied beim Erleben von WEG- und HIN-Bewegungen wahrzunehmen. Behalten Sie auch im Blick, dass es sich gelegentlich angenehm anfühlt, WEG-Bewegungen zu unternehmen, und HIN-Bewegungen unangenehme Empfindungen mit sich bringen können. Eines der allerwichtigsten Ziele im verbalen Aikido ist, den Unterschied der beiden folgenden Unterscheidungen wahrzunehmen: einerseits angenehmes Empfinden und unangenehmes Empfinden, andererseits die Empfindungen beim HIN-Bewegen und beim WEG-Bewegen.

5.7 Frequently Asked Questions – Häufig gestellte Fragen

5.7.1 Sind die Fragen zum verbalen Aikido nicht zu einengend?

Einige Anwender haben anfangs Schwierigkeiten bei der Vorstellung, dass sich Therapie im Grunde auf sieben Fragen und deren Beziehung zu zwei Linien auf einem Blatt Papier herunterbrechen lässt. Benjamin Schoendorff, von dem diese Fragen stammen, verhakte sich zunächst in ähnlichen Gedanken und gab seinen Trainees das Arbeitsblatt mit den Fragen zunächst mit der Empfehlung, den Wortlaut jeweils leicht zu verändern, damit Klienten nicht wahrnehmen, dass sich dieselben Grundbewegungen jedes Mal wiederholen. Dann berichtete ein Ausbildungsteilnehmer, dass er die Fragen schriftlich vorlegen und die Klienten einfach fragen werde, ob sie bereit seien, über frei gewählte Themen entlang dieser Fragen zu sprechen. Einige Monate später erprobte Benjamin dies selbst in einem Paargespräch. Es lief so gut, dass er es nicht mehr missen wollte. Die Fragen helfen dabei, die Aufmerksamkeit von Therapeuten und Klienten auf alle relevanten Aspekte des Kontextes zu richten und steigern somit Flexibilität.

5.7.2 Sind diese Fragen nicht zu künstlich?

Anfangs hatten wir uns auch in dieser Frage verhakt. Dann sahen wir, dass viele Klienten – manchmal unter Tränen – mit intensiven Gefühlen in Kontakt kamen, wenn sie diese Grundbewegungen praktizieren. Dies erlaubte es uns, wahrzunehmen, dass diese Fragen Klienten gestatten, zu wählen, wie weit sie gehen wollen, und sie so mehr Kontrolle über den Prozess erhalten. Dies vermittelt ihnen ein Gefühl der Sicherheit und hilft kalkulierte Risiken einzugehen, womit die Fragen äußerst dienlich werden.

Eine Klientin äußerte einmal, dass ihr das Wissen darum, welche Fragen folgen würden, die Freiheit gegeben habe, weiter und tiefer zu gehen, als sie es sonst getan hätte, wenn sie Fragen ihrer Therapeuten als Ausspähen ihrer Privatsphäre empfunden hätte. Weil diese Fragen den Klienten gestatten, sehr genau zu dosieren, wie intensiv sie hinsehen wollen, wenn sie den Grundbewegungen folgen, behalten sie nicht nur die Kontrolle über die Situation, sondern lernen sie auch Möglichkeiten, um mit ihren tieferen Gefühlen und Werten in Kontakt zu kommen, die ihnen dienlich sind.

5.7.3 Muss ich meinen Klienten diese Fragen wirklich zeigen?

Manchen Klinikern fällt es schwer, Klienten diese Fragen zu zeigen. Ihr Verstand sagt ihnen, dass ihre Klienten sich möglicherweise auflehnen, die Sitzung verlassen oder sich der Übung verweigern werden. Vielleicht fragen Sie sich, ob es nicht besser wäre, die Fragen einfach zu verwenden, ohne sie den Klienten offen zu zeigen. Das können Sie natürlich machen. Wir haben mit beidem gearbeitet – die Fragen gezeigt oder auch nicht – und unsere Erfahrung ist, dass das Zeigen der Fragen dazu tendiert, den Prozess erheblich zu beschleunigen und Klienten mehr Kontrolle darüber zu ermöglichen.

5.7.4 Was, wenn Klienten nicht sagen können, wie sie ihre Haken empfinden, wie sie empfinden, was wichtig ist, oder wo diese Empfindungen im Körper auftauchen?

Nach unserer Erfahrung ist es in solchen Situationen hilfreich, Klienten einfach darum zu bitten, einen Körperteil zufällig auszuwählen. Das Schlimmste, was sich daraus ergeben hatte, war, dass eine Klientin auf ihr linkes Knie deutete als Stelle, wo Ärger auftauchte. Im Lauf der

Zeit erwarb sie zunehmend mehr Fertigkeiten dabei, den Ort ihrer Empfindungen wahrzunehmen, wenn sie sich verhakte oder sie sich auf etwas Wichtiges hinbewegte. Dass sie auf ihr Knie deutete, wurde hier zum wiederkehrenden Scherz zwischen ihr und ihrer Therapeutin.

5.7.5 Was, wenn diese Fragen die Probleme des Klienten nicht lösen?

Wenn man die grundlegenden Aikido-Bewegungen verwendet, geht es nicht darum, Probleme zu lösen, vielmehr geht es darum, Leuten zu mehr Flexibilität in Situationen zu verhelfen, in denen sie feststecken. Die „Lösung", die wir trainieren, ist psychische Flexibilität – die Fähigkeit, sich in Gegenwart innerer Hindernisse dafür zu entscheiden, das zu tun, was wichtig ist. Wenn Klienten festgefahren sind, besteht das Problem selten darin, dass sie nicht wüssten, was sie tun können. Vielmehr liegt es typischerweise an den Hindernissen, dass sie nicht weiterwissen. „Flexing", also in Situationen, in denen sie sich verstricken, Aufmerksamkeit auf alle Aspekte ihres Erlebens zu richten (und so ihre Matrix in ihrer Ganzheit wahrzunehmen), wird ihnen helfen, zu eigenen Lösungen zu kommen. Und Lösungen, zu denen Personen selbst gelangen, werden wahrscheinlich nachhaltiger sein als vorgefertigte Lösungen, die ihnen andere vorschlagen. Aus Matrixperspektive besteht die Rolle des Therapeuten darin, einen Kontext zu schaffen, der psychische Flexibilität fördert, es geht nicht darum, Klienten Lösungen zu geben.

5.7.6 Was, wenn Klienten sich mit diesen Fragen nicht aus ihrer Verstrickung lösen können?

Vielleicht sind Sie bei unserer Antwort auf die vorige Frage hängengeblieben, dann kommt hier noch ein Nachschlag. Tatsächlich ist es so, dass sich manche Klienten anfangs vielleicht nicht aus einer Verstrickung lösen können, indem sie einfach diese Fragen anwenden. Das muss kein Problem sein. Die Grundbewegungen des verbalen Aikido werden letztlich jedem helfen, in festgefahrenen Situationen flexibler zu reagieren. Wenn manche Klienten sehr festgefahren sind oder sich in wirklich sehr verzwickten Situationen befinden, wird gezieltes Üben nötig sein, damit Flexibilität entsteht. Allmählich wird es werden. Sobald Sie diese Fragen eingeführt haben, können Sie jederzeit darauf verweisen. Und weil es so leicht ist, sie in wenigen Minuten einzuüben, sollte es möglich sein, Klienten in jeder Sitzung zu ein paar Übungsrunden einzuladen. Nachdem Sie einen Klienten mit den Grundbewegungen des verbalen Aikido vertraut gemacht haben, empfehlen wir, dass Sie – wenn machbar – diese Fragen auch in allen Folgesitzungen beibehalten.

5.7.7 Was, wenn ich mir mit diesen Fragen albern vorkomme?

Anfänglich mögen Sie sich mit diesen Fragen vielleicht tatsächlich albern vorkommen. Uns ging es genauso. Doch nachdem wir die Wirkung dieser Fragen bei unseren Klienten wahrgenommen hatten und die noch größere Wirkung, wenn wir ihnen diese Fragen einfach zeigten und sie zum Üben von verbalem Aikido einluden, waren wir bereit, dies in Kauf zu nehmen, um unseren Klienten zu helfen, sich schneller aus Verstrickungen zu lösen.

5.7.8 Werden die Klienten nicht denken, ich sei ein Roboter, der wie ein Papagei immer nur diese Fragen wiederholt?

Um das herauszufinden, ist es das einfachste, die Klienten zu fragen. Nach unseren Erfahrungen ist es zentral, in einem Kontext zu arbeiten, der Wahlmöglichkeiten bietet. Wenn Sie die Klienten um Erlaubnis für diese Art des Fragens bitten, bringt dies schon sehr viel, um sie interessant und appetitiv zu machen. Natürlich kann es keine Technik geben, die Ihre stete Aufmerksamkeit gegenüber den Wirkungen Ihres Verhaltens – anders gesagt: für die Funktionen Ihrer Interaktionen – auf Ihre Klienten ersetzen kann. Wenn Sie wahrnehmen, dass diese Fragen eine stark aversive Reaktion bei einem bestimmten Klienten hervorrufen, fragen Sie ihn unbedingt nach seinem Erleben und was Sie tun könnten, um seinen Bedürfnissen besser entgegenzukommen.

Wenn Sie feststellen, dass das Stellen dieser Fragen bei vielen Ihrer Klienten zu starken Reaktionen führt, prüfen Sie, ob Sie die validierende Qualität des Kontextes, in dem Sie fragen, verbessern können. Vielleicht gehen Sie hierzu nochmals den Abschnitt über Validierung weiter vorne in diesem Kapitel durch. Üben Sie das Validieren auf jedem möglichen Niveau gezielt ein, richten Sie Ihr besonderes Augenmerk darauf, mit dem Erleben Ihrer Klienten in Verbindung zu kommen, ihre Erfahrung zu validieren, ohne sich mit den vorgebrachten Inhalten zu identifizieren. Validieren Sie sie als Person und geben Sie dabei auch eigenes Erleben preis, um zu validieren, dass wir alle im selben Boot und umgeben vom selben Meer der Sprache unterwegs sind.

5.8 Vertiefung

In diesem Abschnitt diskutieren wir einige Prinzipien, die beim verbalen Aikido am Werk sind, sowie die Bezugsrahmungen, die dabei zum Tragen kommen können. Wir erläutern auch, warum wir verbales Aikido als das möglicherweise höchste Ziel der Behandlung mit ACT ansehen.

5.8.1 Flexibles Tracking vermehren

Wir glauben, dass die Praxis des verbalen Aikido Menschen dabei hilft, sich aus pliantem Befolgen oder counterpliantem Missachten von Regeln zu lösen. Unterstützt wird auch die Erweiterung der Tracking-Fähigkeiten, sodass das Wahrnehmen über die vorübergehende

Reduktion von Unbehagen durch WEG-Bewegungen hinausgehen kann. Da die Fragen den Kontakt und das Wahrnehmen der weiter reichenden Aspekte des Kontextes in einer gegebenen Situation fördern, tragen sie auch wirksam zu flexiblem Tracking bei: viel, von dem was gegeben ist – insbesondere die weiteren Folgen eines jeglichen Verhaltens – werden wahrgenommen.

5.8.2 Augmentieren – Der Prozess des Erweiterns

Die Bewegungen des verbalen Aikido helfen Klienten dabei, in Betracht zu ziehen, wer oder was es wichtig macht, sich auf ein gewähltes Verhalten einlassen zu können – unabhängig davon, ob sie dies wirklich tun oder ob sie es einfach als das erkennen, was sie als die Person, die sie gerne sein möchten, tun würden. Jedenfalls verleiht dies dem Verhalten mehr Bedeutung und es wird wahrscheinlicher, dass Klienten sich darauf einlassen. Damit Kontakt aufzunehmen, wer oder was ein Verhalten wichtig macht, ist eine wirksame Möglichkeit, um mit Werten in Kontakt zu kommen, die als *Augmentale* – Erweiterungen – dienen können: als verbal konstruierte Verstärker, die die Wahrscheinlichkeit des Ausführens, des beharrlichen Verfolgens und des allmählichen Verfeinerns von HIN-Bewegungen erhöhen. Wir verwenden Augmentale, um psychische Flexibilität zu trainieren. Gemäß unserer Erfahrung ist es eines der wirkungsvollsten Augmentale, wenn wir uns selbst die einfache Frage stellen: „Was würde die Person, die ich sein möchte, tun?" Natürlich gibt es nichts, was bei 100 Prozent der Menschen in 100 Prozent aller Zeitpunkte zu 100 Prozent wirkt. Doch wenn Sie diese Frage mit echter Neugier stellen (statt mit der hintergründigen Absicht, Klienten dazu zu bringen, etwas anderes als ihr festgefahrenes Verhalten zu machen), kann Verhalten, das zunächst eine niedrige Wahrscheinlichkeit hatte, salienter und appetitiver werden. Mit anderen Worten ist die Frage „Was würden Sie als die Person, die Sie sein möchten, tun?" eines der wirksamsten Augmentale, das Sie in der klinischen Praxis einsetzen können. (Wir werden das Augmentieren in Kap. 6 vertiefen.)

5.8.3 Im Bezugsrahmen

Die Fragen des verbalen Aikido können mächtige Hinweisreize („cues") sein, die abgeleitete relationale Reaktionen unter appetitiver Kontrolle durch Werte vermehren. Wie alle Matrixpraktiken sind diese Fragen Hinweisreize für das Einnehmen von Perspektiven und für deiktische Bezugsrahmungen. Auch wenn sie unter Echtzeitbedingungen praktiziert werden, unterstützen diese Fragen Klienten darin, aus der Perspektive des Ich-Hier-Jetzt hinsichtlich ihres Erlebens eine (M)ich-Dort-Dann Perspektive einzunehmen. Oder anders ausgedrückt: Die Fragen lösen hinsichtlich der grundlegenden deiktischen Relationen, die der Perspektiveneinnahme zugrunde liegen, Bezugsrahmen-Ereignisse aus: Das Ich-Hier-Jetzt wird dem Du-Dort-Dann gegenübergestellt.

Haken als Haken zu erkennen, kann deren Kontrollfunktion über WEG-Bewegungen transformieren und schwächen. Gleichzeitig kann es die appetitiven Funktionen der HIN-Bewegungen stärken und solche damit wahrscheinlicher machen, wenn Klienten wahrnehmen, was sie als die Person, die sie sein möchten, tun würden, wer oder was es wichtig macht, dies tun zu können, und wie sich dieses Wichtigsein anfühlt.

Auch andere Formen relationaler Bezugsrahmungen können durch Hinweisreize vermittelt werden. Beispielsweise kann das In-Opposition-Stellen von HIN- und WEG-Bewegungen Bedingungen hervorrufen, die das Ableiten von aversiven Funktionen für WEG-Bewegungen und von appetitiven Funktionen für HIN-Bewegungen verstärken. In Abhängigkeit von der Lerngeschichte des Klienten und den Merkmalen der Situation, mit denen Sie arbeiten, können viele unterschiedliche Formen abgeleiteter Reaktionen erfolgen. Als visueller Hinweisreiz kann die Matrix hilfreich sein, sicherzustellen, dass sich diese Reaktionen innerhalb eines weiten Netzwerks von Relationen halten, das dazu beiträgt, appetitive Funktionen zu stärken und HIN-Bewegungen wahrscheinlicher zu machen.

5.8.4 Verbales Aikido als höchstes Ziel der ACT-Behandlung

Je mehr wir mit verbalem Aikido gearbeitet haben, desto mehr sind wir zu der Überzeugung gekommen, dass es vielleicht das höchste Ziel von ACT-Interventionen in klinischen oder auch anderen Settings ist, Personen in jeglicher Art verfahrener Situation dabei zu helfen, sich in einer zu den Bewegungen des verbalen Aikido äquivalenten Art zu engagieren. Wenn sich dies zunächst befremdlich anhört, betrachten Sie doch die vielen Weisen, in denen verbales Aikido die Grundlagen von ACT umfasst. Die Grundbewegungen helfen Klienten mit der Gegenwart in Kontakt zu kommen, indem sie sie auf alle bedeutsamen Aspekte des Kontextes hin orientieren: Sinneserleben, inneres Erleben (was auch ihre Lerngeschichte umfasst) und die Funktion ihrer Verhaltensweisen im relevanten Kontext. Auf der linken Seite erkundet das verbale Aikido auch Erlebensvermeidung (die zu WEG-Bewegungen führt) und kognitive Fusion (die zu Verhalten führt, das sich verhakt). Auf der rechten Seite erkundet es zielbezogenes Handeln (HIN-Bewegungen) und Werte (wer oder was wichtig ist).

Schließlich sind das Wahrnehmen und das Beantworten der Fragen – also die Praxis des verbalen Aikido – im Kern ein Akt der Perspektiveneinnahme. Dies fördert Bereitschaft und schafft nicht nur Distanz von Inhalten, in die sich Klienten verstricken, sondern hilft ihnen auch, aus einer Perspektive des Ich-Hier-Jetzt das Erleben des (M)ich-Dort-Dann zu betrachten. Aus dieser Perspektive können Klienten eine empathischere Haltung gegenüber eigenem Erleben und eigenen Schwierigkeiten einnehmen. Sie können gleichfalls wahrnehmen, dass sie auch in hochgradig festgefahrenen Situationen über Wahlmöglichkeiten verfügen. Zusammenfassend ist die Praxis des verbalen Aikido eine wirksame Möglichkeit, die Welt aus funktional-kontextueller Perspektive zu betrachten, das Ganze zu sehen und Flexibilität zu steigern.

Natürlich führt dies alles nicht zu einer sofortigen Auflösung aller aktuellen und künftigen Schwierigkeiten und zu einem ewigen Zustand unendlicher Glückseligkeit. Weit gefehlt. Es bietet einfach ein wirksames Mittel, um sich aus Blockaden zu lösen und psychische Flexibilität zu stärken. Diese Flexibilität ist keine Gewähr dafür, dass sich Leute nicht mehr verrennen. Letztlich ist es aufgrund unserer Verwicklung in Sprache und der Attraktivität, die von WEG-Bewegungen ausgeht, nahezu unausweichlich, sich zu verstricken. Doch macht es die Flexibilität, die vom verbalen Aikido ausgeht, wahrscheinlicher, sich schneller aus Verstrickungen zu lösen.

5.8.5 Behandlungsabschluss: Sich schneller aus Verstrickungen lösen können

Sobald Klienten beim Praktizieren des verbalen Aikido flexibel geworden sind, haben sie die meisten Fertigkeiten, die sie brauchen, um sich in wichtigen Situationen schneller aus Verstrickungen lösen zu können. Mögen sie anfangs geglaubt haben, keine andere Wahl zu haben, als sich in letztlich nichtdienlicher Weise zu verhalten, können sie nun mehr Optionen und Wahlmöglichkeiten wahrnehmen. Bald werden sie selbst bemerken, dass sie in zuvor festgefahrenen Situationen HIN-Bewegungen anstelle von WEG-Bewegungen wählen.

Ein recht großer Anteil unserer Klienten (nach grober klinischer Schätzung knapp 40 Prozent) lernt mit den ersten vier Schritten genügend, um sich aus den meisten festgefahrenen Situationen lösen zu können. Bei diesen Klienten könnten wir die Behandlung nach Schritt 4 mit einer Abschlusssitzung beenden, ohne mit dem Material aus Kap. 6 und 7 weiterzumachen. Um abzuschließen, beginnen wir die letzte Sitzung mit der Frage, was die Klienten beim häuslichen Üben mit dem verbalen Aikido wahrgenommen haben. Wir laden sie dann ein, die Bewegungen in der Sitzung anhand einer Reihe von konkreten Situationen zu üben. Wenn sie dabei in der Lage sind, die Fragen weitgehend ohne Hilfestellung zu verwenden, um ihre psychische Flexibilität zu verbessern, stellen wir erneut die Frage nach der psychischen Flexibilität, die bereits bei der Zusammenfassung der Matrixsichtweise in Schritt 1 gestellt wurde. Wir fragen also noch einmal: „Haben Sie den Eindruck, dass Sie jetzt besser in der Lage sind, das zu tun, was für Sie wichtig ist, auch wenn innere Hindernisse vorhanden sind?“ Wenn sie mit „Ja“ antworten, schlagen wir vor, die gemeinsame Arbeit abzuschließen und bieten an, nach ein oder zwei Monaten eine weitere Sitzung zu machen, um zu überprüfen, wie es läuft.

An diesem Punkt kann es eine gute Idee sein, zu erwähnen, dass es in der Therapie nicht darum geht, sich niemals mehr zu verstricken. Dabei bringen wir vielleicht auch ein, dass wir uns selbst – auch an guten Tagen – wenigstens einmal dabei wahrnehmen, wie wir uns verstricken. Sie könnten hervorheben, dass es in der Therapie eher darum geht, zu lernen, es wahrzunehmen, wenn wir im Begriff sind, uns zu verstricken, und uns dann leichter daraus zu lösen, wobei dies eine Fertigkeit ist, die lebenslanges Üben idealerweise in realen Umgebungen erfordert. Vielleicht ist es auch ein guter Zeitpunkt, um den Klienten Anerkennung dafür zu zollen, was sie erreicht haben, die Fortschritte zu erwähnen, die sie erzielt haben, Momente, in denen Sie berührt waren, und was Sie ihnen für die weitere Entwicklung wünschen.

Natürlich werden einige Ihrer Klienten allein mit den ersten vier Schritten noch nicht genügend psychische Flexibilität entwickeln. Wie Sie vielleicht schon erraten haben, ist das nach unserer klinischen Erfahrung für gut 60 Prozent der Fall. Machen Sie mit diesen Klienten mit den Schritten 5 und 6 weiter, die, wie in den beiden folgenden Kapiteln dargestellt, Selbstmitgefühl und Fertigkeiten zum Einnehmen von Perspektiven verfolgen.

5.9 Schritt 4: Checkliste

Verwenden Sie diese Checkliste, wenn Sie die in diesem Kapitel dargestellten Strategien einüben.

Was ich gemacht habe

- Ich habe die häusliche Übungsaufgabe in flexibler Weise ausgewertet.
- Ich habe die erste Stufe des Validierens geübt und war ganz präsent bei meinem Klienten.
- Ich habe geübt, meinem Klienten nah am eigenen Wortlaut widerzuspiegeln, was er sagte.
- Ich habe zum Ausdruck gebracht, wie die WEG-Bewegungen meines Klienten im Zusammenhang mit seiner Lebensgeschichte Sinn machten.
- Ich habe zum Ausdruck gebracht, wie die WEG-Bewegungen meines Klienten im von ihm erlebten Kontext Sinn machten.
- Ich habe dem Klienten Einblick in meine eigene Matrix oder in persönliches Erleben gegeben, um zu illustrieren, dass wir uns alle im selben Boot befinden.
- Ich habe das verbale Aikido zunächst in allgemeiner Weise eingeführt, bevor ich meinen Klienten eingeladen habe, eine Runde durch die Grundbewegungen zu machen.
- Ich habe dem Klienten das Arbeitsblatt „Verbales Aikido“ gegeben.
- Ich habe meinen Klienten eingeladen, eine zuvor erlebte Situation mit den Grundbewegungen des verbalen Aikido zu bearbeiten.
- Ich habe darauf geachtet, gemeinsam an einem konkreten, spezifischen Kontext zu arbeiten und bei Bedarf Fragen zur sinnlichen Wahrnehmung (5 Sinne) zu stellen.
- Nach einer ersten Runde durch die Grundbewegungen habe ich den Klienten gefragt, wie es für ihn war, und angeboten, nach Bedarf zusätzliche Runden zu machen.
- Ich habe meinen Klienten eingeladen, darzustellen, wie er seine Haken und seine wichtigen Themen erlebt, und ihn gebeten, dorthin zu deuten, wo er diese Empfindungen im Körper wahrnimmt.
- Bei Fragen, die ich zur oberen Hälfte der Matrix gestellt habe, habe ich meinen Klienten gebeten, beobachtbare Verhaltensweisen zu beschreiben.
- Ich habe meinen Klienten eingeladen, die Grundschritte des verbalen Aikido als häusliche Übungsaufgabe zu praktizieren.

Was ich nicht zu viel gemacht habe

- Die Fragen des verbalen Aikido gestellt, ohne die Gefühle meines Klienten zu validieren und zu validieren, wie schwierig die Dinge für ihn möglicherweise waren.
- Mich in Inhalte verstrickt und mich von den Fragen des verbalen Aikido entfernt.

Schritt 5: Selbstmitgefühl trainieren

6

Inhaltsverzeichnis

6.1 Die Sitzung eröffnen ... 132
6.2 Die Übung „Die Katzenmutter" ... 132
6.3 Übungen für zuhause in Schritt 5: Wahrnehmen, wie die Katzenmutter ihre Kätzchen behandelt ... 138
6.4 Wie Sie mögliche Fallen wahrnehmen und flexibel umgehen ... 138
6.5 Frequently Asked Questions – Häufig gestellte Fragen ... 139
6.6 Vertiefung ... 141
6.7 Schritt 5: Checkliste ... 149

Einigen Klienten fallen die Grundbewegungen des verbalen Aikido schwer. Oft rührt dies daher, dass sie nicht in der Lage sind, Haken wahrzunehmen, bevor sie sich daran festbeißen. Sie bleiben danach in fixen Schleifen stecken, die es ihnen schwermachen, die rechte Seite ihrer Matrix wahrzunehmen.

Angesichts von Bedrohungen reagieren alle Tiere, auch Menschen, tendenziell mit einer von drei Möglichkeiten: Kämpfen, Flüchten oder Erstarren. Manche Menschen neigen dazu, so schnell an bestimmten Haken anzubeißen, dass sie eine Kampf-, Flucht- oder Erstarrungsreaktion aktivieren, noch bevor sie irgendetwas in sinnvoller Weise wahrnehmen können. In diesen Fällen ist die Beziehung zu einem bestimmten Haken so antagonistisch oder so vermeidend, dass die Fähigkeit, diesen Haken als Haken wahrzunehmen, beeinträchtigt ist. Verhaktes Verhalten folgt dem Erscheinen des Hakens fast unausweichlich. Dies passiert bei tiefen Verletzungen und auch wenn sich Menschen in Selbstvorwürfen, Selbstverurteilungen oder einem durch und durch einengenden Selbstkonzept verhakt haben. Präziser und technischer formuliert, ist es die Funktion des Hakens, den Bereich möglicher Reaktionen auf ein reduziertes, starres und untaugliches Repertoire einzuengen.

K. L. Polk et al., *Praxishandbuch ACT-Matrix*, https://doi.org/10.1007/978-3-662-59416-2_6

Nach unserer Erfahrung kann das Einüben von Selbstmitgefühl in solchen Fällen helfen, das Verhalten, das auf das Erscheinen des Hakens folgt, zu verändern. In diesem Kapitel zeigen wir eine wirksame Übung für Selbstmitgefühl, die zuvor von Tirch et al. (2014) vorgestellt wurde, und darüber hinaus einige Modifikationen. Diese Übung kann sowohl Klienten wie Klinikern helfen, ihren inneren Kampf loszulassen und den Weg zur inneren Aussöhnung zu wählen.

6.1 Die Sitzung eröffnen

Wie zuvor können Sie die Sitzung, wenn Sie wollen, mit einer kurzen Übung zum Ankommen beginnen, wobei Sie jegliches Wahrnehmen nachbesprechen und dabei alles verstärken, was Klienten wahrgenommen haben. Wie in den vorigen Sitzungen besprechen Sie anschließend die häuslichen Übungen. Erkundigen Sie sich nach den HIN- und WEG-Bewegungen, die wahrgenommen wurden. Fragen Sie auch, ob die Bewegungen des verbalen Aikido praktiziert wurden. Wie schon am Ende des vorigen Kapitels angemerkt, werden nicht alle Klienten nach einer ersten Woche des Übens mit verbalem Aikido schon mehr Flexibilität erleben. Tatsächlich wird dies bei einer Mehrzahl nicht der Fall sein. Seien Sie darauf vorbereitet. Ob Klienten noch mehr Training benötigen, erkennen Sie daran, ob es ihnen schwerfällt, die grundlegenden Fragen des verbalen Aikido in flexibler Weise zu beantworten. Natürlich brauchen wahrscheinlich auch diejenigen mehr Training, die das verbale Aikido seit der vorangegangenen Sitzung nicht geübt haben. Einige Klienten sagen vielleicht etwas wie „es war einfach zu schwer", bevor sie erzählen, wie sie sich wieder verstrickt haben. Es ist wichtig, dass Sie solche Klienten validieren und ihnen versichern, dass sie nicht damit allein sind, wenn sie es schwerfinden, verbales Aikido auszuüben. Teilen Sie danach mit, dass Sie beide in dieser Sitzung mit einer Übung arbeiten werden, die es leichter macht, das verbale Aikido auszuüben (die Übung „Die Katzenmutter", auf der der Fokus dieses Schritts liegt). Selbst für Klienten, die mehr Flexibilität erlebt haben, könnten Sie die Übung auswählen und anbieten.

6.2 Die Übung „Die Katzenmutter"

Worte und Lerngeschichte stellen sich leicht in den Weg, wenn wir eine gütigere Perspektive gegenüber eigenem Erleben einnehmen wollen. Um deren Macht abzuschwächen, verwenden wir die Übung „Die Katzenmutter". Das auf einer Metapher basierende Vorgehen soll eine Verbindung zu präverbalem Verhalten herstellen und erfolgt am wirksamsten im interaktiven Dialog. Weil die Übung ziemlich detailliert und lang ist, kann sie leicht den Großteil einer Sitzung ausmachen. Der folgende Dialog veranschaulicht, wie die Übung in einer Sitzung laufen könnte.

Therapeut: Haben Sie schon einmal miterlebt, wie eine Katzenmutter einen Wurf Kätzchen hatte?

Klientin: Ja.

Therapeut: Prima! Dann haben Sie vielleicht wahrgenommen, dass, wenn eine Katze vor der Geburt steht, die Menschen um sie herum oft eine Kiste vorbereiten, die sie ihr mit alten Handtüchern behaglich machen und die sie dann an einen ruhigen Ort, beispielsweise in einen Schrank, stellen. Nun stellen Sie sich einmal vor, eine Katze hat fünf Kätzchen, die wir der Einfachheit halber Kätzchen Eins, Kätzchen Zwei, Kätzchen Drei, Kätzchen Vier und Kätzchen Fünf nennen wollen. Am Anfang machen die Kätzchen nicht viel. Sie bleiben in der Kiste, wo sie schlafen und von der Mutter gesäugt und geputzt werden. Sobald sie ihre Augen geöffnet haben, beginnen sie, die Gegend zu erkunden, und wenn sie das machen, ist es Kätzchen Fünf, das immer ein bisschen weiter weggeht und etwas später zurückkommt als die anderen Kätzchen.

Erst erkunden sie die Schachtel und dann gehen sie zurück, um zu saugen. Dann erkunden sie den Raum und kommen zurück, um zu saugen. Danach fangen sie an, die anderen Räume zu erkunden, außerhalb des Blickfelds ihrer Mutter. Und immer ist es Kätzchen Fünf, das etwas weiter weggeht und etwas später zurückkehrt als die anderen Kätzchen. Dann sind eines Tages vier Kätzchen zurückgekommen und saugen, aber nicht Kätzchen Fünf. Es bleibt irgendwo außerhalb des Blickfelds seiner Katzenmutter. Plötzlich hört sie das jämmerliche Miauen eines notleidenden Kätzchens. Wobei können wir sie wohl gleich beobachten?

Klientin: Zum Kätzchen hingehen?

Therapeut: Richtig. Auf welchem Weg?

Klientin: Auf dem kürzesten?

Therapeut: Genau. Und sobald sie bei Kätzchen Fünf angekommen ist, was sehen wir sie dann tun?

Klientin: Es am Nacken packen und in die Kiste zurückbringen.

Therapeut: Ja. Und was sehen wir sie als Nächstes tun?

Klientin: Das Kätzchen loslassen.

Therapeut: Und dann?

Klientin: Es lecken?

Therapeut: Richtig. Und wie lange wird sie es wohl lecken?

Klientin: Bis es sich beruhigt hat und wieder saugt?

Therapeut: Ganz genau. Das ist, was wir Katzen tun sehen. Wissen Sie, ich glaube, nicht nur Katzen machen es so. Wir sehen, dass fast alle Säugetiere dies auf die eine oder andere Weise machen. Außer vielleicht …

Klientin: Menschen?

Therapeut: Richtig, Menschen! Möglicherweise sehen wir Menschen etwas Ähnliches wie Katzen tun: Den kürzesten Weg zum notleidenden Kind nehmen, es an einen sicheren Platz bringen und es so lang trösten, bis es beruhigt ist. Sie könnten vielleicht auch sehen, wie Menschen andere Dinge tun.

Klientin: Stimmt.

Therapeut: Vielleicht nehmen wir nicht immer den kürzesten Pfad, um unser Kind zu finden, das in Gefahr ist. Vielleicht sagen wir sogar: „Nicht jetzt, ich bin beschäftigt. Warte bis dein Vater zurückkommt!" Möglich oder unmöglich?

Klientin: Möglich.

Therapeut: Oder vielleicht gehen wir auch zu unserem notleidenden Kind und fordern dann aber eine sofortige und detaillierte Erklärung von ihm. Möglich oder unmöglich?

Klientin: Möglich.

Therapeut: Oder vielleicht spotten wir auch: „Schaut euch unseren mutigen Forscher an, nun ist ihm der Mut vergangen!" Möglich oder unmöglich?

Klientin: Möglich.

Therapeut: Oder vielleicht werten wir es auch ab: „Hör auf zu weinen! Du hast keinen Grund, Angst zu haben!" Möglich oder unmöglich?

Klientin: Möglich.

Therapeut: Oder wir drohen sogar: „Hör sofort auf zu heulen oder ich gebe dir gleich guten Grund dazu!" Möglich oder unmöglich?

Klientin: Möglich.

Therapeut: Oder wir laufen in die andere Richtung davon. Möglich oder unmöglich?

Klientin: Möglich.

Therapeut: Oder vielleicht halten wir uns die Ohren zu und sagen: „Ich will dich nicht mehr hören!" Möglich oder unmöglich?

Klientin: Möglich.

Therapeut: Oder wir sagen vielleicht: „Was habe ich nur angestellt? Womit habe ich dich und den ganzen Ärger, den du mir machst, verdient?" Möglich oder unmöglich?

Klientin: Möglich.

Therapeut: Oder vielleicht rollen wir die Augen und klagen: „Wenn ich nur dich nicht hätte, wäre mein Leben um so vieles einfacher!" Möglich oder unmöglich?

Klientin: Möglich.

Therapeut: Ja. Es gibt eine ganze Reihe von Dingen, die man Menschen machen sehen kann, statt dass sie instinktiv zum notleidenden Kind hingehen, um es in Sicherheit zu bringen und zu trösten, bis es beruhigt ist. Und wie ist das bei Ihnen? Wenn Kätzchen Fünf in der Ferne Not leidend hörbar wird – Ihre negativen Selbstbewertungen, Ihre Scham oder andere schmerzliche Gefühle und Gedanken – welches Verhalten nehmen Sie dann bei sich selbst wahr? Gehen Sie direkt darauf zu, um es an einen sicheren Ort zu bringen? Trösten Sie es, bis es beruhigt ist? Oder bemerken Sie, dass Sie etwas von den Dingen tun, die wir eben betrachtet haben – oder vielleicht noch etwas anderes?

Klientin: *(Fast verlegen.)* Ich gehe sicher nicht darauf zu.

Therapeut: Noch etwas zu Kätzchen Fünf. Wird ein notleidendes Kätzchen eher schnurren oder eher fauchen, kratzen und krallen?

Klientin: Fauchen, kratzen und krallen.

Therapeut: Ich meine auch. Gut, nun denken Sie bitte an etwas, was Sie an sich selbst wirklich nicht mögen, vielleicht eine Beurteilung, die Sie schmerzt, ein Gefühl, eine Erinnerung, ein Aspekt von Ihnen oder etwas, das Sie tun oder getan haben, das Sie mit Scham erfüllt – irgendetwas, das Sie wirklich überhaupt nicht mögen, sobald es auftaucht. Schauen Sie mal, ob Sie es hinkriegen. Sie können es mir entweder sagen oder aber es auch einfach wahrnehmen, ohne mir zu sagen, worum es geht. Das bleibt ganz Ihnen überlassen.

Klientin: Ich möchte es lieber für mich behalten.

Therapeut: Völlig in Ordnung. Wichtig ist einfach, dass Sie in der Lage sind, mit einem Ihrer kleinen Kätzchen in Kontakt zu kommen. Haben Sie's?

Klientin: Ja.

Therapeut: Gut. Wenn also das kleine Kätzchen anfängt zu kratzen und zu fauchen, was nehmen Sie bei sich wahr, das Sie dann tun?

Klientin: *(Hält inne.)* Eigentlich … ich glaube, ich schreie es an und dann will ich es ertränken.

Therapeut: Hmm … Und wie reagiert es darauf?

Klientin: Es faucht und kratzt und wird noch aggressiver.

Therapeut: Und was machen Sie?

Klientin: Es hängt davon ab. Manchmal versuche ich wegzulaufen. Manchmal versuche ich einfach, es zu ignorieren.

Therapeut: Hmm … Wie alt ist das Kätzchen.

Klientin: Oh! Schon wirklich alt.

Therapeut: Okay. Und was, wenn Sie dieses Kätzchen fragen, was es braucht, was würde es dann sagen?

Klientin: Ich weiß nicht.

Therapeut: Können Sie es fragen?

Klientin: Okay. Hmm … Geduld und Güte.

Therapeut: Geduld und Güte … Und wie würde eine Katzenmutter, wie Sie es sein wollten, auf dieses notleidende Kätzchen zugehen, wenn es in Not ist?

Klientin: Mit Geduld und Güte. Sie würde es holen gehen und lecken.

Therapeut: Okay. So, wie Sie als Katzenmutter sein möchten, würden Sie es also liebevoll und gütig holen und lecken. Wenn eines Ihrer notleidenden Kätzchen auftaucht, bevor wir uns hier das nächste Mal treffen, wären Sie dann bereit, darauf zu achten, ob Sie wahrnehmen können, wie Sie damit umgehen? Glauben Sie, Sie könnten das machen?

In dieser Interaktion entschied sich die Klientin, die mit tiefsitzenden Schamgefühlen im Zusammenhang mit Missbrauch im Kindesalter zu tun hatte, dafür, nicht zu benennen, was ihr Kätzchen war. Das ist völlig in Ordnung. Tatsächlich haben wir diesen Dialog ausgewählt, um zu veranschaulichen, dass diese Art der Arbeit nicht vom Inhalt abhängt und genauso effektiv erfolgen kann, wenn der Therapeut nicht weiß, womit der Klient in Kontakt ist. Viele Klienten werden jedoch bereit sein, ihre Kätzchen mitzuteilen, und auch das ist natürlich völlig in Ordnung. In vielen Situationen wollen Sie Klienten vielleicht einladen, über ihre schwierigsten Kätzchen zu sprechen. Im Gegenzug können Sie in diesen Fällen auch von entsprechenden eigenen Erfahrungen berichten, was eine hochgradige Validierung für Ihren Klienten darstellen kann.

Eine Tiermetapher zu verwenden, hilft dabei, die Klienten von verbalen Regeln fernzuhalten, die sie vielleicht zu dem Thema haben, wie Kinder behandelt werden sollten. Es hilft Klienten auch, mit eher instinktivem, präverbalem Verhalten in Verbindung zu kommen. Nach unserer Erfahrung können sich Klienten zumeist gut auf diese Metapher einlassen, wobei sie auch gut auf die häusliche Übung ansprechen, die am Ende des obigen Dialogs vorgeschlagen wurde. Wenn der Klient oder die Klientin gut auf das Bild von den Kätzchen reagiert, machen Sie mit ein paar Nachfragen weiter, wie er oder sie sich auf die eigenen notleidenden Kätzchen eingeht.

6.2.1 Die Metapher erweitern

Wenn die Arbeit mit dieser Metapher gut läuft, erweitern Sie die Diskussion und verwenden Sie die Metapher, um weitere Implikationen zu vertiefen und zu klären, was es bedeutet, wenn wir uns von eigenen Teilen abwenden oder uns gar gegen sie stellen.

Therapeut: Wie schon mal erwähnt, kann es vorkommen, dass Menschen ihren notleidenden Kindern in der Art begegnen, dass sie sagen: „Wenn ich dich nicht hätte, wäre mein Leben so viel einfacher." Erinnern Sie sich?

Klientin: Ja.

Therapeut: Haben Sie schon einmal wahrgenommen, wie Ihnen Ihr Verstand gesagt hat, dass Ihr Leben viel besser wäre, wenn Sie dieses kleine Kätzchen nicht hätten – so Sachen, die Sie nicht fühlen, denken oder erinnern wollen, wirklich harsche Urteile und Bewertungen über sich selbst?

Klientin: *(Fast verlegen.)* Ja, ganz oft!

Therapeut: Ich schätze, wenn Kätzchen Fünf eines Tages von einem Laster überrollt würde, dann wären Sie sehr erleichtert.

Klientin: Ja klar.

Therapeut: Vielleicht sagt Ihnen Ihr Verstand dann: „Dein Leben wird viel leichter sein, jetzt wo Kätzchen Fünf weg ist!" Vielleicht können Sie sich vorstellen, dass es möglich ist, dass Ihr Verstand als Nächstes nun genauer auf Kätzchen Vier schaut und vielleicht sowas sagt wie: „Naja, es ist zwar keineswegs so schlimm wie Kätzchen Fünf, aber um ehrlich zu sein, auch mit diesem Kätzchen ist etwas nicht in Ordnung."

Klientin: Hm …

Therapeut: Vielleicht können Sie sich auch vorstellen, dass Ihr Verstand kurze Zeit später womöglich anfängt, vorzuschlagen, dass Ihr Leben viel besser wäre, wenn nur Kätzchen Vier weg wäre?

Klientin: Schätze mal, das könnte passieren.

Therapeut: Nun stellen Sie sich vor, dass auch Kätzchen Vier von einem Laster überfahren wird. Könnte es dann passieren, dass nach einer Phase der Erleichterung, die nun vielleicht kürzer ist als das erste Mal, Ihr Verstand anfängt, über Kätzchen Drei nachzudenken? Dass er vielleicht so etwas sagt wie: „Sicher, es ist nicht so schlimm wie die anderen beiden Kätzchen, aber da gibt es auch etwas mit Kätzchen Drei …"? Können Sie sich vorstellen, dass Ihnen Ihr Verstand dann womöglich erzählt, wie viel besser Ihr Leben wäre, wenn auch *dieses* Kätzchen verschwindet?

Klientin: *(Amüsiert.)* Ja, gut möglich.

Therapeut: Hier also meine Frage: Wo hört das auf? Ist das wirklich, wie wir als Katzenmutter sein wollten? Katzenmütter ohne Kätzchen? Und all das wenden wir gegen Kätzchen, die eigentlich was – tja, was wohl – brauchen? Geduld und Güte? Verstehen Sie, ich glaube, dass diese Kätzchen sehr gut die Anteile von uns selbst sein können, die sich verstricken und verhaken.

Nach unserer Erfahrung können sich Klienten gut auf diese Vertiefung der Metapher einlassen. Der Kampf, mit dem wir uns selbst von Gedanken und Gefühlen befreien wollen, die wir nicht mögen, ist ein Krieg gegen Teile von uns selbst, die uns oft schon von klein auf begleiten. Es ist ein Krieg, der nicht gewonnen werden kann. Wenn der Feind ein Teil von uns selbst ist, wer kann dann gewinnen? Wer kann dann verlieren?

6.2.2 Dahin schauen, wo wir gelernt haben, unseren Kätzchen zu begegnen

Begegnen wir unserem Leiden anders als eine Katzenmutter einem ihrer Kätzchen, wenn es leidet, reproduzieren wir wahrscheinlich, was wir von den Erwachsenen, bei denen wir aufgewachsen sind, gelernt haben. Vielleicht haben sich unsere Eltern oder Betreuer unseren Nöten oder denen anderer, die um uns herum waren, nicht zugewandt. Vielleicht begegneten sie unseren Fehltritten auch nicht mit Gelassenheit und Gleichmut, nicht mit der sanftmütigen Anregung, wahrzunehmen, woran es vielleicht gelegen haben mag, und nicht mit der warmherzigen Ermutigung, es zu einem anderen Zeitpunkt und vielleicht auf eine andere Weise noch einmal zu versuchen.

Sobald Sie die Metapher vertieft haben, fragen Sie die Klienten, ob sie vielleicht herausfinden können, mit wessen Stimme ihr Verstand spricht, wenn sie ihren Kätzchen anders begegnen, als dies eine Katzenmutter tun würde. Stattdessen können Sie sie natürlich auch einfach um eine Einschätzung bitten, von wem sie diese Haltung möglicherweise übernommen bzw. gelernt haben. Die meisten Menschen nehmen sich für den Umgang mit ihren Nöten und Fehltritten ihre eigene Lerngeschichte zum Vorbild – Kindheitserfahrungen, wie ihre Not und ihre Fehltritte oder die anderer behandelt wurden. Ein Hinweis: Machen Sie explizit deutlich, dass es hier nicht um Schuldzuweisungen geht, mit großer Wahrscheinlichkeit gründeten auch unsere Modellpersonen ihr Verhalten auf dem

Verhalten der Modellpersonen, mit denen sie selbst aufwuchsen. Was – außer verhakt zu sein – könnte uns denn ansonsten soweit bringen, notleidenden Kindern anders als mit Schutz, Liebe und Trost zu begegnen?

6.3 Übungen für zuhause in Schritt 5: Wahrnehmen, wie die Katzenmutter ihre Kätzchen behandelt

Wie stets besteht die Hauptübung für zuhause darin, WEG- und HIN-Bewegungen wahrzunehmen. Und da die Klienten, denen Sie die Übung „Die Katzenmutter" anbieten, wahrscheinlich Schwierigkeiten mit dem verbalen Aikido haben, erscheint es sinnvoll, ihnen auch das weitere Üben der Bewegungen des verbalen Aikido zu empfehlen. Schließlich können Sie sie noch dazu einladen, wahrzunehmen, ob eines ihrer notleidenden Kätzchen anfängt, zu miauen und zu kratzen, und wenn es so ist, wie sie damit umgehen.

6.4 Wie Sie mögliche Fallen wahrnehmen und flexibel umgehen

In diesem Abschnitt geht es darum, genauer auf die möglichen Fallen zu achten, auf die man als Therapeut möglicherweise stößt, wenn man Selbstmitgefühl so trainiert, wie es in diesem Kapitel beschrieben wurde. Nach unserer Erfahrung kann die Übung „Die Katzenmutter" bei Klienten vieles hervorrufen. Klienten werden oft erkennbar milder, wenn sie anfangen, ungeliebten Teilen mehr Verständnis und Mitgefühl entgegenzubringen. Für Therapeuten ist diese Übung ziemlich unkompliziert, deshalb gibt es nur wenige Fallen, auf die man achten muss.

6.4.1 Mitgefühl als Regel vorschreiben

Sobald Sie es verstanden und einen wirklichen Eindruck davon haben, wie wichtig Selbstmitgefühl sein kann, um Menschen dabei zu helfen, sich aus Verstrickungen zu lösen, werden Sie vielleicht dazu neigen, Klienten Selbstmitgefühl als Regel vorschreiben zu wollen, der sie folgen sollen. Und wenn ein bestimmter Klient auf neue Regeln gut reagiert, kann es den Anschein haben, als ob das funktioniert. Unglücklicherweise könnte dies aber auch – wie alle rigiden Regeln – die psychische Flexibilität von Klienten untergraben. Wenn es Klienten als schwierig erleben, eine Haltung von Selbstmitgefühl einzunehmen, ist es zudem wahrscheinlich, dass sie bereits unter dem Joch starrer verbaler Regeln leben, die Selbstmitgefühl eher verhindern. Unter solchen Umständen wird der Versuch, Selbstmitgefühl zur starren Regel zu machen, wahrscheinlich vermehrt zu harschen Urteilen führen.

Klienten einzuladen, in der Sitzung wahrzunehmen, wie sie mit ihren Kätzchen umgehen, trägt nach unserer Erfahrung schon viel dazu bei, dass Klienten die Momente wahrnehmen, in denen sie harsch mit sich umgehen. Auch zu fragen, wie die Katzenmutter, die sie sein wollen, mit einem speziellen Kätzchen umginge, kann Klienten schon genügend Raum geben, um jenseits ihrer gewohnt harschen und entwertenden Haltung mehr Möglichkeiten im Umgang mit innerem Erleben zu schaffen. Fördern Sie daher eher das Wahrnehmen, statt Regeln vorzuschreiben, egal wie selbstfürsorglich die Regel sein mag, und achten Sie darauf, ob Sie wahrnehmen, wie tiefgreifend heilsam effektives Wahrnehmen sein kann.

6.4.2 Die Kätzchen loslassen

Es kann besonders schmerzlich und belastend sein, mitzuerleben, wie sich Klienten in harschen Selbstbewertungen verhaken. In manchen Fällen gehen diese Selbstbewertungen aus entsetzlichen Trauma- oder Missbrauchsereignissen hervor, wobei es sein kann, dass Klienten unter einer enormen Last von Schuldgefühlen leiden, obwohl sie in Wirklichkeit die unglücklichen Opfer waren. Es ist nur menschlich, wenn Sie sich dann veranlasst fühlen, solchen Klienten Rückversicherung zu geben oder darauf insistieren, dass sie nichts falsch gemacht haben. Wenn dies geschieht, erleben Sie vielleicht die Versuchung, die Vorstellung von den Kätzchen fallenzulassen und über den Inhalt dessen, was die Klienten mitteilen, zu sprechen, und sei es nur, um Ihre Zuwendung auszudrücken.

Achten Sie darauf, ob Sie widerstehen können und nicht validieren, indem Sie auf den Inhalt einsteigen. Validieren Sie stattdessen eher allgemein mit mitfühlenden Worten wie „ich sehe, dass dies wirklich schmerzlich für Sie ist“ und bleiben Sie beim Sprachbild der Kätzchen. Diese Metapher bezieht einen erheblichen Teil ihrer Wirkung daraus, dass sie die Sprache hinter sich lässt und darüber hinausgeht. Um uns dies zu verdeutlichen, stellen wir uns vor, Sie verlassen die Kätzchen-Metapher und fragen eine Klientin stattdessen, wie sie mit ihren Schuldgefühlen umgeht. Vielleicht antwortet sie: „Mit Scham. Ich habe verursacht, dass es passiert ist.“ Dann könnte das Gespräch leicht in eine Diskussion über die Inhalte der Klientin – ob sie wirklich Schuld hat und es angemessen ist, sich zu schämen – abgleiten. Wenn wir andererseits mit dem größtmöglichen Mitgefühl fragen „und wie gehen Sie mit *diesem* Kätzchen um“ hilft das der Klientin vielleicht, ihre Beziehung zu ihrem Schulderleben besser wahrzunehmen. Dies wird ihre Perspektive erweitern, statt sie auf die Diskussion zu reduzieren, ob sie gute Gründe dafür hat, sich schuldig zu fühlen.

6.5 Frequently Asked Questions – Häufig gestellte Fragen

6.5.1 Was, wenn ein Klient Katzen nicht mag?

Vermutlich ist es sinnvoll, Klienten zu fragen, was ihr Lieblingstier ist, ob sie allergisch reagieren oder sie eine Abneigung gegenüber normalen Haustieren empfinden. Wenn ein Klient Katzen hasst, dann könnten Sie es mit einer Hundemutter versuchen. In einer früheren Version ging es in dieser Metapher um eine kuschelige Eisbärenmutter, die mit einem aufgebrachten Grizzlybären verglichen wurde. Aber einige unserer Klienten konnten sich Bären nicht anders als bösartig vorstellen, so kamen wir schließlich auf eine Katzenmutter mit ihren Kätzchen. Katzen und Hunde stellen wahrscheinlich die beste Wahl dar, da die meisten Menschen direkte Erfahrungen mit ihnen haben. Wenn ein Klient sagt, dass er Schlangen oder so etwas mag, lenken sie ihn auf Säugetiere, denn Reptilien und andere Nicht-Säuger zeigen oftmals kein instinktives Fürsorge- und Pflegeverhalten.

6.5.2 Was, wenn das Kätzchen eines Klienten etwas Schreckliches ist und ich einen freundlichen Umgang damit nicht ruhigen Gewissens unterstützen kann?

Diese Frage wurde uns gestellt, als wir Kliniker trainierten, die mit Sexualtätern arbeiteten. Mit Klientelen zu arbeiten, deren Verhalten deutlich von der Norm abweicht und das – genauso wichtig – gegen unsere eigenen Werte verstößt (z. B. bei Pädophilen), stellt vor besondere Herausforderungen. Dabei ist es besonders wichtig, die Kätzchen als Teile des Selbst zu rahmen, die der Klient hasst. Wenn Sie danach Verhaltensweisen der Katzenmutter in Bezug auf dieses Kätzchen herausarbeiten, sorgen Sie dafür, dass den Bedürfnissen des Kätzchens Rechnung getragen wird. Der folgende Dialog veranschaulicht diese Situation:

Klient: Eins meiner schlimmsten Kätzchen ist mein Drang, Kinderpornographie anzuschauen.

Therapeut: Das ist schon ein extremes Kätzchen. Lassen Sie uns dieses Kätzchen, das zu Ihrem Drang, Pornographie mit Minderjährigen anzuschauen, gehört, genauer ansehen. Wenn es anfängt, Klagelaute von sich zu geben, zu fauchen und zu spucken, wie gehen Sie dann damit um?

Klient: Ich versuche, es zu ignorieren oder mich abzulenken. Ich versuche, mich ihm zu widersetzen.

Therapeut: Selbstverständlich versuchen Sie, sich dem zu widersetzen. Ich hoffe, dass Sie einen Moment Geduld haben und es aushalten können, wenn ich gleich etwas frage, was erstmal ziemlich merkwürdig klingen mag: Wie fühlt sich das Kätzchen, wenn Sie widerstehen?

Klient: Ich weiß nicht … Schlechter, glaube ich. Manchmal geht‘s und manchmal gibt es auch einfach keine Ruhe und dann …

Therapeut: Ja. Ist es in Ordnung, wenn ich weiter diese merkwürdigen Fragen stelle?

Klient: Sicher.

Therapeut: Können Sie jetzt in diesem Augenblick zu diesem kleinen Kätzchen, das zu dem Bedürfnis, Kinderpornographie anzusehen, gehört, Kontakt herstellen?

Klient: Ja.

Therapeut: Gut, vielleicht können Sie es fragen, was es braucht – außer Pornos schauen. Hat es noch andere Bedürfnisse?

Klient: Es braucht, dass es mich in Ruhe lässt!

Therapeut: Ich meinte nicht, was es aus Ihrer Sicht braucht, sondern aus seiner eigenen Perspektive. Vielleicht kann ich es so verdeutlichen: Wenn wir uns vorstellen, dass diese Linie den Bereich zwischen dem Bedürfnis, zurückgewiesen *(öffnet weit die Arme und winkt mit der linken Hand)* und andererseits dem Bedürfnis, getröstet zu werden *(winkt mit der rechten Hand)*, darstellt, wo läge dann das Bedürfnis des kleinen Kätzchens aus seiner eigener Sicht?

Klient: Ich vermute eher da *(deutet auf die rechte Hand des Therapeuten)*.

Therapeut: Stark. Und wie empfindet es das Kätzchen, wenn Sie das sagen?

Klient: Seltsam. Ruhiger, scheint mir.

Therapeut: Wie Sie sich eben eingelassen haben, war wirklich mutig. Achten Sie doch im Verlauf der nächsten Woche einmal darauf, ob Sie wahrnehmen können, wie Sie mit dem Kätzchen umgehen, wenn es wieder anfängt zu klagen.

Klient: In Ordnung.

Therapeut: Bevor wir damit zum Ende kommen, lassen Sie mich noch fragen: Wie haben Sie diese Besprechung erlebt?

Klient: Recht seltsam. Wissen Sie, über meinen Drang habe ich noch nie in dieser Weise nachgedacht.

Therapeut: Gut. So schräg sich das anhören mag, vielleicht haben Sie alles, was Sie als Reaktion auf dieses Kätzchen zeigen konnten, einfach nur sehr harsch zum Ausdruck gebracht. Ich hoffe, Sie können zwischen heute und unserer nächsten Sitzung noch weitere interessante Dinge wahrnehmen.

6.6 Vertiefung

Wenn wir etwas hinter die Kulissen der beim Training von Selbstmitgefühl beteiligten Prozesse schauen, werden wir uns vor allem mit Pliance, mit dem inneren Regel-Geber und dem Arbeiten mit Regeln intensiver befassen. Dieser Abschnitt ist etwas länger, denn wir erörtern auch unsere Vorstellungen darüber, wie wir als Menschen dazu kommen, Teile von uns selbst zu hassen und ihnen anders als mit Mitgefühl zu begegnen. Für eine umfassendere Diskussion von Mitgefühl und dessen Bezug zu ACT verweisen wir auf *The ACT Practitioner's Guide to the Science of Compassion* (Tirch et al. 2014).

6.6.1 Die Geburt des Inneren Regel-Gebers

Im Vergleich zu anderen Säugetieren zeigen Menschen mitunter einen höchst ungewöhnlichen Umgang mit den Nöten und Fehltritten ihres Nachwuchses. Es spricht vieles dafür, dass diese Verhaltensweisen in dem verwurzelt sind, was für Menschen spezifisch ist: in unserer Fähigkeit, zu sprechen und in Worten zu denken.

Wenn Kinder lernen, sich der Sprache zu bedienen, und sie damit Teil der Sprachgemeinschaft werden, geschehen zwei Dinge: Sie entwickeln die Fähigkeit, zunehmend detaillierteren Instruktionen oder Regeln zu folgen, und sie nehmen dann eine innere Stimme wahr, die in ganz ähnlicher Weise zu ihnen spricht wie die Menschen ihrer Umgebung. Wir wollen nun einen Blick darauf werfen, wie diese innere Stimme, die so selten schweigt, geformt wird.

Als Sie geboren wurden, haben Sie nicht auf Anweisungen oder Regeln reagiert, sondern lediglich auf Sinneserleben. Genetisch waren Sie darauf programmiert, Nahrung und Wärme sowie die Nähe und Aufmerksamkeit Ihrer Betreuer zu suchen. Diese vorprogrammierten Verhaltensweisen gaben Ihnen die bestmöglichen Voraussetzungen zum Überleben, andernfalls wäre unser Leben wohl nur von kurzer Dauer und beängstigend. In der Interaktion mit Ihren Betreuungspersonen und den Regeln, die sie Ihnen setzten, entwickelten Sie allmählich die Fähigkeit, diesen Regeln zu folgen – anfänglich war dies eine Form der Pliance. Wie schon in Kap. 3 dargestellt wurde, entsteht Pliance daraus, dass man direkt dafür verstärkt wird, wenn man einer Regel folgt.

Idealerweise haben Sie positive Verstärkung bekommen, wenn Sie Regeln pliant gefolgt sind, und dadurch Zugang zu Verstärkern erhalten, die von der Person vergeben wurden, die die Regel gesetzt hat. Wenn Sie beispielsweise Ihr Spielzeug geteilt haben, wenn Sie dazu angehalten wurden, sind Sie vielleicht geknuddelt worden oder Sie sind dafür gelobt worden, ein großzügiges Kind zu sein. Das Umarmen oder das Lob fügten eine appetitive Konsequenz hinzu und erhöhten die Wahrscheinlichkeit, dass Sie der Regel in Zukunft wieder folgen würden. Diese Art von Pliance steht unter appetitiver Kontrolle.

Zudem dürften einige der frühen Regeln, die Sie gelernt haben, Sie gelehrt haben, WEG-Bewegungen einzuschlagen. Vielleicht hat Ihnen die Person, die Sie betreut hat, gesagt, dass Sie nicht an den heißen Herd gehen sollen und dabei die Stimme angehoben, bis Sie begonnen haben, sich vom heißen Herd wegzubewegen. Dies führt zu Pliance unter aversiver Kontrolle, das heißt, dass Sie diese Regeln befolgt haben, um sich von dem unerwünschten Erleben wegzubewegen, das von der Person, die die Regel setzt, ausgeht, in diesem Fall von der Person, die Sie schilt. Bei Pliance unter aversiver Kontrolle ist die Verstärkung negativ: Das Befolgen der Regel führt zu einem Entfernen oder einer Wegbewegung von etwas Aversivem.

Nach dem plianten Befolgen von Regeln haben Sie wahrscheinlich gelernt, Regeln zu tracken, indem Sie sie wahrnahmen und durch Konsequenzen verstärkt wurden, die über das Erlangen von Zustimmung oder das Vermeiden von Tadel durch die Person, die Regeln gesetzt hat, hinausging. Solches Tracking ermutigt Kinder, weiter reichende Aspekte ihres Erlebens und Konsequenzen, die über diejenigen hinausgehen, die vom die Regelsetzenden kommen, zu erfassen. Anders gesagt, es unterstützt das Wahrnehmen. Nehmen wir das Beispiel, zum Teilen eines Spielzeugs mit anderen ermuntert zu werden. Am Anfang haben Sie diese Regel vielleicht pliant befolgt, was zur appetitiven Konsequenz hatte, dass Sie von der betreuenden Person gelobt wurden. Vielleicht wurden Sie zudem angeregt, wahrzunehmen, dass, wenn Sie Ihre Spielzeuge teilten, Ihre Spielkameraden glücklicher aussahen, im Gegenzug auch ihre Spielzeuge mit Ihnen teilten und mit Ihnen spielten und dass Sie sehr viel Spaß miteinander hatten. Dies wäre ein Hinweisreiz, Tracking zu nutzen. Regeln zu tracken, sorgt für anregende Gespräche und reichhaltigeres Vokabular, indem die Betreuer die möglichen Konsequenzen, welche vom Kind wahrgenommen werden können, beschreiben. Demgegenüber halten Forderungen nach Pliance, die kaum über „weil ich es so gesagt habe", „weil ich es will" oder „weil das etwas ist, was brave Kinder tun" hinausgehen, Gesprächsverläufe eher kurz.

Bald nachdem Kinder die Fähigkeit entwickeln, pliant auf Regeln zu reagieren, sind sie in der Lage, selbst Regeln hervorzubringen. Im Allgemeinen führt dies zunächst zu einer kurzen Phase, in der sie Regeln offen produzieren, die sie der ganzen Welt mitteilen. Dann hören Sie auf, jede Regel lauthals zu verkünden, und der innere Regelgeber kommt in Gang. (Natürlich gibt es keinen realen inneren Regelgeber, vielmehr betreiben wir regelformendes Verhalten, dessen Produkte Verhalten veranlassen oder auf Verhalten folgen können.) Mit dem Beginn dieses inneren, Regeln formenden Verhaltens fing Ihr Verstand an, zu Ihnen zu sprechen, und hat – wenn er unserem auch nur annähernd ähnelt – seither kaum eine Sekunde geschwiegen. Möglicherweise sind die Produkte dieses inneren Regelformens eine Funktion der frühen regelgebenden Kontexte, denen Sie ausgesetzt waren. Wenn Sie in Ihrer frühen Sprachentwicklung vermehrt Kontexten ausgesetzt waren, in denen Pliance vor Tracking verstärkt wurde, dann nehmen Sie vielleicht wahr, dass es Ihren inneren Regelgeber vorzugsweise zu Pliance statt Tracking hinzieht. Bei Klienten kann dies dann so aussehen, dass sie argumentieren, sie seien „einfach so", oder dass sie sich auf eine bestimmte Weise verhalten, weil es „einfach so sein muss" oder sie es „schon immer so gemacht" haben.

Es lohnt sich auch, darauf zu achten, ob die inneren Regeln eher unter appetitiver oder unter aversiver Kontrolle stehen. Wenn frühe Pliance vornehmlich unter aversiver Kontrolle stand, kann dies dazu führen, dass sich der innere Regelgeber eher zur aversiven Kontrolle hin entwickelt und eine Unmenge von Regeln wie „das darfst du nicht", „tu das nicht oder du wirst bestraft" oder „wenn du das machst, dann bist du ein Verlierer" usw. hervorbringt.

Wenn Ihre frühe Erfahrung mit dem Tracking von Regeln vornehmlich unter aversiver Kontrolle stand („mach dies nicht, sonst bekommst du jenes nicht" oder „wenn du das tust, folgt eine ellenlange Liste von Nachteilen"), bemerken Sie vielleicht, dass Ihr innerer Regelgeber wie ein rasender Grübler daherkommt. Vielleicht bewirkt dies dann, dass Regeln in nichtdienlicher und vermeidender Weise getrackt werden, insbesondere wenn sie negativ verstärkt werden. Menschen kommen dann vielleicht dahin, dass sie pliant, counterpliant oder mit vermeidendem Tracking reagieren. Das vermeidende Tracking kann besonders schwierig werden: Wenn man als Resultat von Vermeidung „wahrnimmt", dass eine beliebig vermehrbare Anzahl von vorgestellten schlechten Folgen nicht auftritt (wie es zumeist der Fall ist), kann dadurch vermeidendes Tracking verstärkt und Grübelverhalten unterstützt werden.

Tracking kann auch zum Problem werden, wenn es eng ausgerichtet ist und auf wenige Aspekte des Kontextes beschränkt bleibt. Dies gilt vor allem dann, wenn lediglich kurzfristige Konsequenzen getrackt werden. Nehmen wir zum Beispiel jemanden, der zu sozialen Ängsten neigt. Vielleicht trackt oder verfolgt die Person nach, dass sie keine sozialen Ängste empfindet, wenn sie nicht zu Partys geht, anstatt zu tracken, dass sie so auf lange

Sicht keine Freundschaften schließen und ihr soziales Netzwerk nicht erweitern wird, was für sie wichtig sein könnte. Im Extremfall wird jegliches Vorgeben von Regeln, inneres wie äußeres, so aversiv, dass sich die Betreffenden von den meisten regelgebenden Kontexten wegbewegen. Dies kann dann auch die wohlmeinenden ACT-kongruenten Regeln einschließen, die Sie selbst im Kontext der Therapie anbieten. Personen, die in dieser Weise auf Regeln reagieren, können zu den schwierigsten Klienten gehören.

Nach unserer Einschätzung hat die Art, wie jemand mit seinen notleidenden Kätzchen und seinen negativen Selbstbewertungen umgeht, viel mit den frühen regelgebenden Kontexten zu tun, denen er ausgesetzt war. Unser innerliches regelgebendes Verhalten kann die dominanten Modi, mit denen unsere Betreuungspersonen auf Not und Fehltritte reagiert haben, aufgreifen und eine eigene Mischung aus Pliance und Tracking hervorbringen. Wenn diese größtenteils unter aversiver Kontrolle stehen, dominieren harsche Selbstbewertungen und die Angst vor innerem Erleben, was den therapeutischen Prozess erheblich hemmen kann. Deshalb denken wir, dass es nützlich sein kann, auf Pliance, auf Tracking, das weitgehend auf die Kontrolle inneren Erlebens gerichtet ist, sowie allgemein auf regelgeleitetes Verhalten, das unter aversiver Kontrolle steht, zu achten.

6.6.2 Regeln in der klinischen Praxis nutzen

Regeln sind nützlich. Sie ermöglichen es, dass wir durch das Leben finden, ohne dass wir alles vorab durchleben müssen, bevor wir entscheiden, ob wir uns darauf hin- oder davon wegbewegen. Es ist gewissermaßen, als ob wir GPS-Ortung verwenden, um uns in einer unbekannten Stadt zurechtzufinden. Die nützlichsten Regeln sind die, die Tracking fördern. Dabei ist es jedoch wichtig, solches Tracking zu fördern, das den Aspekten des Kontextes umfassend Rechnung trägt und sowohl kurzfristige als auch langfristige Konsequenzen des Verhaltens einbezieht.

Wenn wir bei Klienten sowohl Pliance als auch Tracking im Blick behalten, können unsere Interventionen wirkungsvoller werden. Haben Sie den Eindruck, dass Pliance oder Counterpliance ausgelöst werden könnten, machen Sie Ihre Klientin sanft darauf aufmerksam, dass, was auch immer Sie sagen, möglicherweise vom Verstand der Klientin zu einer starren Regel verkehrt wird, während Sie sie doch lediglich dazu einladen wollen, wahrzunehmen, was auftaucht. Wenn eine Klientin einmal starre Regeln abgeleitet hat, wird sie das – egal, ob sie es als Aussage darüber formuliert, was sie tun muss oder was sie tun muss, um eine gute Klientin zu sein – wahrscheinlich in WEG-Bewegungen festhalten: entweder weg vom Missachten (Pliance) oder weg vom Beachten (Counterpliance) von Regeln. Versichern Sie Ihrer Klientin, dass dies normal ist und dass es eine andere Möglichkeit gibt: einfach nur wahrzunehmen, was geschieht, und dies entlang der Matrix einzuordnen. Auf diese Weise laden Sie Klienten zu flexiblem Tracking ein und dazu, vielfältige Konsequenzen und Aspekte ihres Erlebens wahrzunehmen, jenseits dessen, was ihnen ihr Intellekt darüber erzählt, was sie tun sollten oder was Sie von ihnen erwarten würden, oder darüber, wie die Dinge eigentlich sein sollten.

Auf aversive und appetitive Kontrolle zu achten, ist gleichfalls nützlich und kann klinische Interventionen verstärken. Setzen Sie so viel appetitive Kontrolle ein, wie Sie können. Um dies zu erreichen, unterlassen Sie es, aversive Konsequenzen zu setzen, beispielsweise negative Urteile zu äußern, die hochkommen können, wenn Klienten ihre häuslichen Übungen nicht erledigen oder wenn sie Verhaltensweisen fortsetzen, die festgefahrene Schleifen aufrechterhalten. Bleiben Sie gegenüber Ihren Klienten beim Tracking zurückhaltend mit Aufforderungen, die aversiven Konsequenzen ihres Verhaltens wahrzunehmen. Wenn Sie beispielsweise Ihre Klienten fragen, ob sie ein Wegverhalten von den Personen oder Dingen, die ihnen wichtig sind, hin- oder wegführt, und es vollkommen klar ist, dass es sie wegführt, dann riskieren Sie, dass Sie solche Fragen und damit letztlich sich selbst aversiv machen. Anders gesagt, Sie riskieren, dass Klienten die Matrix, Sie selbst und die Therapie mit einem bewertenden Elternteil verschmelzen, was kein guter Ausgangspunkt für ein erfolgreiches Training von Flexibilität ist.

Klienten, die dazu neigen, Regeln in überwiegend pliánter Weise zu befolgen, werden natürlich nach Regeln suchen, um stets mit Pliance zu reagieren. Ihr Intellekt wird versuchen, alles, was Sie sagen, aufzugreifen und in eine Regel zu verwandeln, der sie pliant folgen können. In solchen Fällen mag es nach außen hin so scheinen, als ob Klienten verstehen und Fortschritte machen, doch tun sie in Wirklichkeit nur mehr desselben. Bei solchen Klienten bemühen wir uns darum, Kontexte für ein flexibles Tracking zu schaffen, um sie darin zu schulen, auf Aspekte ihres Erlebens zu achten, die über Pliance oder vermeidendes Tracking hinausgehen. Hier kommen Zeigen und Hindeuten anstelle von Reden und Erzählen voll zur Geltung. Die grundlegenden Bewegungen und Züge des verbalen Aikido und die Matrix-Arbeit im Allgemeinen können eine solche Funktion ausüben, weil Klienten in allen Situationen dazu ermutigt werden, die unterschiedlichen Aspekte ihres Erlebens einzuordnen und zu verfolgen. Der Matrixpraktiker strebt vornehmlich an, auf Erleben hinzudeuten, statt bestimmte Inhalte oder Verhaltensweisen heranzuziehen – abgesehen davon, wahrzunehmen, welches Erleben möglicherweise in der Richtung liegt, auf die wir deuten. Zögern Sie nicht, dies deutlich zu machen und Ihren Klienten mitzuteilen, dass Sie lediglich auf etwas hindeuten können und nur sie selbst wahrnehmen können, weil nur sie erleben, was sie erleben. Verweisen Sie darauf, dass Ihre Worte deshalb nur ganz wenig zählen, ihr eigenes Wahrnehmen jedoch alles ausmacht.

Eine abschließende Bemerkung zu Pliance und Tracking: Es handelt sich dabei nicht um Sprachformen, sondern um Arten, wie Menschen mit Regeln interagieren. Es sind Funktionen. Die beste Möglichkeit, mit ihnen zu arbeiten, ist, zu üben, wahrzunehmen, mit welchen unterschiedlichen Empfindungen sie einhergehen, und Klienten dann dazu einzuladen, wahrzunehmen, wie dienlich ihnen etwas ist.

6.6.3 Im Bezugsrahmen

Im Zusammenhang mit abgeleiteten Bezugsreaktionen können die Übung „Die Katzenmutter“ und ähnliche Vorgehensweisen sehr wirkungsvoll zur Umwandlung von Funktionen starker aversiver innerer Stimuli beitragen. Harsche Selbstverurteilungen sind bekanntermaßen schwierig zu verändern und wenn Menschen extrem verstrickt sind, neigen sie dazu, sich in WEG-Bewegungen zu flüchten und sich in Verhaltensschleifen zu verfangen. Wenn die Übung „Die Katzenmutter" funktioniert, kann sich die raue und aversive Textur dieser Erlebensaspekte und der damit verbundenen Selbstverurteilungen einer Person zu weicheren, eher appetitiven Funktionen wandeln. Dies können Sie im Anschluss an die Übung überprüfen, indem Sie die Klienten bitten, zu bewerten, ob sie nun mehr Neigung verspüren, auf die notleidenden Kätzchen zuzugehen, statt sich von ihnen wegzubewegen.

Bezugsrahmungen können auch einen sehr mächtigen Einfluss auf das Ausformen von Regeln und regelgeleitetem Verhalten haben. Wir können Dinge so rahmen, dass damit eine bestimmte Handlungsweise teilweise auch unabhängig von ihren sinnlich wahrnehmbaren Folgen wahrscheinlicher oder weniger wahrscheinlich wird. Vielleicht sagt ein Vater zu seinem dreijährigen Timmy „nur große Jungs, die schon vier sind, können helfen, die Spülmaschine auszuräumen", und nimmt dann wahr, dass Timmy darauf besteht, ihm beim Ausräumen der Spülmaschine zu helfen. Hätte er nur gesagt „Timmy, würdest du mir helfen, die Spülmaschine auszuräumen?", hätte er vielleicht wahrgenommen, dass Timmy schnurstracks seinen Spielzeuglaster ansteuert. Die Konsequenzen beim Ausräumen der Spülmaschine bleiben dieselben: Vater nimmt Timmy in den Arm und sagt: „Du hast mir beim Ausräumen der Spülmaschine geholfen. Du bist ein lieber Junge!" Doch dem Ausräumen der Spülmaschine den Rahmen „nur große Jungs, die schon vier sind" zu geben, kann die verstärkende Wirkung der Aufforderung des Vaters steigern, wenn es für Timmy appetitiv ist, zu den „Großen" zu gehören, und Timmy dieses Augmental in die Tat umsetzt, indem er sich sagt, dass große Jungen beim Ausräumen der Spülmaschine helfen. Solches Rahmensetzen fungiert als Augmental und erhöht, wie bereits in Kap. 5 erläutert, die Wahrscheinlichkeit von Verhalten. Darin zeigt sich die Kraft von abgeleiteten Bezugsreaktionen.

Diese Art regelgeleiteten Verhaltens heißt Augmentieren. Es ist ein spezieller verbaler Prozess, bei dem ein spezifisches Framing von Dingen die verstärkenden Eigenschaften eines Verhaltens verändert oder einen anderen Verstärker, der zunächst weniger zugänglich ist, salienter und wertvoller macht. Das Augmentieren kann HIN-Bewegungen attraktiver und WEG-Bewegungen aversiver machen. Werbung funktioniert durch Augmentieren. Beispielsweise kann ein Mineralwasserhersteller als Sponsor für einen Basketballspieler auftreten. Im sinnlichen Erleben ändert sich überhaupt nichts, doch wenn Sie diesen Spieler bewundern, werden Sie diese spezielle Mineralwassermarke vielleicht etwas attraktiver finden und Sie erzählen sich womöglich, dass Sie trinken, was auch von Ihrem Idol als Lieblingsgetränk getrunken wird.

Das Augmentieren kann unter appetitiver Kontrolle erfolgen. Nehmen wir beispielsweise an, dass Sie ein motivierendes Plakat mit dem Titel „Sieger" aufgehängt haben. Es zeigt ein inspirierendes Foto und darunter den Schriftzug „geben niemals auf". Nun stellen Sie sich vor, Sie surfen im Internet, wo Sie ein anderes Poster mit einem ähnlich inspirierenden Foto und demselben Titel „Sieger" finden. Doch die Beschriftung hier lautet:

„Nichts stempelt dich mehr zum „Verlierer“ als ein Motivationsposter über Sieger“. Vielleicht entscheiden Sie sich, Ihr Poster umgehend abzuhängen. Nehmen Sie wahr, dass sich in der Welt der fünf Sinne nichts verändert hat. Die einzige Veränderung erfolgte hinsichtlich der Regel über das eigene Selbst, die durch den Anblick des Posters erzeugt wird. Sie haben angefangen, sich selbst zu sagen: „Verlierer brauchen Poster.“ Wenn Sie also danach streben, Hinweisreize oder Cues fürs Augmentieren zu setzen, achten Sie darauf, ob Sie unter aversiver oder unter appetitiver Kontrolle augmentieren und streben Sie nach Letzterem, hier gilt dasselbe wie für die Arbeit mit Pliance oder Tracking.

Augmentieren ist nach unserer Erfahrung ein mächtiges Werkzeug, das Klienten helfen kann, sich leichter dafür zu entscheiden, sich auf das „Wer-oder-was-ist-wichtig?“ hinzubewegen. In manchen ACT-Büchern finden Sie möglicherweise Übungen, die Augmentieren einsetzen, um jemanden zu motivieren, sich von den aversiven Konsequenzen seiner verstrickten Verhaltensweisen wegzubewegen. Ein Beispiel wäre, Klienten dazu einzuladen, darüber nachzudenken, wo sie sich selbst in zehn Jahren wiederfinden, wenn sie ihr Verhalten in gewohnter Art und Weise fortführen. Wir sind nicht davon überzeugt, dass das Augmentieren unter aversiver Kontrolle eine optimale Strategie ist, um Menschen aus einer verstrickten Situation zu lösen. Nach unserer Erfahrung ist es hocheffektiv, gezielt einen appetitiven Lernkontext herzustellen, um Klienten zu helfen, sich schnell aus ihren Verstrickungen zu lösen. Darüber hinaus funktioniert Augmentieren am besten mit weitgefassten und offenen Fragen, die es Klienten erlauben, eigene appetitive Funktionen bezüglich ihrer Wahlmöglichkeiten abzuleiten, wozu sie sonst, wenn sie verstrickt sind, nicht in der Lage wären. Wie bereits im fünften Kapitel vermerkt, ist „Was würde die Person, die Sie sein möchten, tun?“ eine extrem mächtige Frage für diesen Zweck. Nach unserer Erfahrung neigen Menschen, die sich verstrickt haben, dazu, sehr sensitiv gegenüber aversiver Kontrolle zu sein. Sie reagieren darauf, indem sie sich noch umso mehr verschanzen. Deshalb achten wir sehr bewusst auf unsere Formulierungen, um nicht den Anschein zu erwecken, jemanden an einen vorbestimmten Ort hinführen zu wollen, was ansonsten pliante oder counterpliante Reaktionen auslösen würde.

Auch hier spielt die frühe Lerngeschichte wahrscheinlich eine große Rolle dafür, wie unser Verstand Augmentale nutzt. Wenn jemand beispielsweise häufig gestichelt und verspottet oder als gestört bezeichnet wurde, ist es wahrscheinlich, dass dessen Verstand Augmentale produzieren wird, die auf aversiver Kontrolle basieren. Nehmen wir eine Klientin mit Panikattacken. Vielleicht erlebt sie, dass ihr Verstand sagt, dass nur Verlierer Panikempfindungen fürchten. Obwohl es dadurch möglicherweise für sie aversiv wird, von Furcht bestimmtes Vermeidungsverhalten zu zeigen, wird es sie wahrscheinlich doch in ihrer Verstrickung festhalten. Dabei konkurriert das Wegbewegen vom Verlierersein mit dem Wegbewegen von der Panik. Als das Verhalten mit dem höheren Gewohnheitspotential wird sehr wahrscheinlich das Wegbewegen von der Panik Sieger in diesem Wettkampf bleiben. Und selbst wenn sie ihr Vermeidungsverhalten beendet, um sich davon wegzubewegen, sich wie ein Verlierer zu verhalten, würde dies kein Gefühl von Lebendigkeit mit sich bringen, weshalb sich die Klientin wahrscheinlich weiterhin so blockiert fühlen würde wie schon immer.

Dies ist die dunkle Seite des Augmentierens: es kann jemanden in der Verstrickung belassen. Ein Augmental wie zum Beispiel „Gute Leute haben keine Angst" kann WEG-Bewegungen in Gegenwart von Angst wahrscheinlicher machen. In solchen Fällen kann es eine große Hilfe sein, die Aufmerksamkeit auf das sichtbare Verhalten zurückzubringen. Eine Frage wie „Was würde die Person, die Sie sein möchten, in einer Situation wie dieser tun?" kann viel dazu beitragen, problematische Augmentale zu schwächen. Achten Sie jedoch darauf, diese Frage auf beobachtbares Verhalten zu beziehen (was die Klientin gerne tun würde), statt nach Gedanken und Gefühlen zu fragen.

Wenn Sie Zweifel an der Wirkung eines Augmentals haben, sei es ein eigenes oder das eines Klienten, teilen Sie Ihre Bedenken mit und fragen Sie den Klienten, ob das, was Sie oder er gerade sagten, es wahrscheinlicher macht, dass er eine HIN- oder eine WEG-Bewegung wählt.

6.6.4 Flexibles Tracking mit der Matrix unterstützen

Die Quadranten und Unterscheidungen der Matrix sind mächtige Hinweisreize, die Tracking fördern. Die Senkrechte weist Klienten darauf hin, sowohl inneres Erleben als auch ihren äußeren, mit den fünf Sinnen wahrnehmbaren Kontext zu tracken oder nachzuverfolgen. Die waagrechte Linie dient ihnen als Cue, die Funktion ihrer Verhaltensweisen zu tracken – ob es sich um HIN- oder um WEG-Bewegungen handelt. Je nach Kontext kann die Funktion auf mehrere Arten nachverfolgt werden. Zu Beginn der Arbeit mit einem Klienten kann es am effektivsten sein, sich basierend auf verbalen Funktionen auf das HIN und das WEG von Aspekten des Erlebens zu konzentrieren (HIN zum „Wer-oder-was-ist-wichtig?" im Gegensatz zum WEG von unerwünschtem innerem Erleben). Später mag es hilfreicher sein, Klienten dabei zu unterstützen, nachzuverfolgen, ob sie ihr Verhalten bezogen auf das Erleben mit den fünf Sinnen und bezogen auf bestimmte Empfindungen (wie beispielsweise im Fall von Sensation-Seeking) oder auch bezogen auf das „Wer-oder-was-ist-wichtig?" hin- oder wegführt. Alle diese Unterscheidungen können dazu beitragen, HIN-Verhalten appetitiver werden zu lassen, und Klienten dabei helfen, zwischen tauglichen und untauglichen WEG-Bewegungen zu unterscheiden.

Unser Ziel ist es, fortlaufend auf flexibles Tracking hinzuorientieren, während wir gleichzeitig exzessive Pliance subtil untergraben. Sie können dies auf verschiedene Arten erreichen – beispielsweise, indem Sie Klienten routinemäßig sagen, dass sie die häuslichen Übung nicht machen müssen. Bei jeder passenden Gelegenheit die Möglichkeit von Pliance zu benennen (wobei wir nicht empfehlen, dieses Wort gegenüber Klienten zu gebrauchen), ist ein anderer Schritt, der es für Klienten leichter macht, Konsequenzen ihrer Pliance nachzuverfolgen – beispielsweise wenn Ihnen eine Klientin den Eindruck vermitteln möchte, dass sie engagiert dabei ist, während sie im Grunde nur Anweisungen ausführt.

6.7 Schritt 5: Checkliste

Verwenden Sie diese Checkliste, wenn Sie die in diesem Kapitel dargestellten Strategien einuben.

Was ich gemacht habe

- Ich habe gemeinsam mit der Klientin überprüft, wie es beim Üben mit dem verbalen Aikido gelaufen ist, und habe sie dazu eingeladen, ein paar Runden mit Situationen ihrer Wahl zu üben.
- Ich habe die Übung „Die Katzenmutter" als Dialog vermittelt.
- Ich habe darauf geachtet, dass die Klientin aktiv bleibt, indem ich gefragt habe, ob die von mir beschriebenen Verhaltensweisen möglich erscheinen oder nicht.
- Ich habe die Klientin eingeladen, mit wenigstens einer negativen Selbstbewertung oder Empfindung, einem hochbelastenden Gefühl oder einem ungeliebten Anteil in Kontakt zu kommen und mich darauf als „ein notleidendes Kätzchen" bezogen.
- Ich habe die Klientin gebeten, wahrzunehmen, wie sie mit diesem Kätzchen umgeht, wenn es anfängt, in der Ferne zu miauen.
- Ich habe die Klientin gefragt, wie die Katzenmutter, die sie gerne sein möchte, mit diesem notleidenden Kätzchen umginge.
- Ich habe meine Klientin gebeten, ihr Kätzchen zu fragen, was es braucht.
- Ich habe meine Klientin nach ihrem Erleben bei dieser Übung gefragt.
- Ich habe meine Klientin eingeladen, wahrzunehmen, wie sie in den nächsten Tagen mit ihren notleidenden Kätzchen umgeht.

Was ich nicht zu viel gemacht habe

- Mich mit dem Inhalt dessen, was meine Klientin als ihr Kätzchen vorbrachte, verhakt und mich in eine Diskussion über diese Inhalte hineinziehen lassen.
- Die Kätzchenmetapher fallenlassen und mich auf die negativen Selbstbewertungen, Nöte und verhassten Anteile meiner Klientin als eben solche bezogen.
- Meiner Klientin Anweisungen gegeben, wie sie mit ihren Kätzchen umgehen soll.
- Zugelassen, dass die Klientin aus der Perspektive ihres Verstands für ihr Kätzchen spricht statt aus der Perspektive der Bedürfnisse des Kätzchens.

Schritt 6: Das Einnehmen von Perspektiven nutzen

7

Inhaltsverzeichnis

7.1 Die Sitzung eröffnen ... 152
7.2 Das Interview zur Perspektiveneinnahme durchführen ... 152
7.3 Auswertung der Übung ... 156
7.4 Perspektiven einnehmen bei Verletzungen in der Vergangenheit ... 156
7.5 Übung für zuhause: Sich in zukünftigen festgefahrenen Situationen besuchen ... 157
7.6 Wie Sie mögliche Fallen wahrnehmen und flexibel umgehen ... 158
7.7 Frequently Asked Questions – Häufig gestellte Fragen ... 163
7.8 Vertiefung ... 164
7.9 Die Behandlung beenden ... 169
7.10 Schritt 6: Checkliste ... 169

Auch wenn Klienten in der Lage sind, die grundlegenden Schritte des verbalen Aikido zu praktizieren und zu erkennen, wie sie in Gestalt der Kätzchen mit ihren harschen Selbstvorwürfen umgehen, brauchen sie vielleicht immer noch einen sanften Anstoß, um sich – wie versprochen – leichter auf HIN-Bewegungen einlassen zu können, wenn diese mit Gedanken und Gefühlen einhergehen, die sie nicht haben möchten. Vielleicht sagen einige Klienten sogar, dass sie alles verstanden haben und sie dennoch steckenbleiben.

Schritt 6 geht dies an und setzt dabei auf die Wirkung des Einnehmens und Tauschens von Perspektiven. Dieser Prozess steht im Zentrum der Matrix und liegt auch ACT im Allgemeinen zugrunde. In diesem Kapitel machen wir Sie mit einer wirkungsvollen Übung zur Perspektiveneinnahme vertraut, die Klienten helfen kann, sich schnell aus Festgefahrenem zu lösen. Wir werden auch erkunden, warum das Einnehmen von Perspektiven für ACT und für den Matrixansatz so zentral ist. Natürlich kann diese Übung auch Klienten nutzen, die nicht so extrem feststecken. In der Tat kann sie jedem helfen, sich für wertkongruentes Verhalten zu entscheiden, auch wenn erhebliche innere Hindernisse präsent sind.

K. L. Polk et al., *Praxishandbuch ACT-Matrix*, https://doi.org/10.1007/978-3-662-59416-2_7

7.1 Die Sitzung eröffnen

Wie schon zuvor können Sie auch diese Sitzung wieder mit der kurzen Ankommensübung beginnen. Als Nächstes besprechen Sie die häuslichen Übungen: Das Wahrnehmen von HIN- und WEG-Bewegungen, ob die Klienten irgendwelche Kätzchen wahrgenommen haben und wie sie mit ihnen umgegangen sind. So werden Sie einen Eindruck bekommen, wie Ihre Klienten dabei vorangekommen sind, mehr psychische Flexibilität zu entwickeln. Wenn die Übung „Die Katzenmutter" ihre Wirkung entfaltet, werden Sie wahrnehmen, dass die Klienten sichtlich freundlicher mit sich umgehen. Beispielsweise berichtete eine Jugendliche, die mit einer Anorexie lebte, zu Beginn der Folgesitzung nach einer Woche, die harschen Selbstbewertungen ihres Körperbilds und ihre rigiden Ernährungsregeln als Kätzchen wahrzunehmen, habe ihr geholfen, erheblich mehr Nahrung zu sich zu nehmen. Tatsächlich habe ihr Arzt kaum glauben können, wie viel Gewicht sie innerhalb von nur einer Woche zugelegt habe.

7.2 Das Interview zur Perspektiveneinnahme durchführen

Der Großteil dieser Sitzung besteht aus einem Interview, das gezielt das Perspektiveneinnehmen aktivieren soll, um Klienten zu helfen, sich in den Zielsituationen aus Festgefahrenem zu lösen. Dabei werden Klienten aufgefordert, eine Situation in der nahen Zukunft auszuwählen, von der sie erwarten, in die Klemme zu kommen und festzustecken. Dann werden sie dazu eingeladen, einen Dialog zwischen ihrer Hier-Jetzt-Perspektive und ihrer Dort-Dann-Perspektive zu führen. Dies ist eine wirkungsvolle Möglichkeit, psychische Flexibilität zu fördern, insbesondere wenn Sie Klienten vielmals zum Tausch der Perspektiven veranlassen. Nach dieser Übung nehmen Klienten oft wahr, dass es ihnen leichter fällt, sich in der antizipierten Situation für HIN-Bewegungen zu entscheiden und sich aktiv darauf einzulassen.

Man beachte, dass dieser Aspekt der Übung auch ein hervorragendes diagnostisches Instrument darstellt. Nach unserer Erfahrung gelingt es Klienten, die im Interview leicht die Perspektiven wechseln können, auch deutlich leichter, in einer festgefahrenen Situation in einen solchen Dialog zu gehen und sich aus ihrer Verstrickung zu lösen.

Die Grundzüge des Interviews:

1. Helfen Sie den Klienten, eine Situation in der nahen Zukunft auszuwählen, von der sie erwarten, in einer WEG-Bewegung hängenzubleiben, obwohl es wichtig wäre, sich auf eine HIN-Bewegung einzulassen. Die gewählte Situation sollte mit großer Wahrscheinlichkeit zu einem definierten Zeitpunkt und Ort noch vor der nächsten Sitzung auftreten.
2. „Teleportieren" Sie die Klienten, sodass sie sich selbst in dieser Situation begegnen, wenn sie das nächste Mal auftritt, und laden Sie sie zu einem Dialog im Präsens ein, in dem sich die Hier-Jetzt- und ihre Dort-Dann-Perspektive begegnen. In dieser Interak-

tion spielen Sie die Rolle des neutralen Journalisten, wobei Sie darauf achten, dass jede Perspektive abwechselnd spricht, und wobei Sie regelmäßig mit Ihrem Hier-Jetzt-Klienten prüfen, wie die Dort-Dann-Perspektive auffasst, was der Hier-Jetzt-Klient sagt. Gelegentlich kann es sein, dass Sie (mit Erlaubnis) intervenieren müssen, um die Hier-Jetzt-Perspektive aufzufordern, die Dort-Dann-Perspektive unterstützend zu validieren und anzuerkennen, wie schwer es ist, festzustecken.

3. Wenn Sie während des Dialogs einen Wechsel hin zu vermehrter Flexibilität wahrnehmen, unterstützen Sie weitere Veränderungen der Perspektive. Lassen Sie den Klienten dann fragen, was die Dort-Dann-Perspektive konkret in der Zielsituation tun wird.
4. In der Nachbesprechung fragen Sie die Klienten, wie sie die Interaktion erlebt haben und ob sie im Verlauf des Dialogs irgendwelche Veränderungen wahrgenommen haben. Fragen Sie anschließend, für wie wahrscheinlich sie es halten, dass sie tatsächlich auf eine ähnliche Form der Interaktion in der Zielsituation zurückkommen werden. Laden Sie sie ein, Ihnen mit einer E-Mail oder SMS Bescheid zu geben, was sie in der antizipierten Situation wahrgenommen haben, wenn diese auftritt. (Die Klienten können darüber auch im „Matrix Session Bridging Questionnaire" berichten, dem Fragebogen zwischen aufeinanderfolgenden Matrix-Sitzungen, den wir in Kap. 9 vorstellen.)

Form und Inhalt des Interviews sollten flexibel bleiben und so gewählt sein, dass sie sich mit den Bedürfnissen des einzelnen Klienten decken. Deshalb werden wir das Interview anhand eines Beispiels darstellen. Die Klientin ist Julia, eine 32-Jährige, die von Zwangsgedanken beherrscht wird, die um die Möglichkeit kreisen, dass ihre Kücheneinrichtung in Brand geraten könnte.

Therapeutin: Wir sind jetzt schon viel von dem durchgegangen, was ich Ihnen zeigen möchte, und Sie haben tolle Fortschritte gemacht. Ich dachte, heute könnte es hilfreich sein, anzuschauen, was Ihnen noch helfen könnte, um sich in künftigen Situationen aus Blockaden zu lösen. Können Sie sich eine Situation vorstellen, wo Sie in den nächsten Tagen feststecken? Anders gesagt: Erwarten Sie Situationen, wo Sie sich in den nächsten Tagen in WEG-Bewegungen verhaken, obwohl Sie eigentlich HIN-Bewegungen machen möchten?

Klientin: Ja klar, heute Abend!

Therapeutin: Prima. Wo werden Sie sein?

Klientin: In meiner Küche.

Therapeutin: Wann?

Klientin: Vor dem Schlafengehen, so gegen 10.

Therapeutin: Können Sie schildern, was Sie um sich herum sehen werden?

Klientin: Klar. Also, da ist der Küchentresen, die Spüle, die Wände, der Geschirrspüler, der Herd, der Backofen …

Therapeutin: Hervorragend. Sind Sie jetzt dort?

Klientin: Ja.

Therapeutin:	Gut, dann stellen Sie sich jetzt vor, dass ich Sie-Hier-Jetzt dorthin teleportieren oder beamen könnte, wo Sie sich heute um 10 Uhr abends mit Julia in ihrer Küche treffen.
Klientin:	Okay …
Therapeutin:	Gut, dann sind Sie jetzt dort mit Julia. Gibt es etwas, was Sie Julia sagen können, das für sie hilfreich sein könnte? Ich möchte Sie bitten, direkt mit Julia zu sprechen – also in der Gegenwartsform. Also, Sie befinden sich jetzt beide in der Küche …
Klientin:	Ich könnte sagen …
Therapeutin:	*(Unterbricht.)* Nicht „könnte". Sie sind jetzt bei ihr. Sprechen Sie einfach direkt mit Julia.
Klientin:	„Hör mit dem Kontrollieren auf! Du weißt doch, dass es nutzlos ist."
Therapeutin:	Gut so! Und wie nimmt Julia das auf, was Sie ihr eben gesagt haben?
Klientin:	Nicht so gut.
Therapeutin:	Ah ja. Was antwortet sie?
Klientin:	Sie sagt: „Lass mich in Ruhe!"
Therapeutin:	Okay. Gibt es noch etwas, was Sie Julia sagen können?
Klientin:	Ich könnte …
Therapeutin:	Wie schon gesagt, kein „könnte". Sagen Sie es einfach …
Klientin:	„Du weißt doch, dass dich das Kontrollieren nur noch tiefer reinbringt."
Therapeutin:	Und wie nimmt Julia das an?
Klientin:	Sie sagt: „Ich weiß."
Therapeutin:	Was empfindet Julia?
Klientin:	Sie ist genervt.
Therapeutin:	Fragen Sie Julia, in welchem Ton Sie mit ihr sprechen.
Klientin:	Sie sagt, es sei irgendwie streng.
Therapeutin:	Welche Art von Ansprache und Ton bräuchte sie wohl?
Klientin:	Wohl etwas freundlicher, glaub ich.
Therapeutin:	Wollen Sie es mal probieren?
Klientin:	„Julia, du weißt, das hilft dir nicht."
Therapeutin:	Und wie hat sie das aufgenommen?
Klientin:	Etwas besser.
Therapeutin:	Gibt es noch etwas, was Sie Julia sagen möchten?
Klientin:	Ich habe keine Ahnung, was ich noch sagen könnte …
Therapeutin:	Darf ich Ihnen etwas vorschlagen?
Klientin:	Ja freilich.
Therapeutin:	Probieren Sie mal, dass Sie Julia sagen: „Es ist schwer" oder „Ich weiß, dass es schwer ist".
Klientin:	„Julia, ich weiß, dass es schwer ist."
Therapeutin:	Und wie reagiert Julia darauf?
Klientin:	*(Beginnt zu weinen.)* Sie sagt: „Ja, es ist schwer."
Therapeutin:	Hat das mehr gebracht?

Klientin: Ja.
Therapeutin: Gibt es noch etwas, was Sie Julia gerne sagen möchten?
Klientin: „Ich weiß, Julia. Ich bin für dich da."
Therapeutin: Wie kommt das bei Julia an?
Klientin: Sie fühlt sich verstanden.
Therapeutin: Prima. Was sehen Sie Julia als Nächstes tun?
Klientin: Sie kontrolliert ein letztes Mal und geht dann ins Schlafzimmer zu ihrem Freund.
Therapeutin: Hervorragend. Gibt es zum Abschluss noch etwas, was Sie Julia sagen möchten, bevor Sie ins Hier-und-Jetzt zurückkehren?
Klientin: *(Weint erneut.)* Ja. „Julia, ich werde für dich da sein."
Therapeutin: Stark! Wie hat Julia das aufgenommen?
Klientin: Dankbar und sie fühlt sich weniger allein.
Therapeutin: Prima Arbeit. Kommen wir ins Hier-und-Jetzt zurück. *(Hält inne.)* Wie war das für Sie, in die eigene Küche heute Abend versetzt zu werden und sich dort mit Julia zu treffen?
Klientin: Es war ungewohnt und heftig.
Therapeutin: Haben Sie im Verlauf etwas wahrgenommen, ist Ihnen etwas aufgefallen?
Klientin: *(Amüsiert.)* Klar. Ich habe bemerkt, dass ich mit der Zeit sanfter wurde.
Therapeutin: Hat das etwas für Julia gebracht?
Klientin: Ja, das war genau das, was sie brauchte.
Therapeutin: Ist es nicht interessant, wie wir mit uns sprechen, wenn wir feststecken?
Klientin: Hmm …
Therapeutin: Ich sage bewusst „wir", denn auch mir geht es immer wieder ganz ähnlich.
Klientin: Echt?
Therapeutin: Aber ja. Jetzt sagen Sie mir: Wie hoch würden Sie die Wahrscheinlichkeit einschätzen, dass Sie sich heute Abend tatsächlich mit Julia treffen und so mit ihr sprechen?
Klientin: Vielleicht 90 Prozent.
Therapeutin: Interessant. Schicken Sie mir eine SMS, um mir mitzuteilen, was Sie wahrnehmen?
Klientin: Ja klar.

Tatsächlich hat Julia ihrer Therapeutin an diesem Abend eine SMS geschickt. Sie habe wahrgenommen, dass sie einen ganz ähnlichen Dialog wie in der Sitzung geführt habe. Dabei habe sie bemerkt, dass sie freundlicher mit sich umging, insbesondere habe sie sich selbst sagen können, wie belastend es ist, so festzuhängen. In der nächsten Sitzung sprach sie an, wie ungewohnt und wirksam dieses Vorgehen gewesen sei. Sie erzählte, wahrgenommen zu haben, dass sie das Kontrollieren habe lassen können und zu ihrem Freund ins Schlafzimmer gegangen sei. Etwas scherzhaft kommentierte sie, ihr Freund habe es durchaus zugelassen, dass sie diese spezielle HIN-Bewegung weiteren 30 Minuten Küchenkontrolle vorgezogen habe. Darüber hinaus berichtete Julia, dass sie wahrnehme, dass sie freundlicher mit sich rede, wenn sie festhänge. Von da an verringerten sich ihre Zwangsverhaltensweisen deutlich, wobei sie wahrnahm, dass sie häufiger HIN-Bewegungen machen konnte, statt wie früher Zwangsimpulsen zu folgen. Einige Monate später wurde Julia schwanger, ein Traum, den sie schon aufgegeben hatte, da sie sich zuvor so von ihren Zwängen vereinnahmt gesehen hatte.

7.3 Auswertung der Übung

Wenn Sie den Dialog beenden, achten Sie darauf, die Übung nachzubesprechen und dabei zu erfragen, wie Ihr Hier-Jetzt-Klient den Dialog erlebt hat. Entsprechend hat auch die Therapeutin im vorangegangenen Beispiel nachgefragt: „Wie war das für Sie, in die eigene Küche am heutigen Abend versetzt zu werden und sich dort mit Julia zu treffen?" Dies ist äußerst wichtig, denn es erhöht die Wahrscheinlichkeit, dass der Klient tatsächlich in einen ähnlichen Dialog geht, wenn er sich in dieser oder vielleicht auch anderen festgefahrenen Situationen wiederfindet.

Um weiter auszuwerten, fragen Sie Ihren Klienten, ob er im Verlauf Veränderungen für eine der beiden Perspektiven wahrgenommen hat. Hatte er vielleicht den Eindruck, als ob der Dialog schwieriger und verfahrener werden würde? Oder fühlte es sich durchlässiger und flexibler an? Haben bestimmte Worte Aspekte in einer der beiden Perspektiven des Klienten verändert? Gehen Sie neugierig und unvoreingenommen in dieses Gespräch und lassen Sie den Klienten den Dialog detailliert nachvollziehen. Wenn Sie selbst irgendwelche Veränderungen wahrgenommen haben – ganz gleich ob prägnant oder eher subtil – bieten Sie Ihre Beobachtungen an und schauen Sie, wie der Klient darauf reagiert. Nehmen Sie Ihre eigenen Gedanken dabei – wie stets – mit Leichtigkeit und machen Sie deutlich, dass Sie bereit sind, sie loszulassen, wenn der Klient mit Ihnen nicht bezüglich dessen übereinstimmt, was Sie meinten, gesehen zu haben. Schließlich geht es in dieser Intervention darum, Ihrem Klienten dabei zu helfen, sein Erleben wahrzunehmen, und nicht darum, ihn zu überzeugen, dass der Dialog zu einer wie immer gearteten Veränderung geführt hat. Seien Sie also offen gegenüber allem, was auftaucht, und verstärken Sie jegliches Wahrnehmen auf Seiten des Klienten.

Um die Besprechung abzuschließen, bitten Sie den Hier-Jetzt-Klienten, die Wahrscheinlichkeit dafür einzuschätzen, dass er sich tatsächlich in die festgefahrene Situation begeben und diese Art von Dialog mit sich selbst führen wird. Unabhängig davon, wie seine Einschätzung ausfällt, können Sie darauf in etwa so reagieren: „Das ist interessant. Ich freue mich schon darauf, von Ihnen zu erfahren, was Sie wahrgenommen und bemerkt haben."

7.4 Perspektiven einnehmen bei Verletzungen in der Vergangenheit

Nach unserer Erfahrung ist es für dieses Einnehmen von Perspektiven bei vielen Klienten am wirksamsten, sich auf gegenwärtige Situationen zu konzentrieren, seien es Situationen aus der unmittelbaren Vergangenheit (aus den zurückliegenden ein oder zwei Wochen) oder aus der nahen Zukunft (den ein oder zwei Wochen, die bevorstehen). Wenn sie sich auf diese perspektivisch bezogenen Dialoge einlassen, überraschen uns Klienten oft damit, dass sie Möglichkeiten finden, Teilen aus ihrer Vergangenheit, die in der Gegenwart reaktiviert werden, Raum zu geben. Dies macht es unnötig, eine frühere Situation herauszufischen, in der sie ein jüngeres Selbst trösten können, das sich mit Furcht, Einsamkeit, Trauma oder Zurückweisung konfrontiert sah oder das nicht die Liebe und die Bestätigung erhielt, die das jüngere Selbst gebraucht hätte.

Gelegentlich mögen auch Übungen zur Perspektiveneinnahme nützlich sein, die sich auf traumatische oder verletzende Situation in der Vergangenheit richten. Übersetzt man diesen Ansatz in Matrixbegriffe, können Sie Klienten einladen, eine traumatische oder verletzende Situation aus der Vergangenheit entlang der Matrix einzusortieren. Stattdessen können Sie auch einen perspektivischen Dialog führen, ähnlich wie er in diesem Kapitel dargestellt wurde. Einige Klienten, die durch schmerzvolle frühere Traumen sehr belastet waren, haben berichtet, dass solche Übungen gleichermaßen unvergesslich und auch hocheffektiv waren, um sich aus Festgefahrenem zu lösen.

In der Praxis haben wir insbesondere die Übung „Die Katzenmutter", die wir in Kap. 6 beschrieben haben, als sehr nützlich erlebt. Sie umgeht einige der aus der Natur der Sprache resultierenden Schwierigkeiten, auf die dieser Ansatz beim Menschen stoßen kann. Sprachliche Regeln über Elternverhalten und darüber, was Kinder fühlen und tun sollten, können so stark sein, dass sie sich einer erfolgreichen vergangenheitsbezogenen Arbeit in den Weg stellen. Hier ein denkwürdiges Beispiel, was schiefgehen kann, wenn wir einen Dialog mit einschneidenden früheren Verletzungen herbeiführen: Inmitten einer Übung, in der sie ihre Perspektive als Sechsjährige einnahm, gab eine unserer Klientinnen ihrem sechs Jahre alten Selbst rundweg den Rat, sich das Leben zu nehmen. Hingegen entschied sich die gleiche Klientin keineswegs, eine Katzenmutter zu sein, die ihre Kätzchen ignoriert und, noch weniger, ertränkt hätte oder ihnen gesagt hätte, sich vom Bus überfahren zu lassen. Als sprachliche Wesen neigen wir dazu, unsere ganze Sprachgeschichte mit uns herumzutragen, was gelegentlich zum Hindernis auf dem Weg zum wirksamen Arbeiten mit Perspektiven wird.

7.5 Übung für zuhause: Sich in zukünftigen festgefahrenen Situationen besuchen

In der für diesen Schritt vorgesehenen häuslichen Übung sollen Klienten wahrnehmen, ob die von ihnen erwartete festgefahrene Situation tatsächlich eintritt und ob sie dann gegebenenfalls einen Dialog mit sich selbst führen, der dem während der Sitzung ähnelt. Klienten einzuladen, Ihnen per SMS oder E-Mail mitzuteilen, was sie wahrgenommen haben, kann ein sehr wirkungsvoller Hinweisreiz sein, der die Wahrscheinlichkeit erhöht, dass sie sich auf diesen Dialog einlassen und ihn nutzen. Nichtsdestoweniger ist der Sitzungsdialog nach unserer Erfahrung auch als solcher einprägsam genug, sodass Klienten in ihren wirklichen festgefahrenen Situationen für gewöhnlich tatsächlich ein ähnliches Vorgehen einschlagen.

Wie bei allen vorigen Sitzungen können Sie die Klienten dazu einladen, weiterhin ihre HIN- und WEG-Bewegungen wahrzunehmen. Da mit diesem Schritt die sechs Schritte der Matrix abgeschlossen sind, ist diese Sitzung möglicherweise eine der letzten Gelegenheiten, bei denen Sie mit dem jeweiligen Klienten zu tun haben. So könnte dies auch ein guter Zeitpunkt sein, um nochmals festzuhalten, dass das Sich-Lösen aus einer festgefahrenen Situation eine Praxis ist, die ein Leben lang fortläuft und sämtliche Fertigkeiten, die in den sechs Schritten erkundet wurden, umfasst:

- HIN- und WEG-Bewegungen wahrzunehmen
- WEG-Bewegungen hinsichtlich ihrer kurz- und langfristigen Wirksamkeit wahrzunehmen und sich auf das „Wer-oder-was-wichtig-ist" hinzubewegen
- Den Unterschied zwischen dem Erleben mit den fünf Sinnen und dem inneren oder mentalen Erleben wahrzunehmen
- (Angel-)Haken und das, was man als Nächstes tut, wahrzunehmen
- Verbales Aikido anzuwenden
- Wahrzunehmen, wie man mit den eigenen notleidenden Kätzchen umgeht
- Wahrzunehmen, wie man mit sich selbst in festgefahrenen Situationen spricht

Wir glauben, dass das Wahrnehmen von HIN- und WEG-Bewegungen möglicherweise alle übrigen Fertigkeiten subsumiert, denn das Ausüben dieser Skills in festgefahrenen Situationen fungiert wahrscheinlich als eine wahrnehmbare HIN-Bewegung. Darüber hinaus können die in den sechs Schritten vermittelten Flexibilitäten mit zunehmender Übung den inneren Kompass von Klienten neu kalibrieren, sodass sie wahrnehmen können, wie man empfindet, wenn man sich hinbewegt, wenn man sich wegbewegt oder wenn man etwas unternimmt, um zur HIN-Bewegung zurückzukehren. Nach und nach wird all dies zunehmend automatischer und impliziter erfolgen können. Während sich ihr Kompass allmählich neu kalibriert, können sie die formelleren und kognitiv etwas aufwendigeren Übungen – beispielsweise das verbale Aikido – ausschleichen. Wenn es Klienten zwischendurch schwerer fällt voranzukommen, können sie natürlich stets auf gezieltes Üben zurückgreifen.

7.6 Wie Sie mögliche Fallen wahrnehmen und flexibel umgehen

Das Perspektiveninterview stellt eine sehr technische Fertigkeit dar. Dabei können verschiedene Fallen auftauchen, wenn man es durchführt. Lassen Sie sich nicht entmutigen, wenn Sie bemerken, dass Sie anfänglich in manche dieser Fallen tappen. Behalten Sie im Blick, dass Fehler für Sie wie auch für Ihre Klienten ein grundlegender und oft sehr wertvoller Bestandteil des Lernens sind. Wenn Sie dranbleiben, werden Sie und Ihre Klienten den Nutzen dieser Übung erleben können. Auch wenn einige der nachfolgenden Tipps wie eine Wiederholung der oben gegebenen Empfehlungen erscheinen mögen, sind sie doch so wichtig, dass wir sie betonen möchten.

7.6.1 Auf die ferne Zukunft oder unwahrscheinliche Situationen fokussieren

Gelegentlich bieten Klienten eine weit in der Zukunft liegende Situation für das Interview an. Oder Sie wählen Situationen, die auf kurze oder lange Sicht gleichermaßen unwahrscheinlich sind. Wenn Sie sich hierauf einlassen, werden Klienten kaum die Möglichkeit haben, den in der Sitzung geführten Dialog als wirksam wahrzunehmen, denn es ist unwahrscheinlich, dass er in ihrem Bewusstsein langfristig prägnant bleibt. Darüber hinaus werden Sie keine Gelegenheit haben, in der nächsten Sitzung nachzubesprechen, was sich zwischenzeitlich ereignet hat. Die Angelegenheit läuft also Gefahr, sang- und klanglos unterzugehen. Wenn dies der Fall ist, fragen Sie den Klienten freundlich, ob er bereit ist, sich auf eine festgefahrene Situation zu konzentrieren, die mit größerer Wahrscheinlichkeit demnächst auftauchen wird. Je früher und wahrscheinlicher die Situation auftauchen wird, desto wahrscheinlicher wird die Übung wirken.

7.6.2 Mit vagen Situationen arbeiten

Ähnlich kann es sein, dass Klienten eher vage Situationen – wie beispielsweise „mit meinem Partner streiten" – als Kontext für das Interview anbieten. Unglücklicherweise führen vage Situationen zu vagen, allgemein gehaltenen Dialogen, die nicht zum Kern der Angelegenheit vordringen. Betrachten Sie das Ganze als eine Übung in Teleportation. Wenn Sie kein präzises räumlich-zeitliches Ziel festlegen, wird Ihr Klient wahrscheinlich in irgendeinem kosmischen Wurmloch in Atome aufgelöst werden. Konkreter gesagt, wird es für Ihren Klienten schwerer werden, sich auf einen fokussierten Dialog einzulassen. Als Bediener des Teleporters obliegt es Ihnen, den Klienten dabei zu unterstützen, ein klares Ziel zu wählen.

Wenn Klienten anfangs eine vage Situation anbieten, bitten Sie sie, sich auf einen bestimmten Zeitpunkt und Ort zu konzentrieren, beispielsweise „voraussichtlich heute Abend mit meinem Partner darüber streiten, wer an der Reihe ist, Wäsche zu waschen". Wenn sich Klienten nicht sicher sind, wo und wann sie bei nächster Gelegenheit feststecken werden, laden Sie sie ein, sich einfach einen präzisen Ort und eine präzise Zeit vorzustellen. Diese Präzision hat zwei Funktionen: Sie ermöglicht es Klienten, sich auf einen ganz spezifischen Dialog einzulassen, und sie erhöht die Wahrscheinlichkeit, dass der Dialog in der nächsten festgefahrenen Situation tatsächlich stattfindet.

7.6.3 Perspektiven bezeichnen und dabei verwirrt oder verwirrend sein

Wenn Sie sich mit „Sie-Hier-Jetzt" auf die Hier-Jetzt-Perspektive und mit „Sie-Dort-Dann" auf die Dort-Dann-Perspektive beziehen, werden Sie vielleicht erleben, dass Sie und Ihr Klient schnell in Verwirrung kommen, welche Perspektive jeweils gemeint ist. Beziehen Sie sich daher stattdessen auf die Hier-Jetzt-Perspektive des Klienten mit „Sie“ und auf seine zukünftige Perspektive, indem Sie seinen Vornamen verwenden. Bleiben Sie während des Interviews möglichst konsistent bei dieser Unterscheidung. Heißt Ihr Klient beispielsweise Manuel, könnten Sie etwa so fragen: „Wie nimmt Manuel das auf, was Sie ihm eben gesagt haben?“, „Wie antwortet Ihnen Manuel daraufhin?“, „Was ist Ihre Antwort auf das, was Manuel eben gesagt hat?“. Auch so mag es manchmal etwas verwirrend sein. Doch keine Sorge – mit zunehmender Übung werden Sie den Dreh herausbekommen.

7.6.4 Sich im „Ich-könnte“ oder im Konjunktiv verlieren

Leiten Sie Klienten freundlich dazu an, den Dialog im Präsens zu führen. Klienten neigen bei dieser Übung dazu, Aussagen im Konjunktiv oder als „ich könnte …“ zu formulieren: „Ich könnte sagen, dass Manuel weiß, dass das nichts bringt“, „Manuel würde mir sagen, ich soll mich verziehen!“ usw. Wenn Sie so etwas wahrnehmen, leiten Sie den Klienten sanft dazu an, seine andere Perspektive direkt anzusprechen, in das Präsens zu gehen und sich als Reaktion auf Ihre Frage „Was sagen Sie Manuel?“ direkt an den Dort-Dann-Manuel zu wenden: „Du weißt, dass das nichts bringt.“ Auf Ihre Frage „Und was antwortet Manuel darauf?“ antwortet Ihr Hier-Jetzt-Klient, dass Manuel sagt: „Geh und verzieh dich!“ usw. Sie unterstützen, indem Sie selbst konsequent beim Präsens bleiben. Anstelle von „Was könnten Sie Manuel sagen, das hilfreich sein könnte?“ fragen Sie vielmehr: „Was können Sie Manuel sagen, das hilfreich sein könnte?“ Vielleicht fügen Sie auch hinzu: „Sobald Sie etwas haben, machen Sie weiter und sagen Sie es Manuel einfach!“ Wenn Klienten in solche „ich könnte“- oder „ich würde“-Formulierungen rutschen oder Sie den Eindruck haben, dass sie mehr mit Ihnen als mit ihrer Dort-Dann-Perspektive sprechen, erinnern Sie sie freundlich daran, dass sie mit ihrem eigenen Selbst in der Zukunft beisammen sind und sie deshalb direkt im Präsens mit ihrer anderen Perspektive sprechen können.

7.6.5 In einer Perspektive hängen bleiben

Flexibilität entsteht in dieser Übung als Funktion des wiederholten Umschaltens zwischen der Hier-Jetzt- und der Dort-Dann-Perspektive in der nächsten festgefahrenen Situation. Es ist nicht nötig, dass Klienten für längere Zeit in einer dieser Perspektive verweilen – dies wäre nicht einmal hilfreich. Ihre eigene Rolle ähnelt der eines Journalisten, der eine Fernsehdebatte am Leben erhält, indem er den Personen nacheinander das Wort erteilt und verhindert, dass jemand zu viel Redezeit für sich in Anspruch nimmt. Helfen Sie dem Klienten, so oft wie möglich von der Hier-Jetzt-Perspektive in die Dort-Dann-Perspektive zu wechseln. Um selbst mit dieser Übung vertraut zu werden, können Sie die Häufigkeit des Perspektivenwechsels still mitzählen.

7.6.6 Sich am Inhalt verhaken

Vielleicht verstehen Sie manchmal nicht, worüber Klienten reden und wollen es sich dann erklären lassen. Vielleicht widerstreben Ihnen auch Selbstbewertungen von Klienten. Seien Sie sich in jedem Fall bewusst, dass Sie möglicherweise im Begriff sind, an den Inhalten der Klientenäußerungen hängenzubleiben. Wenn Sie bei sich selbst den Impuls wahrnehmen, nachzufragen, was Klienten meinen, statt jeweils nachzufragen, wie sie das Gesagte aus der Hier-Jetzt- und der Dort-Dann-Perspektive aufnehmen und wie sie darauf reagieren, nehmen Sie diesen Haken einfach wahr und sehen Sie, ob Sie loslassen können. Wenn Sie anbeißen, dann werden Sie und der Klient wahrscheinlich in eine Diskussion geraten, die den Klienten aus dem Dialog herausreißt.

7.6.7 Sich heftig in das Gespräch einmischen

Im Grunde streben Sie eine Unterhaltung zwischen den zwei Perspektiven des Klienten an, es geht nicht um einen Austausch zu dritt. Greifen Sie möglichst wenig ein. Wie schon gesagt, gleicht Ihre Rolle mehr der eines neutralen Journalisten, der eine Debatte leitet und kaum Inhalt beifügt. Beziehen Sie sich so weit wie möglich auf das Erleben des Klienten – zum Beispiel indem Sie den Klienten bitten, wahrzunehmen, wie seine Dort-Dann-Perspektive aufnimmt, was der Hier-Jetzt-Klient sagt. Beispielsweise könnten Sie fragen: „Wie kommt das bei Manuel an, was Sie ihm eben gesagt haben?"

Wenn Sie meinen, über die Frage, wie die Dort-Dann-Perspektive aufnimmt, was der Hier-Jetzt-Klient sagt, und wie die Perspektiven jeweils aufeinander antworten und reagieren, hinausgehend in das Gespräch eingreifen zu müssen, dann wenden Sie sich mit Ihren Interventionen an die Hier-Jetzt-Perspektive. Der Grund hierfür ist, dass die Hier-Jetzt-Perspektive gewissermaßen den inneren Regelgeber des Klienten repräsentiert, wie er in festgefahrenen Situationen auftaucht. Indem Sie Ihre Interventionen an diese Perspektive richten, ist es wahrscheinlicher, dass Sie eine Wirkung erzielen werden.

7.6.8 Die Dort-Dann-Perspektive validieren

Wenn es heftig wird und Klienten anfangen zu weinen, kommen Sie vielleicht in Versuchung, einzugreifen, um die Dort-Dann-Perspektive zu validieren. Doch wenn Sie das tun, könnte dies die Hier-Jetzt-Motivation und das Bedürfnis des Klienten, die Dort-Dann-Perspektive zu validieren, verringern und ihn um eine Lerngelegenheit bringen. Letztlich könnte dies die Wahrscheinlichkeit mindern, dass sich der Klient in der nächsten festgefahrenen Situation selbst validiert. Schauen Sie, ob es Ihnen stattdessen gelingt, die Hier-Jetzt-Perspektive dazu einzuladen, die Dort-Dann-Perspektive zu validieren.

Mitunter mag es stattdessen auch nötig sein, die Hier-Jetzt-Perspektive des Klienten zu validieren. Wenn der Klient beispielsweise wahrnimmt, dass die Übung schwierig ist, validieren Sie, dass die Übung schwierig ist. Die wirksamsten Validierungen sind für gewöhnlich die einfachsten wie „es ist schwierig“ oder, wenn Sie eine noch stärkere Validierung möchten, „es ist *echt* schwierig“. Verwenden Sie eine einfache Sprache, die der des Klienten so nah wie möglich kommt, um zu gewährleisten, dass der Klient die angebotene Validierung als passend erlebt. Bei komplizierten Formulierungen laufen Sie Gefahr, dass der Klient mehr mit Ihren Worten als mit seinem eigenen Erleben interagiert.

Wenn etwas wirklich schwierig scheint und die Hier-Jetzt-Perspektive des Klienten nicht in der Lage ist, validierende Worte zu finden, veranlassen Sie den Hier-Jetzt-Klienten, die Dort-Dann-Perspektive zu fragen, welche Worte sie benötigt. Laden Sie dann den Hier-Jetzt-Klienten ein, diese auszusprechen. Trotz allem kann es Situationen geben, in denen die Dort-Dann-Perspektive nicht weiterweiß. In diesen Fällen wird das einfache Validieren mit „es ist schwierig“ oder in der stärkeren Version mit „es ist echt schwierig“ wahrscheinlich magische Wirkung entfalten.

7.6.9 Zu schnell machen

Diese Übung ist ein hochwirksamer Cue oder Hinweisreiz für Verhaltensänderungen, wenn sich Klienten in naher Zukunft vor festgefahrenen Situationen sehen. Zeigen sich Klienten in diesem Dialog flexibel, folgt in nachfolgenden Lebenssituationen oft eine Verhaltensänderung. Um dies im Dialog zu fördern, können Sie, sobald Sie Zeichen für Flexibilität wahrnehmen, die Hier-Jetzt-Perspektive des Klienten fragen, was die Dort-Dann-Perspektive als Nächstes macht. Lassen Sie sich jedoch Zeit dabei und fragen Sie nicht zu früh, denn sonst könnte dies zu einer Antwort führen, die (noch) im Problem festhängt.

Sobald Sie in dem Dialog eine Veränderung hin zu mehr Flexibilität wahrnehmen, geben Sie Klienten Gelegenheit, die Perspektive noch einige Male zu wechseln. Erst dann – und nur dann – fragen Sie, was die Dort-Dann-Perspektive als Nächstes machen wird. Stellen Sie diese Frage im Gespräch zu früh, wird die Antwort wahrscheinlich darin bestehen, dass die Dort-Dann-Perspektive eine WEG-Bewegung einschlägt. Falls dies geschieht, unterstützen Sie den Klienten dabei, den Dialog fortzuführen, und achten Sie erneut auf zunehmende Flexibilität.

Machen Sie sich bewusst, dass sich solche Kipppunkte nicht immer ergeben, gelegentlich kann es auch vorkommen, dass sich keinerlei Flexibilität zeigt. In solchen Fällen ist es besser, nicht zu fragen, was die Dort-Dann-Perspektive als Nächstes macht. Gehen Sie einfach direkt zur Nachbesprechung der Übung über. Als ein nächster Schritt kann es nötig sein, den Klienten zu bitten, zunächst eine Reihe von weiteren Situationen zu bearbeiten, wobei vielleicht leichtere ausgewählt werden. In einzelnen Fällen mag es Klienten nicht leichtfallen, die Perspektive zu wechseln. Unter solchen Umständen kann es nötig werden, das Einnehmen von Perspektiven in kleineren Schritten einzuüben, bevor man auf diese Übung zurückkommt. Eine gute Möglichkeit hierfür ist, noch einige Male die Bewegungen des verbalen Aikido zu praktizieren.

7.6.10 Nicht auf Albernes vorbereitet sein

Manchmal entwickeln sich diese Dialoge emotional, manchmal unernst oder albern. Machen Sie sich frei von Erwartungen und seien Sie offen für das, was auftaucht. Das folgende Beispiel verdeutlicht, wie albern es gelegentlich werden kann. Die 13-jährige Sonja hatte einen munteren Dialog mit ihrem Zukunftsselbst, das in einem Streit mit ihrer jüngeren Schwester, Tina, über das Ausräumen der Geschirrspülmaschine festhing.

Sonja Hier-Jetzt:	Sonja, es ist nur ein dummer Teller. Reg dich nicht auf.
Sonja Dort-Dann:	Wer zum Teufel bist du? Woher kommst du? Hau ab!
Sonja Hier-Jetzt:	Ähm … Ich komme aus deiner Vergangenheit, Sonja. Ich bin du.
Sonja Dort-Dann:	Das ist ziemlich schräg. Was willst du?
Sonja Hier-Jetzt:	Ich will dir helfen. Du musst doch deswegen nicht streiten!
Sonja Dort-Dann:	Du hast leicht reden. Aber Tina nervt wirklich!
Sonja Hier-Jetzt:	*(Zur Therapeutin.)* Was soll ich sagen?
Therapeutin:	Was will Sonja jetzt hören?
Sonja Hier-Jetzt:	Ich frag mal. *(Hält inne.)* Sie sagt, sie will, dass ich kapiere, wie lästig Tina ist.
Therapeutin:	Okay, kannst du ihr das sagen?
Sonja Hier-Jetzt:	*(Stirnrunzelnd.)* Hm, alles klar. He, du aus der Zukunft, ich weiß, dass sie wirklich nervig ist!
Sonja Dort-Dann:	Ja, das ist sie echt!

Als Sonja zur nächsten Sitzung kam und ihre Therapeutin nachfragte, was sie in der Zwischenzeit wahrgenommen hatte, antwortete sie: „Nichts!" – Als sich die Therapeutin danach erkundigte, was sie damit meinte, antwortete sie, dass sie zwischenzeitlich – anders als sonst – nicht eine einzige Auseinandersetzung mit ihrer Schwester über das Ausräumen der Spülmaschine gehabt habe.

7.7 Frequently Asked Questions – Häufig gestellte Fragen

7.7.1 Was, wenn Klienten erwarten, diesen Dialog in künftigen festgefahrenen Situationen nicht führen zu können?

Das ist kein Problem. Validieren Sie, dass manche Dinge aus der Perspektive, wo man aktuell steht, vielleicht schwierig erscheinen mögen, und zeigen Sie Interesse an dem, was Klienten wahrnehmen, wenn die Situation auftritt. Wenn Klienten davon ausgehen, dass nur eine geringe Wahrscheinlichkeit besteht, dass sie ihrer Dort-Dann-Perspektive in der festgefahrenen Situation begegnen und sich auf einen solchen Dialog einlassen können, drücken Sie gleichfalls einfach Ihr Interesse an allem aus, was sie wahrnehmen. Bitten Sie sie in jedem Fall, Sie über E-Mail oder SMS zu informieren.

7.7.2 Wie kann ich die Chancen dafür verbessern, dass Klienten in diesen Dialog gehen, wenn sie in die Situation kommen?

Je bedeutsamer die Situation für Klienten ist, desto wahrscheinlicher ist es, dass sie sich auf diesen Dialog einlassen, wenn die Situation im Alltag auftritt. Darüber hinaus haben wir es als recht wirksam erlebt, Klienten zu bitten, uns eine kurze E-Mail oder SMS zu schicken, um ihre Wahrnehmungen mitzuteilen, wenn die festgefahrene Zielsituation tatsächlich auftauchte. Dies fungiert als Erinnerungshilfe und macht es hochwahrscheinlich, dass Klienten wahrnehmen, wenn sie sich verhaken, und dass sie sich dann dafür entscheiden, diese Art Dialog mit sich selbst zu führen.

7.7.3 Wie unterscheidet sich das Vorgehen von der Arbeit mit dem leeren Stuhl?

Auf den ersten Blick mag diese Übung eine so große Ähnlichkeit zur Arbeit mit dem leeren Stuhl haben, dass Sie vielleicht versucht sind, tatsächlich einen leeren Stuhl zu verwenden, um sie durchzuführen. Unsere Empfehlung ist, dies nicht zu tun, und sei es nur, weil Klienten nicht unbedingt sitzen werden, wenn die festgefahrene Situation tatsächlich auftritt. Unabhängig davon steht es Ihnen natürlich frei, diese Übung anzupassen und wahrzunehmen, was sich daraus ergibt.

Ein entscheidender Aspekt, in dem sich diese Übung von der Arbeit mit dem leeren Stuhl unterscheidet, ist, dass sie einen sehr präzisen Fokus hat. Während sich in der Arbeit mit dem leeren Stuhl der Dialog häufig auf vergangene Verletzungen und schwierige Beziehungen richtet, zielt das Perspektiveninterview auf die unmittelbare Zukunft und eine festgefahrene Situation – eine Situation, von der der Klient annimmt, nicht in der Lage zu sein, dort eine HIN-Bewegung zu vollziehen. Nach unserer Erfahrung eignet sich dieser präzise Fokus, um schwierige emotionale Inhalte in einem Kontext erlebbar werden zu lassen, in dem deren Verhaltensfunktionen für den Klienten offensichtlicher werden. Indem wir Haken und schmerzhaftes inneres Erleben in diesem eher verhaltensorientierten Kontext ansprechen, stellen wir eher Umsetzungsaspekte als affektive oder kognitive Veränderungen per se in den Vordergrund.

Darüber hinaus betont die Übung, die Perspektive so häufig wie möglich zu wechseln, sodass sich Empathie und Selbstmitgefühl als Funktion der verbesserten Fähigkeit zur flexiblen Perspektiveneinnahme auf Seiten des Klienten herausbilden können. In der Arbeit mit dem leeren Stuhl dürfte der Schwerpunkt eher darauf liegen, eine Art emotionaler Aussöhnung anzustreben. Auch wenn dies wie eine sehr subtile Unterscheidung wirken mag, handelt ist es nach unserer Meinung doch um einen bedeutsamen Unterschied.

7.8 Vertiefung

In diesem Kapitel setzen wir uns vertiefend mit der Arbeit mit Werten auseinander, denn Werte sind in ACT zentral für Verhaltensänderung. Wir werden gleichfalls untersuchen, warum das Einnehmen von Perspektiven so grundlegend für psychische Flexibilität ist und wie dies Empathie, Mitgefühl und Selbstmitgefühl fördert, während gleichzeitig Verhalten, das unter der appetitiven Kontrolle von Werten steht, vermehrt wird.

7.8.1 Wertekonflikte erkunden

Perspektiven einzunehmen ist zentral für den Umgang mit dem, was manche Klienten und viele Therapeuten als „Wertekonflikt" bezeichnen. Es passiert leicht, dass sich jemand von diesem Ausdruck knebeln lässt, und nicht selten erscheint das Wort „Wertekonflikt" als Haken. Doch wenn Menschen Wertekonflikte ansprechen, ist das ein Anzeichen dafür, dass sie viele andere Personen oder Dinge als persönlich bedeutsam und wichtig ansehen. Es ist gut, so ein Problem zu haben! Es bedeutet, dass man eine Vielfalt möglicher Quellen für Verstärkung wahrnimmt.

Wenn wir ACT mit der Matrix machen, geht es darum, Menschen zu helfen, eine Perspektive einzunehmen, sodass sie sich leichter dafür entscheiden können, das zu tun, was für sie auch angesichts von Hindernissen wichtig ist. Und wenn Menschen wahrnehmen, dass ihnen viele Leute oder Dinge wichtig sind, werden sie letztlich wahrnehmen, dass sie zwischen diesen auswählen. In manchen Fällen werden sie wahrnehmen, dass die Auswahl einer einzelnen Handlung eine HIN-Bewegung auf eine oder mehrere wichtige Menschen und Dinge sein kann. Beispielsweise könnten sie sich dafür entscheiden, mit ihrer Familie einen Sonntagsspaziergang im Wald zu machen, was eine HIN-Bewegung zu Familie, Natur, Gesundheit und Erholung sein könnte. Bei anderen Gelegenheiten mögen sie vielleicht wahrnehmen, dass sie zwischen zwei oder mehr möglichen HIN-Bewegungen auswählen. Beispielsweise könnte jemand am Freitagabend wahrnehmen, dass er sich dafür entscheidet, zu Hause zu bleiben und eine Einladung zum Ausgehen mit Freunden abzusagen, was für ihn eine HIN-Bewegung zu Erholung und Selbstfürsorge sein kann. Vor dieselbe Entscheidung gestellt, könnte man auch wahrnehmen, dass man sich als HIN-Bewegung zu Freundschaft und Ausgleich entscheidet, mit Freunden auszugehen. (Beachten Sie auch, wie diese Beispiele die vorrangige Bedeutung der Funktion vor der Form verdeutlichen, denn schließlich könnte jemand wahrnehmen, dass sein Zuhausebleiben ein WEG-Bewegen von Müdigkeit ist oder das Ausgehen mit Freunden eine WEG-Bewegung von Schuld oder davon, als Langweiler angesehen zu werden.)

Nach einiger Zeit und wiederholten Auswahlentscheidungen kann man auf diese Entscheidungen zurückblicken und wahrnehmen, ob die Person, die man selbst gerne sein möchte, sich für dieselbe Balance im Verhalten entschieden hätte. Für den Fall, dass man wahrnimmt, dass die Person, die man gerne sein möchte, eine andere Balance von Auswahlentscheidungen haben würde, könnte man wahrnehmen, wie man in den folgenden Tagen, Wochen und Monaten auswählt.

Vielleicht bestehen einige darauf, dass Werte inkompatibel sein können, zum Beispiel Freundlichkeit und Ehrlichkeit. Nach unserem Eindruck kommt dies hauptsächlich in Diskussionen unter Therapeuten auf. In unserer Praxis hat es sich gezeigt, dass es am besten ist, Klienten nicht mit solchen Diskussionen über den Inhalt von Werten zu befassen. Stattdessen laden wir sie einfach dazu ein, wahrzunehmen, ob die Person, die man sein möchte, einen Wert ohne den anderen leben möchte oder ob sie idealerweise wählen würde, diese irgendwie zu mischen oder zu kombinieren, zwischen ihnen hin und her zu wechseln oder den einen durch den andern moderieren zu lassen. Es gibt eine Vielzahl von Auswahlmöglichkeiten, die man wahrnehmen kann, und dabei ist es ist nicht besonders hilfreich, sich in diesem offensichtlichen Konflikt verbal zu verheddern.

In unserer klinischen Erfahrung bleiben Klienten typischerweise nicht lange in sogenannten Wertekonflikten stecken, insbesondere nicht, wenn wir sie dazu einladen, zu benennen, wer oder was für sie wichtig ist, statt ihre Werte mit vielen Worten zu beschreiben.

7.8.2 Im Bezugsrahmen

Wie wir schon wiederholt erwähnt haben, sind deiktische Bezugsrahmungen (Ich-Du, Hier-Dort, Jetzt-Dann) grundlegend für das Einnehmen von Perspektiven. In diesem Abschnitt werden wir uns daher damit befassen, wie deiktische Bezugsrahmen mit dem Interview zur Perspektiveneinnahme zusammenhängen.

Das Einnehmen von Perspektiven als Mittelpunkt psychischer Flexibilität und wertorientierten Lebens

Hier angekommen, sind Sie sich zweifelsohne darüber im Klaren, dass das Einnehmen von Perspektiven im Mittelpunkt der Matrix-Arbeit steht. Einfach ausgedrückt, ist die Matrix ein Werkzeug, um Menschen dabei zu helfen, einen Schritt vom eigenen Erleben zurückzutreten und das große Ganze zu sehen. Wenn sie mit der Matrix sortieren, nehmen sie eine andere Perspektive ein, als sie es tun, wenn sie etwas erleben. Wie schon in früheren Kapiteln erörtert, geht es dabei im Wesentlichen um deiktische Bezugsrahmungen, was die Fähigkeit beinhaltet, drei Schlüsselperspektiven einzunehmen und zu unterscheiden: Ich-Hier-Jetzt im Unterschied zu Du-Dort-Dann. Nehmen Sie wahr, dass es sich bei diesen Perspektiven stets um Unterscheidungen handelt, d.h., sie beinhalten das Wahrnehmen von Differenzen.

Diese drei Unterscheidungen zu begreifen, ist für unsere Fähigkeit zu sprechen, zu verstehen und verstanden zu werden zentral. Insbesondere Verben können nur komplett verstanden werden, wenn sie so konjugiert werden, dass sie diese Perspektiven spezifizieren. Wenn Sie sich auf eine Handlung mit Worten beziehen wollen, dann können Sie dies nur nachvollziehbar machen, wenn Sie angeben, wie diese Handlung in Zeit und Raum eingebettet ist, und wenn Sie angeben, wer diese Handlung ausführt bzw. nicht ausführt.

Über den Wert, das Umkehren von Perspektiven zu trainieren

Den deiktischen Bezugsrahmen von Ich-Du, Hier-Dort und Jetzt-Dann kommen mehrere wichtige Aspekte zu, die sie zum Mittelpunkt wirksamer Interventionen und klinischer Praxis machen. Wenn es beispielsweise darum geht, psychische Flexibilität zu trainieren, kann es von Interesse sein, diese Perspektiven umzukehren und Klienten einzuladen, zu erwägen, was sie erleben würden, wenn sie sich an einem anderen Ort oder Zeitpunkt befänden oder eine andere Person wären. Wenn Sie stehen würden, wo Ihr Partner steht, wenn Sie beide miteinander streiten, was würden Sie dann sehen? Oder wenn Sie heute gestresst sind und gestern entspannt waren, was würden Sie erleben, wenn heute gestern und gestern heute wäre? Oder wenn Ihre Partnerin möchte, dass Sie von Ihren Problemen berichten, und Sie denken, dass Sie sie verbergen sollten, was würden Sie sich dann wünschen, wenn Ihre Partnerin Sie und Sie Ihre Partnerin wären? Jede dieser Fragen stellt einen Hinweisreiz für deiktisches Bezugnehmen dar.

Das Training von multiplen Musterbeispielen zur Perspektivenumkehr mit derartigen Fragen hat bei Kindern mit Entwicklungsschwierigkeiten nachweislich dazu beigetragen, dass sie Tests zur sogenannten Theory of Mind oder Mentalisierung bestehen konnten. Diese erfassen, ob Kinder dazu in der Lage sind, die Perspektive einer anderen Person zu begreifen (McHugh und Stewart 2012). Anders ausgedrückt, helfen diese Fragen Menschen dabei, die Welt mit den Augen einer anderen Person zu sehen.

Die Fähigkeit, die Perspektive einer anderen Person einzunehmen, ist möglicherweise ein Schlüssel zur Empathie gegenüber anderen (McHugh und Stewart 2012). Wenn Sie in der Lage sind, die Dinge aus der Perspektive einer anderen Person zu erleben, gewinnen Sie sozusagen Zugang zu deren Matrix. Dies ermöglicht Ihnen, besser wahrzunehmen, was dieser Person wichtig ist und welche schmerzhaften inneren Dinge sich ihr in den Weg stellen könnten. So fällt es Ihnen leichter, mit dem in Verbindung zu kommen, was die Person erleben muss. Es erlaubt Ihnen, traurig zu sein, wenn Sie wahrnehmen, dass sie feststeckt, oder glücklich und begeistert, wenn Sie wahrnehmen, dass sie sich auf jemanden oder etwas HIN bewegt, das ihr wichtig ist.

Deiktische Bezugsrahmen und die Matrix

Von Anfang an aktiviert der Gebrauch der Matrix das Einnehmen von Perspektiven und deiktische Bezugsrahmungen, was natürlich die Voraussetzungen für das Interview zur Perspektiveneinnahme schafft. Auf das Sortieren kann man sich nur einlassen, wenn man eine Perspektive einnimmt, die etwas Abstand von dem hat, was man sortiert. Wenn Leute ihr Erleben entlang der Matrix sortieren, dann betrachten sie das Erleben des Du-Dort-Dann, wie es in der Matrix abgebildet wird, aus der Perspektive des Ich-Hier-Jetzt. Dies hilft ihnen, etwas Distanz zu ihrem Erleben, auch zu lästigen und schmerzlichen Inhalten, herzustellen, und erlaubt ihnen zudem, eine empathischere Perspektive gegenüber eigenen Kämpfen und Schwierigkeiten zu entwickeln. Aus dieser Perspektive fällt es ihnen leichter, sich selbst zu validieren und sich freundlich zu ermutigen, sich auf schwierige HIN-Bewegungen einzulassen. So können aus deiktischen Bezugsrahmungen Selbstbestätigung und Selbstmitgefühl hervorgehen.

Mit gewissem Recht könnten Sie die Matrix und das Arbeiten damit als etwas ansehen, das auf dem Training von deiktischem Bezugnehmen und auf dem Einnehmen von Perspektiven beruht. Die Matrix dient also als visueller Hinweisreiz, der durch deiktische Bezugsrahmungen ein ganzes Netzwerk von Relationen aktivieren kann, das die Funktionen des inneren Erlebens von Menschen ändern kann. Dies hilft, aus blockierenden WEG-Bewegungen herauszukommen und zunehmend fähig zu werden, sich für HIN-Bewegungen zu entscheiden und ein wertgeschätztes Leben aufzubauen.

Deiktische Bezugsrahmen aus der Perspektive des Vornamens

Obwohl wir gegenwärtig keine Daten dazu haben, erscheint es plausibel, dass das verbale deiktische Bezugnehmen eine Verhaltensweise sein könnte, auf die man sich vor allem aus der Perspektive des eigenen Vornamens einlässt. Als Säugling und Kleinkind waren Sie zumeist mit Menschen zusammen, die Ihren Vornamen gebrauchten, um sich auf Sie zu beziehen. Ein Beispiel ist, wenn die Mutter zu ihrem Kind sagt: „Sarah hat Hunger" oder „Sarah isst einen Apfel". Es erscheint sinnvoll, den Vornamen des Säuglings in der dritten Person zu verwenden, denn „ich" und „du" erscheinen komplexer, weil sich ihr Bezug je nach Kontext und in Abhängigkeit davon, wer Sprecher oder Zuhörer ist, verändert. Mit Vornamen bzw. mit einem feststehenden Begriff wie „Mama" zu beginnen, stellt die Grundlage für das Einnehmen von Perspektiven beim Zeigen her. Eine Mutter zeigt vielleicht wiederholt auf ihr Kind und sagt dabei „Sarah" und zeigt auf sich und sagt „Mama". Erst später werden die Mutter und andere Betreuer die relativen Perspektiven des „Ich" und „Du" trainieren. Letztlich verläuft die Entstehung des kindlichen Vornamens als sprachliches Referenzobjekt wahrscheinlich zeitgleich mit der Entwicklung der Fähigkeit, zwischen den räumlichen Perspektiven des „Hier-Dort", den zeitlichen Perspektiven des „Jetzt-Dann" und schließlich den Perspektiven des „Ich-Du" zu unterscheiden.

Vielleicht erleichtert es diese frühe Lerngeschichte später, den eigenen Vornamen zu verwenden, um das eigene Erleben aus der Perspektive Dritter betrachten zu können. Während eindeutige Befunde hierzu fehlen, ergeben unsere klinischen Erkundungen, die von Mark Webster initiiert wurden, ein beeindruckendes Bild über die potenziellen Effekte, die es haben kann, Klienten dazu aufzufordern, ihre Vornamen zu verwenden, wenn wir sie bitten, insbesondere Schwieriges auf der linken Seite ihrer Matrix zu sortieren. Mit anderen Worten mag es besonders wirksam sein, eine Klientin dazu anzuleiten zu sagen: „Sarahs Haken ist Angst. Das geht mit Anspannung in Sarahs Brust einher und wenn Sarah am Haken anbeißt, dann hört sie auf, darauf zu achten, was sie wirklich will."

Dieses Vorgehen kann auch nützlich sein, wenn man mit unflexibel wirkenden Inhalten der rechten Seite der Matrix arbeitet. Lassen Sie uns beispielsweise davon ausgehen, dass sich Sarah in der Vorstellung verhakt hat, dass sie die Bedürfnisse anderer Personen berücksichtigen sollte (was sie als wichtig ansieht und auf die rechte Seite einsortiert). Nehmen wir weiter an, dass sie, wenn sie in diesen Haken beißt, nicht mehr darauf achtet, was für sie wichtig ist, was sie wiederum als WEG-Bewegung ansieht, da sich dies mit einem Haken vermischt, sich als unwichtig zu erleben. In diesem Fall könnten Sie sie einladen, ihren Vornamen zu verwenden, um die Dynamik zu beschreiben: „Sarah kann sich darin verhaken, wie wichtig es für sie ist, die Bedürfnisse anderer zu berücksichtigen, und wenn Sarah an diesem Haken anbeißt, fragt Sarah nicht, was ihr wichtig ist."

Wenn wir noch etwas mehr spekulieren, könnte es sogar sein, dass es das Perspektiveneinnehmen weiter stärken könnte, wenn wir uns vom Vornamen zu Vorname und Nachname bewegen. So könnten wir die vorige Klientin vielleicht freundlich bitten, ihre Beschreibung neu zu formulieren und dabei „Sarah Müller“ anstelle ihres Vornamens zu verwenden, um sich auf sich selbst zu beziehen. Wir glauben, dass dies eine wirksame Möglichkeit ist, das Einnehmen von Perspektiven zu trainieren. Versuchen Sie es selbst und beobachten Sie einfach, wie es für Sie und Ihre Klienten funktioniert

7.9 Die Behandlung beenden

Sobald Sie die sechs Schritte mit Klienten durchgearbeitet haben, haben diese wahrscheinlich genügend psychische Flexibilität entwickelt, um die Behandlung zu beenden. Um dies einzuschätzen, könnten Sie erneut die bereits am Ende von Kap. 5 vorgeschlagene Frage nach der psychischen Flexibilität stellen: „Haben Sie den Eindruck, dass Sie jetzt besser in der Lage sind, das zu tun, was für Sie wichtig ist, auch wenn innere Hindernisse vorhanden sind?“ Lautet die Antwort „ja“, schlagen Sie vor, die gemeinsame Arbeit zu beenden, und bieten Sie an, in ein oder zwei Monaten erneut zusammenzutreffen, um zu überprüfen, wie sich die Dinge entwickeln. Wenn Sie eine präzisere Antwort wollen, laden Sie die Klienten dazu ein, auf einer Skala von 1-10 einzuschätzen, in welchem Ausmaß sie sich nun in der Lage sehen, sich auf HIN-Bewegungen einzulassen, selbst wenn dabei Dinge auftauchen und sich in den Weg stellen. Sie können sie bitten, eine Einschätzung sowohl für den gegenwärtigen Zeitpunkt als auch für die Zeit vor der Therapie vorzunehmen, vielleicht verwenden Sie dazu das Arbeitsblatt „Armaturentafel für mein Leben“, das weiter hinten dargestellt wird. In der Zusammenfassung werden Sie vielleicht noch die eine oder andere der anderen Anregungen aufnehmen, die am Ende von Kap. 5 dargestellt wurden, und dabei betonen, dass es in der Therapie nicht darum geht, niemals mehr festzustecken, sondern darum, aus verfahrenen Situationen schneller wieder freizukommen. Teilen Sie dem Klienten auch mit, was Sie an ihm und an der gemeinsamen Arbeit geschätzt haben.

Alternativ kann es auch sein, dass bestimmte Klienten weiterhin Ihre Unterstützung benötigen. Am Ende des sechsten Schrittes und des Interviews zur Perspektiveneinnahme werden Sie wahrscheinlich ein gutes Empfinden dafür haben, welche Fertigkeiten weiter zu verfolgen sind, um die Flexibilität der Klienten zu verbessern und ihnen zu helfen, dienlichere Verhaltensweisen zu erkennen und diesen nachzugehen. In diesem Stadium können Sie zurückgehen und weiter einige der anderen Schritte gezielt einüben. Soweit Sie dies nicht ohnehin schon getan haben und Sie tatsächlich Bedarf sehen, einzelne der sechs Schritte vertiefend zu praktizieren, können Sie den Fokus vermehrt auf die therapeutische Beziehung richten und dabei die Strategien, die in Kap. 9 dargestellt werden, verwenden.

7.10 Schritt 6: Checkliste

Verwenden Sie diese Checkliste, wenn Sie die in diesem Kapitel dargestellten Strategien einüben.

Was ich gemacht habe

- Ich habe nachgefragt, wie mein Klient seit der letzten Sitzung mit seinen notleidenden Kätzchen umgegangen ist.
- Ich habe das Interview zur Perspektiveneinnahme damit eingeleitet, dass ich meinen Klienten gebeten habe, eine festgefahrene Situation, die demnächst wahrscheinlich kommen wird, auszuwählen.
- Ich habe zunächst Fragen zu den fünf Sinnen gestellt, um sicherzugehen, dass mein Klient einen zeitlich und örtlich gut definierten Kontext gewählt hat.
- Ich habe den Klienten gefragt, ob er sich in der zukünftigen Situation befindet, bevor ich ihn gebeten habe, sich vorzustellen, in diese Situation per Teleporter versetzt zu werden.
- Ich habe den Klienten dazu angeleitet, im Präsens mit seiner Dort-Dann-Perspektive zu sprechen.
- Ich habe den Klienten gebeten, etwas für seine Dort-Dann-Perspektive Hilfreiches zu sagen.
- Auf die Hier-Jetzt-Perspektive des Klienten habe ich mich mit „Sie" und auf seine Dort-Dann-Perspektive mit seinem Vornamen bezogen.
- Ich habe darauf geachtet, meinen Klienten zu fragen, wie seine Dort-Dann-Perspektive aufgenommen hat, was ihr der Hier-Jetzt-Klient gesagt hat.
- Ich habe meinen Klienten einige Male zum Wechsel der Perspektiven angeleitet.
- Wenn ich Formulierungsvorschläge unterbreitet habe, dann waren das sehr einfach gehaltene Bestätigungen, die mein Hier-Jetzt-Klient seiner Dort-Dann-Perspektive sagen sollte.
- Ich habe meinen Hier-Jetzt-Klienten erst dann gefragt, was seine Dort-Dann-Perspektive als Nächstes tun könnte, wenn ich im Gesprächsverlauf vermehrte Flexibilität wahrgenommen hatte.
- Ich habe meinen Hier-Jetzt-Klienten gebeten, die Wahrscheinlichkeit einzuschätzen, mit der er in einen ähnlichen Dialog mit seinem Dort-Dann-Selbst gehen wird, wenn die Situation tatsächlich das nächste Mal auftritt.
- Ich habe meinen Klienten gebeten, mir eine E-Mail zu schicken oder mich anderweitig darüber zu benachrichtigen, was er beim Auftreten der festgefahrenen Situation im Alltag wahrgenommen hat.

Was ich nicht zu viel gemacht habe

- Meinen Klienten im „ich könnte"-Modus oder im Konjunktiv sprechen lassen.
- Das Gespräch mit eigenen Formulierungsvorschlägen unterbrochen, die über einfach gehaltene Bestätigungen für meinen Hier-Jetzt-Klienten hinausgingen.
- Validierungen bzw. Bestätigungen kompliziert formuliert.
- Mich in einen direkten Dialog mit der Dort-Dann-Perspektive begeben.
- Auf einem bestimmten Ergebnis beharrt.

Schlussbemerkungen zu den sechs Schritten 8

Inhaltsverzeichnis

8.1 In der Matrix geht es nicht darum, jemanden dazu zu bringen, etwas Bestimmtes zu tun 172
8.2 Ein Schnellverfahren, um funktional zu bleiben 173
8.3 Maßgeschneiderte Unterscheidungen kreieren 173
8.4 Die Matrix ohne die Matrix 174

Im Grunde ist die Matrix weder ein Modell noch ein Werkzeug und noch viel weniger eine konzeptionelle Darstellung menschlichen Verhaltens oder Funktionierens. Nach unserer Einschätzung versteht man sie am besten als visuellen Hinweisreiz, der eine funktional-kontextuelle Perspektive menschlichen Erlebens und Verhaltens aktiviert. Indem sie dazu einlädt, verschiedene Unterscheidungen zu treffen, aktiviert die Matrix das Einnehmen von Perspektiven und hilft Menschen dabei, mit breiteren Aspekten sowohl sinnesbasierten als auch inneren (überwiegend sprachlichen) Erlebens in Kontakt zu kommen. Dies erhöht die Wahrscheinlichkeit dafür, dass sie effektive und dienliche Verhaltensweisen verfolgen, die sie in Richtung ihrer Werte voranbringen. Um es anders auszudrücken: die Matrix leitet („cues") zu psychischer Flexibilität hin.

Ein weiterer Aspekt, auf den die Matrix hinleitet, ist, vorrangig die Funktion anstelle von Inhalten oder Konzepten wahrzunehmen. Uns schien dies insbesondere beim Training von Therapeuten wertvoll. Wenn sie die Matrix verwenden, können Therapeuten Konzepte wie Akzeptanz, Defusion oder Werte mit größerer Leichtigkeit handhaben und nahezu sofort die Funktion wahrnehmen, statt sich darin zu verlieren, den „richtigen" Prozess oder die „richtige" Intervention herauszufinden.

Der menschliche Intellekt verlockt jeden von uns natürlicherweise zu mechanistischen Regeln – zu einer Welt des Richtig-oder-Falsch. Die Matrix hingegen führt zur funktionalen

K. L. Polk et al., *Praxishandbuch ACT-Matrix*, https://doi.org/10.1007/978-3-662-59416-2_8

Analyse und zu einer pragmatischen Sichtweise von Kontext und Verhalten hin. Statt rigide Regeln aufzustellen und zu fördern, zeigt die Matrix auf Kontext und Nützlichkeit, sie stärkt unsere Empfänglichkeit für beides und fördert so unsere Fähigkeit, weiter reichende Konsequenzen unseres Verhaltens flexibel nachzuverfolgen.

Weil uns unser Intellekt zu mechanistischen Regeln hinzieht, überrascht es nicht, dass es äußerst schwierig sein kann, eine funktionale Betrachtungsweise zu entwickeln. Aus einer funktionalen Perspektive ist nämlich nichts festgelegt: Je nach Kontext erfüllen die Dinge jeweils eine andere Funktion, wobei sich Funktionen und Kontexte beide fortlaufend verändern, während sie miteinander in Wechselwirkung stehen. Zudem ist es beim Menschen so, dass der Bereich des Sprachlichen – sprachliche Kontexte – zur exponentiellen Vervielfachung der Ausgestaltungsmöglichkeiten von Funktionen und Kontexten führt. Daher wundert es auch nicht, dass unser Verstand versucht, in der scheinbaren Sicherheit von Regeln Zuflucht zu suchen.

Als Matrixtrainer scheint es uns am schwierigsten, den Lernenden zu vermitteln, in welche Tiefen der funktional-kontextuelle Kaninchenbau führt. Es gibt buchstäblich keinen Ruheplatz, und der Verstand hasst so etwas. Doch sobald wir die funktional-kontextuelle Sichtweise aus dem Blick verlieren, laufen wir Gefahr, die „richtige" Antwort zu suchen. In der klinischen Arbeit kann dies Myriaden Formen annehmen, bei vielen davon geht es darum, den Klienten zu bestimmten Handlungs- oder Sichtweisen bringen zu wollen. So wollen wir zum Ende von Teil 1 dieses Buches, in dem die sechs Schlüsselelemente zur Förderung der Flexibilität von Klienten vorgestellt werden, nochmals einen Blick auf einige Aspekte der Matrix werfen, die Ihnen als Kliniker helfen können, Ihre eigene Flexibilität als Matrixanwender zu verbessern.

8.1 In der Matrix geht es nicht darum, jemanden dazu zu bringen, etwas Bestimmtes zu tun

In der Matrix geht es nicht darum, irgendjemanden dazu zu bringen, etwas Bestimmtes zu tun, noch geht es darum, dass Sie selbst veranlasst werden sollen, etwas zu tun. Es geht darum, Sie und Ihre Klienten dazu zu veranlassen, eine Perspektive zu erkunden und wahrzunehmen, was auftaucht. Setzen Sie die Matrix ein, um auf das Erleben von Klienten hinzuzeigen. Da Sie keinen direkten Zugang zum Erleben Ihrer Klienten haben, besteht Ihre Aufgabe mehr darin, Anzeichen dafür wahrzunehmen, dass Klienten ihr Erleben wahrnehmen, statt sie dazu zu bringen, etwas Bestimmtes wahrzunehmen. Anders ausgedrückt, geht es bei dieser Arbeit mehr um die Funktion Ihres Hinzeigens als um die Form Ihres Hinzeigens oder um die Form dessen, was die Klienten erleben, wenn Sie hinzeigen.

Natürlich ist die Matrix kein Wundermittel angesichts unserer existenziellen Grundbedingungen. Auch wenn Sie sie verwenden, werden Sie sich weiterhin verhaken. Wir wissen, dass es auch bei uns so ist, selbst an guten Tagen. Und wenn Sie sich verhaken, kann es sein, dass Sie die Matrix auf mechanistische Weise einsetzen und dabei versuchen,

Klienten dahin zu bekommen, dass sie etwas so sehen, sagen oder tun, wie Sie glauben, dass sie es sehen, sagen oder tun sollten. Das ist kein Problem, solange Sie es wahrnehmen und sich vom Haken lösen – oder doch wenigstens wahrnehmen, dass Sie am Haken hängen, und wahrnehmen, was Sie als Nächstes tun.

8.2 Ein Schnellverfahren, um funktional zu bleiben

Eine der wirksamsten Möglichkeiten, um sich vom Haken zu lösen, ist, Klienten die eigene Matrix mitzuteilen. Und weil wir uns alle verhaken, hoffen wir, dass Sie – nachdem Sie dies gelesen haben – wahrnehmen werden, dass Sie Ihren Klienten Ihre eigene Matrix regelmäßig mitteilen werden. Wenn Sie es nicht tun, kann es sein, dass Sie es nicht wahrnehmen, wenn Sie sich verhaken. Egal ob Sie sich nun verhaken oder nicht, Ihre eigene Matrix mitzuteilen, kann eine effektive Möglichkeit sein, den Fokus auf der Funktion zu halten, da es beinhaltet, mitzuteilen, was für Sie im Moment auftaucht: die aktuellen Funktionen des gegenwärtigen Kontextes – einschließlich des Klientenverhaltens – wie es mit Ihrer Geschichte und Ihrem verbalen Kontext in Interaktion tritt. Dies wird Ihnen mehr Perspektiven für Ihr eigenes Erleben eröffnen, Ihre Flexibilität fördern und Ihnen ermöglichen, diese Prozesse für Klienten zu modellieren.

Wenn Sie Ihre eigene Matrix mitteilen, hat es sich bewährt, Klienten anschließend zu bitten, sich einzulassen und darzustellen, was sie daraufhin in ihrer Matrix wahrnehmen. In Kap. 9 werden wir dies vertiefen, wenn wir erkunden, wie Sie die therapeutische Beziehung einsetzen können, um Klienten hinsichtlich ihrer Fähigkeit zu fördern, intensive und befriedigende Beziehungen einzugehen und aufrechtzuerhalten.

8.3 Maßgeschneiderte Unterscheidungen kreieren

Die sechs Schritte aus Teil 1 dieses Buchs trainieren Klienten hinsichtlich verschiedener Grundunterscheidungen. Wir präsentieren sie in einer Reihenfolge, in der sie so aufeinander aufbauen, wie wir es in unseren Trainings und in unserer klinischen Arbeit als nützlich erlebt haben. Das bedeutet nicht, dass Sie diese und nur diese Unterscheidungen verwenden müssten oder Sie sie in genau dieser Reihenfolge für alle Ihre Klienten verwenden müssten, egal was deren Beschwerden oder Kontexte sind.

Wenn Sie einmal verstanden haben, dass den sechs Schritten ein Unterscheidungs- oder Diskriminationstraining zugrunde liegt, werden Sie vielleicht anfangen, wahrzunehmen, welche Unterscheidungen für den jeweiligen Klienten am förderlichsten sind. Wie Sie sich vielleicht denken können, hat die Unterscheidung zwischen Verhaltensweisen, die hinbewegen zu Dingen und Personen, die wichtig sind („Wer oder was ist Ihnen wichtig?"), und Verhaltensweisen, die wegbewegen oder unter der Kontrolle dessen stehen, womit wir uns verhaken, für uns eine Schlüsselstellung. Gegenwärtig sind wir dabei, diese Hypothese empirisch zu überprüfen.

Nichtsdestoweniger ist keine Unterscheidungsdimension als solche sakrosankt. Die richtige Unterscheidung ist die, die im jeweiligen Kontext funktioniert. Für das Einüben von Selbstmitgefühl könnten Sie das HIN- und WEG-Bewegen in abstrakter Weise nutzen, um sich eigenem aversivem innerem Erleben und zugehörigen Selbstbewertungen anzunähern, auch wenn diese Verhaltensweisen überwiegend internal und nicht beobachtbar sind. Der Gebrauch der Begriffe „HIN-Bewegung" und „WEG-Bewegung" erscheint in diesem Kontext insofern angemessen, als sie helfen können, die aversiven Funktionen dieses Erlebens und dieser Bewertungen für das beobachtbare Verhalten und das Wohlbefinden des Klienten zu transformieren.

Werden Sie also kreativ, während Sie sich mit den sechs Schritten, die in diesem Buch dargestellt werden, vertraut machen. Achten Sie auf die Hinweise für dienliche Unterscheidungen, die Sie aus der Sprache des Klienten ableiten können. Es ist nicht einmal notwendig, die Unterscheidung von „HIN" versus „WEG" zu verwenden. Es könnte gleich wirksam oder sogar wirksamer sein, zwischen „sich darauf hinbewegen, Recht zu haben" und „sich darauf hinbewegen, wer oder was wichtig ist" zu unterscheiden. Behalten Sie stets im Blick, dass wir keinen der von uns vorgeschlagenen Terme in konzeptioneller Hinsicht gebrauchen, sie werden auf funktionale Weise gebraucht, sie stehen und fallen in Abhängigkeit von der Funktion, die sie im Kontext ihrer Verwendung haben.

Deutlich formuliert: Bei den in den sechs Schritten dargestellten Unterscheidungen zu bleiben, wenn diese nicht funktionieren, ist ein Zeichen für einen mechanistischen Gebrauch der Matrix und somit dafür, dass der Ansatz, auch wenn er der Matrix-Arbeit äußerlich ähnelt, nicht länger dessen Funktion hat. Auch wenn es so scheint, dass wir diesen Punkt überstrapazieren, sind wir doch gerne bereit, dieses Risiko einzugehen, denn aus Erfahrung wissen wir, dass dieser Aspekt von den meisten Leuten, auch erfahrenen ACT-Therapeuten, missverstanden werden kann, wenn sie die Matrix verwenden.

8.4 Die Matrix ohne die Matrix

Die Matrix ist keine Sache und bei der Matrix-Arbeit geht es nicht um die Matrix. Im Kern geht es um eine funktional-kontextuelle Perspektive gegenüber eigenem Verhalten und Erleben. Um dazu aufzufordern, diese Perspektive einzunehmen, stellen Sie sich die Matrix als Hinweisreiz vor, der allmählich ausgeschlichen bzw. ausgeblendet werden kann. In der Tat haben Sie vielleicht wahrgenommen, dass die Schritte 5 und 6 auch ohne expliziten Bezug auf die Matrix praktiziert werden können. Dies ist so beabsichtigt und hilft, sicherzustellen, dass Klienten lernen können, den Unterschied von HIN-Bewegung und WEG-Bewegung wahrzunehmen, wenn eine Matrix abwesend ist. Die Matrix als Hinweisreiz zu verstehen, kann Ihnen auch helfen, das Setzen von Hinweisreizen erneut in Betracht zu ziehen, wenn Klienten – oder Sie – es als besonders schwierig erleben, die funktional-kontextuelle Perspektive zu verwenden.

Fortgeschrittene Matrix-Arbeit kann die Matrix also komplett umgehen und dabei für die ganze Welt wie ein Arbeiten ohne die Matrix erscheinen. Dies könnten Sie beispielsweise machen, indem Sie stark auf Yessing zurückgreifen und die Aufmerksamkeit Ihrer Klienten darauf hinorientieren, was sie tun, empfinden und denken, und darauf, wer oder was für sie wichtig ist und was sie tun, wenn dies alles auftaucht. Sie könnten völlig darauf verzichten, ihnen die Matrix zu zeigen oder diese zu erwähnen, und doch würden Sie dabei weiterhin Matrix-Arbeit praktizieren, denn die Matrix-Arbeit ist nicht die Matrix. Bei diesem Koan belassen wir es hier.

Teil II

Die Matrix im sozialen Umfeld

In Teil 1 dieses Buches haben wir dargestellt, wie man die Matrix verwenden kann, um Einzelnen zu helfen, sich aus festgefahrenen Situationen zu lösen und auch zu lernen, wie man dies selbst bewältigen kann. In Teil II wenden wir uns dem sozialen Umfeld zu. Kap. 9 befasst sich eingehend mit der Matrix in der therapeutischen Beziehungsgestaltung. Die Kap. 10, 11 und 12 widmen sich der Matrix in der Arbeit mit Eltern und Kindern, mit Paaren und in der Lebensberatung, man könnte dies alles auch als prosozialen Gebrauch der Matrix ansehen. Im Abschlusskapitel erläutern wir, wie sich die Matrix in andere Ansätze – von der KVT über Schematherapie bis hin zur motivierenden Gesprächsführung und zur psychodynamischen Therapie – einfügen lässt.

Die therapeutische Beziehung in der Matrix-Arbeit einsetzen

9

Inhaltsverzeichnis

9.1 Festgefahrene soziale Schleifen ... 180
9.2 Die Wichtigkeit von Kooperation und Beziehungen ... 181
9.3 Vertrautheit definieren ... 183
9.4 Einen Kontext schaffen, in dem vertrauensvolles Eingehen von Beziehungen gelernt werden kann ... 183
9.5 Den interpersonalen Fokus verwenden, um Klienten zu helfen, sich aus Festgefahrenem zu lösen ... 184
9.6 Klinisch relevantes Verhalten – Clinically Relevant Behavior ... 185
9.7 Bewusstheit, Mut und Liebe mit der Matrix verwenden ... 190
9.8 Die fünf Regeln der FAP ... 194
9.9 Verbales Aikido für zwei ... 196
9.10 Verbales Aikido für zwei verwenden, um zwischenmenschliches Verhalten zu formen ... 199
9.11 Der Fragebogen zwischen den Sitzungen: „The Matrix Session Bridging Questionnaire" ... 202
9.12 Die Matrix einsetzen, um das Einnehmen von Perspektiven und Empathie für andere zu trainieren ... 207

Die Matrix ist ein Werkzeug, um Menschen zu helfen, sich aus Blockaden zu lösen. Nach unserer Erfahrung tragen die Schritte aus Teil 1 recht umfassend dazu bei, Klienten in der Beziehung zu ihrem inneren Erleben so umzutrainieren, dass sie besser in der Lage sind, auch in Gegenwart von inneren Hindernissen die Wahl zu treffen, zu tun, was ihnen wichtig ist. Dabei ist es egal, ob Sie die in Teil 1 dargestellten sechs Schritte in sechs aufeinanderfolgenden Sitzungen oder in anderer Weise vermitteln. Anders formuliert, sind diese sechs Schritte ein ziemlich effektives Training psychischer Flexibilität.

K. L. Polk et al., *Praxishandbuch ACT-Matrix*, https://doi.org/10.1007/978-3-662-59416-2_9

Es mag scheinen, als richte sich die Matrix-Arbeit überwiegend auf individuelles Erleben und als konzentriere sie sich vornehmlich auf die inneren Prozesse derer, die die Matrix einüben. Wie wir jedoch in Teil 2 des Buchs darstellen werden, ist die Matrix auch ein sehr leistungsfähiges Werkzeug, um Flexibilität und wertkongruentes Verhalten in Beziehungen zu fördern. In den nachfolgenden Kapiteln werden wir uns eingehend mit der Matrix-Arbeit bei Familien und Paaren befassen. Zunächst werden wir jedoch in diesem Kapitel darstellen, was als Grundlage dieser Arbeit dienen kann: wie wir die Matrix, die sechs Schritte und die therapeutische Beziehung einsetzen, um Klienten zu helfen, zwischenmenschliche Fertigkeiten zu entwickeln und auf ihre Ziele und Werte in Beziehungen hinzuarbeiten. Dieser Ansatz integriert viele Strategien aus dem Bereich der funktional-analytischen Psychotherapie (FAP; Kohlenberg und Tsai 1991), die eng mit ACT verwandt ist und die in den therapeutischen Sitzungen auf die therapeutische Beziehung und das Training zwischenmenschlichen Verhaltens im Moment der Therapiesitzung fokussiert, um Klienten dabei zu helfen, sich auf ein Leben und auf Beziehungen hinzubewegen, wie sie sie erstreben.

9.1 Festgefahrene soziale Schleifen

Wenn wir in WEG-Bewegungen feststecken, ist es schwierig, mit anderen intensiv in Verbindung zu kommen. Unser Leben wird dann von Versuchen bestimmt, Unbehagen oder Schmerz zu vermeiden, oder von anderen Verhaltensweisen, die Beziehungen stören können, beispielsweise Rechthaberei, Rückzug oder übermäßige Passivität. Authentische Interaktionen mit anderen haben dann nur nachgeordnete Bedeutung. Doch sind Menschen eine hochgradig soziale Spezies und die Beziehungen zu anderen stehen häufig an der Spitze dessen, was Menschen als wichtig ansehen. Dies ist auch der Grund, warum wir uns entschieden haben, vorneweg „Wer ist wichtig?“ und erst danach „Was ist wichtig?“ zu fragen. Für die meisten Menschen sind Beziehungen vorrangig. Einer der vielen Vorteile, wenn wir uns aus festgefahrenen Schleifen befreien, ist, dass wir uns dem Aufbau befriedigenderer Beziehungen zuwenden können.

Für viele Klienten genügen die sechs Schritte aus Teil 1, um sich leichter denjenigen Personen zuzuwenden, die ihnen wichtig sind. Anders ausgedrückt, diese Schritte erleichtern beziehungsorientierte HIN-Bewegungen. Wenn diese Klienten gut integriert in einer vergleichsweise zuträglichen sozialen Umgebung leben, werden ihre HIN-Bewegungen von anderen natürlicherweise verstärkt werden bzw. Reinforcement erfahren. Die gemeinsame Arbeit kann dann beendet werden, ohne dass es notwendig wird, sich noch direkter auf zwischenmenschliches Beziehungsverhalten zu konzentrieren.

Unglücklicherweise ist das wirkliche Leben oft nicht so schön. Jeder hat seine eigenen Haken, gewohnheitsmäßige WEG-Bewegungen und festgefahrene Schleifen und Interaktionen zwischen den verhakten Verhaltensweisen einer Person und denen einer anderen Person können nicht nur Individuen, sondern auch die Beziehungen zwischen ihnen im festgefahrenen Status belassen. Wenn eine Person im Kontext einer Beziehung einer

WEG-Bewegung folgt, kann diese WEG-Bewegung für die andere Person zum Haken werden. Diese Person reagiert dann wahrscheinlich gleichfalls mit einer WEG-Bewegung. Beispielsweise mag eine Frau dazu tendieren, sich in dem Gedanken, dass ihre Bedürfnisse keine Beachtung verdienen, zu verhaken. Wenn also ihr Ehomann fragt, wohin sie ausgehen möchte, kann es sein, dass sie sich in diesen Haken verbeißt und sie – statt auszudrücken, was sie möchte – passiv-resignativ sagt: „Ganz wie du willst.“ Diese Reaktion kann nun zum Haken für ihren Ehemann werden, der anbeißt, indem er die Wahl trifft, stattdessen mit seinen Freunden auszugehen und sie zuhause zurückzulassen. Auf diese Weise könnte sie in ihrer Ansicht bestärkt werden, dass ihre Bedürfnisse keine Beachtung verdienen, was einen Teufelskreis befeuert. Diese Art von Dynamik kann Beziehungen fest auf der linken Seite der Matrix halten, sie ihrer Vitalität berauben und die Wahrscheinlichkeit unergiebiger Konflikte erhöhen.

Ein weiteres Problem ist, dass manche Leute so tief verstrickt sind, dass sie sozial vollkommen entwöhnt und isoliert sind oder in einem Netz von dysfunktionalen Beziehungen gefangen sind. Im letzteren Fall mag jegliche HIN-Bewegung, zu der sie in ihren Beziehungen fähig sind, unbeachtet bleiben oder – schlimmer noch – von anderen bestraft werden.

Und schließlich wachsen einige Kinder bedauerlicherweise in Umgebungen auf, die von festgefahrenen Beziehungsschleifen bestimmt werden und wo Beziehungserfahrungen fehlen, in denen HIN-Bewegungen unterstützt und verstärkt werden, sodass ihnen selbst noch als Erwachsene entscheidende interpersonelle Fertigkeiten fehlen. Ergänzend zu den sechs Grundschritten mit der Matrix werden diese Personen also besonders von einem Fokus, der sich bewusst auf interpersonelle Beziehungen richtet, profitieren.

9.2 Die Wichtigkeit von Kooperation und Beziehungen

Um einen Verständniskontext dafür zu schaffen, weshalb die auf die Therapiebeziehung gerichtete Arbeit so wirksam sein kann, wollen wir einen kurzen Blick auf die Geschichte und den aktuellen Kontext von menschlichen Sozialbeziehungen sowie den Beitrag, den Sprache hierzu leistet, werfen. Menschen sind die sozialsten unter allen Primaten. Dies ist eine der Wirkungen des „zweischneidigen Schwerts“ Sprache. Neben der Unterstützung, die sie uns bei der Kontrolle der äußeren Welt liefert, ist Sprache auch für unsere so erstaunliche Fähigkeit zu gegenseitiger Kooperation verantwortlich. Ohne sie wären wir nicht in der Lage, zusammenzuarbeiten und dabei unsere Technologien so zu entwickeln und zu verfeinern, wie wir es gemacht haben. Genauso wenig wären wir fähig, die sich stets wandelnden Nuancen unseres inneren Erlebens in so außerordentlich detaillierter Weise mitzuteilen. Kooperation ist für das Wohlbefinden wie auch für das Überleben von uns Menschen grundlegend. Und Sprache ist unser Hauptwerkzeug für Kooperation.

Komplexe menschliche Gesellschaften gingen aus Verbänden und Stämmen hervor. Obwohl Stämme intern überwiegend kooperativ sind, stehen sie mit anderen menschlichen Verbänden in – gelegentlich tödlicher – Konkurrenz um den Zugang zu knappen Ressourcen.

Solange die Stammesbindungen eng waren, war es leicht, zwischen Menschen, die wahrscheinlich eine Quelle von Annehmlichkeiten und Sicherheit waren (Stammesmitglieder), und jenen, die eine potenzielle Bedrohung darstellten (alle anderen), zu unterscheiden. Weil darüber hinaus die Zugehörigkeit zum Stamm eine Überlebensvoraussetzung für das einzelne Mitglied war, wurden unsere Vorfahren natürlicherweise extrem sensibel für die Gefahren, die ein Ausschluss aus der Gruppe mit sich brachte – bis zum heutigen Tag haben wir uns diese Sensibilität gegenüber sozialem Ausschluss erhalten. Gleichwohl haben die meisten von uns nicht mehr die starken Gruppenbindungen, wie sie in Stämmen existieren, und wir sind potenziell auch in der Lage, mit enorm vielen anderen Menschen in Kontakt zu sein. Deshalb kann jede Einzelperson entweder eine Quelle für große Annehmlichkeiten und Sicherheit oder eine bedrohliche Gefährdung, die mit dem Ausschluss aus sozialen Beziehungen (oder Schlimmerem) einhergehen kann, darstellen.

In einem solchen Kontext werden Gelegenheiten, bei denen wir von tiefem Vertrauen geprägte Bindungen zu anderen eingehen können, in denen wir unsere persönlichsten Gedanken und Gefühle ohne Furcht vor Zurückweisung teilen können, hochgradig appetitiv. Wenn Sie wissen, was diejenigen Personen, die Ihnen nahestehen, tatsächlich denken und empfinden, dann sind Sie besser in der Lage, deren Verhalten vorherzusehen, was schon per se eine hochwertige Quelle von Annehmlichkeiten und Sicherheit darstellen kann. Dieses Gefühl von Sicherheit ist wahrscheinlich eine der Voraussetzungen, die es Menschen ermöglichen, miteinander tiefe Bindungen einzugehen. Wenn andererseits Menschen nicht wissen, wie solche Beziehungen zu erkennen, zu schaffen und zu fördern sind, sind sie viel verletzlicher gegenüber allen möglichen psychischen Beeinträchtigungen und Persönlichkeitsstörungen. Die therapeutische Beziehung kann einen idealen Kontext bieten, in dem das nötige Lernen stattfinden kann, wenn es in der persönlichen Lebensgeschichte eines Klienten gefehlt hat.

Kommen wir nun auf die Sprache zurück, um die Rolle der Transformation von Funktionen (die wesentlicher Bestandteil von Sprache ist) in der menschlichen Sozialentwicklung, wie sie eben schon skizziert wurde, zu untersuchen. Der Prozess der Transformation von Funktionen, in dem mentales Erleben einige der Funktionen des Erlebens mit den fünf Sinnen übernehmen kann, machte es Menschen möglich, abstrakte Weltmodelle zu erstellen und diese anhand ihres Erlebens zu überprüfen. Dies hat uns dazu verholfen, zunehmend differenziertere Mittel zur Kooperation und zur Kontrolle der äußeren Welt zu entwickeln. Doch hat es auch dazu beigetragen, dass wir eine innere Welt aufgebaut haben, in der wir auf vorgestellte Bedrohungen und Marotten, beispielsweise auf das starke Bedürfnis recht zu behalten, hereinfallen können und in der wir gerne auch den Einfluss unseres Verhaltens auf andere aus dem Blick verlieren. Für viele Menschen führt dies dazu, dass sie sich in eine Welt des inneren und mentalen Erlebens zurückziehen, wo sie von anderen getrennt und gleichzeitig doch vom Bedürfnis nach tiefen und stabilen Beziehungen durchdrungen sind, wie es in den meisten menschlichen Kulturen im zentralen Stellenwert von Liebe und familiären Bindungen zum Ausdruck kommt. Dass soziale Verbindungen so zentral sind, scheint auch durch eine unlängst durchgeführte Metaanalyse bestätigt zu werden, die soziale Isolation gleichauf mit dem Rauchen und noch vor Alkoholkonsum als einen Hauptrisikofaktor für einen frühen Tod identifiziert hat (Holt-Lunstad et al. 2010). Ganz offensichtlich ist die Fähigkeit, enge persönliche Beziehungen zu schaffen und aufrechtzuerhalten, nicht nur für die mentale Gesundheit, sondern auch für das allgemeine Wohlbefinden zentral. Angesichts dessen überrascht es aus klinischer Sicht nicht, dass die Frage „Wer ist wichtig?" fast immer Antworten nach sich zieht.

9.3 Vertrautheit definieren

Mit Cordova und Scott (2001) wollen wir eine Vertrauensbeziehung („intimate relationship") als Beziehung definieren, in der Sie dafür, dass Sie mitteilen, was Sie denken und empfinden, überwiegend verstärkt und selten bestraft werden und in der Sie die andere Person im Gegenzug für dasselbe Verhalten gleichfalls verstärken und selten bestrafen. Diese Definition unterscheidet Vertrauensbeziehungen von romantischen Beziehungen, die auf wechselseitiger sexueller Anziehung und auf dem Eingenommensein durch das Objekt der eigenen Zuneigung basieren. Vertrauensbeziehungen einzugehen basiert auf Authentizität, auf Fürsorge für die andere Person und auf der Validierung des Erlebens der anderen Person. Die Fähigkeit, in dieser Weise Beziehung aufzunehmen, liegt wahrscheinlich befriedigenden Freundschaften und Familienbeziehungen zugrunde. Daher handelt es sich um eine entscheidende Fertigkeit, um die tiefen Bindungen herzustellen, die eine so wichtige Komponente von Wohlbefinden sind.

9.4 Einen Kontext schaffen, in dem vertrauensvolles Eingehen von Beziehungen gelernt werden kann

Therapie kreist natürlicherweise um das persönliche Erleben von Klienten. In ACT streben wir an, Klienten dabei zu unterstützen, alles anzunehmen, was sie denken und fühlen, ohne sich darin zu verhaken. Wenn Sie das Yessing praktizieren, hilft dies dabei, die Bedingungen für eine Vertrauensbeziehung zu schaffen. Es ist eine Art Versicherung, dass Sie Klienten überwiegend dafür verstärken und selten dafür bestrafen, wenn sie mitteilen, was sie denken und fühlen – der erste Bestandteil eines von Vertrauen geprägten Umgangs. Um ein umfassendes Vertrauensverhältnis mit dem jeweiligen Klienten herzustellen, wäre es erforderlich, dass auch dieser Klient Sie zumeist verstärkt und selten dafür bestraft, wenn Sie ihm mitteilen, was Sie denken und fühlen. Das Erlernen dieser Fertigkeit ist immens hilfreich für Klienten, wenn es darum geht, die Art von Beziehungen, nach denen sie sich sehnen, zu formen und gedeihen zu lassen.

In ACT ist die therapeutische Beziehung (darüber hinaus auch der therapeutische Kontext) in idealer Weise für diese Art von Arbeit geeignet. Solches Arbeiten wird am besten dadurch angebahnt, dass man explizit einen Vertrauenskontext herstellt. Dies können Sie machen, indem Sie Klienten mitteilen, dass Sie sich selbst, um ihnen dabei zu helfen, die Art von Beziehungen, die sie sich wünschen, zu schaffen und zu fördern, verpflichtet sehen, allem, was sie denken und fühlen, einen Platz zu geben und authentisch zu sein, wenn Sie selbst mitteilen, was Sie denken und fühlen. Im Abschnitt über Aufklärung und Einverständnis aus Kap. 2 haben wir eine Wellenmetapher dargestellt, die dazu beitragen kann, Klienten zu vermitteln, dass die Schwierigkeiten, die sie im Alltag erleben, auch in den gemeinsamen Sitzungen oder sogar in der Beziehung zu Ihnen auftreten können. Vermitteln Sie den Klienten, wie in Kap. 2 empfohlen, dass dies nicht nur normal und akzeptabel ist, sondern darüber hinaus wertvolle Gelegenheiten bieten kann, wahrzunehmen, was sie erleben, und authentisch mitzuteilen, was sie denken und fühlen. Erklären Sie auch, dass ihnen dies eine Übungschance gibt, um Beziehungen von der Art aufzubauen, wie sie es sich wünschen.

Sobald Sie die Zustimmung des Klienten für eine in dieser Weise auf die therapeutische Beziehung fokussierte Arbeit erhalten haben, holen Sie sich auch die Erlaubnis ein, nachzufragen, ob solche Dinge, wie sie der Klient in der Interaktion mit Ihnen macht, erlebt oder denkt, auch bei anderen Gelegenheiten und mit anderen Menschen auftauchen. Verdeutlichen Sie gleichfalls, dass der Klient der alleinige Experte für sein Erleben ist, sodass Sie letztlich immer auf seine Perspektive zurückkommen werden und eigene Gedanken, die sich als nicht hilfreich erweisen, loslassen werden.

Wenn Sie fokussiert auf die therapeutische Beziehung arbeiten, sollten Sie gegenüber dem Erleben und den Prozessen, die ein Vertrauensverhältnis ausmachen, aufmerksam bleiben und Ihr Bewusstsein für Gelegenheiten schärfen, bei denen Sie Klienten ermutigen können, sich vertrauensvoll einzulassen. Sie sollten verstehen, dass diese Art des Arbeitens auch bedeutet, den Mut zu haben, Klienten vertrauensvoll zu begegnen, und ihnen gegenüber genügend Sorge und Liebe aufzubringen, um eine zutiefst authentische und unterstützende Beziehung schaffen zu können. Hierin spiegelt sich die Haltung der funktional-analytischen Psychotherapie unmittelbar wider, für die Bewusstheit, Mut und Liebe zentrale Prozesse in Vertrauensbeziehungen und im therapeutischen Veränderungsprozess sind (Tsai et al. 2009).

9.5 Den interpersonalen Fokus verwenden, um Klienten zu helfen, sich aus Festgefahrenem zu lösen

Abgesehen davon, Klienten dabei zu helfen, die Art von Beziehungen zu entwickeln, die sie sich wünschen, gibt es noch andere Gründe, weshalb Sie sich vielleicht der zwischenmenschlichen Prozesse, die in der Sitzung entstehen, bewusst bleiben wollen und Sie die therapeutische Beziehung als solche als Werkzeug für klinische Veränderungen nutzen wollen. Zentral dabei ist, dass der Einsatz der sechs Schritte ohne ein Wahrnehmen und Beachten dessen, was in der therapeutischen Beziehung geschieht und wie dies mit den Alltagsschwierigkeiten der Klienten zusammenhängt, den Fortschritt behindern kann.

Andere Gründe beziehen sich darauf, eine optimale Lernumgebung zu schaffen. Wie bereits erwähnt, kann das Lernen neuen Verhaltens nur im jeweiligen Moment erfolgen, zudem erfordert es Übung. So ziemlich das Einzige, was wir mit Blick auf das Lernen außerhalb des jeweiligen Moments tun können, ist, über die vergangene und zukünftige Praxis zu sprechen – doch macht es einen gewaltigen Unterschied, ob wir darüber sprechen, etwas zu tun, oder ob wir es tatsächlich tun. Das ist das Problem, wenn Therapien ausschließlich auf das Leben der Klienten außerhalb der Sitzungen fokussieren. Es wird wahrscheinlich eher zu einer Übung darin, über Dinge zu sprechen, als zum Einüben neuen Verhaltens, das Klienten dabei hilft, sich aus Festgefahrenem zu lösen.

Ein weiterer Grund, sich auf die therapeutische Beziehung zu konzentrieren, hat damit zu tun, wie Menschen auf Lernumgebungen reagieren. Menschen begeben sich im Allgemeinen in Therapie, um Dinge besser handhaben zu können. Therapie ist also eine Lernumgebung. In einer Lernumgebung erhalten Menschen Anleitungen und werden aufgefordert, neue Verhaltensweisen auszuprobieren. Jedoch ist nicht jeder, der zur Therapie kommt, in der Lage, Anleitungen anzunehmen und neue Verhaltensweisen zu erproben. In Kap. 6 haben wir den Einfluss von frühen Kontexten, in denen Regeln vermittelt werden, beschrieben. Ein Einfluss, den bestimmte Kontexte ausüben können, besteht darin, die meisten Lernumgebungen – und insbesondere verbale Regeln – aversiv zu machen. Die Schwierigkeiten mancher Klienten können demnach darin wurzeln, wie sie auf Anleitungen und Vorgaben reagieren. Dies ist etwas, woran Sie im jeweiligen Moment im Kontext der therapeutischen Beziehung arbeiten können.

Schließlich stecken einige Klienten, die zur Therapie kommen, so in ihrem Leben fest, dass es ihnen zunächst äußerst schwerfallen kann, neue Verhaltensweisen auszuprobieren, insbesondere wenn man sie bittet, dies außerhalb der Sitzungen zu machen. Diesen Klienten ist am meisten damit gedient, wenn man darauf fokussiert, was im jeweiligen Moment präsent ist, und dabei die therapeutische Beziehung und den Einfluss, den Therapeut und Klient aufeinander ausüben, einbezieht.

Achten Sie in dieser Arbeit und generell in der Therapie darauf, ob etwas zwischen Ihnen und dem Klienten geschieht, das dazu führt, dass Sie ihn plötzlich verlieren. Vielleicht verschließt er sich sichtlich oder er reagiert sehr stark auf etwas, was Sie gesagt oder getan haben. Vielleicht ist auch nicht viel zu sehen, doch Sie spüren, dass die Dinge abrupt zum Stillstand gekommen sind. Aus irgendeinem Grund hat der Klient aufgehört, sich auf den Lernprozess einzulassen. Vielleicht haben Sie etwas gesagt oder getan, das ihn in einen altvertrauten Haken hat beißen lassen. Vielleicht erlebt er im Zusammenhang mit dem Lernen auch so viele Haken, dass ihn die gemeinsame Arbeit dazu veranlasst, zuzumachen, sodass kaum noch irgendein Lernen stattfinden kann. In solchen Fällen ist es besonders angebracht und wirksam, zu betrachten, was im gegebenen Moment vor sich geht. Oft heißt dies, sich dem zuzuwenden, was in der therapeutischen Beziehung geschieht.

9.6 Klinisch relevantes Verhalten – Clinically Relevant Behavior

Die funktional-analytische Psychotherapie (functional analytic psychotherapy, FAP) beruht auf derselben funktional-kontextuellen Sichtweise wie ACT. Die FAP richtet ihr Augenmerk hauptsächlich auf die therapeutische Beziehung und die interpersonellen

Verhaltensweisen, die in den Sitzungen auftreten. Von besonderem Interesse sind dabei *klinisch relevante Verhaltensweisen (clinically relevant behaviors, CRBs).* Das sind Verhaltensweisen, die in der Sitzung und im Kontext der therapeutischen Beziehung auftreten. Sie sind in der Weise relevant, dass sie einesteils (mit CRB1 bezeichnet) Musterexemplare für problematische Verhaltensweisen und andernteils (als CRB2) Exemplare besseren Verhaltens des Klienten in seiner Lebenswirklichkeit darstellen. Übersetzt man dies in Matrixbegriffe, sind CRBs die WEG- und HIN-Bewegungen, die Klienten während der Sitzungen zeigen (Schoendorff und Bolduc 2014).

9.6.1 Eine funktionale Definition von klinisch relevantem Verhalten

Zentral für die Definition von CRBs ist, dass diese Verhaltensweisen in den Sitzungen auftreten. Des Weiteren werden sie nicht durch ihre äußere Form definiert. Klinisch relevant werden sie dadurch, dass sie dieselben Funktionen erfüllen, wie die lebensweltliche Zielverhaltensweise. Ein Beispiel: Wenn eine Klientin schildert, wie sie es vermieden hat, ihren Chef um eine Gehaltserhöhung zu bitten, dann ist die Gehaltsforderung an den Chef kein klinisch relevantes Verhalten, denn es fand nicht während der Sitzung statt. Wenn die Klientin es jedoch andererseits vermeidet, mit Ihnen darüber zu sprechen, wie ihre finanziellen Schwierigkeiten sie dabei beeinträchtigen, das Therapiehonorar zu bezahlen, dann wäre dies klinisch relevantes Verhalten, denn es ist ein Beispiel für das gleiche Verhalten, wie den Chef nicht um eine Gehaltserhöhung zu bitten.

Weiter ist es nicht so sehr das Thema der Diskussion (Geld), das das Vermeiden der Klientin während der Sitzung zum Beispiel für ein CRB macht, vielmehr geht es um ihre Schwierigkeiten, ihre Bedürfnisse zu äußern. Letztendlich ist die Funktion oder Konsequenz dieses Verhaltens, dass es – als Folge ihres Verhaltens – tatsächlich sehr unwahrscheinlich wird, dass die Bedürfnisse der Klientin erfüllt werden. Damit ein Verhalten klinisch relevant wird, muss es sowohl in der Sitzung als auch im Leben außerhalb der Therapie auftreten. Ferner ist ein Verhalten nicht schon deshalb klinisch relevant, weil es außerhalb wie innerhalb der Sitzung die gleiche Form hat, sondern erst dann, wenn seine Funktion drinnen wie draußen die gleiche ist.

Den Fokus auf die Funktion statt auf die Form zu richten, ermöglicht es Therapeuten, breitere Verhaltensklassen anstelle einzelner Handlungsweisen zu betrachten. Bezogen auf zwischenmenschliche Verhaltensweisen haben Vertreter der FAP fünf Klassen vorgeschlagen, die zu klinisch relevantem Verhalten führen können (Callaghan 2001):

- Vertreten von Bedürfnissen
- Zweiseitige Kommunikation
- Konflikte
- Offenheit und zwischenmenschliche Nähe
- Emotionales Erleben und Gefühlsausdruck

Glenn Callaghan (2006) hat einen Fragebogen mit 117 Items vorgeschlagen (der inzwischen auf 111 Items reduziert wurde; Darrow et al. 2014), um Therapeuten dabei zu unterstützen, die interpersonalen Verhaltensweisen und Fertigkeiten von Patienten zu erfassen. Nach unserem Eindruck erscheint ein Patientenfragebogen mit 111 Fragen etwas unhandlich, gleichwohl kann es nützlich sein, diese fünf breiten Verhaltensklassen im Blick zu behalten, wenn Sie mit Klienten arbeiten. Es wird Ihnen dabei helfen, CRBs schneller wahrzunehmen, wenn sie auftreten, sodass Sie damit arbeiten können. Es wird Ihnen auch dabei helfen, im Blick zu behalten, dass CRBs durch ihre Funktion und nicht durch ihre Form definiert werden.

9.6.2 Klinisch relevante Verhaltensweisen aus Sicht der Matrix

Aus Matrixperspektive werden klinisch relevante Verhaltensweisen als HIN- und WEG-Bewegungen, die während der Sitzung auftreten, sortiert. Wenn Klienten ihr Erleben beispielsweise anhand des verbalen Aikidos durch die komplette Matrix betrachten, wird dies für sie sehr schnell zur HIN-Bewegung, die ihnen wahrscheinlich dabei hilft, sich aus Festgefahrenem zu lösen. Und wenn sie bei Schwierigkeiten im Alltag das Wahrnehmen aus der Matrixperspektive praktizieren, dann wird es wahrscheinlicher werden, dass sie HIN-Bewegungen wählen. Anders gesagt, ist das Anwenden der Matrix ein CRB2. Umgekehrt könnte man es als CRB1 oder als WEG-Bewegung ansehen, wenn sie ihr Erleben nicht mit der Matrix betrachten, und dieses Verhalten wird sie wahrscheinlich im Alltag in der festgefahrenen Situation verbleiben lassen.

Möglicherweise ist Ihr Verstand schnell in der Lage, CRB1 wahrzunehmen. Wenn dies geschieht, ist es völlig in Ordnung, wenn Sie den Klienten um Erlaubnis bitten und ihm die Gedanken, die bei Ihnen auftauchten, mitteilen. Wenn ein Klient mit Ihrem Vorschlag nicht übereinstimmt, ist es am besten, diesen Vorschlag fallenzulassen, da er das Erleben des Klienten nicht widerspiegelt. Und selbst wenn Ihre Einsicht zutreffend ist, ist es, wenn der Klient nicht zustimmt, unwahrscheinlich, dass Sie beide an diesem Verhalten im gegebenen Moment effektiv arbeiten können. Seien Sie also darauf eingestellt, jegliche Interpretation, die nicht von den Klienten validiert wird, fallenzulassen. Machen Sie sich nicht zu viele Sorgen, dass das wirkliche Problem verpasst werden könnte, wenn es ein wirkliches Problem ist, wird es sich irgendwann bemerkbar machen.

Eine Möglichkeit, mehr Neutralität Ihrerseits zu gewährleisten, ist, potenzielle CRBs (CRB1 wie CRB2) in der Sitzung wahrzunehmen und dann zu fragen, ob der Klient das jeweilige Verhalten eher als HIN- oder als WEG-Bewegung sieht. Achten Sie darauf, diese Frage bezüglich beider Gruppen von CRBs zu stellen. Falls Sie nur fragen, wenn Sie denken, dass Klienten in einer WEG-Bewegung sind, kann die Frage schon als solche aversiv werden. Nachfolgend könnte sie, anstatt zum Hinweisreiz bzw. Prompt für Wahrnehmen zu werden, weitere WEG-Bewegungen auslösen. Achten Sie also auf Ausgewogenheit und stellen Sie diese Frage auch, wenn Klienten den Eindruck vermitteln, HIN-Bewegungen zu folgen.

Allgemeiner gefasst, tendiert die Matrix-Arbeit dazu, CRB2-Verhaltensweisen zu fördern, denn der Blick durch die Matrix lädt Klienten dazu ein, das große Ganze ihres Kontextes und der von ihnen gewählten Verhaltensweisen zu betrachten. Wenn dies auf den Alltag generalisiert, wird es wertgeschätztes Leben mehren. Das Schöne daran ist, dass der Blick durch die Matrix eine Verhaltensweise ist, die in der Sitzung trainiert werden kann. Das ist unabhängig davon, was Sie und der Klient betrachten, seien es vergangene oder vorgestellte zukünftige Situationen oder etwas, das im jeweiligen Augenblick oder in der therapeutischen Beziehung vor sich geht. Darüber hinaus kann der Gebrauch der Matrix in der Sitzung die Wahrscheinlichkeit erhöhen, dass der Klient das neu eingeübte Verhalten generalisieren wird, denn das Einzige, was hierfür notwendig ist, besteht darin, dasselbe Verhalten einfach zu exportieren: Dinge – egal in welchem Kontext – mit der Matrix zu betrachten.

In Therapiesitzungen mit klinisch relevanten Verhaltensweisen zu arbeiten, kann Ihre therapeutische Arbeit noch einmal deutlich stärken und deren Fokussierung und Intensität steigern. Es vervielfacht für Klienten auch Gelegenheiten, adaptivere interpersonelle Verhaltensweisen zu lernen und gibt ihnen eine Chance, HIN-Bewegungen zu praktizieren, wo sie andernfalls in automatischer Weise WEG-Bewegungen ausüben würden. Wenn es Ihnen ähnlich geht wie uns, wird es Sie glücklich stimmen, wenn Sie sehen, dass Klienten in Situationen, in denen sie zuvor WEG-Bewegungen folgten, nun HIN-Bewegungen unternehmen. Wenn dies geschieht, teilen Sie dies Klienten mit. Dies wird HIN-Bewegungen auf natürliche Weise verstärken.

9.6.3 CRB1 und CRB2 im jeweiligen Moment erkennen

Wie wir schon vielfach gesagt haben, besteht der Schlüssel zur Matrix-Arbeit darin, Klienten dazu zu veranlassen, ihre WEG-Bewegungen (CRB1) und ihre HIN-Bewegungen (CRB2) genauso wie das innere Erleben, das sie antreiben kann, wahrzunehmen. Um diese Bewegungen während der Sitzung zu erkennen, sodass sie als Beispiele für das Verhalten, das man im jeweiligen Moment bearbeitet, dienen können, achten Sie bestmöglich darauf, was Klienten tun und was sie sagen. Beispielsweise äußert eine Klientin vielleicht, sie habe das Gefühl, dass sie niemand versteht. Dann nehmen Sie vielleicht wahr, dass sie hastig und so durcheinander spricht, dass es Ihnen schwerfällt, ihr zu folgen. Wenn Sie die grundlegende Praxis der Matrix, nämlich auf das Erleben der Klienten aufmerksam zu machen, im Blick haben, könnten Sie sie behutsam fragen, ob die Art und Weise, wie sie über ihre Schwierigkeiten spricht, eher eine HIN-Bewegung oder eine WEG-Bewegung darstellt. Sie könnten ihr auch mitteilen, dass Sie es als schwierig erleben, ihr zu folgen, und sie fragen, ob sie denkt, dass andere Personen vielleicht Ähnliches mit ihr erleben. Mit anderen Worten, Sie teilen etwas davon mit, was in Ihrer eigenen Matrix auftaucht, wobei Sie Ihre Klientin zugleich dazu einladen, mögliche Parallelen zwischen dem, was zwischen Ihnen beiden während der Sitzung und dem, was möglicherweise auch außerhalb in ihrem Alltag auftritt, zu bestätigen. Diese Bewegung ist ein Schlüssel dafür, CRBs gemeinsam zu identifizieren.

Ihre eigene Matrix mitzuteilen, kann es dem Klienten leichter machen, die Wirkung, die sein Verhalten auf Sie und mutmaßlich auch auf andere hat, wahrzunehmen. Sehr bewusst verwenden wir hier „mutmaßlich“. Schließlich besteht stets die Möglichkeit, dass der Effekt, den dieser Klient auf Sie hat, mehr ein Effekt Ihrer eigenen Lebensgeschichte als eine Funktion seines Verhaltens ist. Wenn Sie denken, dass dies der Fall sein könnte, ist es wahrscheinlich am besten, den Klienten zu fragen. Beispielsweise wissen wir von einem Therapeuten, der sich in der Vergangenheit stets gelangweilt fühlte, wenn er mit seiner Schwester sprach. Zufällig ergab es sich, dass er mit einer Klientin, die seiner Schwester stark ähnelte und die ähnlich wie diese sprach, arbeitete. Als er sich dann gelangweilt fühlte, dachte er, dies sei auf seine eigene Lebensgeschichte und die Beziehung zu seiner Schwester zurückzuführen. Gemeinsam arbeiteten sie die sechs Schritte durch und die Klientin machte gute Fortschritte hinsichtlich der Zunahme ihrer HIN-Bewegungen. Gleichwohl war sie mit ihren zwischenmenschlichen Beziehungen, zum Ehemann wie zu Kollegen, immer noch unzufrieden. Eines Tages brachte der Therapeut dann den Mut auf, seine eigene Matrix zu offenbaren und dabei sein inneres Erleben, speziell wie schwer es ihm fiel, der Klientin zu folgen, anzusprechen. Der folgende Dialog zeigt, wie befruchtend dies war.

Therapeut: *(Unterbricht einen langen, weitschweifigen Monolog.)* Darf ich mal ganz offen sein?

Klientin: Sicher.

Therapeut: Nun, wie soll ich es sagen? Wenn Sie sprechen, habe ich gelegentlich den Eindruck, als ob wir abgetrieben würden, wie auf dem Meer. Ab und an denke ich dann, dass Sie wieder für ein paar Sekunden Halt an einem Felsen finden, aber dann lassen Sie wieder los und driften weiter, bis Sie zum nächsten Felsen kommen. Für mich ist es eine HIN-Bewegung, Sie dies wissen zu lassen. Denken Sie, dass andere vielleicht Ähnliches empfinden, wenn sie mit Ihnen sprechen?

Klientin: Nun ja, tatsächlich nehme ich häufiger recht ausdruckslose, starre Blicke wahr.

Therapeut: Würden Sie gerne einen Weg finden, um mit anderen Leuten so Kontakt zu haben, dass die sich nicht so fühlen, wie ich es beschrieben habe?

Klientin: Sicher.

Therapeut: Okay, dann lassen Sie uns zunächst einen Namen für diese Art des Sprechens finden.

Klientin: Keine Ahnung. Langweilig sein?

Therapeut: Das klingt zu harsch, andere Vorschläge?

Klientin: Wie wär’s mit … abdriften?

Therapeut: Abdriften könnte klappen. Das ist ausreichend neutral. Würden Sie das Abdriften eher als HIN-Bewegung oder eher als WEG-Bewegung einordnen?

Klientin: Eindeutig WEG. Ein Teil davon ist, dass ich Angst habe, etwas auszulassen, was dazugehört. Und andernteils denke ich, dass ich alles erklären muss, um nicht missverstanden zu werden. Also ist es eine WEG-Bewegung davon.

Therapeut: Prima. Und haben Sie wahrgenommen, dass wir groß abgedriftet wären, seit wir begonnen haben, über dieses Abdriften zu sprechen?

Klientin: Nein, nicht viel.

Therapeut: Ich auch nicht. Wie wäre es, wenn wir heute einfach mal auf das Abdriften in unserem Gespräch achten?

Klientin: Ja, das können wir machen.

Im restlichen Verlauf dieser Sitzung gab es viel weniger „Abdriften“. Von da an behielten sowohl der Therapeut als auch die Klientin diese Art des Sprechens im Blick, die daraufhin sowohl in den Sitzungen als auch im Alltag der Klientin abnahm. Nach zwei weiteren Sitzungen berichtete die Klientin, dass sie innigeren Kontakt zu ihrem Ehemann und zu ihren Kollegen gefunden hatte. Sie berichtete auch, dass sie leichter in der Lage gewesen war, Aufforderungen zu Überstunden zurückzuweisen, wohingegen sie in der Vergangenheit – unter viel Ausweichen und „Abdriften“ – stets zugestimmt hatte. Die Moral dieser Geschichte ist, dass der beste Weg, um herauszufinden, ob die Wirkung, die Klienten bei Ihnen hinterlassen, repräsentativ für deren Wirkung auf andere ist, einfach darin besteht zu fragen. Dabei ist es ziemlich egal, was Ihnen Ihr Verstand darüber erzählt, worauf Ihre Gefühle beruhten.

Um diesen Ansatz in Ihrer eigenen Praxis zu verwenden, denken Sie an einen Verstärker mit zwei Drehreglern: einen für den linken unteren und einen für den rechten unteren Teil Ihrer Matrix. Wann immer Klienten etwas tun, das den rechten unteren Quadranten Ihrer Matrix aktiviert, zögern Sie nicht, die Lautstärke hochzudrehen. Das Schlimmste, das passieren kann, ist, dass ein Klient Schwierigkeiten damit hat, Ihre Wertschätzung anzunehmen (möglicherweise ein CRB1), etwas, woran vielleicht zu arbeiten ist. Wenn Klienten den unteren linken Quadranten Ihrer Matrix aktivieren, treffen Sie zunächst eine Wahl, ob Sie ihnen dies mitteilen wollen. Da dies heikel sein kann und wahrscheinlich für Klienten aversiv sein wird, rauschen Sie nicht einfach hinein und bitten Sie vorab stets um Erlaubnis. Hüten Sie sich davor, Dinge zu sagen, die Ihrem Klienten möglicherweise schaden könnten und die das Vertrauensverhältnis zwischen Ihnen beiden schwächen könnten. Wenn Sie sich dann entscheiden, mitzuteilen, was im linken unteren Quadranten Ihrer Matrix vorgeht, setzen Sie die Lautstärke herab. Das Schlimmste, das passieren kann, ist, dass der Klient Sie nicht hört, in diesem Fall können Sie die Lautstärke erhöhen. Wenn das Signal am Anfang jedoch zu laut ist, kann es eventuell aversive Funktionen für den Klienten haben, was zu extrem ungünstigen Konsequenzen führen könnte. Wenn es zu aversiv wird, Sie zu hören, zieht er sich vielleicht sogar ganz aus der Therapie zurück.

9.7 Bewusstheit, Mut und Liebe mit der Matrix verwenden

Die funktional-analytische Psychotherapie wird manchmal unter Rückgriff auf ihre drei zentralen Prozesse Bewusstheit, Mut und Liebe dargestellt. Für die FAP sind Bewusstheit, Mut und Liebe sowohl die Prozesse, die der Therapeut einsetzt, als auch die Fertigkeiten, in denen Klienten trainiert werden. In diesem Kontext bedeutet Bewusstheit, CRBs und unseren Eindruck auf andere wahrzunehmen. Mut bedeutet, sich auf Verhaltensweisen einzulassen, die unseren Werten entsprechen, unsere Wahrheit auszusprechen und unsere Gedanken und Gefühle einschließlich dessen, wie uns das Verhalten anderer Leute bewegt, mitzuteilen. Liebe meint, freundlich und mitfühlend zu handeln und zu sprechen sowie Beziehungsangebote zu unterstützen und zu verstärken.

Inzwischen sollte deutlich geworden sein, dass die Matrix ein Werkzeug ist, um Bewusstheit zu fördern, was Menschen dabei helfen kann, sich hinsichtlich ihrer Werte und Lebensziele aus Festgefahrenem zu lösen. Mut und Liebe sind natürlich zentrale Bestandteile dafür, wenn wir Menschen dabei helfen wollen, ihre zwischenmenschlichen Beziehungen zu verbessern. Vielen Klienten fällt es schwer, den Mut aufzubringen, ihre Ansichten aufrichtig auszusprechen. Oder wenn sie es tun, schaffen sie es vielleicht nicht, so liebevoll zu sprechen, dass andere das hören und aufnehmen und sich mit dem, was sie tun, darauf einlassen können, was sie ihnen mitgeteilt haben. Wenn wir in der therapeutischen Beziehung arbeiten, kann es nützlich sein, diese Grundpfeiler – Bewusstheit, Mut und Liebe – mit Klienten zu besprechen, wobei wir Mut und Liebe als zwei Klassen von HIN-Bewegungen beschreiben, die sie bewusst wählen können, um ihre Beziehungen zu verbessern.

Der folgende Dialog veranschaulicht anhand von Patty, einer Klientin, die die Kriterien einer Borderline-Persönlichkeitsstörung erfüllt, wie dieser Ansatz verfolgt werden kann. Sie hat bereits gute Fortschritte mit den sechs Grundschritten der Matrix gemacht und sie und ihre Therapeutin arbeiten nun unter vertiefender Fokussierung auf die therapeutische Beziehung.

Therapeutin: Seit wir unsere gemeinsame Arbeit begonnen haben, haben Sie viele Fertigkeiten im Umgang mit schwierigen Situationen mittels der Matrixperspektive erworben und es war eine Freude zu sehen, wie Sie sich aus so vielen festgefahrenen Situationen lösen konnten. Wie schon in unserer letzten Sitzung besprochen, könnte das jetzt ein guter Moment sein, um uns nun der Arbeit an Ihren Beziehungen zuzuwenden. Dies können wir machen, indem wir unsere Aufmerksamkeit zunächst darauf richten, was jetzt in unserer Beziehung hier vorgeht, und indem wir die Matrix verwenden, um Ihnen dabei zu helfen, sich auf die Ziele, die Sie für Ihre Beziehungen haben, hinzubewegen. Sich auf befriedigende und beständige Beziehungen hinzubewegen, erfordert drei Schlüsselfertigkeiten: Bewusstheit, Mut und Liebe. Bewusstheit besteht im Wesentlichen daraus, die Matrix anzuwenden und den eigenen Eindruck auf andere wahrzunehmen. Mut hat damit zu tun, Ihre eigene Wahrheit auszusprechen und die Gelegenheiten für zwischenmenschliche HIN-Bewegungen zu nutzen. Liebe hat damit zu tun, anderen freundlich und mitfühlend zu begegnen und sie in ihren HIN-Bewegungen zu unterstützen. Wo würden Sie Mut und Liebe in Ihrer Matrix hintun?

Klientin: Nach oben rechts, denke ich mal.

Therapeutin: Hervorragend. Also lassen Sie uns mal schauen, ob wir einige HIN-Bewegungen, die mit Mut und Liebe verbunden sind, finden können, auf die Sie sich entweder hier mit mir oder in Ihrem Leben draußen oder in beidem einlassen könnten. Wir sammeln zunächst mal und dann können Sie ja sehen, ob Sie wahrnehmen oder bemerken, dass Sie die Wahl treffen, etwas davon entweder hier und heute oder zwischen jetzt und der nächsten Sitzung zu verfolgen.

Klientin: Mit Blick auf Mut könnte ich meiner Mutter sagen, dass ich möchte, dass sie mich einfach bestätigt, wenn ich mich schlecht fühle, und sie nicht versucht, meine Probleme zu lösen. Dasselbe könnte ich meiner Freundin Tracy sagen.

Therapeutin: Stark. Und wie ist das hier mit mir?

Klientin: Nun ja, ich könnte Ihnen sagen, wenn ich den Eindruck habe, dass Sie zu schnell oder nicht bei mir sind.

Therapeutin: Hervorragend. Ist das nun eben der Fall?

Klientin: Das war gerade so, aber jetzt ist es besser.

Therapeutin: Super, vielen Dank, dass Sie sich getraut haben, mir das zu sagen. Ich werde mich also bemühen, langsamer zu machen. *(Hält inne.)* Gibt es weitere Schritte zu Mut?

Klientin: Ich könnte meinem Chef sagen, dass ich mich mit dem neuen Projekt quäle. Und ich könnte mich überhaupt bemühen, meine Bedürfnisse mehr zu äußern.

Therapeutin: Hervorragend. Das ist schon eine ziemlich gute Sammlung von Schritten zu Mut. Kommen wir nun zur Liebe. Welche liebevollen Verhaltensweisen könnten Sie hier mit mir oder in Ihrem Leben draußen oder in beidem zeigen?

Klientin: *(Errötet und wird verlegen.)* Ich könnte Ihnen sagen, wie sehr Sie mir schon geholfen haben und meine Wertschätzung zeigen.

Therapeutin: Oh, vielen Dank. Das ist sehr lieb. Sie haben sich so Mühe gegeben und ich fühle mich geschätzt, diese Arbeit mit Ihnen machen zu dürfen.

Klientin: Ich könnte meine Mutter wissen lassen, dass mir ihre Unterstützung wichtig ist. Ich könnte freundlicher zu meinem Sohn sein. Und ich könnte überhaupt anderen Leuten gegenüber mehr Wertschätzung ausdrücken, beispielsweise bei der Arbeit.

Therapeutin: Okay, damit haben wir schon eine ziemliche Liste. Ich gebe Ihnen diese Liste mit nach Hause, sodass Sie sehen können, was Sie im Zusammenhang mit dem Tun oder Nicht-Tun dieser HIN-Bewegungen oder mit anderen HIN-Bewegungen zu Mut und Liebe vielleicht wahrnehmen oder bemerken können.

In der nächsten Sitzung berichtete Patty, wahrgenommen zu haben, dass sie sich tatsächlich auf einige HIN-Bewegungen zu Mut und Liebe eingelassen hatte. Mehrere davon ähnelten denen aus der Sitzung, beispielsweise eigene Bedürfnisse auszudrücken und anderen ihre Wertschätzung zu zeigen. Sie war eifrig dabei, sich weitere HIN-Bewegungen zu Mut und Liebe einfallen zu lassen.

In unserer klinischen Erfahrung übernehmen Klienten Mut und Liebe auf diese Weise sehr bereitwillig, was ein effektives Werkzeug dafür sein kann, ihre Aufmerksamkeit auf zwischenmenschliche Schlüsselverhaltensweisen zu lenken. Helfen Sie Klienten im weiteren Verlauf der Arbeit dabei, neue HIN-Bewegungen zu Mut und Liebe so zu kalibrieren, dass sie immer weiter aus ihrer Komfortzone heraustreten und zugleich in ihrer selbstfürsorglichen Zone verbleiben. Als Illustration haben wir Abb. 9.1 beigefügt, die Sie mit Klienten verwenden können (Download unter http://extras.springer.com).

Therapeutin: Wenn Sie anfangen, mehr von diesen HIN-Bewegungen zu Mut und Liebe zu machen, ist es wichtig, dass Sie aus Ihrer Komfortzone heraustreten, aber zugleich auf sich achten. Um Ihnen dabei zu helfen, dies zu tun, lassen Sie uns einen Blick auf die Beziehung zwischen drei wichtigen Zonen werfen: Ihre Komfortzone, die Zone, in der das Besondere geschieht, und Ihre Zone von Selbstfürsorge. Innerhalb Ihrer Komfortzone gibt es die HIN-Bewegungen, die Sie ohne große Mühe bereits machen. Die sind prima. Doch können Sie keine neuen HIN-Bewegungen lernen oder sich effektiver auf das hinbewegen, was Ihnen wichtig ist, wenn Sie in Ihrer Komfortzone bleiben. Das Besondere passiert in einiger Entfernung außerhalb Ihrer Komfortzone, dabei ist es unmöglich, den genauen Abstand zwischen beidem zu kennen. Deshalb müssen Sie einfach anfangen, sich aus Ihrer Komfortzone herauszubewegen. Wenn Sie das machen, schauen Sie, ob Sie innerhalb Ihrer selbstfürsorglichen Zone bleiben können. Also in jener Zone, in der Sie darauf achten, Risiken einzugehen, die Sie bewältigen können, und in der Sie freundlich mit sich umgehen. Ihre selbstfürsorgliche Zone ist wahrscheinlich größer als Ihre Komfortzone. Versuchen Sie deshalb, die Zone außerhalb Ihrer Komfortzone und innerhalb Ihrer selbstfürsorglichen Zone wahrzunehmen, wo Besonderes geschieht, und streben Sie diesen freundlichen Ort dann an. Können Sie wahrnehmen, wo das für Sie ist?

Wenn Sie dieses Bild eingeführt haben und Klienten HIN-Bewegungen identifizieren, achten Sie darauf, nachzufragen, ob diese Bewegungen außerhalb ihrer Komfortzone und

Abb. 9.1 Sie könnten dies wie folgt darstellen

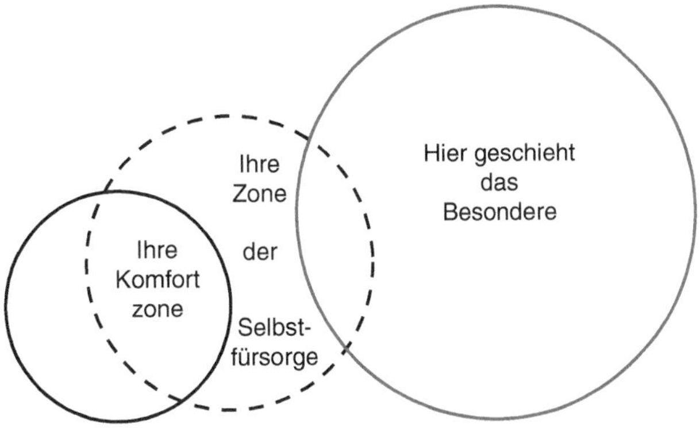

innerhalb ihrer selbstfürsorglichen Zone liegen. Wenn die Antwort auf die erste Frage Nein ist, fragen Sie, ob sie bereit sind, einen größeren Schritt aus ihrer Komfortzone heraus zu machen. Ist die Antwort auf die zweite Frage Nein, fragen Sie, ob sie einen kleineren Schritt machen können, sodass sie innerhalb ihrer selbstfürsorglichen Zone bleiben. Indem Sie die potenziellen HIN-Bewegungen derart mit Klienten kalibrieren, vermitteln Sie ihnen, dass sie Ihnen wichtig sind und Sie sie in den Mittelpunkt der gemeinsamen Arbeit stellen. Sie helfen ihnen auch, Risiken einschätzen zu lernen und einzuschätzen, wie viel Risiko im jeweils gegebenen Kontext und angesichts ihrer aktuellen Fertigkeiten machbar ist.

9.8 Die fünf Regeln der FAP

Unsere Einführung in die Prinzipien der FAP, die bei der auf die therapeutische Beziehung fokussierten Arbeit in unser Matrixvorgehen einfließen, haben wir nun fast abgeschlossen. Ein letzter Aspekt, den wir besprechen, sind die „fünf Regeln der FAP" (Tsai et al. 2009). Diese Regeln beschreiben die Grundzüge eines schrittweisen Vorgehens, wenn wir mit Mut, Bewusstheit und Liebe CRB-Arbeit machen. Vielleicht werden Sie sie als nützliche Regeln bei dieser Arbeit mit Klienten im Blick behalten. Wir werden für jede Regel besprechen, wie sie sich auf Prozesse, die zur Matrix-Arbeit gehören, bezieht.

Regel 1: CRB wahrnehmen. Dies ist eine Regel zu Bewusstheit. Indem Sie sich die CRBs von Klienten bewusst machen, können Sie ihnen helfen, diese Verhaltensweisen wahrzunehmen. Der Matrixansatz folgt einem ähnlichen Vorgehen, indem er Klienten (und Kliniker) fragt, ob ein gegebenes Verhalten mehr HIN-Bewegung oder mehr WEG-Bewegung ist und ob dieses Verhalten auch außerhalb von Sitzungen auftritt.

Regel 2: CRB hervorrufen. Dies ist eine Regel zu Mut. Sie können helfen, Raum für CRBs zu schaffen, indem Sie Klienten einladen, sich auf ein Verhalten einzulassen, das für sie schwierig ist. Das erfordert selten große Anstrengung, denn dass CRBs hervorgerufen werden, liegt schon in der Natur von Therapie: die Kosten zu klären, eine Tagesordnung zu vereinbaren, häusliche Übungsaufgaben zu empfehlen, die Therapie abzuschließen usw. Aus Sicht der Matrix schafft allein schon die Aufforderung, entlang der Matrix zu sortieren, Raum für klinisch relevantes Verhalten (CRB), indem Klienten Gelegenheit erhalten, entweder ein CRB2 (sortieren) oder ein CRB1 (nicht sortieren) zu zeigen.

Regel 3: Kontingent auf klinisch relevantes Verhalten (CRB) reagieren und CRB2 natürlich verstärken. Diese Regel wird der Liebe zugeordnet, denn Personen zu verstärken, wenn sie sich auf ihre Ziele hinbewegen (und Verstärkung zu erleben, wenn sie dies tun) ist ein Teil dessen, was Liebe ausmacht. Wenn Klienten CRB1 zeigen, können Sie kontingent darauf reagieren, indem Sie es blockieren oder indem Sie den Teil des Verhaltens shapen bzw. ausformen, der zur HIN-Bewegung werden könnte. Jedoch kann es für Klienten aversiv sein, CRB1 zu blockieren, achten Sie also darauf, um Erlaubnis zu fragen, seien Sie dann so behutsam wie möglich und bieten Sie dem Klienten eine alternative HIN-Bewegung an, die er machen könnte. Wenn ein Klient beispielsweise unablässig spricht, könnten Sie vorschlagen, gemeinsam zu atmen, und dann den Klienten für sein Innehalten verstärken. Wenn Klienten CRB2 zeigen, können Sie dies verstärken, indem Sie angemessen darauf reagieren und Sie sie darüber informieren, was Sie empfinden, wenn Sie sehen, dass sie Fortschritte machen. Wenn beispielsweise eine Klientin das Bedürfnis äußert, dass Sie Ihr Honorar anpassen, und das Ansprechen von Bedürfnissen ein CRB2 der Klientin ist, könnten Sie dies verstärken, indem Sie das Honorar reduzieren und ihr sagen, wie froh Sie darüber sind, zu sehen, dass sie um etwas bittet, was sie braucht. Aus Matrix-Sicht heißt dies, dass Sie, wenn Sie wahrnehmen, dass Klienten entlang ihrer Matrix wahrnehmen und damit ein CRB2 zeigen, Klienten stets wissen lassen, dass Sie dies wahrnehmen und schätzen.

Regel 4: Nehmen Sie die Wirkungen Ihres Verhaltens auf Klienten wahr. Hierbei handelt es sich um eine Bewusstheitsregel, denn sie beinhaltet, dass Sie sich über Ihre Wirkungen auf andere bewusst sind. Jeder reagiert anders und was für einen Klienten verstärkend sein mag, kann für einen anderen bestrafend sein. Sie werden erkennen, ob Ihr Verhalten verstärkend war, wenn ein Klient nicht nur kurzfristig, sondern langfristig mehr von dem Verhalten zeigt, welches Sie verstärken wollten. Technisch gesehen können Sie die Wirksamkeit von Verstärkung nur beurteilen, indem Sie beobachten, ob das Zielverhalten zunimmt. Gleichwohl ist es auch eine gute Idee, Klienten zu fragen, wie die Dinge für sie gelaufen sind. Eine andere Möglichkeit, diese Regel umzusetzen, ist, Klienten am Ende einer Therapiesitzung um eine Einschätzung zu bitten. Ihre eigenen Einschätzungen können CRB2 noch weiter verstärken und die Einschätzungen des Klienten können Ihnen Aufschluss darüber geben, ob Ihr Verhalten die beabsichtigte Wirkung erzielt. Indem Sie Klienten fragen, wie die Dinge aus ihrer Sicht gelaufen sind, werden Sie zudem zum Modell dafür, sich über die eigene Wirkung auf andere bewusst zu sein. Dies ist eine Fertigkeit, die Ihren Klienten in ihren zwischenmenschlichen Interaktionen nur helfen kann.

Regel 5: Geben Sie funktionale Erklärungen und fördern Sie Generalisierung. Dies ist eine Regel zu Bewusstheit und Mut. Die Matrix ist ein ideales Werkzeug, um eine funktionale Analyse vorzunehmen: das Identifizieren von Antezedenzien, Verhalten und Konsequenzen (das ABC-Modell). Die Flexibilität der Matrix erlaubt Ihnen die Unterscheidung, ob es sich bei dem relevanten Antezedens eines Verhaltens wie in der herkömmlichen Verhaltensanalyse um ein Ereignis aus der Welt der fünf Sinne oder um ein eher privates Ereignis, wie einen Gedanken oder ein Gefühl, handelt. In ähnlicher Weise kann das Verhalten entweder eine beobachtbare HIN- oder WEG-Bewegung oder aber verdecktes Verhalten wie beispielsweise Grübeln sein. Und schließlich kann die Konsequenz entweder aus einem tatsächlichen HIN- oder WEG-Verhalten oder aber aus einem äußeren Geschehen im Anschluss an eine HIN- oder WEG-Bewegung von Klienten bestehen. Im Unterschied zu traditionellen ABC-Modellen ist diese Art des Erstellens einer funktionalen Analyse nichtlinear, was es leichter macht, „Antezedens", „Verhalten" und „Konsequenz" als mögliche Sichtweisen und nicht als Dinge an sich aufzufassen. Dies kann es Klienten erleichtern, zu verstehen, wie ihr eigenes Verhalten zum Antezedens für das Verhalten anderer werden kann, insbesondere wenn es zum Haken für andere wird.

9.9 Verbales Aikido für zwei

Verbales Aikido für zwei ist eine hervorragende Möglichkeit, interpersonelle Funktionen in konkreten Situationen zu erarbeiten. Es unterscheidet sich vom verbalen Aikido, wie es in Kap. 5 beschrieben wurde, dadurch, dass auch der Therapeut die sieben Grundfragen beantwortet. Wenn Sie mögen, können Sie hierzu das Arbeitsblatt „Verbales Aikido für zwei" verwenden (Download unter http://extras.springer.com).

Wir werden das verbale Aikido anhand eines Dialogs mit Sam veranschaulichen, der aufgrund von Ängsten zur Therapie kam. Nachdem er die ersten fünf Schritte der Matrix durchgearbeitet hatte, ließ uns Sam wissen, dass er alles als zu theoretisch erlebte und er die Matrixfertigkeiten direkt, in Echtzeit, einüben wollte. Wie Sie sehen werden, eignet sich verbales Aikido für zwei hervorragend hierfür, weil es Therapeuten einen Kontext für die praktische Anwendung und das Modellieren der Fertigkeiten bietet. (Die Anmerkungen aus Kap. 5 gelten auch für alle anderen Formen des verbalen Aikido einschließlich des verbalen Aikido für zwei: Die Nummern der Fragen sind hier nur zu Darstellungszwecken aufgenommen worden, im tatsächlichen Gebrauch werden sie nicht verwendet und es ist nicht nötig, die Fragen in der angegebenen Reihenfolge durchzugehen, wenn der Kontext mehr Flexibilität gebietet.)

Therapeutin: Ich denke, es ist eine wirklich gute Idee, wenn wir das jetzt in Echtzeit üben. Wollen Sie das verbale Aikido für zwei einmal ausprobieren? Abgesehen davon, dass ich es mit Ihnen gemeinsam machen werde, ist es dasselbe, wie das verbale Aikido, das wir bereits geübt haben. Dabei können wir dieses Arbeitsblatt „Verbales Aikido für zwei" verwenden. In diesem Arbeitsblatt ist eine Matrix für Sie und eine für mich. Während des Gesprächs werden wir in unserer jeweiligen Matrix auf unsere Grundbewegungen zeigen. In Ordnung?

Klient: In Ordnung.

Therapeutin: Möchten Sie, dass ich anfange?

Klient: Ja, bitte.

Therapeutin: Okay. Als Sinneswahrnehmung *(zeigt auf Frage 1)* habe ich Ihre Worte gehört, dass Ihnen das zu theoretisch erscheint und Sie praktisch in Echtzeit üben wollen. Ich habe einige Haken *(zeigt auf Frage 2)* wahrgenommen, nämlich, dazu nicht gut genug zu sein – Gedanken wie „das wird nicht gehen", „ich bin keine gute Therapeutin für Sie" und „ich hoffe, er steigt nicht aus". Darüber hinaus habe ich etwas Scham *(zeigt auf Frage 3),* Unbehagen und meine wie zugeschnürte Kehle *(zeigt auf ihren Hals)* wahrgenommen. Wenn ich mich in diesen Haken festgebissen hätte, hätten Sie gesehen, dass ich die Sitzung mit etwas anderem begonnen hätte *(zeigt auf Frage 4).* Ich habe die Wahl getroffen, aktiv darauf zuzugehen *(zeigt auf Frage 5),* weil die Therapeutin, die ich sein möchte, auf Ihre Aufforderung reagieren würde. Wichtig ist mir dabei *(zeigt auf Frage 6),* Ihnen so gut, wie ich kann, zu dienen und offen und verständnisvoll zu sein *(zeigt auf Frage 7).* Hier oben in meiner Brust fühlt es sich ein bisschen flatterig an *(zeigt auf ihre Brust)*. So, nun sind Sie an der Reihe. Schauen Sie, ob Sie auf das, was ich eben gesagt habe, antworten und dabei die Bewegungen des verbalen Aikido verwenden und auf Ihre Matrix und Ihren Körper zeigen können.

Klient: In Ordnung. Also ich bin froh, dass Sie auf mein Anliegen eingehen.

Therapeutin: Und wo gehört das hin?

Klient: Da *(zeigt auf Frage 6)*.

Therapeutin: Prima. Nehmen Sie irgendwelche Haken wahr?

Klient: Ja, ich nehme etwas Verlegenheit wahr und bin mir unsicher, was ich sagen soll. Dies gehört dahin *(zeigt auf Frage 2)*. Und es fühlt sich etwas seltsam hier an *(zeigt auf den oberen Bereich seines Bauchs)*. Wenn ich mich an dem Haken festbeißen würde *(zeigt auf Frage 4)*, wobei würden Sie mich dann beobachten können? Vielleicht, dass ich einfach reden würde, ohne dies zu beachten *(tippt auf das Arbeitsblatt)*. Und was würde die Person tun, die ich sein möchte? Ich schätze mal, genau das, was Sie mich jetzt tun sehen *(deutet auf Frage 5)*. Und was macht es mir wichtig, dass ich das tue *(deutet auf Frage 6)*? Ich glaube, es ist, wirklich zu verstehen, worum es geht. Nun zu dem, wie es sich anfühlt und wo ich das körperlich wahrnehme *(deutet auf Frage 7)*, es fühlt sich gut an. Ich bin mir nicht sicher, wo das in meinem Körper ist. Vielleicht hier *(deutet auf seine Brust)*.

Therapeutin: Hervorragend! Für mich ist der Haken jetzt im Augenblick *(zeigt auf Frage 2)*, dass es sich für mich sehr unnatürlich anfühlt, so zu sprechen, und ich ein wenig befürchte, dass Sie es unnütz finden könnten. Am deutlichsten ist es hier *(zeigt auf den oberen Bereich ihres Bauchs)*. Würde ich mich verbeißen *(deutet auf Frage 4)*, würden Sie sehen, dass ich dieses Gespräch abbrechen würde. Die Therapeutin, die ich sein möchte *(deutet auf Frage 5)*, bleibt bei der Sache und fragt, wie Sie diese Art des Austauschens empfinden. Was es für mich wichtig macht, so zu handeln *(deutet auf Frage 6)*, ist, dass ich sicherstellen möchte, dass Sie wirklich flüssig damit umgehen können. Dabei empfinde ich eine Wärme hier in der Brust *(zeigt auf Frage 7 und deutet dann auf ihre Brust)*.

Bevor wir diesen Dialog fortsetzen, machen wir darauf aufmerksam, dass die Therapeutin in der zweiten Runde damit beginnt, das verbale Aikido flexibler und flüssiger zu modellieren, indem sie nicht mehr auf Frage 3 zeigt, wo es darum geht, wie sich der Haken anfühlt und wo er in ihrem Körper auftaucht. Auf die Fragen zu zeigen, dient lediglich dazu, den Prozess zu verstärken. Sobald Klienten den Prozess verstehen, kann das Hindeuten mit dem Finger allmählich ausgeschlichen werden. Wie wir im restlichen Dialog veranschaulichen, verstehen Klienten das Vorgehen im Allgemeinen schnell und greifen auch den Hinweis, dass es nicht mehr nötig ist, auf die Fragen zu zeigen, rasch auf.

Klient: Es fühlt sich für mich etwas sonderbar an *(kichert und zeigt auf Frage 2)*, doch ich denke, dass ich anfange, es zu verstehen. Wenn ich mich darin verbeißen würde, es sonderbar zu finden *(zeigt auf Frage 4)*, würden Sie sehen, wie ich einen Witz mache. Aber die Person, die ich sein möchte *(zeigt auf Frage 5)*, sagt Ihnen, dass ich Ihre Arbeit schätze. Was es für mich wichtig macht, das zu sagen *(zeigt auf Frage 6)*, ist, authentisch zu sein, und das fühlt sich gut an *(deutet auf seine Brust)*.

Therapeutin: Hervorragend. Lassen Sie uns nun ein paar Runden machen, in denen wir uns austauschen, ohne die Fragen in fester Reihenfolge durchzugehen. Wir können einfach auf die unterschiedlichen Teile der Matrix zeigen, wenn wir wahrnehmen, dass sie auftauchen. Ich freue mich, dass Sie es begreifen, weil Sie mir wichtig sind *(zeigt auf Frage 6)*. Mein Haken ist, dass Sie erschrecken könnten, wenn ich Ihnen das sage *(deutet auf Frage 2)* und es wird mir hier ein bisschen eng *(deutet auf ihren Hals)*. Wenn ich mich festbeißen würde, könnte es dazu führen, dass ich oberflächlich bleiben würde *(zeigt auf Frage 4)*. Aber es ist mir wichtig, Ihnen gegenüber authentisch zu sein *(zeigt auf Frage 6)* und dazu gehört auch, Sie wissen zu lassen, wie sehr ich Sie dafür schätze, dass Sie das mitmachen und dass Sie darum gebeten haben, unter echten Bedingungen zu üben. Jetzt Sie wieder.

Klient: Okay. Also es fühlt sich etwas unangenehm an *(deutet auf Frage 2)* und es sitzt hier auch etwas Angst *(deutet auf den oberen Bauch)*. Das könnte mich dazu bringen, Ihr Kompliment zu überhören *(deutet auf die Frage 4)*. Aber *(deutet auf Frage 5)* ich will einfach sagen, dass ich Ihre Hilfe schätze, und auch, dass Sie authentisch sind.

Therapeutin: Hervorragend. Wie war das Ganze für Sie?

Klient: Zunächst etwas sonderbar, aber ich denke, ich hab's kapiert.

Therapeutin: Mir schien es, als ob Sie am Ende recht berührt waren. Mir ging es jedenfalls so.

Klient: Ja, das war irgendwie ungewohnt, nicht wahr?

Wir können es nachvollziehen, wenn Sie, wie der Klient, dieses Gespräch am Anfang etwas befremdlich finden mögen. Vielleicht haben Sie auch den Eindruck, dass es ziemlich oberflächlich bleibt. Dies liegt durchaus in unserer Absicht und soll veranschaulichen, wie die Fertigkeiten des verbalen Aikido unabhängig von der emotionalen Tiefe angewandt werden können. Hier entschied sich die Therapeutin, die emotionale Intensität des Gesprächs allmählich zu vertiefen, indem sie dem Klienten ihre Gefühle ihm gegenüber mitteilte. Indem sie dies macht, schafft sie für den Klienten einen Kontext, in dem klinisch relevante Verhaltensweisen hervorgerufen werden – entweder HIN-Bewegungen oder WEG-Bewegungen. Obwohl sein Drängen nach einer anderen Arbeitsweise die Therapeutin mit unangenehmen Gedanken und Gefühlen in Kontakt brachte, sah sie den Wunsch von Sam als HIN-Bewegung, die sie verstärken wollte, indem sie seinem Anliegen nachkam. Als sich Sam auf das verbale Aikido für zwei einließ, was eine weitere HIN-Bewegung darstellte, fühlte sich die Therapeutin ihm näher und nahm das Risiko auf sich, Sam ihre Empfindungen mitzuteilen. Sam reagierte darauf freundlich und mit einer zusätzlichen HIN-Bewegung, indem er sein Gefühl von Dankbarkeit für die erbrachte Arbeit ausdrückte.

9.10 Verbales Aikido für zwei verwenden, um zwischenmenschliches Verhalten zu formen

Wenn die zwischenmenschlichen Verhaltensweisen von Klienten ausgesprochen rigide sind, kann sich dies in der Therapie genauso störend auswirken wie im Alltagsleben. In solchen Fällen kann das verbale Aikido recht hilfreich sein, doch müssen Sie den Prozess verlangsamen, denn diese Klienten sind möglicherweise nicht in der Lage, mögliche HIN-Bewegungen zu identifizieren. Laden Sie den Klienten ein, Schritt für Schritt zu betrachten, was im Therapieraum geschieht, und bitten Sie ihn, herauszufinden, ob er die nächsten Dinge, die er sagt oder tut – das kann auch Schweigen sein – eher als HIN-Bewegung oder eher als WEG-Bewegung wahrnimmt. Wenn dies hilfreich erscheint, können Sie dies dadurch ins Laufen bringen, dass Sie anbieten, selbst den Anfang zu machen.

Der folgende Dialog veranschaulicht die Verwendung des verbalen Aikidos für zwei anhand von Rachel, einer alleinerziehenden Mutter mit einer Vorgeschichte unbefriedigender Partnerbeziehungen zu Männern, die sie am Ende ausnahmslos als sehr ichzentriert wahrnimmt. Sie sehnt sich nach einer fürsorglicheren und wechselseitig bezogenen Beziehung, doch fällt es ihr schwer, freundliche Worte und wohlwollende Wertschätzung von anderen – ganz besonders von Männern, einschließlich ihres männlichen Therapeuten – zu hören und anzunehmen.

Klientin: Ich bin wieder durch die Decke gegangen, und meine Tochter ist aus dem Wohnzimmer abgehauen. Ich war überhaupt nicht in der Lage, irgendetwas von dem, was wir hier geübt haben, anzuwenden. Keine Ahnung, ob ich es jemals hinkriege. Inzwischen müssen Sie mit mir ja völlig verzweifeln.

Therapeut: Das muss wirklich schwer sein. Aber Sie wissen, ich gebe Sie nicht auf. Es macht mir etwas aus, wie es Ihnen geht.

Klientin: *(In ärgerlichem Ton.)* Das meinen Sie nicht wirklich. Das sagen Sie nur, weil es Ihr Job ist.

Therapeut: Ich sehe, das bringt Sie wirklich aus der Fassung. *(Rachel nickt.)* Darf ich offen sein?

Klientin: Okay …

Therapeut: Danke, denn im Moment merke ich eine ganze Reihe von Haken in meiner Matrix: Angst, Scham und das Gefühl, unfähig zu sein. Dabei schnürt es mir die Kehle etwas zu. Wenn ich mich da jetzt verbeißen würde, würden Sie sehen, dass ich einfach darüber hinweggehe. Aber als Therapeut, der ich sein möchte, will ich jetzt langsam machen und mit Ihnen darüber sprechen, was eben passiert ist. Was es für mich wichtig macht, dies zu tun, ist, Ihnen dabei zu helfen, daran zu arbeiten, positive Wertschätzung anzunehmen – von mir und überhaupt von Männern. Für mich fühlt es sich etwas beängstigend an und ich spüre auch etwas Wärme hier in der Brust, wenn ich Ihnen jetzt sage, dass mir das wichtig ist. Lassen Sie mich also fragen: Ähnelt das, was jetzt gerade passiert, Ihren Schwierigkeiten, die Sie erleben, wenn es darum geht, Wertschätzung von anderen Männern anzunehmen?

Klientin: Ja, ich denke, es ist das Gleiche.

Therapeut: Wären Sie bereit, die Bewegungen des verbalen Aikido anzuwenden, so wie ich es eben gemacht habe?

Klientin: In Ordnung.

Therapeut: Was tauchte also bei Ihnen auf, als ich zu Ihnen sagte, dass es mir etwas ausmacht, wie es Ihnen geht?

Klientin: Es machte mich ärgerlich und ich hatte den Eindruck, dass Sie mich zum Narren halten.

Therapeut: Gut, als eigene HIN-Bewegung will ich es noch etwas deutlicher machen. Wenn ich sage, dass es mir etwas ausmacht, wie es Ihnen geht, meine ich damit – und das hat nichts mit der Tatsache zu tun, dass Sie mich bezahlen – dass ich mich jedes Mal freue, wenn ich höre, dass Sie in der Lage sind, etwas zu tun, was Sie näher zu dem hinbringt, wer oder was Ihnen wichtig ist. Und wenn ich höre, dass Sie in einer WEG-Bewegung feststecken, bin ich jedes Mal traurig. *(Hält inne.)* Wie kommt das bei Ihnen an?

Klientin: Den ersten Teil kann ich annehmen, aber der zweite Teil macht mich wirklich ärgerlich.

Therapeut: Sie meinen, wenn ich sage, dass ich jedes Mal traurig bin, wenn ich höre, dass Sie in WEG-Bewegungen feststecken?

Klientin: Ja. Das glaube ich Ihnen nicht.

Therapeut: In Ordnung, welche Haken tauchen bei Ihnen auf?

Klientin: Ungläubiger Ärger und der Gedanke, dass Sie mich zum Narren halten.

Therapeut: In Ordnung. Können Sie mir zeigen, wo das in Ihrem Körper auftaucht?

Klientin: Hier. *(Zeigt auf ihr Kinn.)*

Therapeut: Verstehe. Und was machen Sie, wenn Sie sich festbeißen?

Klientin: Ich werde ärgerlich und sage, was ich eben gesagt habe.

Therapeut: Hervorragend. Und was würde die Person, die Sie sein möchten, sagen oder tun?

Klientin: Ich weiß nicht.

Therapeut: Wäre es wichtig, anders antworten zu können?

Klientin: Ja, aber ich weiß nicht, was ich stattdessen sagen könnte.

Therapeut: Was macht es für Sie wichtig, anders antworten zu können?

Klientin: Ich möchte Leute nicht abschrecken.

Therapeut: Und wie fühlt sich das an?

Klientin: Traurig.

Therapeut: Ja. Und wo empfinden Sie das? *(Rachel deutet auf ihre Brust.)* Okay, darf ich Ihnen etwas anderes vorschlagen, was Sie sagen könnten, wenn ich sage, dass er mir etwas ausmacht, wie es Ihnen geht?

Klientin: Okay.

Therapeut: Wie wäre es, wenn Sie einfach „danke“ sagen?

Klientin: *(Mit gesenktem Blick.)* Das wäre in Ordnung.

Therapeut: Also, Sie wissen, Rachel, es macht mir etwas aus, wie es Ihnen geht.

Klientin: Danke. *(Mit hämischem Lächeln.)*

Therapeut: Schön, das hat sich nett angefühlt. Ich nehme wahr, dass ich mich ermutigt fühle, und spüre hier etwas Warmes *(deutet auf seine Brust).*

Klientin: *(Lächelt.)* Ich bin aber nicht sicher, ob ich das draußen hinbekomme.

Therapeut: Ja. Das ist in Ordnung. Wie war es, es hier zu machen?

Klientin: Nicht so schlecht, wie ich dachte.

Therapeut: Sie meinen, dass Sie einen Haken wahrgenommen habe, wie schlecht es sein würde, und doch die Wahl getroffen haben, eine HIN-Bewegung zu machen und „danke" zu sagen?

Klientin: *(Grinsend.)* Ja, genau.

In dieser Gesprächssequenz wies der Therapeut auf eine WEG-Bewegung in der Sitzung hin und bot hierzu eine Parallele zu Rachels generellen Schwierigkeiten beim Annehmen männlicher Wertschätzung an. Rachel bestätigte diese Interpretation, was die Möglichkeit eröffnete, damit zu arbeiten. Mit Bewegungen des verbalen Aikidos offenbarte der Therapeut seine eigene Matrix und lud Rachel dazu ein, es ihm gleichzutun. Als es Rachel schwerfiel, eine potenzielle HIN-Bewegung zu machen, gab der Therapeut eine minimal gehaltene Anregung. Der Grund für diesen Minimalismus ist der gleiche wie schon in Kap. 7 beim Interview zur Perspektiveneinnahme: Indem Sie es einfach halten und Worte benützen, die wahrscheinlich Teil des Klientenvokabulars sind, erhöhen Sie die Wahrscheinlichkeit, dass der Klient diese so oder ähnlich außerhalb der Therapie verwenden wird. Gleichzeitig verringern Sie das Risiko, dass der Klient an Formulierungen hängenbleibt.

Natürlich ist es noch keine wirklich dienliche Reaktion auf wertschätzende Äußerungen, wenn man sich mit hämischem Lächeln, das die eigenen Worte Lügen straft, bedankt. Verglichen mit offener Feindseligkeit ist es jedoch ein Schritt in die richtige Richtung. Indem wir dafür Reinforcement geben, fangen wir an, tauglichere Reaktionen zu formen („Shaping"). Der Therapeut empfand Rachels Reaktion aufrichtig als Verbesserung, daher konnte er seine positiven Empfindungen authentisch mitteilen, was Rachel wiederum half, auf seine weiteren wertschätzenden Äußerungen in effektiverer Weise zu reagieren und zu antworten.

Wenn Klienten in tiefverwurzelten Interaktionsmustern feststecken, ist, wie diese Sequenz veranschaulicht, mitunter wiederholtes Üben erforderlich, um sie dabei zu unterstützen, Verhalten auszubilden, das mehr mit dem übereinstimmt, wie sie als Person sein wollen, und das Beziehungen fördert, wie sie sie aufbauen möchten. In Rachels Fall waren noch eine Reihe weiterer Sitzungen erforderlich, in denen der Therapeut gezielt seine authentische Wertschätzung zum Ausdruck brachte, bevor Rachel offener annehmen konnte, was er ihr mitteilte. Nachfolgend berichtete sie, besser in der Lage zu sein, auch in anderen bedeutsamen Beziehungen wertschätzende Äußerungen zu machen sowie anzunehmen.

In Situationen, in denen es hilfreich erscheint, einen Klienten dazu zu veranlassen, WEG-Bewegungen, denen er in der Sitzung folgt, zu beenden, verwenden wir manchmal auch ein anderes Vorgehen, das wir „Die zwei Teller" nennen. Ein Beispiel könnte sein, dass ein Klient auf festgefahrene Storys fixiert ist und schnell und unablässig spricht, sodass Sie ihn nicht zum Sortieren mit der Matrix bringen können. Bitten Sie in solchen Fällen behutsam um Erlaubnis, unterbrechen zu dürfen, und schlagen Sie dann zwei mögliche Bewegungen vor: Mit der einen Hand die aktuelle WEG-Bewegung, mit der anderen eine mögliche HIN-Bewegung. Dann laden Sie den Klienten ein, den Teller zu wählen, von dem er essen möchte. Machen Sie die HIN-Bewegung möglichst einfach, um die Wahrscheinlichkeit zu maximieren, dass er bereit und in der Lage ist, sich darauf einzulassen.

9.11 Der Fragebogen zwischen den Sitzungen: „The Matrix Session Bridging Questionnaire"

Für die auf die therapeutische Beziehung fokussierende Arbeit haben wir den Fragebogen „FAP Session Bridging Form" (Tsai et al. 2009) als sehr hilfreich erlebt. Um unsere Matrix-Orientierung abzubilden, haben wir diesen Fragebogen angepasst und erweitert. Wenn Sie wollen, können Sie diese Version mit Ihren Klienten verwenden, das Arbeitsblatt steht unter http://extras.springer.com zum Download zur Verfügung.

Wie Sie sehen, besteht der Fragebogen aus zwei Abschnitten. Teil A (Fragen 1–11) erfasst das Sitzungserleben der Klienten. Teil B (Fragen 12–19) erhellt die Wirksamkeit der Arbeit für die Veränderungen im Klientenalltag und hilft, die Themen der nächsten Sitzung festzulegen. Instruieren Sie die Klienten, Teil A baldmöglichst nach der Sitzung, solange ihre Erinnerung an die Sitzung noch frisch ist, auszufüllen. Teil B soll unmittelbar vor der nächsten Sitzung ausgefüllt werden, wobei lediglich die Zwischenzeit seit der vorigen Sitzung berücksichtigt werden soll.

Diese 19 Fragen umfassen einen weiten Bereich. In den Fragen 1–3 werden Klienten gebeten, zu bewerten, wie sehr sie sich auf die Sitzung freuten, was herausragte oder was sie aus der Sitzung mitnahmen und wie hilfreich oder effektiv die Sitzung war. Die Antworten auf diese Fragen zeigen, ob Ihre gemeinsame Arbeit für die Klienten im Allgemeinen appetitiv und wirksam ist. Sie können Ihnen zudem als Feedback dienen, das Ihnen hilft, den Bedürfnissen der Klienten besser Rechnung zu tragen. Achten Sie darauf, offen und nicht-defensiv auf alles zu reagieren, was die Klienten als nicht hilfreich erwähnen. Auf diese Art modellieren Sie, wie man Feedback annimmt und damit umgeht. Abgesehen davon werden Ihre Reaktionen und Antworten natürlich auch dadurch geprägt, ob das, was und wie der Klient schreibt, eher als HIN-Bewegung oder als WEG-Bewegung erscheint. Wenn Sie Zweifel haben oder befürchten, dass der Klient etwas anders sehen könnte als Sie selbst, ist es am besten, um eine Klärung zu bitten.

The Matrix Session Bridging Questionnaire

Teil A (bitte möglichst bald nach der Sitzung ausfüllen)

1. Auf einer Skala von 1–10: Wie sehr haben Sie sich auf unsere Sitzung gefreut?

   ______

2. Was ragt hervor oder was haben Sie aus unserer Sitzung mitgenommen?

   ____

   ____

3. Auf einer Skala von 1–10: Wie hilfreich oder effektiv war unsere Sitzung? ______

   Was war hilfreich? ______________________________

   ____

   Was war nicht hilfreich? ______________________________

   ____

4. Auf einer Skala von 1–10: Wie frei konnten Sie sich mir mitteilen? ______
   Hätte ich etwas tun können, um es Ihnen leichter zu machen, sich mir mitzuteilen? Wenn ja, bitte kurz beschreiben:

   ____

   ____

5. Auf einer Skala von 1–10: Wie gut fühlten Sie sich hinsichtlich Ihrer Gedanken und Gefühle während der Sitzung von mir verstanden? ______

   Bitte kurz beschreiben: ______________________________

   ____

6. Auf einer Skala von 1–10: Haben Sie Ihr Bestes getan, um sich auf die besprochenen Themen einzulassen?______________

   Hätte ich etwas tun können, um es Ihnen leichter zu machen, sich auf die Themen einzulassen? Wenn ja, bitte kurz beschreiben:

   ____

   ____

7. Auf einer Skala von 1–10: Haben Sie Ihr Bestes getan, um mit mir Verbindung aufzunehmen? ________

   Hätte ich etwas tun können, um es Ihnen leichter zu machen, Verbindung mit mir aufzunehmen? Wenn ja, bitte kurz beschreiben:

   ____

   ____

8. Auf einer Skala von 1–10: Beurteilen Sie das Ausmaß Ihrer HIN-Bewegungen während der Sitzung________

9. Auf einer Skala von 1–10: Beurteilen Sie das Ausmaß Ihrer WEG-Bewegungen während der Sitzung________

10. Welche Aspekte tauchten für Sie während der Sitzung oder mit mir auf, die Ihren Problemen im Alltag ähneln? Bitte kurz beschreiben:

    ____

    ____

11. Welche HIN-Bewegungen haben Sie während unserer Sitzung in die Wege geleitet, die Sie in Ihr Leben draußen übertragen können? Bitte kurz beschreiben:

    ____

    ____

Teil B (unmittelbar vor der nächsten Sitzung auszufüllen)

12. Was waren die Hoch-und Tiefpunkte dieser Woche?

 Hochpunkte: ______________________________

 ____

 Tiefpunkte: ______________________________

 ____

13. Beschreiben Sie wenigstens eine HIN-Bewegung, die Sie unternommen haben! (Wenn Sie wollen, können Sie auf einem separaten Blatt maximal eine für jeden Tag aufführen.) Was haben Sie wahrgenommen?

 ____

 ____

14. Beschreiben Sie wenigstens einen WEG-Bewegung, die Sie unternommen haben! (Wenn Sie wollen, können Sie auf einem separaten Blatt maximal eine für jeden Tag aufführen.) Was haben Sie wahrgenommen?

 ____

 ____

15. Bewerten Sie auf einer Skala von 1–10, ob Sie Ihr Bestes gegeben haben, um HIN-Bewegungen in die Wege zu leiten.

 ____

16. Was möchten Sie auf die Tagesordnung der bevorstehenden Sitzung setzen?

 ____

 ____

17. Auf einer Skala von 1–10: Wie offen waren Sie bei der Beantwortung dieser Fragen?

 ____

18. Auf einer Skala von 1–10: Wie sehr freuen Sie sich auf die bevorstehende Sitzung?

 ____

19. Wollen Sie noch etwas hinzufügen?

 ____

 ____

Die Fragen 4 bis 7 fokussieren auf die Beziehungsqualität und das Vertrauen zum Therapeuten. Mit Frage 4 wird erfragt, ob die Klienten den Eindruck hatten, dass sie sich Ihnen frei mitteilen konnten, und ob es etwas gab, das Sie hätten tun können, um es ihnen leichter zu machen, sich mitzuteilen. Die Frage 5 richtet sich darauf, ob Sie den Eindruck vermitteln konnten, verstanden zu haben, was in Ihren Klienten vorging, und bittet um eine kurze Beschreibung, um Ihnen beiden dabei zu helfen, herauszufinden, wodurch das vom Klienten erlebte Vertrauen gestärkt werden könnte. Die Fragen 6 und 7 sind eher aktivere Fragen, bei denen Klienten aufgefordert werden, einzuschätzen, ob sie selbst ihr Bestes getan haben, um sich in die Diskussion einzulassen und mit Ihnen Verbindung aufzunehmen. Erneut wird danach gefragt, ob Sie etwas hätten tun können, um dies zu erleichtern. Diese aktiven Fragen, die „Haben Sie Ihr Bestes getan …" anstatt „Hatten Sie den Eindruck …" verwenden, helfen Klienten, ihre Aufmerksamkeit inmitten ihres inneren Erlebens oder äußerer Faktoren auf eigenes Verhalten zu richten, und geben ihnen gleichzeitig Gelegenheit, ihr Bedürfnis nach Unterstützung oder Veränderungen auf Ihrer Seite zum Ausdruck zu bringen.

Die Fragen 8 bis 11 fokussieren auf klinisch relevante Verhaltensweisen. Fragen 8 und 9 fordern die Klienten auf, ihre HIN- bzw. WEG-Bewegungen während der Sitzung einzuschätzen. Frage 10 dient dazu, mögliche CRB1-Verhaltensweisen (WEG-Bewegungen während der Therapiesitzung, die ihre Schwierigkeiten außerhalb der Sitzungen widerspiegeln) zu identifizieren. Frage 11 fordert Klienten dazu auf, CRB2-Verhaltensweisen (HIN-Bewegungen aus der Sitzung, die sie auf ihren Alltag übertragen könnten) zu identifizieren. Die Möglichkeit, aus der Perspektive des Identifizierens von CRBs auf die Sitzung zurückzublicken, hilft Klienten, auf die im jeweiligen Moment gegebenen Prozesse fokussiert zu bleiben und Fortschritte aus der Sitzung besser in den Alltag zu übertragen.

Wenn wir nun zu Teil B kommen, erfasst Frage 12 die Hoch- und Tiefpunkte der Woche. Indem sie auf Vorrangiges fokussiert, hilft sie zu verhindern, dass sich die anstehende Sitzung in Erörterungen der Wochenereignisse verliert.

Die Fragen 13 und 14 laden Klienten ein, eine HIN-Bewegung und eine WEG-Bewegung der Vorwoche festzuhalten und aufzuschreiben, was sie im Zusammenhang mit diesen Handlungen wahrgenommen haben. Diese Fragen helfen Klienten, bei der Hauptaufgabe der Matrix-Arbeit zu bleiben: HIN- und WEG-Bewegungen wahrzunehmen. Die Frage 15 ist eine aktive Frage, die das Commitment der Klienten bezüglich des Initiierens von HIN-Bewegungen erfasst, was helfen kann, ihre Motivation zu steigern, mehr HIN-Bewegungen zu wählen.

Die Frage 16 gibt Klienten Gelegenheit, Themen für die anstehende Sitzung zu benennen. Dies schafft einen Kontext für gemeinschaftliches Zusammenarbeiten. Vielleicht wollen Sie selbst weitere Tagesordnungspunkte vorschlagen, sei es, mit einem der sechs Schritte zu arbeiten, oder Themen anzusprechen, die Klienten in ihren Antworten auf andere Fragen des Fragebogens erwähnen. Eine gemeinsame Tagesordnung zu erstellen, gibt Therapeut und Klient gleichermaßen die Gelegenheit, HIN- und WEG-Bewegungen wahrzunehmen und sich darin zu üben, HIN-Bewegungen auszuwählen. Doch nachdem die Matrix ja letztlich dazu dienen soll, Klienten dabei zu helfen, eine Wahl zu treffen, ziehen Sie es vielleicht vor, Klienten selbst entscheiden zu lassen, was auf die Tagesordnung soll, sobald Sie selbst Ihre Vorschläge gemacht haben.

Frage 17 lädt Klienten ein, darüber nachzudenken, wie offen sie bei der Beantwortung des Fragebogens waren. Ihre Antworten verweisen auf ihre Fähigkeit, vertrauensvoll Beziehung aufzunehmen und offen mitzuteilen, was sie empfinden und denken. In manchen Fällen empfinden Klienten es vielleicht als so unangenehm, sich mitzuteilen, dass sie auf diese Frage nicht offen antworten. Wenn Sie den Eindruck haben, dass dies der Fall sein könnte, sprechen Sie behutsam an, dass Sie diesen Gedanken haben, und nehmen Sie wahr, wie der Klient reagiert. Wenn der Klient Ihr Erleben nicht bestätigt, Sie aber weiterhin den deutlichen Eindruck haben, dass dies der Fall ist, kann es sein, dass er sich in einer WEG-Bewegung befindet, ohne zu sehen, wie andere ihn wahrnehmen.

Frage 18 bittet Klienten, einzuschätzen, wie sehr sie sich auf die anstehende Sitzung freuen, was einen Hinweis liefert, wie appetitiv die Therapie im Allgemeinen für sie ist. Schließlich gibt Frage 19 Klienten die Chance, nach Belieben hinzuzufügen, was sie über die gemeinsame Arbeit mitteilen möchten. Es handelt sich um eine offene Frage, die dabei helfen kann, Beliebiges zu erfassen, was von den anderen Fragen nicht angesprochen wurde. Sie bietet Klienten darüber hinaus eine weitere Gelegenheit, eine HIN- oder eine WEG-Bewegung vorzunehmen.

Nach unserer Erfahrung ist es so, dass die Klientenantworten auf diese Fragen erheblich dazu beitragen, die Therapie darauf auszurichten, was im jeweiligen Moment in der therapeutischen Beziehung geschieht, und dass das Ausfüllen des Fragebogens dazu beiträgt, die aktive Beteiligung der Klienten am Prozess sowohl innerhalb als auch außerhalb der Sitzungen zu steigern. Vielleicht haben Sie dennoch den Eindruck, dass 19 Fragen sehr viel sind. Selbstverständlich können Sie einige Fragen herausnehmen oder den Fragebogen in anderer Weise Ihrem Stil anpassen.

In unserer Praxis bestehen wir nicht darauf, dass Klienten den Fragebogen ausfüllen müssen. Wenn sie jedoch hören, dass uns dieser Bogen hilft, eine individualisierte Behandlung zu erbringen, füllen ihn über 80 Prozent regelmäßig aus.

Zusammengenommen sind diese Fragen ein hervorragendes Instrument, um zu verfolgen, wie Klienten vorankommen und wie ihnen die Therapie dient. Die Fragen helfen dabei, nichts außer Acht zu lassen, was in der therapeutischen Beziehung geschieht und was Sie nutzen könnten, um Ihren Klienten noch mehr zu helfen, oder was deren Fortschritt behindern könnte. Eine probate Möglichkeit, den Fragebogen zu verwenden, ist es, zu Beginn jeder Sitzung kurz die Antworten der Klienten durchzugehen, vielleicht nach der Ankommensübung, wenn Sie diese verwenden. Wenn Antworten auffallen, können diese Sie in Ihrer Auswahl dessen leiten, was Sie zum Bearbeiten in der Sitzung anbieten. Wenn sich beispielsweise ein Klient in der vorangegangenen Sitzung unverstanden oder nicht mit Ihnen verbunden fühlte, können Sie ihn einladen, wahrzunehmen, wie verbunden er sich nun in der laufenden Sitzung fühlt, und Sie wissen zu lassen, wenn sein Erleben des Kontakts unter ein bestimmtes Niveau abfällt. Sie könnten ihn auch dazu einladen, gemeinsam zu besprechen, was Sie beide tun könnten, um ihm dabei zu helfen, sich in der Sitzung verbundener zu fühlen.

9.12 Die Matrix einsetzen, um das Einnehmen von Perspektiven und Empathie für andere zu trainieren

Weil es eng damit zusammenhängt, wie wir die Matrix verwenden, wenn wir fokussiert auf die therapeutische Beziehung arbeiten, nutzen wir diese Gelegenheit, um zu erörtern, wie man die Matrix einsetzen kann, um Klienten dabei zu helfen, die Perspektive anderer einzunehmen, mit denen sie zu tun haben. Nehmen wir eine Klientin, die berichtet, sie fürchte sich vor den ärgerlichen Reaktionen ihres Ehemanns auf ihre Passivität. Ihre Therapeutin könnte sie fragen, ob sie das Verhalten ihres Mannes als HIN- oder als WEG-Bewegung ansieht. Ihre Therapeutin kann sie als Nächstes fragen, welche Haken sich die Frau vorstellen könnte, die ihr Ehemann möglicherweise erlebt. Wenn Klienten dazu in der Lage sind, sich die Perspektive einer anderen Person vorzustellen, empfinden sie bereitwilliger Empathie und sind oft bereit, neue Wege in der Beziehung zu finden, die in der gegebenen Situation zu mehr Flexibilität führen können. Im genannten Beispiel sagte die Klientin, dass sie ihrem Ehemann sagen wolle, dass sie seine Irritation über ihre offensichtliche Passivität verstehe, dass sie daran arbeite, ihre Bedürfnisse klarer auszudrücken und dass sie auf seine diesbezügliche Unterstützung hoffe. Sie sah dies als einen wichtigen Mut-Schritt. In der nächsten Sitzung berichtete sie, dass sie ihrem Ehemann diese Dinge tatsächlich gesagt habe und dieser positiv reagiert habe.

In manchen Fällen kann es sein, dass die andere Person nicht positiv reagiert. Beim Nachbesprechen solcher Situationen machen Sie damit weiter, dass Sie die Klienten dazu einladen, sich vorzustellen, ob die andere Person auf der rechten oder der linken Seite war und was deren Haken gewesen sein mögen. Dieser iterative Prozess kann immens hilfreich dabei sein, den Interaktionen von Klienten mehr Flexibilität zu verleihen. Mit der Zeit wird die andere Person vielleicht anfangen, gleichfalls flexibler zu reagieren, und wenn nicht, ist dies schon als solches eine wichtige Information.

Mit den meisten festgefahrenen Klienten können Sie diesen Prozess verlangsamen und das Augenmerk auf Interaktionen während der Sitzung richten. Hierfür laden Sie Ihren Klienten ein, sich vorzustellen, was möglicherweise in Ihrer eigenen Matrix auftauchen könnte und Ihnen dies mitzuteilen. Im Gegenzug können Sie dann authentisch mitteilen, was in Ihrer Wahrnehmung auftauchte. In manchen Fällen wird das, was bei Ihnen auftaucht, für Sie ziemlich aversiv sein. Möglicherweise sind Sie durch Ihren Klienten irritiert oder aufgrund seiner geringen Fortschritte entmutigt. Vielleicht haben Sie auch den Gedanken, dass Ihr Klient sich einfach nicht verändern möchte. Behalten Sie in solchen Fällen im Blick, dass Authentizität oftmals am besten durch freundliche Güte wohltemperiert wird.

Die Matrix mit Kindern, Jugendlichen und Eltern

10

Inhaltsverzeichnis

10.1 Mit Eltern arbeiten ... 210
10.2 Die Matrix für Teenager anpassen ... 227
10.3 Die Matrix für Zwölfjährige und Jüngere anpassen ... 232
10.4 Schlussgedanken ... 238

Wenn wir mit Kindern, Jugendlichen und ihren Eltern arbeiten, kann die Matrix nach unserer Erfahrung die Wirksamkeit von Interventionen deutlich verbessern. Die Matrix kann jungen Menschen dabei helfen, sich auf ein erfülltes, schätzenswertes Leben hinzubewegen, und sie kann das Engagement von Eltern stärken, wenn es darum geht, eine förderliche Umgebung zu schaffen, die ihren Kindern hilft, ihr volles Potenzial zu entfalten. Wenn es darum geht, Kindern zu helfen, sind die Eltern – insbesondere wenn die Kinder jünger als zwölf Jahre sind – ein wesentlicher Teil der Gleichung. Sie haben einen enormen Einfluss auf das Lebensumfeld des Kindes und darauf, welche Bedingungen geschaffen und aufrechterhalten werden, die die Entwicklung des Kindes fördern oder aber behindern. Deshalb ist es wichtig, sie zu einer aktiven Rolle zu veranlassen, in der sie ihren Kindern helfen.

Dieses Kapitel gibt einige Hinweise, wie man die Matrix einsetzen kann, wenn man mit Kindern und Eltern arbeitet. Dies umfasst auch eigene Abschnitte dazu, wie man das Vorgehen für Teenager sowie für Kinder bis zu zwölf Jahren anpasst. Wir werden zudem einige Prinzipien kompetenten Elternverhaltens darstellen, in denen die besten behavioralen Ansätze, Emotionscoaching und Einsichten, die der Bezugsrahmentheorie entlehnt wurden, zusammenkommen. Wir zeigen, wie Sie diese Prinzipien Eltern so vermitteln, dass deren Commitment, diese anzuwenden, maximiert werden kann.

K. L. Polk et al., *Praxishandbuch ACT-Matrix*, https://doi.org/10.1007/978-3-662-59416-2_10

10.1 Mit Eltern arbeiten

Die wegweisende Forschung zu kompetentem Elternverhalten, die in den vergangenen 30 bis 40 Jahren erfolgte, ist noch nicht vollständig in unserer Kultur angekommen. Einfach aus Unwissenheit setzen viele Eltern nach wie vor suboptimale Erziehungspraktiken ein. Und selbst wenn Eltern mit Ansätzen wie positiver Verstärkung und dem Validieren von Emotionen vertraut sind, kann es Hemmungen geben, die sie davon abhalten, das zu tun, was erzieherisch funktioniert. Die Matrix kann immens hilfreich sein, um diese Hindernisse zu überwinden. In diesem Abschnitt werden wir vornehmlich darstellen, wie man Eltern an Bord holt und wie man Schlüsselfragen der Matrix in den Kontext der Arbeit mit Eltern einpasst. Dann werden wir uns den Prinzipien kompetenten Elternverhaltens zuwenden, da diese den eigentlichen Kern der Angelegenheit ausmachen. Wie Sie sehen werden, sind die dargestellten Prinzipien auch hochbedeutsam für die Matrix-Arbeit im Allgemeinen.

10.1.1 Eltern an Bord holen

Wenn Sie mit Personen zusammenkommen, die Hilfe in Elternfragen suchen, beginnen Sie wie stets mit der Matrix, indem Sie die inzwischen vertrauten, sich kreuzenden Linien zeichnen. Bitten Sie dann um Erlaubnis, eine Sichtweise darzustellen, die es ihnen, selbst wenn Hindernisse vorhanden sind, leichter machen kann, die Wahl zu treffen, das zu tun, was hinsichtlich ihrer Kinder wichtig ist.

10.1.2 Die Matrix mit Eltern einsetzen

Sobald Sie einmal die Zustimmung der Eltern haben, können Sie ihre Situation anhand der Matrix betrachten. Beginnen Sie, indem Sie fragen, wer oder was es wichtig macht, dass sie zu Ihnen kommen, um Hilfe für ihr Kind zu suchen. Typische Antworten beinhalten ihr Kind, seine Zukunft, seine Gesundheit, seinen Schulerfolg, seine freundschaftlichen Beziehungen, den Erhalt der Familie und Geschwister vor negativen Einflüssen zu schützen. Schreiben Sie ihre Antworten in den unteren rechten Quadranten. Gelegentlich werden Eltern (gänzlich angemessen) sagen, dass auch sie selbst wichtig und mit ihrem Latein am Ende sind. Wenn sie sich nicht selbst benennen, fragen Sie sie, ob sie zu den wichtigen Personen der Familie gehören. Fast immer werden sie erkennen, dass dies der Fall ist. Dann können Sie ihre Namen zur Liste hinzufügen.

Als Nächstes fragen Sie, welche inneren Dinge auftauchen können, die sich in den Weg stellen können, wenn sie Schritte HIN zu diesen wichtigen Personen und Dingen unternehmen möchten. Diese schreiben Sie im Quadranten unten links an. Es ist ziemlich wahrscheinlich, dass die Eltern äußere Umstände benennen werden, wie Trotzverhalten oder oppositionelles Verhalten ihres Kindes. Wenn Sie darauf hinweisen, dass das Verhalten ihres Kindes ein äußeres Hindernis ist, fühlen sich die Eltern möglicherweise entwertet, insbesondere wenn es das problematische Verhalten ihres Kindes ist, das sie zu Ihnen führt. Deshalb ist es an dieser Stelle am besten, nicht zwischen inneren und äußeren Hindernissen zu unterscheiden. Egal, was die Eltern sagen, schreiben Sie es einfach im linken unteren Quadranten an. Wenn die Eltern ein äußeres Hindernis erwähnen, fragen Sie, zu welchem Gefühl dies bei ihnen führt, und schreiben Sie dies dann gleichfalls im unteren linken Quadranten an.

Als Nächstes fragen Sie sie, welche beobachtbaren Dinge sie tun, um sich davon wegzubewegen oder wenn sie unter Kontrolle der aufgeführten inneren Hindernisse stehen. Typische Antworten beinhalten schreien, streiten, herabsetzen, aufgeben oder Sie aufzusuchen. Zeichnen Sie eine Videokamera am linken oberen Quadranten an, um hervorzuheben, dass der Fokus auf beobachtbarem Verhalten liegt.

Schließlich fragen Sie, wobei man sie beobachten kann oder beobachten könnte, wenn sie sich auf die Personen oder Dinge, die ihnen hinsichtlich der Schwierigkeiten mit ihrem Kind wichtig sind, HIN bewegen. Typische Antworten beinhalten Therapie zu machen, mit den Lehrern ihres Kindes zu sprechen, das Kind auf das Thema anzusprechen und sich gegenseitig bestmöglich zu unterstützen. Doch ist es auch nicht selten, dass Eltern sagen, sie wüssten nicht, was sie tun sollen, und dass dies der Grund ist, weshalb sie zu Ihnen kommen. In Abb. 10.1 sehen Sie ein Beispiel für eine elterliche Matrix.

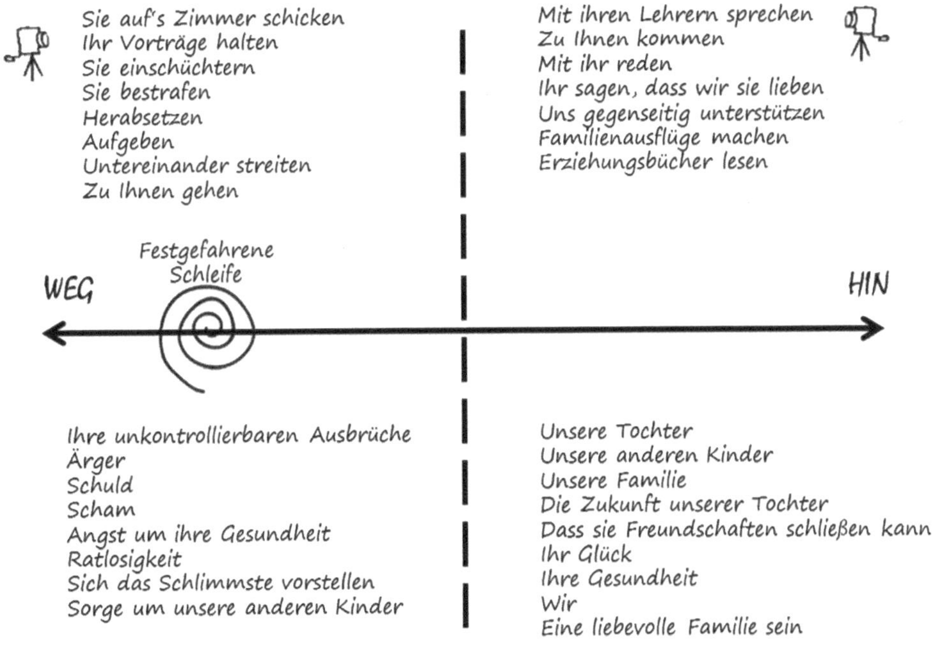

Abb. 10.1

10.1.3 Variationen über das Thema

Auch wenn Einführung und Verwendung der Matrix bei Eltern dem Vorgehen bei Einzelklienten weitgehend entsprechen, möchten Sie – so wie wir dies auch im vorangegangenen Abschnitt gemacht haben – vielleicht Anpassungen vornehmen, um den Kontext dieser Klienten zu berücksichtigen. Wie stets in der Matrix-Arbeit ist Flexibilität von zentraler Bedeutung. Daher führen wir einige ergänzende Fragen auf, die in der Arbeit mit Eltern hilfreich sein können (unser Dank gilt unseren Kollegen Timothy Gordon, Sheri Turrell und Carlos Rivera). Wie ersichtlich, beziehen sich manche dieser Fragen auf die Herkunftsfamilien der Eltern, während andere ihr aktuelles Erleben erkunden:

- Wie wollen Sie als Elternteil sein? Welche Ihrer Eigenschaften sind wesentlich?
- Welche Qualitäten wollen Sie Ihrem Kind vorleben?
- Was stellt sich in den Weg, wenn es darum geht, als Elternteil so zu sein, wie Sie es sein möchten?
- Was stellt sich in den Weg, wenn es darum geht, die Person zu sein, die Sie für Ihr Kind sein möchten?
- Wie handhaben Sie schwierige Gefühle?
- Haben Ihre Familienangehörigen, als Sie selbst aufgewachsen sind, bereitwillig Gefühle gezeigt? Wenn ja, welche waren es und wie haben sie sie gezeigt?
- Hatten Sie, als Sie aufgewachsen sind, den Eindruck, dass Sie Ihre Gefühle haben und zeigen konnten? Wie verhält es sich mit schwierigen Gefühlen wie Angst, Ärger, Anspannung oder Scham?
- Sind die Erziehungsgewohnheiten oder -praktiken Ihrer Eltern Erziehungspraktiken, die Sie selbst gerne beibehalten wollen? Gibt es welche, die Sie gerne aufgeben würden?
- Was haben Sie von Ihren Eltern über den Umgang mit schwierigen Gefühlen gelernt bzw. übernommen?
- Erleben Sie sich mitunter dabei, dass Sie versuchen, die Gefühle Ihres Kindes zu verändern?
- Was empfinden Sie, wenn Sie versuchen, die Gefühle Ihres Kindes zu verändern?
- Wenn Sie auf Ihre eigene Kindheit zurückblicken, erinnern Sie sich dann daran, dass Sie Dinge hauptsächlich getan haben, um Strafe zu vermeiden oder weil man Ihnen sonst den Zugang zu Dingen, die Sie gerne mochten, verwehrt hat? Oder erinnern Sie, dass Sie Dinge hauptsächlich deshalb getan haben, weil Sie sie mochten, sie für Sie bedeutungsvoll waren und Sie dazu ermutigt wurden, sie zu machen?
- Wenn Sie etwas davon verändern könnten, wie sich Ihre Eltern Ihnen oder Ihren Geschwistern gegenüber verhalten haben, was würden Sie ändern?

Diese Fragen können Eltern helfen, von ihren gegenwärtigen Schwierigkeiten zurückzutreten und zu erkennen, was ihnen wichtig ist und welche Art von Umgebung und Beziehung sie ihrem Kind bieten möchten. Verwenden Sie die Fragen nach eigenem Belieben. Versuchen Sie es mit einigen oder mit allen. Stellen Sie sie beispielsweise als Fragebogen zusammen oder verwenden Sie nur einzelne Fragen, wenn sie passend erscheinen.

10.1.4 Eine förderliche Umgebung voranbringen

Nun können Sie den Rahmen dafür schaffen, um etwas später einige der zentralen Erziehungsprinzipien in die gemeinsame Arbeit einzubringen. Erläutern Sie den Eltern, dass sie, obwohl sie wahrscheinlich nicht für die Schwierigkeiten ihres Kindes verantwortlich sind, viele Möglichkeiten haben, Hilfreiches zu tun, und dass Sie ihnen einige einfache Prinzipien vermitteln können, die helfen können, positives Verhalten bei Kindern zu steigern, Selbstständigkeit zu unterstützen, Familienbeziehungen zu verbessern und den häuslichen Frieden zu fördern. Erläutern Sie, dass diese Prinzipien dazu beitragen können, optimale Bedingungen für die kindliche Entwicklung oder, anders gesagt, für eine förderliche Umgebung zu schaffen.

Teilen Sie als Nächstes mit, dass diese Prinzipien, obwohl einfach, nicht so leicht umzusetzen und auch kein Wundermittel sind. Sie erfordern häufig eine erhebliche und dauerhafte Veränderung der elterlichen Erziehungspraktiken. Deuten Sie auf den linken unteren Quadranten und erläutern Sie, dass die meisten Eltern gelegentlich Gedanken und Gefühle wahrnehmen, die auftauchen und sich der konsistenten Anwendung dieser Prinzipien in den Weg stellen. Erläutern Sie ihnen weiterhin, dass einige dieser Gedanken und Gefühle so stark sein können, dass sie versucht sein werden, auf alte Methoden zurückzugreifen. Laden Sie die Eltern ein, einige der Dinge zu nennen, die sie als Eltern getan haben, um sich von unerwünschten Gefühlen wegzubewegen, und fragen Sie sie anschließend, ob diese Gefühle jemals zurückkamen. Zeichnen Sie nun (wie im dritten Kapitel beschrieben) die Spirale einer festgefahrenen Schleife und erläutern Sie, dass die meisten Eltern gelegentlich in solchen Schleifen festhängen, in denen belastendes inneres Erleben WEG-Bewegungen hervorbringt, was wiederum dazu führt, dass noch mehr Dinge im linken unteren Quadranten auftauchen. Heben Sie hervor, dass schwierige Gedanken und Gefühle normal und üblicherweise zu erwarten sind und dass der Schlüssel darin liegt, sich von diesem inneren Erleben nicht in eine festgefahrene Schleife drängen zu lassen. Wenn Sie dies darstellen, können Sie es auf der Elternmatrix andeuten und die Eltern dabei fragen, ob sie sich vorstellen könnten, welche Gedanken und Gefühle möglicherweise auftauchen und sich der Anwendung wirksamer Methoden in den Weg stellen. Vielleicht haben sie auch schon in der Vergangenheit wahrgenommen, dass diese Gedanken und Gefühle aufgetaucht sind. (Abb. 10.2 stellt ein Matrixdiagramm dar, das entsprechend ergänzt wurde.)

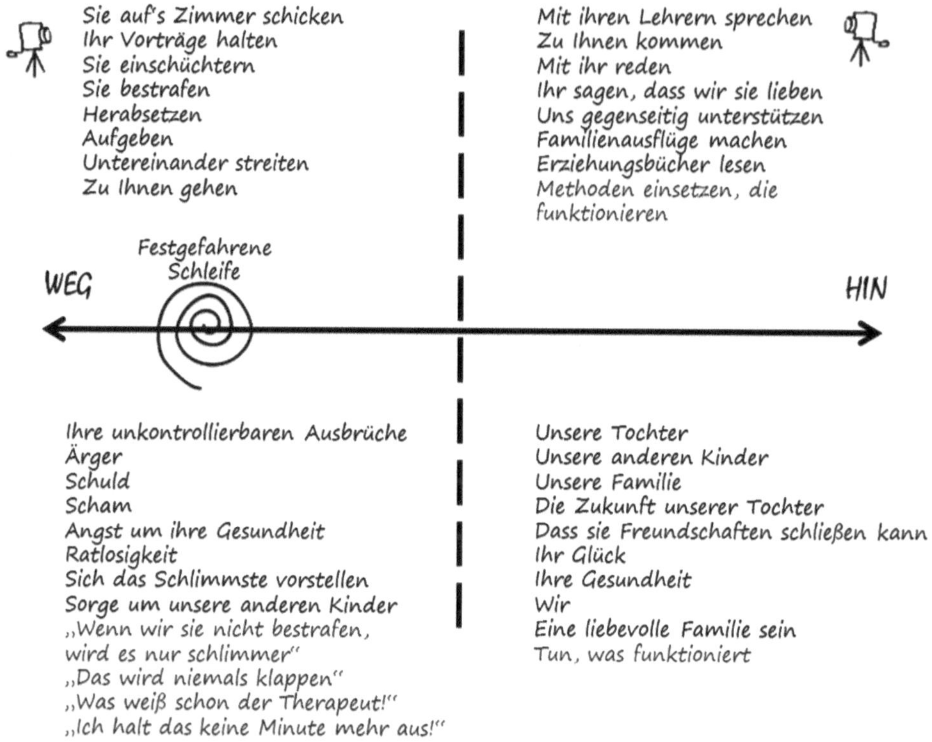

Abb. 10.2

10.1.5 Hilfreiche Metaphern, um die Prinzipien kompetenten Elternverhaltens einzuführen

Die Tanz-Metapher (McCurry 2009) scheint uns nützlich, um Eltern mit unseren Prinzipien kompetenten Elternverhaltens vertraut zu machen. Es folgt ein Beispiel, wie Sie diese Metapher darstellen könnten.

Therapeut: Haben Sie jemals getanzt oder einen Tanz-Profi beobachtet? Vermutlich wissen Sie, dass das Tanzen viel Übung voraussetzt. Tanz-Profis üben, bis ihnen die Tanzchoreographie in Fleisch und Blut übergeht. Wiederholung automatisiert diese Bewegungen und macht sie hocheffizient. Auf dieselbe Weise entwickeln wir in unserem Elternschaftstanz einige automatische Bewegungen, die aufeinander bezogenes Denken, Fühlen und Handeln beinhalten. Auch wenn die meisten unserer Tanzbewegungen nützlich sind, sind manche zumindest gelegentlich auch automatische Antworten und Reaktionen, die aus Angst, Furcht oder Ärger herrühren. So kann unser Tanz auf die linke Seite der Matrix kommen und weil es automatisch ist, kann das passieren, ohne dass wir uns dafür bewusst entscheiden oder sogar ohne dass wir uns dessen gewahr sind. In unserer gemeinsamen Arbeit geht es darum, Ihnen dabei zu helfen, neue Bewegungen zu lernen und zu üben, die Ihnen dabei helfen können, besser mit Ihren Kindern zu tanzen.

Eine weitere Möglichkeit ist die Dschungel-Metapher, die unser australischer Kollege Darin Cairns verwendet. Steigen Sie damit ein, dass Sie das Leben als Dschungel darstellen, in den wir unsere Kinder hinausschicken, wenn wir sie in die Welt entlassen. Anschließend machen Sie ungefähr folgendermaßen weiter:

Therapeut: Als Eltern können wir entweder Reiseführer oder Türhüter sein. Türhüter setzen eine Menge Regeln: „Mach das", „tu das nicht" und so weiter. Reiseführer erzählen Kindern, worauf sie stoßen können und laden sie ein, wahrzunehmen, was sie zu wohlschmeckenden Früchten und vergnüglichen Erfahrungen hinbringt und was sie in gefahrvolle Situationen führt. Indem Sie die Prinzipien verwenden, die ich Ihnen gleich vorstellen werde, können Sie ein besserer Reiseführer werden, wenn Sie Ihrem Kind Orientierung durch den Dschungel des Lebens geben.

Fragen Sie die Eltern als Nächstes, was sie als Eltern, die sein wollen, tun würden: Würden sie wirkungsvolles Elternverhalten aufgeben und so wieder bei den alten Tanzmustern landen (und sich zu Türhütern zurückverwandeln), wenn ihnen diese Praktiken zu schwer erscheinen und ihr Verstand sagt: „Das wird nicht funktionieren, also lass es bleiben"? Oder würden sie weiterhin Prinzipien anwenden, die wahrscheinlich dienlicher für ihr Kind und ihre Beziehung zu ihm sind? Die meisten Eltern entscheiden sich hierfür. Sie können sie anschließend nochmals fragen, wer oder was es für sie wichtig macht, diese Wahl treffen zu können.

Sobald Eltern einmal die Wahl getroffen haben, die Prinzipien kompetenten Elternverhaltens einzusetzen, können Sie diese Prinzipien im nächsten Abschnitt einführen. Je nachdem, was Sie bevorzugen oder was mit Blick auf die Klienten dienlicher erscheint, können Sie sie alle gemeinsam oder stattdessen auch nach und nach einführen. In jedem Fall sollten Sie Klienten Gelegenheit geben, diese Prinzipien auch tatsächlich umzusetzen und Ihnen davon zu berichten. Dies verbessert die Chancen, dass sie diese Prinzipien tatsächlich verwenden und deren Resultate nachverfolgen („track the results").

10.1.6 Einige Prinzipien kompetenten Elternverhaltens und wie man sie darstellt

Viele Forschungsbefunde zeigen, dass die Prinzipien der Verhaltensanalyse wirksam dazu beitragen können, eine förderliche Umgebung zu schaffen, die die optimale Entwicklung von Kindern unterstützt (Biglan 2015). Mittlerweile hat John Gottman, ein Pionier im Bereich der Paarberatung, einen Ansatz vorgestellt, den er Emotionscoaching (Gottman 1997) nennt. Es handelt sich um eine spezielle Auswahl von elterlichen

Verhaltensweisen, die die Wahrscheinlichkeit dafür erhöhen, dass Kinder mit den Höhen und Tiefen im Erleben menschlicher Gefühle zurechtkommen können und auf ihre Gefühle angemessen und flexibel reagieren. Aus der Kombination dieser Vorgehensweisen mit Ideen der Bezugsrahmentheorie sind wir auf elf Prinzipien gekommen, die dazu beitragen, eine förderliche Umgebung für Kinder zu schaffen und zu erhalten. Wir stellen sie zunächst als kurze Liste vor, in Klammern weisen wir auf die jeweils involvierten Verhaltensprozesse hin. Anschließend untersuchen wir jedes dieser Prinzipien genauer. Wir geben Hinweise, wie man sie darstellen kann, und wir sprechen an, wie jedes Prinzip darüber hinaus noch allgemeiner in der therapeutischen Arbeit mit Klienten zum Tragen kommt.

1. Validieren Sie alle Gedanken, Empfindungen und Gefühle Ihres Kindes bedingungslos, auf diese Weise schaffen Sie die Grundlage dafür, dass jegliches innere Erleben in Ordnung ist. (Dies schwächt die aversive Kontrolle, die von innerem Erleben auf Verhalten ausgeht.)
2. Geben Sie Ihrem Kind Gelegenheit, durch Erleben und Erfahrung wahrzunehmen, dass manche Verhaltensweisen dienlich sind und manche nicht. (Dies fördert das Wahrnehmen von Dienlichkeit.)
3. Nähren Sie, was Sie wachsen sehen wollen, indem Sie positive Verstärkung im Umgang mit Ihren Kindern einsetzen. (Anwendung appetitiver Kontrolle, um das Verhaltensrepertoire auszubauen.)
4. Sprechen Sie durchgehend von dem, was Ihr Kind tun soll, und von zu erwartenden Belohnungen, statt davon, was es nicht tun soll, und wahrscheinlicher Bestrafung. (Die konsistente Verwendung verbaler appetitiver Regeln macht Eltern zu vorhersagbaren und vertrauenswürdigen Leitpersonen.)
5. Wenn Sie Ihr Kind anleiten, beschreiben Sie, was geschehen könnte, und ermuntern Sie es dazu, wahrzunehmen, was passiert, wenn es den Vorgaben folgt oder nicht folgt. (Hier wird Tracking verwendet, um flexibles Befolgen hilfreicher Regeln zu fördern.)
6. Formulieren Sie Aufforderungen freundlich und klar und bieten Sie Wahlmöglichkeiten. (Dies stellt dem Zielverhalten appetitive Antezedenzien voran, was die Wahrscheinlichkeit erhöht, dass das Kind das Verhalten ausüben wird.)
7. Unterteilen Sie Aufgaben in kleinere Einheiten und bieten Sie, soweit dies sinnvoll erscheint, an, die Aufgabe gemeinsam mit dem Kind zu beginnen. (Hier wird Shaping – Verhaltensformung – eingesetzt, um das gewünschte Verhalten zu entwickeln.)
8. Wenn Sie zu einem Verhalten mit geringer Auftretenswahrscheinlichkeit auffordern wollen, bitten Sie zunächst um eine Verhaltensweise, die eine hohe Auftretenswahrscheinlichkeit hat. (Dies erhöht die Chancen, Verhalten zu bekommen, das dann eigenständig verstärkt werden kann.)
9. Wenn Ihr Kind gutes Verhalten zeigt, loben Sie sowohl das Verhalten als auch das Kind selbst. Wenn Ihr Kind schlechtes Verhalten zeigt, beziehen Sie sich allein auf das Verhalten. (Dies fördert die innere Motivation, ein gesundes Selbstkonzept und das Empfinden, dass nicht-dienliches Verhalten verändert werden kann.)

10. Lassen Sie die Konsequenzen für sich selbst sprechen. Anders gesagt, zeigen Sie Empathie, wenn Ihr Kind aversiven Konsequenzen ausgesetzt ist – auch wenn Sie selbst die Person sind, die diese aversiven Konsequenzen setzt. (Dies ist eine förderliche Weise, Kontingenzen zu nutzen, um unerwünschte Verhaltensweisen zu löschen.)
11. Nutzen Sie Momente, in denen Ihr Kind schwierige Gefühle erlebt, als Gelegenheiten, um sich auf Bindung und Beziehung hinzubewegen, bevor Sie sich dem Lösen des Problems zuwenden. (Wenn wir sie dazu ermutigen, Beziehung aufzunehmen, indem sie mitteilen, was sie empfinden, üben Kinder, sich vertrauensvoll einzulassen.)

Diese Prinzipien gehen deutlich über die Matrix-Arbeit hinaus, daher werden wir in diesem Kapitel lediglich skizzieren, wie Sie sie Eltern darstellen können, und eine Begründung für ihr Befolgen geben. Für eine umfassendere Darstellung einiger dieser Prinzipien verweisen wir auf *Parent Management Training* (Kazdin 2005). Eltern können Sie empfehlen, *The Everyday Parenting Toolkit* von Alan Kazdin und Carlo Rotella (Kazdin und Rotella 2013) oder *The Joy of Parenting* von Lisa Coyne und Amy Murrel (Coyne und Murrell 2009) zu lesen. Eine andere gute Quelle ist *The Heart of Parenting: Raising an Emotionally Intelligent Child* von John Gottman (1997). Bevor wir uns in die Prinzipien vertiefen, noch eine abschließende Bemerkung: Obwohl es etwas vom Thema dieses Kapitels wegführt, werden wir für jedes der nachfolgenden Prinzipien auch dessen Beitrag zur Wirksamkeit der Therapie aufseiten von Klienten kurz beschreiben.

10.1.7 Validieren Sie alle Gedanken, Empfindungen und Gefühle

Dieses Prinzip liegt einem großen Teil der Matrix-Arbeit in Schritt 3 zugrunde, wo es darum geht, die Wirksamkeit von Kontrollbemühungen in der Innenwelt mit Kontrollbemühungen in der Außenwelt vergleichend zu erkunden. Sie können es Eltern in sehr ähnlicher Weise wie in Kap. 4 vorstellen. Sobald Eltern einmal die Vergeblichkeit ihrer Versuche, inneres Erleben zu kontrollieren, erlebt haben, werden sie möglicherweise offener für einen anderen Ansatz: bedingungslos alles zu validieren, was ihr Kind fühlt oder denkt. Dies kann ein guter Moment sein, um Eltern zu fragen, wie sie selbst für gewöhnlich auf eigene schwierige Gedanken und Gefühle und solche ihres Kindes reagieren.

In der Matrix-Arbeit ist, wie für ACT generell, das bedingungslose Validieren und Bestätigen allen inneren Erlebens essentiell. Weil die Matrix das Wahrnehmen trainiert, lehrt sie die Menschen auf wirksame Art, allem inneren Erleben Raum zu geben. Dabei ist jedoch die Haltung des Therapeuten ausschlaggebend, um die Akzeptanz inneren Erlebens zu fördern. Die Validierungsstrategien aus Kap. 5 sind hierfür von unschätzbarem Wert. Verbales Aikido und die Arbeit am Mitgefühl mit dem eigenen Selbst können die Akzeptanz inneren Erlebens gleichfalls fördern.

10.1.8 Geben Sie Ihrem Kind Gelegenheit, wahrzunehmen, dass manches Verhalten dienlich ist und manches nicht

Machen Sie den Eltern deutlich, dass das Validieren und Bestätigen von Gedanken und Gefühlen keinesfalls bedeutet, Kindern zu erlauben, sich unangemessen oder unziemlich zu verhalten. Weit gefehlt. Obwohl Eltern und Kinder gleichermaßen wenig Kontrolle über ihre Gedanken und Gefühle haben, haben wir doch alle viel mehr Kontrolle über unser Verhalten, einschließlich dessen, was wir sagen. Es ist ein Teil der Elternrolle, Kindern die Gelegenheit zu geben, zu erleben, welche Verhaltensweisen funktionieren und welche nicht. Ein wesentlicher Teil des Erziehungsauftrags besteht somit darin, Grenzen und Konsequenzen für unangemessenes Verhalten zu setzen und natürlich auch gutes Verhalten zu belohnen.

Generell ist es viel schwerer, etwas nicht zu tun, als zu lernen, etwas anderes zu tun. Beispielsweise ist es viel schwerer, das Fluchen aufzugeben, als zu lernen, wie man ein Problem anspricht. Wenn wir an einer Verhaltensänderung arbeiten, besteht ein erster Schritt darin, genau zu beschreiben, wie das erwünschte beobachtbare Verhalten aussehen würde, und nicht, wie es nicht aussehen sollte.

Eine weitere Möglichkeit, Tauglichkeit wahrzunehmen, besteht im Sortieren mit der Matrix. Wenn wir mit Klienten arbeiten, besteht der Schlüssel darin, dass wir sie dazu einladen, Tauglichkeit oder Nützlichkeit wahrzunehmen sowie auch HIN-Bewegungen zu erkennen, anstatt darum zu kämpfen, WEG-Bewegungen zu unterdrücken.

10.1.9 Nähren Sie, was Sie wachsen sehen wollen

Sobald sich Eltern einmal darauf eingelassen haben, neues Verhalten zu fördern, führen Sie positive Verstärkung als das wirksamste Werkzeug für Veränderung ein. Erläutern Sie, dass jegliches Verhalten durch die Konsequenzen, die es erfährt, aufrechterhalten wird. Für Menschen ist es hochverstärkend, von anderen beachtet zu werden. So sehr, dass problematische Verhaltensweisen einfach dadurch aufrechterhalten werden können, dass sie negative Aufmerksamkeit durch Eltern, Gleichaltrige oder Lehrer erfahren. Fordern Sie Eltern dazu auf, ihr Augenmerk darauf zu richten, was ihr Kind richtig macht, und es beim „Gutsein“ zu erwischen. Erläutern Sie dann die drei Komponenten effektiver Verstärkung: ihrem Kind das Verhalten kurz zu beschreiben, dabei einen begeisterten Unterton zu zeigen und liebevollen Körperkontakt herzustellen. Sie können darauf hinweisen, dass Tonlage und Körperkontakt dem Alter des Kindes angepasst sein sollten. Mit kleinen Kindern sollten High Fives – Abklatschen – und ein begeistertes Ah-und-Oh gut funktionieren, während bei Teenagern eine ruhige und wohlwollende Stimme und eine leichte Berührung des Armes vielleicht besser passen. Für Eltern kann es herausfordernd sein, alle drei Elemente im Blick zu behalten, zögern Sie also nicht, diese im Rollenspiel mit Eltern einzuüben, bis sie sie beherrschen.

Allgemeiner geht es in der Matrix-Arbeit darum, ein spezielles Verhalten, nämlich das Wahrnehmen mit der Matrix, zu verstärken. Wie in Kap. 9 im Zusammenhang mit der Arbeit entlang der therapeutischen Beziehung diskutiert, kann positive Verstärkung auch dazu eingesetzt werden, gezielt interpersonelle Verhaltensweisen zu formen. Welche Intervention es auch sein mag, stets streben Matrixpraktiker danach, die Matrix-Arbeit inhärent verstärkend zu gestalten, damit sich Klienten mit größerer Wahrscheinlichkeit weiterhin auf die Matrix einlassen.

10.1.10 Sprechen Sie durchgehend von dem, was Ihr Kind tun soll, und von potenziellen Belohnungen

Wenn es um ihre Kinder geht, wird sich die Aufmerksamkeit von Eltern natürlicherweise auf die Vermeidung potenzieller Gefahren und auf das Lösen von Problemen richten. Dies führt natürlicherweise dazu, dass das „Tu das nicht!" gegenüber dem „Tu das!" überwiegt. Egal ob eine unmittelbare Gefährdung, wie etwa bei „Fass nicht auf die Herdplatte!", oder eher langfristige Gefahren, wie etwa bei „Iss nicht so viele Süßigkeiten, sonst werden deine Zähne schlecht!" bestehen, häufig überwiegen verneinende Gebote oder Regeln. Das Problem ist, dass der übermäßige Gebrauch solcher Gebote und Regeln jenseits unmittelbarer körperlicher Bedrohungssituationen dazu tendiert, WEG-Bewegungen zu verstärken, was wiederum dazu führen kann, dass Kinder in festgefahrenen Schleifen enden, die zulasten des HIN-Bewegens auf ein erfülltes, schätzenswertes Leben gehen. Ermutigen Sie Eltern daher, positiv formulierte Regeln zu verwenden, beispielsweise „Bitte hilf, den Tisch abzuräumen, dann kannst du am Computer spielen" anstelle von „Wenn du nicht beim Tischabräumen hilfst, darfst du nicht an den Computer".

Die Matrix-Arbeit profitiert gleichfalls davon, wenn wir unsere Aufmerksamkeit darauf verwenden, Klienten appetitive Regeln zu vermitteln. Streben Sie also nach Äußerungen, die die appetitive Kontrolle betonen, wie etwa „Indem man neue Verhaltensweisen ausprobiert, kann man sich auf die Personen und Dinge HIN bewegen, die einem wichtig sind." Achten Sie bestmöglich darauf, Formulierungen, die auf aversiver Kontrolle fußen, wie etwa „Wenn Sie nicht anfangen, es so zu machen, dann werden Sie nie ein erfülltes Leben führen." zu umgehen.

10.1.11 Wenn Sie Ihr Kind anleiten, beschreiben Sie, was möglicherweise geschehen könnte, und ermutigen Sie es zum Nachverfolgen (Tracking)

Je besser Kinder die Reichweite der Konsequenzen ihres Verhaltens wahrnehmen, desto flexibler werden sie und desto leichter können sie sich auf eine Umgebung einstellen. Obwohl es für gestresste und überarbeitete Eltern eine Versuchung sein kann, ihre Kinder mit den Worten „weil ich es so gesagt habe“ zur Folgsamkeit anzuhalten, sät dies den Samen der Rebellion, es führt zu auf Zwang und Drohungen beruhenden Beziehungen. Um es einfach zu formulieren: Es bringt Kinder dazu, sich von ihren Eltern wegzubewegen. Dies können Sie akzentuieren, indem Sie die Eltern nach Beispielen fragen, wo dies passiert sein könnte. Ein weiterer unglücklicher Effekt von Äußerungen wie „weil ich es so gesagt habe“ ist, dass dies Kinder dazu bringen kann, mehr Aufmerksamkeit darauf zu richten, welche Effekte ihr Verhalten auf die Person hat, die die Regeln vorgab, als darauf, was sonst noch geschieht. Dies verengt ihre Aufmerksamkeit auf Pliance und Counterpliance und schränkt ihre Flexibilität ein. (Umfassender wurden Pliance und Counterpliance in Kap. 6 diskutiert.)

Raten Sie Eltern, nach Gelegenheiten zu suchen, bei denen sie ihr Kind dazu ermutigen, wahrzunehmen, was es erlebt, wenn es etwas tut, auch wenn sie vielleicht die Versuchung verspüren, dem Kind einfach zu sagen, was es tun soll. Ein Elternteil könnte beispielsweise sagen: „Zieh deine Winterhandschuhe an und schau mal, ob du bemerkst, dass deine Hände länger warm bleiben und du länger im Schnee spielen kannst.“ Machen Sie deutlich, dass es dabei darum geht, ihr Kind dazu einzuladen, wahrzunehmen, was sich in unmittelbarer zeitlicher Nähe einer Verhaltensweise ereignet, es geht nicht darum, über Gefahren und Belohnungen in der fernen Zukunft zu dozieren (beispielsweise „Übe den Buchstaben A und denk dran, dass du ein Begabtenstipendium bekommen kannst.“) Ein unterhaltsamer Weg, Eltern zum Tracking zu veranlassen, ist, sie dazu einzuladen, durch den Blickwinkel der Matrix wahrzunehmen, was in ihren Interaktionen mit ihrem Kind geschieht. Beispielsweise: Wie wirkt sich das Anwenden (oder Nicht-Anwenden) kompetenten Elternverhaltens auf ihre Interaktionen aus? So werden auch die Eltern veranlasst, Konsequenzen wahrzunehmen, anstatt sich einfach den von Ihnen vorgegebenen Regeln zu unterwerfen oder auf Dinge von der linken Seite ihrer Matrix zu reagieren.

Bei diesem Prinzip geht es darum, flexibles Tracking zu fördern – also jenseits der simplen Frage, ob man eine spezielle Regel eingehalten hat oder nicht, die Konsequenzen eigenen Verhaltens wahrzunehmen. Wie in den Kap. 3 und 4 diskutiert wurde, fördert der Gebrauch der Matrix das flexible Tracking oder Nachverfolgen von bedeutsamen Aspekten unseres Kontexts und unseres Erlebens. Bei den Grundschritten des verbalen Aikidos wirkt dasselbe Prinzip, wobei Klienten dazu eingeladen werden, ihr inneres Erleben, ihr Verhalten und ihr Sinneserleben wahrzunehmen. Dies kann sich auf etwas beziehen, was sich sowohl vor als auch nach einem bestimmten Verhalten ereignet hat.

10.1.12 Fragen Sie freundlich und geben Sie Wahlmöglichkeiten

Ein äußerst wirksamer Weg, erwünschtes Verhalten zu fördern, ist es, für appetitive Antezedenzien zu sorgen. Wenig überraschend, ist Freundlichkeit tendenziell hochgradig appetitiv, das geforderte Verhalten ist also wahrscheinlicher, wenn freundlich und nicht streng oder sarkastisch danach gefragt oder darum gebeten wird. Wenn es nötig erscheint, erläutern Sie den Eltern, dass es ein unangenehmer Ton wahrscheinlicher werden lässt, dass ihr

Kind nicht mitmacht, wenn sie es beispielsweise auffordern, bei Aufgaben zu helfen. Eine andere Möglichkeit ist, dass sich ihr Kind zwar fügt, doch nur, um dem aversiven Charakter der Forderung auszuweichen, in diesem Fall ist die Mitwirkung eine WEG-Bewegung, die Distanz in der Beziehung schafft. Nun kann es leicht vorkommen, dass man diesen einfachen Schritt, nämlich freundlich zu fragen, aus dem Blick verliert, wenn man es mit einem widerspenstigen Teenager zu tun hat. Selbstverständlich geht freundliches Fragen Hand in Hand damit, klar und bestimmt zu fragen. Selbst bei äußerst festgefahrenen familiären Schwierigkeiten kann dies Wunder bewirken.

Manchmal ignorieren Kinder Aufforderungen oder sie mokieren sich darüber. Bei Kindern, die dazu neigen, Aufforderungen zu ignorieren, animieren Sie die Eltern dazu, ihre Anweisungen einfach zu wiederholen und dann ihr Kind zu bitten, zu wiederholen, wie es die Aufforderung und die (bevorzugt) appetitiven Konsequenzen des Sichfügens und die (möglichst seltenen) aversiven Konsequenzen eines Nicht-Fügens verstanden hat. Bei Kindern, die zu sarkastischen Reaktionen neigen, ermutigen Sie die Eltern, den Ton des Kindes zu ignorieren und nur auf diejenigen Elemente seiner Antwort zu reagieren, die die Anforderung widerspiegeln. Erkennen Sie auch an, dass es wirklich schwer ist, den Sarkasmus eines Kindes zu ignorieren. Erkunden Sie die Alternative, wenn Eltern sich in dieser Situation befinden, nämlich zum Türhüter zu werden – eine Person, von der sich das Kind wegbewegen und fernhalten möchte. Fordern Sie Eltern auf, Sarkasmus, Trotz und ähnliche Verhaltensweisen zu ignorieren und stattdessen, soweit wie möglich, erwünschtes Verhalten zu verstärken.

Bei Eltern, die sich damit wirklich schwertun, kann es hilfreich sein, diese Fertigkeit während der Sitzung zu üben. Machen Sie jedoch deutlich, dass dieses Prinzip, wie die übrigen auch, probabilistischen Charakter trägt. Keines bietet eine hundertprozentige Erfolgsgarantie, sie machen lediglich einzelne Verhaltensweisen und Ergebnisse mehr oder weniger wahrscheinlich. Die Tatsache, dass diese Resultate Wahrscheinlichkeitscharakter tragen, ist tatsächlich eine gute Nachricht für Eltern, da es auch bedeutet, dass sie nicht zu 100 Prozent perfekt sein müssen; solange sie sie sich in 70 bis 80 Prozent der Fälle daran halten, werden sie wahrscheinlich gute Resultate erzielen.

Eltern können die Wirkung dieses Vorgehens noch deutlich verstärken, indem sie Wahlmöglichkeiten anbieten. Wenn sie das Kind fragen, ob es zuerst Hände waschen und danach seine Spielsachen aufräumen möchte oder ob es erst die Spielsachen aufräumen und dann die Hände waschen möchte, ist es beispielsweise wahrscheinlicher, dass beides gemacht wird, als wenn sie das Kind zu beidem auffordern, ohne dem den Rahmen einer Wahlmöglichkeit zu geben. Wenn Sie Eltern dieses Prinzip vorstellen, lassen Sie nicht unerwähnt, dass jede der beiden Wahlmöglichkeiten, die sie anbieten, für sie akzeptabel sein sollte. Beispielhaft können Sie dies ungefähr folgendermaßen verdeutlichen: „Wenn Sie Ihr Kind auffordern, auszuwählen, ob es die Spielsachen selbst aufräumt oder ob Sie es tun sollen, seien Sie auch tatsächlich bereit, die Spielsachen selbst wegzuräumen.“ Erläutern Sie als Grund für diese Strategie, dass Kinder, die Erfahrung damit haben auszuwählen, wahrscheinlich klüger auswählen werden, wenn sie heranwachsen, und Menschen und Tätigkeiten bevorzugen werden, bei denen Sie eine Wahl im Leben haben. Fragen Sie die Eltern einfach, was sie für ihr Kind wählen würden, wenn sie wählen könnten: ein Leben mit Wahlmöglichkeiten oder ein Leben ohne Wahl?

Natürlich ist das Anbieten von Wahlmöglichkeiten manchmal nützlich und manchmal weniger effektiv. Fordern Sie die Eltern auf, Situationen wahrzunehmen, in denen es nicht funktioniert. In solchen Fällen können sie darauf zurückgreifen, ihre Aufforderung einfach freundlich und klar zu äußern.

Allgemein ist es Ihre Mission als Matrixanwender, freundlich, warm und echt zu sein, mit anderen Worten, einen appetitiven zwischenmenschlichen Kontext zu schaffen, in dem Klienten mit größerer Wahrscheinlichkeit neue Verhaltensweisen erproben werden. Dabei geht es in der Arbeit mit der Matrix gezielt darum, das Auswählen zu fördern. Wenn Klienten anfangen wahrzunehmen, dass sie eine Wahl haben, wird es wahrscheinlicher, dass sie HIN-Bewegungen wählen. Dies macht es umso bedeutsamer, gegenüber Klienten den Eindruck zu vermeiden, Ihr Ziel sei, sie zu HIN-Bewegungen zu veranlassen. Verdeutlichen Sie stattdessen, dass Ihr Ziel darin besteht, ihnen zu helfen, ihre Wahlmöglichkeiten zu erweitern.

10.1.13 Unterteilen Sie Aufgaben in kleinere Einheiten und bieten Sie nötigenfalls an, schwierige Aufgaben gemeinsam mit dem Kind zu beginnen

Manchmal lassen sich Kinder nicht auf ein von den Eltern verlangtes Verhalten ein, weil es zu komplex ist. In solchen Fällen ist es hilfreich, die Aufgabe in kleinere Einheiten zu unterteilen. Wenn Eltern möchten, dass sich ihr Kind selbstständig anzieht – eine Aufgabe, die viele Verhaltensweisen erfordert – können sie mit der Aufforderung anfangen, die Kleidung für den Tag aus mehreren der Jahreszeit entsprechenden Möglichkeiten auszuwählen. Als Nächstes können sie das Kind dazu auffordern, den Schlafanzug abzulegen und dann nacheinander die Unterwäsche, das Hemd usw. anzuziehen.

Wenn komplexe, neue oder auch Verhaltensweisen mit geringer Auftretenswahrscheinlichkeit erprobt werden sollen, können die Eltern dies auch anstoßen, indem sie die Aufgabe gemeinsam mit ihrem Kind beginnen. Wenn es beispielsweise darum geht, das Kind dazu zu veranlassen, seine Spielsachen aufzuräumen, können sie anbieten, gemeinsam anzufangen. In Kombination mit den anderen Prinzipien kann dies eine hilfreiche letzte Zuflucht bei Kindern sein, die bestimmte Aufgaben nicht machen wollen.

Immer wenn Sie mit neuen Klienten in die Matrix-Arbeit einsteigen, verwenden Sie diesen Ansatz, indem Sie die Aufgabe des Wahrnehmens mit der Matrix in leicht verdauliche Häppchen aufteilen. Dies geschieht, indem Sie sie zunächst auffordern, den Unterschied zwischen HIN- und WEG-Bewegungen wahrzunehmen und dann die Unterscheidung zwischen dem Erleben mit den fünf Sinnen und dem inneren Erleben zu treffen usw. Wenn es Klienten schwerfällt, Ihren Darstellungen zu folgen oder eine spezielle Fertigkeit zu praktizieren, befürworten wir, wie Sie bereits wissen, das Tempo zu verlangsamen und sich nötigenfalls gemeinsam mit den Klienten der Aufgabe zu widmen.

10.1.14 Wenn Sie zu einem Verhalten mit geringer Auftretenswahrscheinlichkeit auffordern wollen, bitten Sie zunächst um eine Verhaltensweise mit hoher Auftretenswahrscheinlichkeit

Wenn Eltern wissen, dass ihr Kind der Aufforderung zu einem bestimmten Verhalten nur mit geringer Wahrscheinlichkeit nachkommen wird, können sie versuchen, es zunächst zu einem Verhalten aufzufordern, auf das es sich bereitwillig einlässt. Wenn ihr Kind beispielsweise Umarmungen gerne hat, aber nur widerstrebend seinen Schlafanzug anzieht, könnten sie versuchen, es zunächst zu einer Umarmung aufzufordern und danach dazu, den Schlafanzug anzuziehen. Schauen Sie, ob Sie Eltern dabei helfen können, Verhaltensweisen mit hoher Auftretenswahrscheinlichkeit herauszufinden, um die sie bitten können, bevor sie Verhaltensweisen mit geringer Auftretenswahrscheinlichkeit von ihrem Kind verlangen. Animieren Sie sie, viele Gelegenheiten für das wahrscheinlichere Verhalten zu schaffen. Nehmen wir einmal an, Herumtollen und Albernsein seien hochwahrscheinlich, wohingegen das Erledigen schwieriger Mathehausaufgaben weniger wahrscheinlich wäre. Vor dem Beginn einer schwierigen Sitzung mit Mathe könnte ein Elternteil zunächst eine Weile mit seinem Kind albern sein, es dann zu einem gemeinsamen Snack einladen, bevor es schließlich an die Matheaufgaben geht.

Dieses Prinzip lässt sich unmittelbar auf die Matrix übertragen und ist bei Klienten, die ganz und gar festgefahren sind, äußerst effektiv. Je festgefahrener Klienten sind, desto schwieriger ist es für sie, sich dafür zu entscheiden, HIN-Bewegungen außerhalb der Sitzungen zu praktizieren. Nach einiger Übung im Sortieren mit der Matrix kann jedoch der Vorgang des Sortierens wahrscheinlicher werden als das Sich-Einlassen auf HIN-Bewegungen draußen. Hieran anknüpfend können Sie diese Klienten auffordern, das Sortieren in festgefahrenen Situationen zu praktizieren (das zwischenzeitlich ein Verhalten mit relativ hoher Wahrscheinlichkeit geworden ist), bevor sie HIN-Bewegungen auswählen und sich – am Ende – darauf einlassen.

10.1.15 Lenken Sie die Aufmerksamkeit Ihres Kindes auf Quellen innerer Verstärkung für gutes Verhalten

Wenn ihr Kind gutes Verhalten zeigt, empfinden Eltern natürlicherweise Stolz und verstärken dieses Verhalten gerne. Auch wenn dies selbstverständlich wichtig ist, ist es gleichermaßen wichtig, die Voraussetzungen für innengeleitete Verstärkung zu schaffen, damit Kinder durch das, was sie tun, verstärkt werden können, statt nur durch Regelsetzer, die zum Ausdruck bringen, wie glücklich sie über ihr Verhalten sind. Wenn es ein Kind beispielsweise geschafft hat, ohne Unterstützung durch seine Mutter ein paar Meter mit dem Rad zu fahren, könnte diese sagen: „Jetzt kannst du wirklich stolz auf dich sein!“ anstatt „Mama ist wirklich stolz auf dich!“. Fordern Sie Eltern ähnlich dazu auf, sich auf gutes Verhalten ihres Kindes unter Verweis auf positive Qualitäten seines Selbst zu beziehen.

Wenn ein Kind beispielsweise Süßigkeiten an Halloween mit seiner Schwester teilt, können sie dies verstärken, indem sie eher „Das war etwas sehr Großzügiges, was du da gemacht hast. Du hast deine Süßigkeiten geteilt.“ sagen statt „Ich freue mich so, dass du deine Süßigkeiten geteilt hast.“

Umgekehrt – und dies ist für Eltern oft schwierig umzusetzen – ist es wichtig, den Fokus auf dem Verhalten zu belassen, anstatt ihn auf das Selbst des Kindes zu richten, wenn das Kind unziemliches oder störendes Verhalten zeigt. Beispielsweise könnten sie sagen: „Du hast die Süßigkeiten deiner Schwester gestohlen, das ist nicht das, was wir von dir erwarten“, anstatt das Kind als Person durch Äußerungen wie „Du Dieb! Du hast die Süßigkeiten deiner Schwester gestohlen, wo du doch weißt, dass man nicht stehlen darf.“ herabzusetzen. Weil Kinder sehr schnell eine Selbstwahrnehmung aus ihren Gefühlen und Verhaltensweisen ableiten, ist es notwendig, dass Eltern zur Entwicklung der noch zarten Knospen des Selbstkonzepts förderlich und positiv beitragen.

Im weiten Feld klinischer Praxis ist die Selbstwahrnehmung der meisten Klienten als Funktion früherer Lebenserfahrungen wahrscheinlich schon sehr verfestigt. Dies macht es umso wichtiger, sie dabei zu unterstützen, ihre HIN-Bewegungen als das zu sehen, was sie sind, ohne darauf zu bestehen, dass sie es so sehen wie Sie selbst: etwas, worauf sie stolz sein können, wenn sie diese Wahl treffen. Zögern Sie auch nicht, ihnen zu sagen, dass sie mutig sind, wenn sie aus ihrer Komfortzone heraustreten. Und teilen Sie ihnen beim Blick auf ihre Schwierigkeiten mit, dass es aus Ihrer Perspektive nicht irgendein defizitärer Aspekt ihres inneren Wesens ist, sondern dass es ihre WEG-Bewegungen sind, die sie blockieren.

10.1.16 Lassen Sie die Konsequenzen für sich selbst sprechen

Empathie oder Einfühlung ist der Schlüssel für eine förderliche Umgebung und in vielen Kontexten bringen Eltern bereitwillig ihre Einfühlung zum Ausdruck, wenn ihre Kinder aversive Konsequenzen erleben. Für Eltern kann es schwieriger werden, dies zu tun, wenn sie zuvor versucht haben, ihr Kind auf diese negativen Konsequenzen vorzubereiten, und noch schwieriger, wenn die Eltern selbst die Konsequenzen für ein bestimmtes Verhalten setzen. Wenn die Konsequenzen vorab angekündigt oder besprochen wurden, kann es sein, dass die Eltern stattdessen Vorträge halten oder Schlimmeres tun und seltener Empathie dafür zeigen, wie es sich für ihr Kind anfühlt, diese Konsequenzen zu erleben. Dieser Ansatz ist im Allgemeinen zum Scheitern verurteilt, denn Kinder neigen dazu, ungünstig zu reagieren, wenn sie sich bestraft fühlen. Fordern Sie Eltern dazu auf, es wahrzunehmen, wenn Sie Vorträge halten. Es ist viel effektiver, Einfühlung zu zeigen und die Konsequenzen für sich selbst sprechen zu lassen.

Eltern profitieren möglicherweise von einem Beispiel. Wählen Sie etwas Altersgemäßes. Wenn das Kind schon etwas länger die Schule besucht, könnten Sie als Beispiel nehmen, dass sie ihrem Kind sagen: „Wenn du deine Hausaufgaben machst, kannst du eine Stunde fernsehen.“ Wenn es dann versäumt, die Hausaufgaben zu erledigen, könnten sie sagen: „Ich weiß, es ist hart und es tut mir leid, dass du jetzt nicht fernsehen kannst, weil du deine

Hausaufgaben nicht erledigt hast. Ich lasse dich sonst gerne schauen und ich hoffe, dass du dich morgen dafür entscheidest, die Hausaufgaben zu machen" statt „Ich habe es dir ja gesagt, aber du hörst ja nie zu." Sprechen Sie auch an, dass das Kind eventuell debattieren möchte, und schlagen Sie vor, dann auf eine einfache Äußerung wie „Ich weiß, es ist hart. Lass uns später nochmals darüber reden." zurückzugreifen. Bei Eltern jüngerer Kinder kann es das Beste sein, sie auf Prinzip 11 („Nutzen Sie Momente ...") aufmerksam zu machen und ihnen dabei zu helfen, dass sie lernen, wie sie ihr Kind validieren oder bestätigen können, wenn es negative Gefühle erlebt.

In der Matrix-Arbeit werden Sie selten aversive Konsequenzen setzen wie Eltern dies gelegentlich tun müssen. Doch erleben Klienten oft die aversiven Konsequenzen, wenn sie die Wahl treffen, sich auf WEG-Bewegungen anstelle von HIN-Bewegungen einzulassen. In der Tat können sie sogar aversive Konsequenzen erleben, wenn sie HIN-Bewegungen unternehmen. Validieren Sie in all diesen Fällen, wie schwer es ist, diese Konsequenzen zu erleben, und enthalten Sie sich langer Vorträge.

10.1.17 Nutzen Sie Momente, in denen Ihr Kind schwierige Gefühle erlebt, als Gelegenheiten, um Verbindung aufzunehmen

Wenn Kinder starke negative Emotionen erleben, betrachten Eltern dies natürlicherweise als ein zu lösendes Problem. Eltern mögen ihr Kind nicht leiden sehen und mögen auch nicht, dass es ihnen Ärger entgegenbringt. In solchen Situationen ist es für Eltern nur natürlich, direkt in den Problemlösemodus zu gehen oder sogar sich wegzubewegen, wenn sie sich aufgrund der emotionalen Befindlichkeit ihres Kindes schlecht oder unzulänglich fühlen. Doch vermittelt dies die Botschaft, dass Gefühle schlecht oder möglicherweise sogar gefährlich seien oder ein Problem, das gelöst werden oder von dem man sich wegbewegen müsse – das ist genau der Prozess, durch den Menschen in festgefahrene Schleifen kommen.

Für Eltern ist es günstiger, wenn sie erkennen, dass diese Momente wertvolle Gelegenheiten bieten, mit ihrem Kind Verbindung aufzunehmen und es dabei zu unterstützen, seine Emotionen anzunehmen und sie zu benennen. Auf diese Weise validiert zu werden, hilft Kindern auch, allmählich zu lernen, wie sie sich selbst validieren können. Dies ist der Kern von John Gottmans Vorgehen zum Coaching von Emotionen (1997), dem er fünf Schritte zugrunde legt:

1. Nimm die Emotionen deines Kindes wahr.
2. Erkenne starke negative Emotionen als eine Gelegenheit, mit deinem Kind in Verbindung zu kommen und seine Emotionen zu coachen.
3. Höre einfühlend zu, spiegle und bestätige die Gefühle deines Kindes.
4. Hilf deinem Kind, die erlebte Emotion zu benennen.
5. Sobald du den Eindruck hast, dass du mit den Emotionen deines Kindes in Verbindung bist, kannst du dich dem Problemlösen zuwenden, wobei du gleichzeitig die Grenzen möglicher Verhaltensweisen aufrechterhältst.

Dies ist ein ziemlich aufwendiger Prozess und Eltern werden etwas üben müssen, um den Ansatz flüssig und effektiv umsetzen zu können. Sie können Eltern auf Gottmans Buch hinweisen, wobei Sie in den meisten Fällen jedoch in der Lage sein werden, sie effektiv in der Anwendung dieser Schritte zu schulen. Zwischenzeitlich werden sie wahrscheinlich auch von einem konkreten Beispiel profitieren. Es folgt eine Möglichkeit, wie Sie dies darstellen können.

Therapeut: Stellen Sie sich vor, dass ihr vierjähriger Thomas sich nicht anziehen und in den Park gehen möchte. Stattdessen fängt er an, zu weinen und einen Trotzanfall hinzulegen. Der erste Schritt wäre, anzuerkennen, was er fühlt und denkt. Vielleicht könnten Sie etwas sagen wie: „Du möchtest deine Jacke jetzt nicht anziehen und bist traurig und wütend." Im zweiten Schritt, wenn Sie den erzieherischen Moment erkennen und nutzen möchten, gehen Sie verständnisvoll und offen auf ihn zu. Knien Sie sich zu ihm und sagen Sie etwas wie: „Lass uns darüber sprechen." Beim dritten Schritt, dem einfühlenden Zuhören, fragen Sie ihn, was los ist, und spiegeln Sie wider, was er sagt: „Du möchtest weiter mit deinen Bauklötzen spielen und jetzt nicht rausgehen. Das verstehe ich. Wenn ich etwas machen möchte und es nicht kann, fühle ich mich auch ärgerlich. Du möchtest hierbleiben. Es ist in Ordnung, das zu wollen und sich traurig und ärgerlich zu fühlen." Für den folgenden vierten Schritt versuchen Sie, ihm zu helfen und Worte dafür zu finden, was er empfindet. In diesem Fall könnten Sie vielleicht sagen: „Du bist traurig und möchtest zuhause bleiben. Ist das richtig? Und du bist ärgerlich, weil ich dich in den Park mitnehme." Gehen Sie erst zum fünften Schritt über, wenn Sie mit Ihrem Kind in Verbindung sind. Das werden Sie daran erkennen, dass Ihr Kind Ihre Formulierung bestätigt. Wenn Sie zum nächsten Schritt gehen, setzen Sie klare Grenzen, wenn Sie zum Problemlösen kommen. Beispielsweise könnten Sie sagen: „Lass uns sehen, wie wir's machen können. Wir gehen in den Park. Zuerst können wir uns noch ein bisschen unterhalten, dann kannst du dir eine Jacke aussuchen. Und wenn wir zurückkommen, kannst du wieder mit deinen Bauklötzen spielen."

Natürlich sieht Matrix-Arbeit mit Erwachsenen vollkommen anders aus, als mit einem zornigen Kleinkind umzugehen. Nichtsdestoweniger gelten ähnliche Prinzipien. Bevor Sie Klienten einladen, mögliche Lösungen ins Auge zu fassen, bringen Sie Ihr Mitgefühl für das, was sie erleben, zum Ausdruck. Dann helfen Sie ihnen, mit ihren Gefühlen in Kontakt zu kommen, und geben ihnen Gelegenheit, ihre Emotionen, nötigenfalls mit Ihrer Unterstützung, zu benennen. Wenn Sie mögen oder Ihnen dies hilfreich erscheint, setzen Sie das verbale Aikido ein, um ihnen dabei zu helfen, wahrzunehmen, wo diese Gefühle im Körper auftauchen. Erst wenn Sie die ersten vier Schritte mit ihnen durchgegangen sind, fordern Sie sie auf, die Wahlmöglichkeiten, die sie haben, zu betrachten und was sie vielleicht tun möchten, anstatt sich von WEG-Bewegungen und möglicherweise sogar von festgefahrenen Schleifen einfangen zu lassen.

10.2 Die Matrix für Teenager anpassen

Nun wenden wir uns der direkten Arbeit mit Kindern zu. Wir fangen mit Teenagern an, denn bei jüngeren Kindern wird man mit großer Wahrscheinlichkeit vornehmlich mit den Eltern und nicht mit dem Kind arbeiten. Nach unserer Erfahrung kommen Teenager schneller durch die sechs Schritte aus Teil 1 als Erwachsene. Dies mag aus der Tatsache herrühren, dass ihre festgefahrenen Schleifen nicht so verfestigt sind, was es ihnen ermöglicht, sich schneller zu lösen. Im Allgemeinen geht die Arbeit wie in Teil 1 beschrieben voran. Doch können gewisse Veränderungen hilfreich sein, diese Anpassungen werden wir hier beschreiben.

10.2.1 Es einfach halten

Teenager sind dafür bekannt, dass sie sich nicht gerne auf lange, abstrakte Diskussionen mit Erwachsenen einlassen. Während offene Fragen häufig für die Arbeit mit Erwachsenen empfohlen werden, riskieren Sie, einsilbige Antworten zu erhalten, wenn Sie dies im Therapiekontext bei Teenagern machen. Oft ist es effektiver, Teenager zu Aktivitäten zu veranlassen und sie dann zu ihrem Erleben zu befragen, als ihnen Fragen zu stellen. Dies gilt selbst für ACT-inspirierte Fragen, wie etwa, was sie im Leben schätzen.

Nach unserer Erfahrung nehmen Teenager leicht die Matrixperspektive an, selbst wenn sie nicht in der Lage sind, viele Details anzugeben. Behalten Sie im Blick, dass es bei der Matrix-Arbeit nicht darauf ankommt, dass die Leute jeden und alles ihnen Wichtige benennen, alle inneren Hindernisse wahrnehmen oder alle ihre HIN- und WEG-Bewegungen beschreiben. Es geht darum, diese Sichtweise einzunehmen. Richten Sie den Fokus bei Jugendlichen darauf, diese Sichtweise einzunehmen und ihnen dabei ein Erfolgsgefühl zu vermitteln. Eine spärliche Matrix taugt hierfür genauso gut wie eine detaillierte.

Achten Sie auch darauf, mit „Wer ist wichtig?" zu beginnen. Wenn Sie fragen „Was ist Ihnen/Dir wichtig?" werden Sie eher vage Antworten oder Äußerungen wie „Ich weiß nicht" erhalten. Gleichwohl wird es manchen Jugendlichen auch schwerfallen, anzugeben, wer ihnen wichtig ist. Wenn es ihnen schwerfällt, den Quadranten unten rechts zu füllen, können Sie ein paar Vorschläge machen. Achten Sie darauf, diese als Beispiele anzubieten und dabei zu verdeutlichen, dass Sie nicht den Anspruch haben, anstelle des Klienten zu wissen, was bei ihm vorgeht. Halten Sie sich an Beispiele, die für Jugendliche typisch und alltäglich sind, wie Freunde, Musik, Familienbeziehungen, Sport, Kino und TV oder vielleicht auch die Schule.

10.2.2 Visuell bleiben

Für die Arbeit mit Jugendlichen ist es gut, Dinge visuell zu halten, indem Sie immer wieder auf das Matrixdiagramm zurückzukommen. Verwenden Sie Zeichnungen und Graphiken in allen sechs Schritten. Wenn möglich, zeichnen Sie selbst kleine Cartoons oder Illustrationen. Die illustrierte festgefahrene Matrix in Abb. 10.3 (Download über

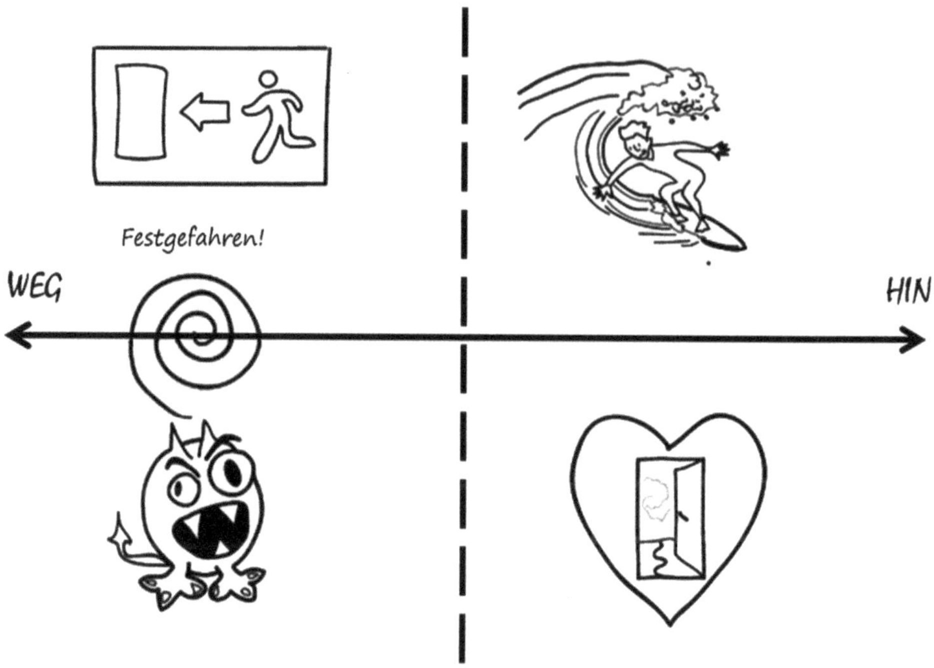

Abb. 10.3

http://springer.extras.com) kann hervorragende Dienste dabei leisten, Jugendlichen zu helfen, direkt mit den Funktionen von Verhaltensweisen in Kontakt zu kommen, ohne sich festzufahren, weil sie am Anfang daran scheitern, Inhalte zu beschreiben.

Wir haben zwei Cartoonfiguren, Spiky und Flexi, entwickelt, um den Unterschied von HIN- und WEG-Bewegungen darzustellen. Auch wenn sie zunächst für die Arbeit mit Erwachsenen entwickelt wurden (Schoendorff et al. 2011) sind sie für die Arbeit mit Teenagern sehr hilfreich. Diese Figuren lassen sich der Matrix, wie in Abb. 10.4 gezeigt, zuordnen (Download über http://extras.springer.com). Sie können Sie wie folgt einführen:

Therapeut: Demnach können wir so sein, wie jede dieser beiden Figuren, Spiky und Flexi. Spiky erlebt Unangenehmes oder Schmerzhaftes, was durch die Stacheln unten links dargestellt wird. Als Reaktion darauf macht er WEG-Bewegungen. Doch ist es so, dass diese oft Stacheln in der Welt der fünf Sinne produzieren. Wenn Spiky in WEG-Bewegungen hängenbleibt, dann macht er kaum noch HIN-Bewegungen. Und wegen der ganzen Stacheln ist es außerdem wirklich schwer für ihn, mit Leuten oder Dingen in Kontakt zu kommen, die ihm wichtig sind. Die wichtigen Sachen können sogar mit Schmerz verbunden sein. Um den Schmerz nicht erleben zu müssen, hat Spiky dann vielleicht sogar den Eindruck, als ob nichts einer Mühe wert sei.

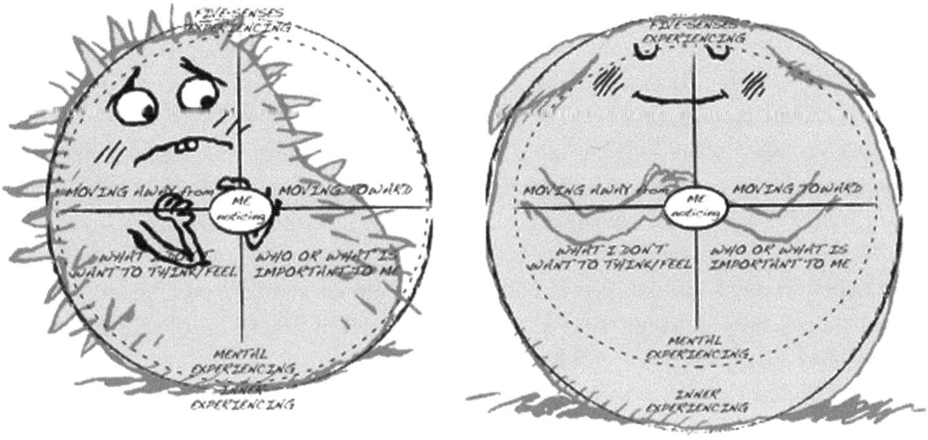

Abb. 10.4

Ein Ergebnis davon ist, dass sich Spiky zusammenzieht, wenn er vor schmerzhaften Erlebnissen zurückweicht. Erklären Sie, dass es normal ist, sich zusammenzuziehen, wenn Unangenehmes oder Schmerzhaftes auftaucht. Eine weitere Möglichkeit, dies visuell zu verdeutlichen, ist, dem Klienten Ihre eigene typische Körperhaltung zu zeigen, wenn Schmerzhaftes auftaucht. Dann bitten Sie ihn, Ihnen zu zeigen, welche Körperposition er einnimmt, wenn solche Sachen auftreten. Wenn nötig, können Sie folgende Frage als Hinweis geben: „Sind deine Brust und deine Schulter weit geöffnet und der Kopf erhoben oder sind deine Schultern zusammengezogen, die Brust eingesunken und dein Kopf gesenkt?“

Wenn Sie mit Spiky weitermachen, könnten Sie noch mitteilen, dass er auf andere stachlig wirkt, was diese vielleicht veranlasst, sich von ihm zu entfernen. Außerdem können sich leicht andere Stachelmenschen und stachlige Lebensereignisse in seinen Stacheln verfangen. Ein weiteres Thema ist, dass andere gleichfalls stachlig werden, wenn wir uns ihnen gegenüber stachlig geben. Erwähnen Sie unbedingt, dass sich jeder gelegentlich stachlig verhält. Zum Problem wird es, wenn wir es zu oft tun, dann kann es uns leicht passieren, dass wir feststecken und kaum noch Spaß haben.

Bieten Sie anschließend eine Alternative an: Spiky kann sich in Flexi verwandeln. Wie? Statt zu versuchen, nicht zu fühlen, was er nicht fühlen möchte, und WEG-Bewegungen zu unternehmen, schafft er Platz für die Dinge, die auftauchen. Als Flexi hält er inne, um zu überlegen, welche Haken gerade auftauchen, was die Person, die er sein möchte, tun würde und wer oder was ihm in der Situation wichtig ist. Dann wählt er aus, was er tun möchte. Flexi ist ein Meister des verbalen Aikido.

10.2.3 Verbales Aikido praktizieren

Das verbale Aikido, wie es in Kap. 5 dargestellt wurde, funktioniert bei den meisten Teenagern gut. Und wenn sie es einmal verstanden haben, können sie es auf viele festgefahrene

Situationen zuhause, in der Schule oder mit Gleichaltrigen anwenden. Die Aikido-Metapher gefällt vielen Jugendlichen, weil sie sowohl eine aktive „kämpferische" Haltung als auch das Ziel von Frieden und Harmonie umfasst. Trotz des scheinbaren Gegensatzes wirkt beides auf Teenager appetitiv.

Teenager liegen oft mit vielen Aspekten emotionalen Erlebens im Kampf. Sie haben nicht immer die Fertigkeiten, zu erkennen und zu benennen, was sie empfinden, und viele fühlen sich überwältigt oder ohne Kontrolle, wenn sie mit starken Emotionen zu tun haben. Die Ebene des inneren Erlebens im Arbeitsblatt zum verbalen Aikido, das in Kap. 5 beschrieben wurde, kann für sie sehr nützlich und hilfreich sein, um verorten und benennen zu können, was sie empfinden. Sie können diesen Teil des Arbeitsblatts für eine gezielte Übung zum Benennen und Lokalisieren von Gefühlen nutzen und so Teenager-Klienten behutsam an das Benennen von Gefühlen heranführen, wenn sie hierfür nicht die nötigen Worte zu haben scheinen. Wenn Sie dies machen, achten Sie darauf, unverkrampft an Formulierungen und Benennungen von Emotionen heranzugehen, denn diese werden sich nur dann als hilfreich erweisen, wenn Klienten sich darin wiederfinden und sie auf sich beziehen können. Auf diese Weise angewandt, kann das verbale Aikido ein hochwirksamer erster Schritt sein, um Teenagern dabei zu helfen, die Fähigkeit zu entwickeln, mit ihren Gefühlen und Emotionen zu leben.

10.2.4 Aufgaben für zuhause geben

Einige Teenager sprechen gut auf Regeln und Hausaufgaben an, aber viele auch nicht. Wenn Sie sie also zu häuslichen Übungen einladen oder auffordern, ist es besonders wichtig, sie wissen zu lassen, dass sie die Übungen nicht machen müssen, solange sie wahrnehmen, ob sie sie machen oder sie sie nicht machen. Dies kann eine erstaunlich wirkungsvolle Möglichkeit sein, etwas Abstand zu schaffen, der ihnen die Wahlfreiheit, sie zu machen, lässt. Vielleicht sagen Sie etwas wie: „Es ist hier nicht wie in der Schule. Es geht nicht um Hausaufgaben und noch weniger darum, etwas tun zu müssen oder nicht tun zu müssen. Es geht um dich und darum, was dir wichtig ist oder wichtig sein könnte, und wie du leichter die Wahl treffen kannst, das zu tun, was du wirklich tun willst."

10.2.5 Authentisch sein und Validierung betonen

Wenn Sie mit Teenagern, deren „Fake-Detektoren" hochempfindlich sein können, arbeiten, ist Authentizität Ihr bester Verbündeter. Teenager reagieren selten günstig auf Personen, die ihnen vorschreiben, was sie tun sollen, oder die nicht selbst praktizieren, was sie predigen. Zögern Sie nicht, Ihre eigene Matrix mitzuteilen. Dabei sollten Sie jedoch darauf achten, nicht in eine Überlegenheitshaltung zu verfallen oder sich so mitzuteilen, dass es das Erleben des Jugendlichen oder seine Empfindungen invalidieren könnte. Möglicherweise schätzt es ein Jugendlicher, wenn er hört, wie Sie selbst in der Jugend zu kämpfen hatten, aber zu hören, wie Sie Ihre Schwierigkeiten überwunden haben, könnte dazu führen, dass Jugendliche sich als hoffnungslos einschätzen, solange sie selbst noch nicht erlebt haben, ihre eigenen Schwierigkeiten überwinden zu können.

Behalten Sie auch im Blick, dass Teenager mit einer Vielfalt von schwierigen Herausforderungen konfrontiert sind, die von allen Seiten auf sie zuzukommen scheinen. Sie verändern sich körperlich sehr schnell und manchmal geht dies auch mit Schmerzen einher. Ihre sozialen Kreise entwickeln sich rasant. Biologisch sind sie darauf programmiert, neue Umgebungen und Erlebnisse suchen, was gelegentlich zu Lasten von Sicherheit und sozialen Normen geht. Häufig sind sie dem intensiven Erwartungsdruck ihrer Bezugsgruppe und dem stets vorhandenen Risiko schmerzlicher sozialer Zurückweisung ausgesetzt. Sie unterliegen zunehmendem Leistungsdruck und dem Schreckgespenst scheinbar maßgeblicher Lebensentscheidungen, beispielsweise sich für einen beruflichen Weg zu entscheiden, das Nest der Familie zu verlassen und einen Partner zu finden. Diese Dinge zählen mit zu den größten Stressquellen, denen sich Menschen ausgesetzt sehen können, und Teenager werden mit all dem zu einem Zeitpunkt konfrontiert, in dem die meisten von ihnen noch nicht völlig darauf vorbereitet sind, umfassend darüber entscheiden zu können. Wenn Sie sich über den Umfang dieser Herausforderungen aktiv bewusst bleiben, kann dies Ihre Haltung beim verbalen Aikido prägen und Ihnen behilflich sein, diese Arbeit mit tiefer Empathie und validierend anzugehen.

Bleiben Sie sich auch bewusst, dass Teenager häufig der harschen Beurteilung durch ihre Bezugsgruppe oder durch sich selbst unterliegen. Die Übung „Katzenmutter" aus Schritt 5 kann besonders wirkungsvoll sein, um ihnen dabei zu helfen, mehr Selbstmitgefühl zu entwickeln. Ein Grund, warum diese Übung bei Jugendlichen so gut funktioniert, ist, dass viele von ihnen eine klare Vorstellung davon haben, wie sie von ihren Eltern bestätigt und unterstützt werden möchten, was es ihnen leicht macht, Zugang zu den Qualitäten der „Katzenmutter, die sie sein möchten" zu finden.

10.2.6 Das Interview zur Perspektiveneinnahme einsetzen

Das Interview zum Einnehmen von Perspektiven, das in Kap. 7 beschrieben wurde, ist ein sehr wirkungsvolles Werkzeug für die Arbeit mit Teenagern. In dieser Phase ihres Lebens erproben sie oft unterschiedliche Verhaltensweisen in unterschiedlichen Kontexten. Das Interview zur Perspektiveneinnahme kann ihnen dabei helfen, neue Verhaltensweisen in unterschiedlichen Kontexten zu erproben: zuhause mit der Familie, in der Schule, unter Peers usw. Wenn Sie sie einladen, Situationen auszuwählen, mit denen sie üben könnten, werden sie sich sehr wahrscheinlich auf das konzentrieren, was für sie im Moment am Heftigsten ist.

10.2.7 Pliance und Counterpliance im Auge behalten

Kinder und insbesondere Jugendliche reagieren aufgrund der vielfältigen Belastungen, denen sie ausgesetzt sind, und aufgrund ihrer verbalen und sozialen Entwicklung äußerst empfindlich gegenüber Druck und Anforderungen. Wann immer Sie ihnen eine Frage stellen, wird ihr Verstand versuchen, herauszufinden, welche Antwort Sie hören wollen. Umso wichtiger ist es, im Blick zu behalten, dass Sie, sobald Sie sie mit der Matrix vertraut gemacht haben, nicht auf eine bestimmte Antwort aus sind. Teenager werden versuchen, Ihnen voraus zu sein. Wenn Sie den Eindruck haben, dass dies der Fall ist, könnten Sie ungefähr Folgendes sagen:

Therapeut: Im Augenblick sagt mir mein Verstand, dass dir dein Verstand möglicherweise gerade sagt, dass ich möchte, dass du das als eine HIN-Bewegung [oder ggf. als WEG-Bewegung] einordnest. Passiert das nur in meinem Verstand oder tatsächlich auch in deinem? Wenn, dann möchte ich, dass du weißt, dass nur du wahrnehmen kannst, wo das in deiner Matrix hingehört. Was mein Verstand denken oder wünschen könnte, hat damit nichts zu tun.

Wenn Sie auf diese Weise damit umgehen, entziehen Sie Pliance und Counterpliance gezielt den Boden und schaffen eventuell einen günstigeren Kontext für freies Entscheiden und flexibles Tracking bzw. Nachverfolgen von Ergebnissen.

10.3 Die Matrix für Zwölfjährige und Jüngere anpassen

Die Arbeit mit Kindern bis zu 12 Jahren unterscheidet sich von der Arbeit mit anderen Klienten in vielfältiger Weise. Zunächst ist es in vielen Fällen am besten, die Eltern einzubeziehen, da sie in erheblichem Ausmaß viele der Bedingungen kontrollieren, die die Entwicklung des Kindes fördern oder behindern können. In den meisten Fällen werden Sie also anstreben, die Eltern aktiv einzubeziehen, um eine förderliche häusliche Umgebung zu schaffen oder wenigsten nicht-hilfreiche, festgefahrene Interaktionsschleifen zu reduzieren. Dies kann heißen, dass die direkte Arbeit mit dem Kind weniger Bedeutung hat, insbesondere wenn die Schwierigkeiten des Kindes, beispielsweise als unangemessenes Verhalten zuhause, in der Schule und mit Peers, eher von externalisierender Art sind. Dies sind einige der Gründe, weshalb wir die Arbeit mit den Eltern an den Anfang dieses Kapitels gestellt haben.

Dennoch werden Sie in vielen Fällen vielleicht auch direkt mit dem Kind arbeiten wollen, selbst wenn Sie gleichzeitig mit den Eltern zugange sind. Und in manchen Fällen wird es vielleicht nicht möglich sein, dass Eltern oder Betreuer über Fahr- und Bringdienste hinaus kooperieren. Direkt mit dem Kind zu arbeiten, kann ebenso sinnvoll sein, wenn die Schwierigkeiten des Kindes, beispielsweise in Form von Ängsten oder Depressionen, eher internalisierender Art sind, genauso wie bei manchen externalisierenden Problemen im Bereich der Emotionsregulation, wie Trennungsängsten oder überschießendem Ärger.

10.3.1 Es einfach halten

Die Fähigkeit, über inneres Erleben zu sprechen und Werte in eher abstrakter Weise zu identifizieren, ist bei jüngeren Kindern im Allgemeinen noch weniger entwickelt als bei

Teenagern. Sie hatten noch nicht die Zeit und die Erfahrung, die nötig sind, um ihr inneres Erleben präzise zu benennen und bedeutsame Lebensentscheidungen zu treffen. Wenn Sie also mit Kindern arbeiten, werden Sie umso wahrscheinlicher mit ihnen in Kontakt kommen, je weniger Sie auf schwieriges Vokabular zurückgreifen. Weil die Matrix schon per se ein einfaches Werkzeug ist, wird sie Ihnen das Spurhalten erleichtern.

Vielleicht wollen Sie verschiedene Aspekte des Matrix-Vokabulars speziell für jüngere Kinder noch weiter anpassen. Statt beispielsweise von „inneren Hindernissen“ zu sprechen, um sich auf Inhalte im Quadranten links unten zu beziehen, könnten Sie dies auch als „der angsteinflößende oder ärgerliche innere Herr Nervig“ benennen. Den Quadranten rechts unten könnten Sie als „wen oder was du wirklich magst“ ansprechen. Für oben links könnten Sie sagen „wozu du dich gezwungen fühlst“ und für oben rechts „was du wirklich tun willst, für diejenigen und das, was du magst“.

Beachten Sie auch, dass jüngere Kinder oftmals in Form von Handlungen ausdrücken, wer oder was ihnen wichtig ist, statt dies abstrakt zu benennen. Anstatt zu sagen, dass ihm Freundschaften wichtig sind, sagt ein Kind vielleicht, dass es gerne mit Freunden spielt oder dass es gerne mit seinem Papa ins Kino geht, statt zu sagen, dass ihm sein Vater wichtig ist. Das ist völlig in Ordnung. Schreiben Sie diese Handlungen und die Personen, mit denen sie sie machen möchten, rechts unten an, rechts oben listen Sie spezifische Beispiele und Gelegenheiten auf, bei denen solche Handlungen erfolgten bzw. geplant sind.

10.3.2 Es visuell und unterhaltsam halten

Wenn Sie mit der Matrix bei jüngeren Kindern arbeiten, verwenden Sie bei jeder möglichen Gelegenheit visuelle Hilfsmittel und verweisen Sie vornehmlich auf Handlungen. Das Bild einer Videokamera über der Horizontalen genügt ihnen üblicherweise, um die Unterscheidung von Sinneswahrnehmung und innerem Erleben treffen zu können. Vielleicht verwenden Sie weitere Bilder, um darzustellen, worauf der jeweilige Quadrant verweist. Beispielsweise könnten Sie ein Monster unten links, ein Hinweisschild „Notausgang“ oben links, ein Herz unten rechts und einen Surfer oder eine Schnecke, die aus ihrem Haus hervorkommt, oben rechts verwenden. Sie können diese Bilder entweder selbst anzeichnen oder das Matrixdiagramm aus Abb. 10.3 verwenden.

Hilfreich ist nach unserer Erfahrung auch eine Matrix auf Karton und Bilder oder Photographien von Aktivitäten, Gefühlen und Situationen, die für das Kind, mit dem wir arbeiten, bedeutsam sind und die Situationen aus den Bereichen Familie, Schule und Kontakt zu Gleichaltrigen enthalten, je nach dem, was passend erscheint. Kinder werden bereitwillig anfangen, die Bilder in die Matrix einzusortieren. Je spielerischer Sie es gestalten, desto leichter werden sich die Kinder auf das Sortieren einlassen. Wenn man über eine schwierige Situation spricht, kann es hilfreich sein, den Inhalt dessen, was das Kind erlebt, auf Karteikarten zu schreiben, die man dann dem Kind gibt, um sie entsprechend ihrer Zugehörigkeit auf dem Matrixkarton zu platzieren.

Eine weitere recht animierende Methode, um es visuell zu halten, ist, Kinder (und Teenager) dazu einzuladen, bildliche oder abstrakte Darstellungen verschiedener Elemente ihrer Matrix zu zeichnen. Dies eignet sich besonders gut für innere Hindernisse, da es das Wahrnehmen und das Lösen – die Defusion – von schwierigem innerem Erleben fördert. Dies stellt eine hervorragende Alternative zu Versuchen dar, Kinder zum Sprechen über Dinge, für die sie keine Worte haben, zu bewegen. Und weil es Spaß macht, macht es die Matrix-Arbeit attraktiv. Gemeinsam mit dem Kind können Sie und das Kind in einem Notizbuch oder Heft die Matrix und diverse Aspekte der Arbeit einzeichnen, beispielsweise was das Kind machen möchte und mit wem es das tun möchte, aber auch die inneren Sachen, die es nicht mag, usw. Das Heft kann es auch nach dem Ende des gemeinsamen Arbeitens als Nachschlagemöglichkeit beibehalten und darin weiterhin Matrizes oder andere Aspekte seines Erlebens aufzeichnen.

10.3.3 Transparent sein

Kinder lernen viel durch Modell-Lernen und Vormachen. Sie können dies fördern, indem Sie Ihre eigenen inneren Prozesse und Ihr eigenes Sortieren entlang der Matrix transparent machen. Es kann unterhaltsam und wirkungsvoll sein, wenn Sie – möglicherweise mit der Stimme eines Sportkommentators im Fernsehen – vorschlagen, fortlaufend zu kommentieren, was in Ihrer eigenen Matrix vorgeht. Hier ein Beispiel, was ein Therapeut dem zehnjährigen Paul mitteilte, während er spielte, in ein imaginäres Handmikrophon zu sprechen.

„*Therapeut:* Nun, meine lieben Zuschauer, in diesem Augenblick nehme ich meine Angst, mich lächerlich zu machen, hier auf dem Spielfeld wahr *(zeigt auf den Quadranten unten links).* Wenn ich an diesem Haken anbeiße, dann würden Sie mich dabei sehen können, wie ich den Ball nach oben links spiele und mich um einen ernsten Ton und einen sehr zurückhaltenden Eindruck bemühe *(zeigt auf den Quadranten oben links).* Aber der Spieler, der ich sein möchte, schießt den Ball nach oben rechts, indem er Paul zeigt, wie die Dinge in meiner Matrix aussehen *(zeigt auf den Quadranten oben rechts).* Ich mache das, weil es mir wichtig ist, Paul zu zeigen, dass wir im selben Boot sitzen *(zeigt auf den Quadranten unten rechts).* Und nun, liebe Zuschauer, darf ich das Mikrofon für das nächste Spiel an Paul weiterreichen."

10.3.4 Mit den sechs Schritten arbeiten

Wenn Sie mit jüngeren Kindern arbeiten, können Sie alle sechs Schritte des Grundansatzes der Matrix aus Teil 1 des Buchs verwenden. Sie brauchen nur altersgemäße

Anpassungen vorzunehmen, wozu auch das Vereinfachen einiger Übungen gehört. Die Haken-Metapher passt für Kinder im Allgemeinen gut, wobei allerdings die Hinzunahme des Elements „Fangen-und-Freilassen“ wahrscheinlich zu komplex erscheint. Unterhaltsam ist es, ein magnetisches Angelspiel zu nehmen, und schwieriges inneres Erleben wie „Angst“, „Ärger“, „Traurigkeit“ und „Sorgen“ auf die Fischchen zu schreiben. Wenn Sie anschließend fragen, was die Kinder als Nächstes tun, wenn sie einen bestimmten Fisch gefangen haben, können Sie deren Antworten auf eine Haftnotiz schreiben, die Sie an der Angelrute befestigen.

Anfangs wollen Sie das verbale Aikido vielleicht möglichst einfach halten, wenn Sie mit jüngeren Kindern arbeiten, und auf die Erlebensebene und die Frage „Wo in deinem Körper …“ verzichten, bis sie die anderen Bewegungen anwenden können. Dies vereinfacht das Vorgehen und stellt sicher, dass es am Anfang nicht zu komplex und überfordernd wird.

10.3.5 Weitere Übungen für Kinder

Wenn Sie Matrix-Arbeit mit jüngeren Kindern machen, können Sie es einfach, erlebensbezogen und unterhaltsam – und somit effektiver – machen, indem Sie Spiele, Spielzeuge und andere animierende Aktivitäten einsetzen. Nach unserer Erfahrung eignet sich insbesondere das Wahrnehmen für unterhaltsame interaktive Spiele. Es folgen einige dieser Übungen, manche davon haben wir mit hilfreicher Unterstützung durch unsere argentinische Kollegin Yanina Alladio entwickelt. Die meisten dieser Übungen können von Kindern und Eltern gemeinsam gemacht werden, was ihnen die wunderbare Möglichkeit gibt, neue Gemeinsamkeiten zu entwickeln.

10.3.6 Das Auto in der festgefahrenen Schleife

Eine vergnügliche Illustration festgefahrener Schleifen bedient sich einer Matrix auf Karton und Spielzeugautos. Taxis und Busse eignen sich am besten, weil sie üblicherweise ein vorbestimmtes Fahrtziel haben. Halten Sie mehrere davon vorrätig, sodass das Kind auswählen kann. Wenn Sie dann nach schwierigem innerem Erleben (beispielsweise Ärger) fragen und danach, was das Kind in solchen Momenten als Nächstes macht (beispielsweise zu schlagen), fahren Sie das Auto im Halbkreis von links unten nach links oben. Stoppen Sie, um nachzufragen, ob das innere Erleben zurückkehrte, wenn ja, fahren Sie den Wagen nach links unten zurück – und so weiter für ein paar Runden. Als Nächstes validieren Sie das Erleben des Kindes, indem Sie sagen, dass Sie das verstehen und dass das Verhalten auf seine Art Sinn macht. Dann fragen Sie: „Und wann wirst du dahin kommen, dass du dein Auto dorthin fährst, wo du wirklich hinmöchtest?“ Indem Sie das machen, lenken Sie den Wagen vom linken unteren Quadranten zum rechten oberen

Quadranten. Sie können das Auto weiterverwenden, wenn Sie andere Dinge besprechen und das Kind bitten, den Wagen dorthin zu steuern, wo es sich nach eigenem Empfinden während des Gesprächs befindet.

10.3.7 Der Unterschiedsdetektiv

Der Unterschiedsdetektiv ist ein Spiel, das das Wahrnehmen der Unterschiede zwischen dem Erleben mit den fünf Sinnen und dem inneren Erleben fördern soll. Bevor Sie diese Übung durchführen, müssen Sie eine Schachtel mit Gegenständen vorbereiten, die Klienten sehen, hören, riechen, schmecken und berühren können. Um in dieses Spiel einzuführen, laden Sie das Kind ein, einen Detektiv zu spielen. Fordern Sie es auf, die Objekte für einige Minuten still zu beobachten, so wie es auch Detektive machen. Dann schließen Sie die Schachtel und bitten das Kind, sich nacheinander jeweils den Anblick, die Geräusche, den Geruch, den Geschmack und die Berührung der einzelnen Objekte vorzustellen und diese dabei zu nennen. Schließlich fordern Sie es auf, die Augen wieder zu öffnen und wie ein Detektiv den Unterschied zwischen dem tatsächlichen und dem – bei zuvor geschlossener Schachtel – vorgestellten Sehen, Hören, Riechen, Schmecken und Berühren wahrzunehmen.

10.3.8 Der Matrix-Forscher

Für dieses Spiel benötigen Sie Karteikarten, jede Karte beschreibt eine andere altersgemäße Wahrnehmungsaktivität. Um dieses Spiel einzuführen, verwenden wir die vertikale Linie der Matrix. Wir erklären, dass das Ziel darin besteht, ein Forscher zu sein, der die Dinge in der Welt der fünf Sinne und der inneren Welt entdeckt. Dann stellen wir eine Stoppuhr auf beispielsweise 10 Sekunden ein, während dieser Zeit wandert der Kartenstapel bis zum Ablauf der Zeit reihum zwischen Kind, Eltern und Therapeut. Sobald die Zeit abgelaufen ist und das Zeitsignal ertönt, zieht derjenige, der den Stapel hat, eine Karte, um die dort beschriebene Aktivität auszuüben. Hier ein paar Beispiele:

- 30 Sekunden lang den Geräuschen im Raum zu lauschen.
- Die Augen schließen und sich die Gegenstände im Raum bildlich vorstellen.
- Ein kleines Stück Obst oder Süßes so essen, als sei man ein Besucher von einem anderen Planeten, der so etwas noch nie zu sich genommen und geschmeckt hat.
- Im Raum herumgehen, wie wenn man auf Wolken wandert.
- Die Augen schließen und sich den Geruch und den Geschmack der eigenen Lieblingsfrucht vorstellen.
- Atmen, als ob man spazieren geht, dann als ob man rennt und schließlich als ob man isst, und die Unterschiede beschreiben.
- Atmen wie in der Übung „Darth Vader“ (vgl. McCurry 2009).

10.3.9 Eine Story sortieren

Laden Sie das Kind ein, eine seiner Lieblingsgeschichten, sei es aus einem Buch, einem Film, einer Fernsehsendung oder Ähnlichem auszuwählen. Entscheidend ist, dass die Geschichte altersgemäß ist, was Sie dadurch sicherstellen können, dass Sie das Kind selbst auswählen lassen. Dies wird auch dazu beitragen, dass sich das Kind besser auf das Spiel einlassen kann. Dann fordern Sie das Kind auf, sich die Gefühle, Gedanken und Körperempfindungen der Hauptfigur beziehungsweise der Figur, mit der es sich identifiziert, vorzustellen und diese entlang der Matrix einzuordnen. Als Nächstes lassen Sie das Kind eine beliebige Geschichte zu dieser Figur erzählen und dabei die Gedanken, Gefühle und Verhaltensweisen entlang der Matrix einsortieren. Sobald das Sortieren vorüber ist, fordern Sie das Kind auf, dasjenige innere Hindernis in dieser Geschichte zu identifizieren, das ihm am besten vertraut ist, und Ihnen zu sagen, was es üblicherweise macht, wenn dies auftaucht, und was es gerne tun können würde.

10.3.10 Matrix-Schachteln

Für diese Übung brauchen Sie Karteikarten und vier Schachteln, die etwas größer als diese Karten sind. Die Schachteln stehen für die vier Quadranten der Matrix, benennen Sie sie in einer für den Klienten geeigneten Weise, vielleicht verwenden Sie die oben empfohlenen Symbole (ein Monster, ein Schild mit der Aufschrift „EXIT“ oder „Notausgang“, ein Herz und einen Surfer oder eine Schnecke, die aus ihrem Schneckenhaus herauskommt).

Am Anfang lassen Sie das Kind Gedanken, Gefühle und andere innere Erlebnisse, die es für gewöhnlich nicht denken oder fühlen mag, auf eine jeweils eigene Karte zeichnen oder schreiben. Als Nächstes bitten Sie das Kind darum, wichtige Menschen oder Aktivitäten in gleicher Weise auf Karten zu zeichnen oder zu schreiben. Dann bitten Sie es darum, die Dinge aufzuschreiben oder aufzumalen, die es tut, um gegen dieses „nervige innere Zeug“ anzugehen oder zu kämpfen, mit wiederum einer Nennung pro Karte. Schließlich fordern Sie noch dazu auf, Dinge aufzuschreiben oder aufzumalen, die es ihm ermöglichen, den wichtigen Menschen oder Aktivitäten, die es auf den zweiten Stapel geschrieben oder gemalt hat, näher zu sein.

Nun bitten Sie darum, die Karten zu mischen und sie anschließend in die Schachteln einzusortieren. Wenn Sie mögen, können Sie die Eltern einladen, bei diesem Teil des Spiels mitzumachen. Wenn es Ihnen sinnvoll scheint, geben Sie dem Kind die Schachteln und leere Karteikarten mit nach Hause. So kann es – allein oder mit seinen Eltern – weitere Karten erstellen und noch mehr Dinge in die Schachteln einsortieren.

10.3.11 Masken

Für dieses Spiel benötigen Sie einige Materialien, mit denen das Kind eine Maske herstellen kann. (Beispielsweise eine weiße Blankomaske als Vorlage sowie Stifte und andere vorhandene Gestaltungsmaterialien). Laden Sie das Kind ein, eine Maske für das innere

Hindernis zu gestalten, das am „nervigsten“ ist, und verwenden Sie dann die Maske in einem Rollenspiel. Zu Beginn bitten Sie das Kind, die Maske aufzusetzen und sich wie die Maskenfigur (das Hindernis) zu verhalten, einschließlich der Stimme und der Dinge, die die Figur sagt, wie sie geht, die Haltung, die sie einnimmt, und auch, wie die Figur atmet. Mit anderen Worten, das Kind verkörpert das Hindernis. Wenn es beispielsweise eine Ärgermaske gemacht hat, könnte es seinen Ärger durch schnelles Gehen, einen finsteren Blick und eine sehr laute Stimme ausdrücken. Achten Sie sorgfältig darauf, was das Kind sagt, damit Sie später eine ähnliche Sprache einsetzen können, wenn Sie den Maskencharakter darstellen. Um die Auswirkungen des Handelns unter dem Einfluss des Hindernisses zu verdeutlichen, können Sie das Kind einladen, die Verhaltensweisen, die zu dieser Figur passen, im Rollenspiel darzustellen. In unserem Beispiel könnte sich Ärger unter anderem als Kämpfen und Schreien und als (selbstverständlich nur gespieltes!) Zerstören von Dingen äußern.

Als Nächstes fragen Sie das Kind, was die Person, die es sein möchte, in den Situationen, in denen die Maske wahrscheinlich erscheint, gerne tun würde. Um mit dem Beispiel „Ärger“ weiterzumachen, möchte das Kind seiner Mutter vielleicht sagen, wie schwer es ihm fällt, die Hausaufgaben zu machen, wenn es müde ist.

Als Nächstes bitten Sie es darum, die Maske abzulegen und sie Ihnen zu geben. Setzen Sie sie selbst auf und bitten Sie dann das Kind, sich vorzustellen, es befinde sich in einer Situation, in der es tun kann, was die Person, die es gerne sein möchte, tun würde. Lassen Sie es diese Handlungen im Rollenspiel darstellen, während Sie die Rolle der Maske in derselben Weise einnehmen, wie es zuvor vom Kind gemacht wurde. Sprechen Sie in der gleichen Tonlage und mit den gleichen Worten zu ihm, während es versucht, auf die rechte Seite seiner Matrix zu gelangen. Bitten Sie das Kind, das zu tun, was die Person, die es sein möchte, tun würde, einschließlich dessen, was es der Maske sagen würde. Um das Beispiel fortzuführen, könnte der Klient dann beispielsweise freundlich-liebevoll zu seiner Mutter sprechen und zur Maske sagen: „Meine Mutter ist mir wichtiger, als du es mir jetzt eben bist, und ich kann auswählen, was ich tue.“ Verstärken Sie jeglichen Erfolg, den das Kind dabei hat, sich im Rollenspiel auf HIN-Bewegungen einzulassen. Ermutigen Sie es, wahrzunehmen, wann die Maske im Alltag gegenwärtig ist.

Wenn Kinder auf dieses Spiel gut ansprechen, können Sie es auch in künftigen Sitzungen einsetzen, dabei lassen Sie sie je nach Bedarf neue Masken herstellen, um aktuelle innere Hindernisse darzustellen.

10.4 Schlussgedanken

Dank ihrer Vielseitigkeit ist die Matrix ein wirkungsvolles Werkzeug für die Arbeit mit Eltern und Kindern. Sie kann dazu beitragen, Eltern zu motivieren, sich im Interesse ihrer Kinder auf HIN-Bewegungen einzulassen. Dies schließt auch die gut fundierten Prinzipien kompetenter Elternschaft ein, die in diesem Kapitel vorgestellt wurden. Und weil die Matrix ein visueller Ansatz ist, ist sie auch gut geeignet, um mit Kindern und Teenagern zu arbeiten, da sie einige der Begrenzungen rein sprachlicher Vorgehensweisen umgehen kann. Sie kann leicht an die Arbeit mit Teenagern und jüngeren Kindern angepasst werden. Ihre Flexibilität macht es möglich, sie als Sprungbrett für eine Vielzahl kreativer Übungen zu nutzen, die Kinder animieren, ihr Erleben und Verhalten auf eine Weise zu sortieren, die ihnen helfen kann, sich aus Festgefahrenem zu lösen und ein erfülltes und vitales Leben zu führen.

Matrix-Arbeit mit Paaren

11

Inhaltsverzeichnis

11.1 Mit beiden Partnern in Verbindung kommen ... 241
11.2 Die Matrix vorstellen ... 242
11.3 Festgefahrene Schleifen bei zweien identifizieren ... 245
11.4 Anfangen, sich aus der verfahrenen Schleife zu lösen ... 247
11.5 Haken und Paare ... 249
11.6 Verbales Aikido für Paare ... 250
11.7 Herausforderndes Material durch Sortieren mit der Matrix durcharbeiten ... 252

Nach unserer Erfahrung eignet sich die Matrix in idealer Weise für die Arbeit mit Paaren. Sie kann die Arbeit beschleunigen und beide Partner dazu veranlassen, schnell eine gemeinsame Sichtweise zu finden, dieselbe Sprache zu sprechen und die Fähigkeit zu entwickeln, ihre Konflikte und Herausforderungen in distanzierterer Weise zu besprechen. Gleichzeitig erlaubt der Austausch ihrer Matrizes den Partnern, wunde Punkte auf relativ sichere Weise zu offenbaren. In diesem Kapitel beschreiben wir, wie wir die Matrix im Allgemeinen bei Paaren einsetzen.

11.1 Mit beiden Partnern in Verbindung kommen

Wenn Sie die Matrix mit Paaren verwenden, können Sie in gleicher Weise wie bei der Arbeit mit Einzelnen beginnen und beide Partner einladen, nacheinander zu berichten, was sie zur Therapie veranlasst. Wie in der Einzelarbeit ist es Ihr Ziel, ein Empfinden dafür zu bekommen, welches Erleben einen jeden der beiden Partner in die Therapie führt. Dies können Sie absichern, indem Sie spiegeln, was von ihnen gesagt wird, und nachfragen, ob Sie die Sichtweise jedes Partners richtig verstanden haben.

K. L. Polk et al., *Praxishandbuch ACT-Matrix*, https://doi.org/10.1007/978-3-662-59416-2_11

Gelegentlich sind Paare so festgefahren, dass es für einen oder beide Partner schwierig sein kann, der Sichtweise des anderen einfach nur zuzuhören, ohne zu unterbrechen und zu streiten. In solchen Fällen können Sie beide ein bisschen miteinander streiten lassen, bevor Sie die Interaktion unterbrechen und fragen, ob das, was in diesem Moment geschieht, etwas von den Schwierigkeiten des Paares repräsentiert. Oft erkennen Paare, dass dies so ist. Gegebenenfalls entspricht dieses Verhalten dem, was wir in Kap. 9 als klinisch relevantes Verhalten beschrieben haben. Es bietet eine wertvolle Gelegenheit, beiden Partnern dabei zu helfen, im Hier und Jetzt der Sitzung dienlichere Verhaltensweisen auszubilden. Als ersten Schritt bitten Sie beide, sich sprechen zu lassen, ohne sich gegenseitig zu unterbrechen, und Ihnen Gelegenheit zu geben, widerzuspiegeln, was Sie von jedem gehört haben.

Sobald beide zustimmen, dass Sie gut verstanden haben, was sie zu Ihnen führt, können Sie beginnen, die Matrix einzuführen. Zuerst bitten Sie jedoch – wie auch sonst und in Kap. 2 beschrieben – um Erlaubnis, diese Sichtweise darstellen zu dürfen.

11.2 Die Matrix vorstellen

Wenn Sie mit Paaren arbeiten, stellen Sie die Matrix beiden Partnern vor. Geben Sie jedem ein Blatt Papier, um die jeweils eigene Matrix auszuarbeiten. Sie selbst werden eine dritte Matrix erstellen, entweder gleichfalls auf Papier oder an der Tafel, auf der Sie die gemeinsamen Elemente der beiden Partnermatrizes anschreiben. Der folgende Dialog mit Carl und Pam veranschaulicht das Vorgehen:

Therapeut: Das ist eine aktive Sichtweise. Wir nennen sie „Matrix“. Um sie zu erstellen, brauche ich Ihre Beteiligung. Ich bitte Sie beide, so wie hier zwei Linien auf ein Blatt Papier zu zeichnen, die sich schneiden [zeichnet die leere Matrix]. An die Enden der waagrechten Linie machen Sie jeweils Pfeilspitzen. Über den rechten Pfeil schreiben Sie bitte „HIN“, über den linken „WEG“. Über die senkrechte Linie schreiben Sie „5-Sinne-Erleben“ und darunter „Inneres Erleben“. Haben Sie's?

Pam: Alles klar.

Carl: Ich hab's.

Therapeut: Fein. Wenn wir gleich weitermachen, wird jeder von Ihnen an seiner eigenen Matrix arbeiten und ich werde eine Matrix machen, die aus dem besteht, was Sie beide als Gemeinsamkeiten wahrnehmen. Jetzt möchte ich Sie beide bitten, mir – ohne feste Reihenfolge – zu sagen, wer oder was Ihnen wichtig ist. Schreiben Sie Ihre eigenen Antworten in Ihre jeweilige Matrix. Und wenn das, was Ihr Partner sagt, auch für Sie zutrifft, sagen Sie „für mich auch“ oder Ähnliches, damit ich es in die gemeinsame Matrix eintragen kann, die ich mache. Ach so, und mit „ohne feste Reihenfolge“ meine ich, dass die Reihenfolge, in der Sie die verschiedenen Dinge nennen, keine Rolle spielt. Es ist keine Prioritätenliste.

Carl: Also meine Familie und meine Kinder sind mir wichtig.
Pam: Mir auch.
Therapeut: Prima. Also in das Viertel rechts unten kann jeder von Ihnen „meine Familie“ und „meine Kinder“ schreiben. Ich werde dies auch hier eintragen.
Carl: Mit meinen Freunden Sport zu machen.
Pam: Für mich nicht.
Therapeut: Okay, in solchen Fällen trägt nur einer von Ihnen etwas als seine Sichtweise ein und ich schreibe es nicht auf, weil es nicht für Sie beide wichtig ist. Noch irgendjemand oder irgendetwas?
Pam: Unsere Beziehung ist mir wichtig.
Carl: Auch für mich!
Therapeut: Prima, das schreiben wir alle auf.

Vielleicht fragen Sie sich, warum der Therapeut betont, dass ohne feste Reihenfolge gesammelt wird, wer oder was wichtig ist. Wenn diese Ansage nicht so deutlich gemacht wird, kann es leicht sein, dass Paare anfangen, darüber zu streiten, wer oder was an welcher Stelle genannt werden soll.

Nachdem Sie aufgeschrieben haben, wer oder was wichtig ist, gehen Sie weiter zu den inneren Hindernissen im Quadranten unten links und füllen ihn auf dieselbe Weise aus. Auch hier ist es wichtig, Grundregeln aufzustellen und beiden Partnern zu sagen, dass nur jeweils jeder von ihnen einzeln für sich wahrnehmen kann, was dort unten auftaucht, selbst wenn das, was auftaucht, Gedanken darüber sind, was beim Partner auftaucht. Machen Sie als generelle Regel für diesen Betrachtungsaspekt deutlich, dass jeder Partner wahrnehmen und sich dem anderen zeigen soll und es nicht darum geht, Gedanken zu lesen oder etwas auf den anderen zu projizieren.

Wenn es dann darum geht, WEG-Bewegungen und HIN-Bewegungen aufzuschreiben, achten Sie darauf, beide Partner dazu aufzufordern, ihre HIN- und WEG-Bewegungen in der Beziehung wahrzunehmen. Abb. 11.1 zeigt ein vollständiges Beispiel für die Matrix eines Paares, wie es vom Therapeuten ausgefüllt wurde, einschließlich der HIN- und WEG-Bewegungen, die beide Partner ausüben.

Ihre gemeinsamen Zielsetzungen – wer oder was beiden wichtig ist – auf der von Ihnen erstellten Matrix zu sehen, kann Paaren helfen, sich auf die Therapie einzulassen und sich neu auf die Beziehung zu verpflichten. Wenn der Quadrant der gemeinsamen Matrix unten rechts wenig oder keine Einträge hat, fragen Sie jede Person, ob es wichtig ist, dass die jeweils andere Person die Möglichkeit hat, eigene Interessen zu verfolgen. Wenn beide mit Ja antworten, können Sie dies in den unteren rechten Quadranten schreiben.

Natürlich kann es sein, dass der rechte untere Quadrant bei einigen Paare leer bleibt, dies zeigt dann an, dass sie keine gemeinsamen Werte haben, in diesem Fall kann es in der Therapie vielleicht eher darum gehen, wie man in Freundschaft auseinandergeht, denn dann gibt es keine gute Grundlage, um zusammenzubleiben. Zumeist ist es jedoch so, dass sie unten rechts zumindest einzelne Punkte gemeinsam haben werden, was es ihnen ermöglicht, mit ihren gemeinsamen Zielsetzungen als Paar neu in Kontakt zu kommen.

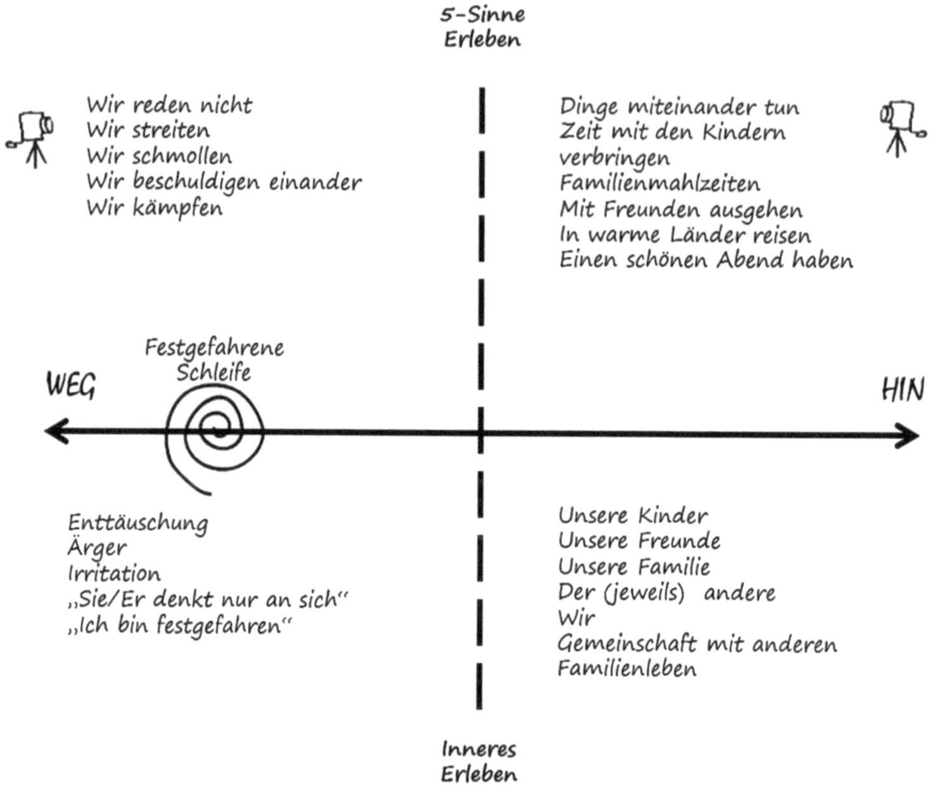

Abb. 11.1

Und wenn sie dann ihr persönliches Erleben und das ihres Partners durch die Brille der Matrix betrachten – besonders die Hindernisse und WEG-Bewegungen auf Seiten des Partners – werden sie typischerweise mehr Empathie füreinander empfinden. Vielleicht haben Sie den Eindruck, dass beide ein wenig entspannter werden, sobald sie erkennen, dass sie beide feststecken. Vielleicht werden sich beide als Ergebnis hiervon weniger in dem Gedanken verhaken, dass das Problem ausschließlich aus dem Verhalten ihres Partners herrührt.

Wenn sie ihre gegenseitigen HIN-Bewegungen sehen, fördert dies die Wahrscheinlichkeit, dass sie diese Verhaltensweisen künftig verstärken. Und die gemeinsamen HIN-Bewegungen anzuschauen, liefert ihnen konkrete Verhaltensweisen, denen sie nachgehen können und die ihre Beziehung wahrscheinlich sehr schnell verbessern.

Dies ist ein guter Moment, um die erste häusliche Übung zu vereinbaren, die einfach darin bestehen kann, ihre HIN-Bewegungen und ihre WEG-Bewegungen sowohl in ihrer Beziehung als auch darüber hinaus wahrzunehmen. Auf jeden Fall sollten Sie erwähnen, dass es – auch wenn es nützlich ist, die HIN- und WEG-Bewegungen der anderen Person wahrzunehmen – selten hilft, den anderen auf seine WEG-Bewegungen hinzuweisen, und dies eher dazu führen kann, dass man sich in neuerlichen Konflikten verstrickt. Beschreiben Sie dann die Alternative: Die HIN-Bewegungen der anderen Person zu loben und zu ermutigen, um dazu beizutragen, Nähe und Vertrauen zu fördern und die Häufigkeit solcher Bewegungen zu erhöhen.

11.3 Festgefahrene Schleifen bei zweien identifizieren

Wenn ein Partner in einer Beziehung eine WEG-Bewegung macht, ist es ziemlich wahrscheinlich, dass der andere seinerseits mit einer WEG-Bewegung antwortet. Erlebt sich ein Partner beispielsweise beschuldigt und zieht sich daraufhin zurück, reagiert der andere – vielleicht als WEG-Bewegung darauf, sich nicht gehört zu fühlen – möglicherweise mit verstärkten Anschuldigungen. Dies macht es natürlich wahrscheinlicher, dass bei der ersten Person wiederum eine weitere WEG-Bewegung ausgelöst wird. Diese Art der Dynamik führt tendenziell dazu, dass Paare schnell in die Falle einer schmerzlich festgefahrenen Schleife für zwei geraten. Der folgende Dialog mit Pam und Carl veranschaulicht, wie Sie die Matrix verwenden können, um diese Art von festgefahrenen Schleifen zu identifizieren.

Pam: Ja, das war wieder ein schreckliches Wochenende. Er ging mit seinen Freunden zu seinem Motocross und ließ mich allein zu Hause, wo ich mich um die Kinder und die Hausarbeit kümmern musste. Es juckt ihn einfach nicht. Ich hab die Nase so voll. Ich glaube nicht, dass ich das noch lange aushalte.

Carl: Jetzt kommt das schon wieder! Die ganze Woche war ich zuhause und habe geholfen. Aber alles, was sie macht, ist jammern.

Pam: Du machst dir einfach überhaupt nichts aus mir oder deinen Kindern, das ist das Problem mit dir!

Carl: Und du bist einfach eine Nervensäge!

Therapeut: Entschuldigung, wenn ich unterbreche. Kann es sein, dass Sie gerade an einen Punkt kommen, wo Sie in eine Ihrer festgefahrenen Schleifen hineinrutschen?

Pam: Was meinen Sie?

Therapeut: Für mich hört sich das so an, als ob Sie zu zweit jetzt dahin kommen, wo Sie beide in gewohnter Weise feststecken. Könnte man tatsächlich sagen, dass Sie sich beide nun fühlen, als ob Sie feststecken?

Pam: Ja, mir geht es so.

Carl: Mir auch.

Therapeut: Okay, gut. Wären Sie damit einverstanden, dass wir das, was gerade passiert, mit der Matrix etwas sortieren? *(Beide stimmen zu.)* Also, wer möchte anfangen?

Pam: Ich fang an. Am Samstagmorgen zog er mit seiner Motocross-Maschine und mit seinen Freunden los und kam erst spät bei Dunkelheit zurück. Mich hat er mit den Kindern den ganzen Tag allein gelassen.

Therapeut: Das klingt so, als hätten Sie eine heftige Zeit gehabt. Was haben Sie mit Ihren fünf Sinnen wahrgenommen?

Pam: Ich sah, wie er ging – und er war nicht da.

Therapeut: Okay. Und was tauchte da bei Ihnen auf?

Pam: Ich fühlte mich verlassen und war ärgerlich … Ich hatte das Gefühl, dass er sich einfach nicht kümmert und dass sich das nie ändern wird.

Therapeut: Oh! Da kam eine ganze Menge auf. Wohin gehört das in der Matrix?

Pam: *(Deutet auf den linken unteren Quadranten.)* Da.

Therapeut: Dass hört sich schmerzlich an. Und was haben Sie getan?

Pam: Ich habe es ihm gesagt, bevor er ging.

Therapeut: Was haben Sie ihm genau gesagt?

Pam: Dass ich es satthabe, dass es mir reicht!

Therapeut: Wo ordnen Sie das ein, zu sagen, dass Sie es satthaben?

Pam: *(Deutet auf den linken oberen Quadranten.)* Nach da oben.

Therapeut: Okay, wunderbar. Jetzt zu Ihnen, Carl. Was tauchte bei Ihnen auf, als Pam diese WEG-Bewegung machte und sagte, dass es ihr reicht?

Carl: Mir ging es schlecht. Auch ich hatte genug! Sehen Sie, ich habe jeden Abend der Woche zuhause verbracht und mit den Kindern gespielt. Was will sie denn noch?

Therapeut: Also, wo tun Sie das alles hin?

Carl: Unten links.

Therapeut: Okay, wunderbar. Was haben Sie als Nächstes gemacht?

Carl: Ich habe Ihr gesagt, sie soll aufhören zu nerven.

Therapeut: Okay, und wo gehört das hin?

Carl: Da, nach links oben.

Therapeut: Ausgezeichnet. Pam, was tauchte bei Ihnen auf, als Carl diese WEG-Bewegung machte und das sagte? Und wo gehört das hin?

Pam: Noch mehr Ärger. Der kommt nach links unten.

Therapeut: Und was haben Sie als Nächstes gemacht und wo kommt das hin?

Pam: Ich sagte, er soll fortgehen, weil er sich nicht um seine Familie kümmert. Schätze mal, das war auch eine WEG-Bewegung. Stimmt's?

Therapeut: Okay. Nun ist Carl an der Reihe und wir können ihn fragen, ob er darauf eher mit einer WEG-Bewegung oder eher mit einer HIN-Bewegung geantwortet hat. Carl?

Carl: *(Grinst.)* Weg! Im wahrsten Sinne des Wortes. Ich bin gegangen, ohne noch irgendetwas zu sagen!

Therapeut: Es klingt, als ob Sie beide in eine festgefahrene Schleife für zwei geraten sind. Wenn bestimmte schmerzliche Dinge in unseren Beziehungen auftauchen, ist es nur natürlich, dass wir auf unseren Partner mit einer WEG-Bewegung reagieren. In vielen Fällen wird diese WEG-Bewegung dazu führen, dass bei unserem Partner schwierige Sachen auftauchen und er darauf wahrscheinlich mit einer WEG-Bewegung reagiert. Und schon bald befinden wir uns in einer festgefahrenen Schleife für zwei. Das ist einfach natürlich. Und wenn wir in solchen Schleifen für zwei feststecken, erleben wir hauptsächlich Stagnation. Beide reagieren dann mit WEG-Bewegungen und schließlich wird die ganze Beziehung feststecken. Solange wir in WEG-Bewegungen steckenbleiben, ist es unmöglich, herauszufinden, ob die Beziehung funktionieren kann. Wir bekommen nur mit, dass uns die WEG-Bewegungen blockieren – sonst kommt nichts Neues dabei heraus. Um herauszufinden, ob die Beziehung funktionieren kann, sind HIN-Bewegungen notwendig. Nur wenn Sie sich auf HIN-Bewegungen einlassen, können Sie sehen, ob Ihr Partner auf gleiche Weise reagieren wird. Wenn Ihr Partner auf Ihre HIN-Bewegungen – vielleicht nicht sofort, vielleicht nicht immer, aber zu einem guten Teil – gleichfalls mit HIN-Bewegungen reagiert, können Sie herausfinden, ob die Beziehung funktionieren kann. Es ist die einzige Art und Weise, dies in Erfahrung zu bringen. Also ist das Wahrnehmen Ihrer WEG- und HIN-Bewegungen der erste Schritt. Macht das Sinn?

Pam: Ja.

Carl: Ja, das macht es.

Was zu Beginn dieser Interaktion passierte, ereignet sich ziemlich häufig bei der Arbeit mit Paaren. Paare neigen dazu, ihre festgefahrenen Schleifen in der Sitzung zu wiederholen, was eine ideale Gelegenheit schafft, mit der Dynamik im Kontext der Therapie direkt in der Gegenwart zu arbeiten. Sie können dem Paar dann dabei helfen, herauszufinden, was passiert ist, und dies entlang der Matrix einzusortieren. Darüber hinaus können Sie den Samen für die Alternative säen: sich auf HIN-Bewegungen einzulassen und dabei zu erleben, wie es ist, Neues über die Beziehung und darüber, ob sie funktionieren kann, zu lernen.

11.4 Anfangen, sich aus der verfahrenen Schleife zu lösen

Als nächsten Schritt führen Sie positive Verstärkung und Strafe ein (wobei man diese Begriffe in den meisten Fällen besser nicht verwendet). Im folgenden Dialog stellt der Therapeut den Nutzen dar, den es hat, dienliches Verhalten zu belohnen. Gleichzeitig zeigt er die Nachteile von strafendem Verhalten, das verletzend wirkt, auf. Dies ist häufig ein wichtiger Schritt bei der Arbeit mit Paaren, denn nur wenige Menschen verstehen die Bedeutung positiver Verstärkung für das bessere Gelingen von Beziehungen. Dies wird noch durch die menschliche Neigung verschärft, die Aufmerksamkeit vor allem auf Probleme und Dinge zu richten, von denen wir uns wegbewegen wollen. Bei Paaren zeigt sich dies darin, dass wir die WEG-Bewegungen des anderen wahrnehmen, kommentieren und für gewöhnlich kritisieren. Wenn dies funktionieren würde, gäbe es natürlich wenig Anlass und Bedarf für Paartherapien. Da solcher Bedarf jedoch in bedauerlichem Ausmaß besteht, wenden wir uns wieder der Therapiesitzung von Pam und Carl zu.

Therapeut: Also gut. Schauen wir uns nun einmal die HIN-Bewegungen an, die Sie bei sich oder Ihrem Partner in der vergangenen Woche wahrgenommen haben. Wer mag anfangen?

Pam: Ich mach's. Ich hab wahrgenommen, dass Carl mehr mit den Kindern gespielt hat.

Carl: Ja, das habe ich. Und ich freue mich, dass du das wahrgenommen hast.

Therapeut: Fein! Und war es für Sie eine HIN-Bewegung, Carl?

Carl: Ja natürlich und es hat mir gefallen.

Therapeut: Klasse. Also Pam, was tauchte bei Ihnen auf, als Sie sahen, dass Carl das tat?

Pam: Ich habe mich gefreut. Aber ich habe auch gedacht: „Warum macht er das nicht öfter?“

Therapeut: Okay, und wo würden Sie das hintun?

Pam: Ich denke, „freuen“ geht da auf die rechte Seite.

Therapeut: Und der Gedanke „Warum macht er das nicht öfter?“, wo geht das hin?

Pam: Unten links.

Therapeut: Spitze. Und was haben Sie als Nächstes gemacht?

Pam: Nichts.

Therapeut: Haben Sie etwas gesagt?

Pam: Nein.

Therapeut: Aber Sie haben sich gefreut, nicht wahr? Noch eine Frage. Hätten Sie gern, dass Carl mehr solcher HIN-Bewegungen macht?

Pam: Ja sicher.

Therapeut: Wie ist es bei Ihnen Carl? Haben Sie irgendwelche HIN-Bewegungen bei Pam wahrgenommen?

Carl: Als ich an einem der Tage angerufen hatte, dass es mir bei der Arbeit zu viel wird, hat Pam vorgeschlagen, dass ich länger bleibe, obwohl sie sich darauf verlassen hatte, dass ich an diesem Abend früh nach Hause komme, was ich wusste.

Therapeut: Wie war das für Sie?

Carl: Gut. Es war eine riesige Erleichterung.

Therapeut: Und was haben Sie gemacht oder gesagt?

Carl: Nicht viel.

Therapeut: Okay. Jetzt eine Frage an Sie beide: Wenn Sie diese Art von HIN-Bewegungen ausüben, wäre es Ihnen lieber, wenn der Partner das wahrnimmt und würdigt, oder würden Sie es bevorzugen, wenn die andere Person einfach weitermacht, als ob nichts passiert wäre?

Pam: Ein bisschen Würdigung wäre schön.

Carl: Sehe ich auch so.

Therapeut: Und was WEG-Bewegungen angeht: Würden Sie es vorziehen, wenn Ihr Partner sie kommentiert oder wäre es Ihnen lieber, wenn er nichts sagt?

Pam: Wenn wir sie kommentieren, dann geraten wir wahrscheinlich eher in einen Streit.

Carl: Richtig.

Therapeut: Also HIN-Bewegungen wirklich wahrzunehmen und sie zu würdigen, macht sie wahrscheinlicher und hilft uns, in eine HIN-Schleife für zwei zu kommen. Wenn wir dagegen unsere Aufmerksamkeit auf WEG-Bewegungen richten und sie kritisieren, wird es wahrscheinlicher, dass wir in eine festgefahrene Schleife für zwei kommen. Das ist auf gewisse Art befremdlich, denn zumeist neigen wir dazu, mehr Aufmerksamkeit auf die WEG-Bewegungen unserer Partner zu richten und diese massiv zu kommentieren. Würden Sie denn sagen, dass dies für Sie beide zutrifft?

Pam: Nun … ja. Es stimmt schon, dass das Klagen darüber, was der andere tut, zu viel Streit zwischen uns führt.

Therapeut: Naja, Sie müssen mir das nicht glauben. Machen Sie einfach ein Experiment. In einem Teil des Experiments könnten Sie sich beide darauf konzentrieren, die HIN-Bewegungen des anderen eine Zeitlang zu würdigen, und seine WEG-Bewegungen einfach unbeachtet sein lassen. Im zweiten Teil des Experiments würden Sie die HIN-Bewegung des anderen jeweils ignorieren und nur die WEG-Bewegungen kommentieren. Mit welchem von beiden wollen Sie in der kommenden Woche anfangen?

Carl: Mir scheint, die zweite Variante haben wir wohl schon zur Genüge ausprobiert. Vielleicht versuchen wir einfach, die HIN-Bewegung zu unterstützen und über den Rest zu schweigen?

Therapeut: Hervorragend. Ich freue mich schon darauf, zu erfahren, was Sie wahrnehmen.

11.5 Haken und Paare

Bei Paaren können Haken im Grunde in der gleichen Weise wie in Kap. 4 präsentiert werden. Dabei ist es jedoch wichtig, klarzustellen, dass Haken etwas sind, was jeder Partner für sich selbst wahrnimmt. Nur wenige Paare fanden es nützlich, Haken des anderen zu provozieren oder zu sagen, dass der andere wohl verhakt sein müsse. Obwohl Haken auch als Sinneswahrnehmungen auftreten können, können wir sie – und ob wir anbeißen – nur persönlich wahrnehmen, denn nur wir persönlich können sagen, ob ein Verhalten das ist, was wir getan hätten, wenn wir uns nicht verhakt hätten.

Wenn man dies im Blick behält, können die Arbeit mit Haken, das Arbeitsblatt „Haken" und das gemeinsame Besprechen der Haken bei den Partnern dazu beitragen, mehr Empathie und Verständnis füreinander zu entwickeln. Der Schlüssel ist, diese Arbeit zur Selbsterkundung einzusetzen und nicht dazu, dem Partner zu beweisen, dass einer von beiden richtig oder falsch liegt.

11.6 Verbales Aikido für Paare

Beide Partner dazu zu veranlassen, ihr inneres Erleben, ihr eigenes Verhalten und das Verhalten ihres Partners wahrzunehmen, ist ein wichtiger Bestandteil der Arbeit mit Paaren. Das verbale Aikido für zwei ist hierfür hervorragend geeignet. Es hat den zusätzlichen Vorteil, dass es beiden Partnern hilft, im Beisein des anderen herauszufinden und zu beschreiben, welche Verhaltensweisen sie verfolgt hätten, wenn sie sich nicht verhakt hätten. Wie auch im folgenden Dialog sichtbar wird, ist es außerdem ein Weg, um das Einnehmen von Perspektiven und Empathie zu fördern.

In diesem Beispiel wenden wir uns Joan und Herb zu. Eine der Gelegenheiten, bei denen sie sich als Paar verstricken, ist die Art und Weise, wie sie über Herbs Heimkehr vom Büro diskutieren. Er hat eine Arbeit, bei der er sehr unter Druck steht. Für gewöhnlich kommt er später als Joan nach Hause, die als Marktleiterin feste Arbeitszeiten hat. Nachdem ihre Therapeutin das Arbeitsblatt besprochen und kurz die Aikido-Grundbewegungen dargestellt hat, bittet sie Joan und Herb darum, eine spezielle Situation zum Üben auszuwählen. Beachten Sie, dass die Therapeutin während des gesamten Gesprächs auf die Fragen im Arbeitsblatt „Verbales Aikido“ zeigt.

Therapeutin: Also gut. Welche Situation möchten Sie mit diesen Grundbewegungen ansehen?

Joan: Wir könnten anschauen, was passiert, wenn Herb nach Hause kommt.

Herb: In Ordnung.

Therapeutin: Wer möchte die erste Runde machen und auf diese Fragen antworten?

Joan: Ich fang an.

Therapeutin: Okay, wann kam die Situation zum letzten Mal vor? Wo waren Sie?

Joan: Gestern, in der Küche.

Therapeutin: Gut. Wie spät war es?

Joan: So etwa sieben.

Therapeutin: Okay. Und was haben Sie mit Ihren fünf Sinnen wahrgenommen?

Joan: Ich hörte Herb die Tür öffnen und die Treppe hochkommen, von weitem „Hallo“ sagen und in seinem Büro verschwinden.

Therapeutin: Und haben Sie irgendwelche Haken wahrgenommen?

Joan: Ja, natürlich. Ich dachte: „Ich interessiere ihn überhaupt nicht, er will nicht mal wissen, wie mein Tag war!“

Therapeutin: Okay, und wie haben sich diese Haken angefühlt?

Joan: Ich war ärgerlich.

Therapeutin: Und wo war das in Ihrem Körper?

Joan: *(Zeigt auf den oberen Teil ihres Magens.)* Hier.

Therapeutin: Prima. Und haben Sie gestern an den Haken angebissen?

Joan: Ja.

Therapeutin: Was haben Sie als Nächstes gemacht?

Joan: Ich habe angefangen zu schmollen.

Therapeutin: Was hätte man auf dem Video gesehen?

Joan: Als er aus seinem Büro rauskam und mich fragte, wie mein Tag war, habe ich zu Boden geschaut und kein Wort gesagt.

Therapeutin: Und was hätte die Person, die Sie sein wollen, getan?

Joan: Ich hätte Ihn gefragt, wie sein Tag war, und von meinem erzählt.

Therapeutin: Was ist Ihnen wichtig daran, das tun zu können?

Joan: Eine gute Beziehung zu haben, dass wir Dinge miteinander teilen, nicht kämpfen.

Therapeutin: Wie fühlt es sich für Sie an, wenn Sie sagen, dass Ihnen das wichtig ist?

Joan: Das fühlt sich warm an hier *(zeigt auf die Herzgegend).*

Therapeutin: Hervorragend. Eine letzte Frage: Wie war es für Sie, diese Bewegungen des verbalen Aikidos zu praktizieren?

Joan: Nicht schlecht.

Therapeutin: Sie haben es prima gemacht. Herb, jetzt sind Sie an der Reihe. Sind Sie immer noch bereit dazu?

Herb: Sicher.

Therapeutin: Also gut. Was haben Sie mit den fünf Sinnen wahrgenommen, als Sie nach Hause kamen?

Herb: Ich glaube, ich sah die Stufen und die Treppe. Ich hörte Joan in der Küche.

Therapeutin: Tauchten irgendwelche Haken auf?

Herb: Nun, wenn ich nach Hause komme, habe ich meine Routine. Ich hänge meinen Mantel auf und ziehe die Schuhe aus. Dann bringe ich meine Mappe in mein Büro und sehe mir die Post an, die Joan für mich auf den Schreibtisch legt.

Joan: Ja, er ist fast schon zwanghaft damit.

Herb: Ja, ich mag einfach meinen festen Ablauf.

Therapeutin: Könnte irgendetwas davon ein Haken für Sie sein?

Herb: Das könnte schon sein. Ich bin nun mal gut organisiert.

Therapeutin: Okay. Was tun Sie also, wenn Sie anbeißen?

Herb: Ich gehe einfach in mein Büro und mache mein Zeug.

Therapeutin: Hervorragend. Und was würde die Person, die Sie sein wollen, tun?

Herb: Na, wenn ich jetzt sehe, wie schwierig das für Joan ist, sollte ich vielleicht zuerst „Hallo" sagen. Ich könnte ihr einen Kuss geben und ihr sagen, dass ich gleich zurück bin, um sie nach ihrem Tag zu fragen.

Therapeutin: Wer oder was macht es für Sie wichtig, dass Sie das tun können?

Herb: Wer wichtig ist, ist Joan. Was wichtig ist, ist, sie wissen zu lassen, dass sie mir wichtig ist und dass ich sie und alles, was sie macht, schätze.

Therapeutin: Wie fühlt es sich an, wenn Sie sagen, dass Ihnen das wichtig ist?

Herb: Es fühlt sich hier warm an *(zeigt auf sein Herz).*

Therapeutin: Hervorragend. Nun Herb, wie war es für Sie, die Bewegungen des verbalen Aikidos zu praktizieren?

Herb: Es war in Ordnung.

Behalten Sie im Blick, dass das verbale Aikido nicht unbedingt anhand der allerschwierigsten Situationen trainiert werden muss. Das Einüben des Wahrnehmens ist gleichermaßen effektiv, egal ob wir hierfür Alltagssituationen oder aber größere Herausforderungen nutzen. Tatsächlich kann es anfangs einfacher sein, mit weniger schwierigen Situationen zu üben, insbesondere wenn Paare hochgradig festgefahren sind. Beachten Sie jedoch dabei, dass es für gewöhnlich am besten ist, das Paar die zu bearbeitende Situation selbst auswählen zu lassen. (Im nächsten Abschnitt geben wir ein Beispiel, wie die Matrix verwendet werden kann, um heikle Themen in entschärfter und mehr empathischer Weise zu erörtern.)

Das verbale Aikido ermöglicht es beiden Partnern, offenzulegen, was für sie schwierig und wichtig ist. Es ermöglicht beiden, zu beschreiben, wie ein besseres Verhalten aussehen könnte, sodass sie es beim anderen wahrnehmen und verstärken können, wenn es gezeigt wird. Die häusliche Übungsaufgabe bestünde dann für beide Partner darin, die Bewegungen des verbalen Aikidos in verzwickten Situationen zu verwenden. Wenn sie in dieser Phase der Therapie gut miteinander kommunizieren, können sie das Arbeitsblatt „Verbales Aikido für zwei" verwenden, um sich über solche heiklen Situationen auszutauschen.

Besprechen Sie in jedem Fall, dass das verbale Aikido am besten funktioniert, wenn jede Person die Grundbewegungen für sich selbst verfolgt, statt dass sie versucht, der anderen bestimmte Bewegungen aufzuzwingen. Ein effektiver und humorvoller Weg hierzu ist der Vorschlag, dass jeder Partner sich die Fragen nur selbst stellt – es sei denn, dass sie sich gegenseitig das gleiche Honorar bezahlen, das sie Ihnen dafür bezahlen, dass Sie diese Fragen stellen.

11.7 Herausforderndes Material durch Sortieren mit der Matrix durcharbeiten

Wenn Menschen in einem Konflikt feststecken, ist es für sie nur natürlich, dass sie nach Verbündeten suchen, und möglicherweise wenden sie sich an Sie, um diese Art von Unterstützung von Ihnen zu bekommen. Hüten Sie sich davor. Das letzte, was Sie haben möchten, ist in eine Position zu kommen, in denen Sie einer der Partner als Alliierten des anderen sieht. Sprechen Sie dieses Risiko offen an und lassen Sie das Paar wissen, dass Sie allein dafür arbeiten, was beiden wichtig ist, und nicht für die persönlichen Interessen des einen oder anderen.

Wenn Paare in einer Sitzung im Konflikt sind, neigen Therapeuten dazu, vermittelnd aufzutreten, indem sie abwechselnd für jeden Partner sprechen, solange bis sich beide gehört und validiert erleben. In diesen Situationen kann es besonders effektiv sein, die Matrix zu verwenden, um schwieriges Material zu sortieren. Während ansonsten beide Partner dazu tendieren könnten, sofort in eine ihrer festgefahrenen Schleifen für zwei zu rutschen, können sie sich stattdessen direkt ihr Erleben dieser heißen Punkte mitteilen und dabei frühere Muster umgehen. Ihre Aufgabe als Therapeut besteht somit darin, das Paar auf das Sortieren mit der Matrix hinzuorientieren, statt das, was jede Person sagt, so umzuformulieren, dass sich beide gehört und validiert erleben.

Wir illustrieren dieses Vorgehen anhand eines Dialogs zwischen Jean und Clark, die nach Clarks Untreue miteinander im Clinch liegen. Der Dialog verdeutlicht auch, dass

Paare, wie oben bereits angesprochen, häufig während der Sitzung in ihre festgefahrenen Schleifen geraten und dies eine hervorragende Gelegenheit bietet, solche nichtdienlichen Verhaltensweisen zu bearbeiten.

Jean: Ich weiß nicht, ob ich dir jemals vergeben kann, dass du mich betrogen hast.
Clark: Dauernd bringst du diese Geschichte. Wie lange soll ich noch dafür büßen?
Jean: Du tust so, als sei das ohne Bedeutung!
Clark: Immer hackst du darauf rum. Ich hab schon so oft gesagt, dass es mir leidtut, aber es wird wohl nie genug sein.
Jean: Du hast keine Ahnung, wie tief verletzt ich bin.
Clark: Was soll ich denn noch sagen? Du kommst immer wieder darauf zurück.
Therapeut: Darf ich einen Moment unterbrechen? Kann es sein, dass das Gespräch gerade ziemlich so läuft, wie auch im Alltag, wenn das Thema aufkommt?
Clark: Aber völlig!
Therapeut: Und so hängen Sie beide auf diese Weise fest, stimmt's? Das klingt sehr schmerzlich.
Jean: Ich weiß nicht, was ich tun soll. Ich empfinde es so, als will er so tun, als sei nie etwas passiert.
Clark: Ich habe den Eindruck, sie will, dass mir dieser Mühlstein für immer um den Hals hängt.
Therapeut: Okay. Wären Sie beide bereit, das mit der Matrix zu sortieren?
Jean: Freilich.
Clark: Ja, in Ordnung.
Therapeut: Wer von Ihnen mag damit anfangen, zu sagen, was Sie dazu sagen möchten?
Clark: Ich fang an. Für mich fühlt es sich so an, als ob Jean mir nie vergeben wird und als ob sie das bei jeder Gelegenheit daherbringt.

Weil Clark etwas geäußert hat, womit sich Jean wahrscheinlich verhaken wird, wendet sich der Therapeut an Jean, um sie dazu anzuleiten, die Grundbewegungen des verbalen Aikido zu praktizieren, die eine Möglichkeit sind, mit der Matrix zu sortieren.

Therapeut: Okay. Jean, was taucht bei Ihnen auf, wenn Sie Clark so sprechen hören?
Jean: Für mich tut er so, als sei nie etwas vorgefallen.
Therapeut: Ist das ein Haken für Sie?
Jean: Ein sehr großer Haken! Und nicht einfach ein Haken – immerhin ist das wirklich passiert!
Therapeut: Gut. Und wie fühlt sich das an? Wo in Ihrem Körper ist es?
Jean: Ich fühle mich ärgerlich, traurig und ängstlich. Es sitzt hier im Hals *(deutet hin)* und im Herzen *(sie kämpft mit den Tränen).*
Therapeut: Okay, und was machen Sie als Nächstes, wenn Sie sich verhaken?
Jean: Ich sag ihm, dass es ihm egal ist und dass ich ihm nicht vertrauen kann.
Therapeut: Okay. Und was würde die Partnerin, die Sie sein wollen, tun oder sagen?
Jean: *(Hält inne.)* Sie würde sagen: „Ich möchte ihm vergeben und ihm wieder vertrauen, aber ich wurde tief verletzt und bin es noch."
Therapeut: Was macht es für Sie wichtig, das zu sagen?

Jean: Authentisch zu sein. Verstanden zu werden.

Therapeut: Wie fühlt sich das an und wo sitzt es in Ihrem Körper?

Jean: Es ist hier und hier *(weint und zeigt auf die Bauch- und Herzgegend).*

Therapeut: Okay. Wären Sie bereit, Clark zu sagen, was die Person, die Sie sein möchten, sagen würde? Wenn ja, machen Sie einfach weiter und sagen Sie es ihm.

Jean: Clark, ich möchte dir vergeben, aber dazu brauche ich, dass du siehst, wie verletzt ich immer noch bin und wie schwer es ist.

Therapeut: Okay. Jetzt Sie, Clark. Wie antworten Sie auf Jeans HIN-Bewegung?

Clark: Schatz, es tut mir leid, dass es dir so schlecht geht. Ich weiß, wie schwer das für dich war. Es gibt nicht einen Moment, wo ich mich nicht dafür schuldig fühle, was ich getan habe. Ich kann kaum glauben, dass du mir überhaupt vergeben möchtest.

Jean: Ich weiß, dass es auch für dich schwer ist. Ich liebe dich und ich liebe unsere Familie und was wir uns aufgebaut haben. Ich weiß, wir können das durchstehen.

Therapeut: Haben Sie sich jetzt beide auf HIN-Bewegungen oder WEG-Bewegungen eingelassen?

Jean: HIN!

Clark: Ja, HIN.

Therapeut: Hervorragend. Clark, welche Haken haben Sie wahrgenommen?

Clark: Schuld. Scham. Mich so zu fühlen, als ob ich mir nie vergeben kann.

Therapeut: Wie hat sich das angefühlt und wo sitzt es in Ihrem Körper?

Clark: Es fühlt sich schrecklich an und ist da *(zeigt auf seinen Hals).*

Therapeut: Und wenn Sie am Haken angebissen hätten, was hätten Sie dann gesagt?

Clark: Das übliche Zeug, ungefähr: „Warum lässt du mich nicht in Ruhe? Ich habe mich doch schon entschuldigt. Wirst du jemals aufhören, mich zu beschuldigen?" Der Punkt ist, dass ich mich selbst schon so verurteile …

Therapeut: Lassen Sie uns einen Moment innehalten. Es scheint fast so, als hätten Sie beide dieses Mal einen Weg gefunden, sich mit einer HIN-Bewegung einzulassen, als dieses schmerzliche Thema aufkam. Haben Sie den Eindruck, dass es Sie zusammengeführt hat oder eher voneinander weggebracht hat?

Jean: Nähergebracht.

Clark: Das sehe ich auch so.

Therapeut: Hervorragend. Ich wüsste gerne, wie es für jeden von Ihnen war, von den Haken Ihres Partners zu hören. Clark?

Clark: Es war schwer, aber so habe ich erkannt, wie verletzt sie immer noch ist.

Therapeut: Jean?

Jean: Ich konnte verstehen, dass es auch ihm ganz schlecht damit geht.

Therapeut: Ob Sie, wenn das das nächste Mal aufkommt, wohl ein bisschen von dem machen könnten, was wir heute hier gemeinsam gemacht haben?

Jean: Ich will es versuchen.

Clark: Ich auch.

In dieser Interaktion sind Clark und Jean in die Sackgasse gekommen, weil sie einander nicht validierten. Natürlich besteht die hier erforderliche Validierung nicht darin, das Geschehene zu „erklären“ oder zu entschuldigen, sondern zu reflektieren, was der andere empfindet. Als Clark und Jean hierzu in der Lage waren, konnten sie sich zueinander hinbewegen. Es kann vorkommen, dass ein oder beide Partner nicht wissen, wie man validiert. Dann können Sie das Validieren anleiten, indem Sie vorschlagen, dass beide einfach wiederholen, was der andere gesagt hat, und sie dabei die Gefühle, die vom Partner zum Ausdruck gebracht wurden, hervorheben. Im Anschluss an die Wiederholung können sie jeweils überprüfen und erfahren, wie der Partner die Worte empfunden hat, mit denen seine Gedanken und Gefühle gespiegelt wurden. War das Spiegeln zutreffend? Wenn nicht, lassen Sie beide den Prozess wiederholen, bis sich beide validiert fühlen. Gelegentlich wird es nötig werden, dass Sie das Validieren selbst übernehmen und prüfen, ob das, was Sie gespiegelt haben, tatsächlich als Validierung erlebt wird. Laden Sie dann den Partner, der gerade das Validieren übt, ein, Ihre Worte in ähnlicher Weise zu wiederholen, und überprüfen Sie, ob dies funktioniert hat und sich der andere Partner validiert fühlte. Schlagen Sie auch vor, das Validieren zwischen den Sitzungen zu üben.

Die Matrix in Lebensberatung und Coaching 12

Inhaltsverzeichnis

12.1 Sitzung 1: Coaching-Ziele ... 258
12.2 Sitzung 2: Haken ... 260
12.3 Sitzung 3: In die Spur kommen ... 263
12.4 Sitzung 4: Äußere Barrieren überwinden ... 265
12.5 Zusätzliche Sitzungen: Den Prozess fördern ... 267
12.6 Menschen stehen an erster Stelle ... 268
12.7 Beispiele aus der Lebensberatung ... 269
12.8 Ein Wahrnehmungscoach werden ... 276

Dieses Kapitel umreißt ein Format mit mehreren Sitzungen, mit dem die Matrix in Lebensberatung und Coaching eingesetzt werden kann. Es folgen zwei ausführliche Beispiele, die das Vorgehen veranschaulichen sollen. Wenn wir ACT in der Coachingarbeit verwenden, beziehen wir uns darauf als Akzeptanz-und-Commitment-Training und nicht als Akzeptanz-und-Commitment-Therapie. Die Unterscheidung spiegelt das Ziel der Verhaltensintervention wider. Therapeuten streben oftmals danach, Verhaltensstörungen zu behandeln, die das Funktionsvermögen von Klienten bedeutsam beeinträchtigen. Coaching richtet sich darauf, Verhaltensweisen bei Menschen zu fördern, die bereits über eine gute Anpassung verfügen und noch besser werden wollen. Die Matrix eignet sich perfekt, um Menschen dabei zu helfen, schnell das große Ganze zu sehen und dann neue Verhaltensweisen abzuleiten, die sie voranbringen. Dabei gewinnen sie ein vertieftes Verständnis darüber, wohin sie in ihrem Leben und in ihrem Beruf gehen wollen, sowie über die inneren und äußeren Hindernisse, mit denen sie konfrontiert sind.

Wenn die Matrix im Coaching eingesetzt wird, besteht die erste Aufgabe darin, ein flexibles Bündnis mit den Klienten zu formen. Mit „flexibel“ meinen wir eine Beziehung, die

K. L. Polk et al., *Praxishandbuch ACT-Matrix*, https://doi.org/10.1007/978-3-662-59416-2_12

dazu beiträgt, dass Klienten neue Verhaltensweisen finden, die funktionieren. Bei dieser Art des Arbeitens sind sowohl Flexibilität als auch Offenheit inhärent erforderlich. Statt diese Flexibilität und Offenheit intellektuell zu erklären, arbeiten wir einfach mit der Matrix und kultivieren dabei Offenheit und Flexibilität als natürlichen Bestandteil im Prozess.

12.1 Sitzung 1: Coaching-Ziele

Da Coaching sehr zielorientiert ist, eignet sich das übliche Matrixvorgehen, nämlich im unteren rechten Quadranten zu beginnen, hervorragend. Sobald wir das Matrixdiagramm vorgestellt haben, fragen wir: „Wer ist Ihnen wichtig?“ Nachdem wir einige Minuten besprochen haben, wer wichtig ist, fragen wir: „Wie passen Ihre beruflichen und persönlichen Bestrebungen damit zusammen, wer Ihnen wichtig ist?“ Statt das Ganze (Werte und wertkonsistentes Verhalten) als statische Situation zu betrachten, heben wir hervor, dass sich dies im Lauf der Zeit – so wie der Klient lernt und entdeckt – verändern kann. Wenn wir damit den Kontext gesetzt haben, beziehen wir uns auf diese Arbeit oft als etwas, bei dem es um einen gewählten Lebensinhalt geht. Auch wenn es vielleicht zutreffender „der Inhalt, den Sie über die Zeit hinweg wählen“ heißen sollte, haben wir die Erfahrung gemacht, dass Klienten sehr schnell verstehen, dass „gewählter Lebensinhalt“ ein flexibler Ausdruck ist.

An dieser Stelle können Sie auch ein bisschen davon erzählen, wer Ihnen selbst wichtig ist, was Ihre Bestrebungen sind und wie Sie wahrgenommen haben, dass sich diese mit der Zeit verändern. Da es sich um eine Coaching-Umgebung handelt, werden Klienten neugierig darauf sein, was zu Ihrem Erfolg beigetragen hat. Beim Coaching kann Selbstöffnung helfen, Klienten zu zeigen, dass Sie den gleichen Coaching-Prozess für sich selbst anwenden.

Als Nächstes sprechen wir den Quadranten unten links an, indem wir fragen: „Was taucht bei Ihnen auf und stellt sich in den Weg?“ Angst ist allgemein dabei, speziell können auch Ängste vor Versagen, Zurückweisung oder sogar vor Erfolg auftauchen. Ungeduld, Ärger und Neid sind andere häufige Antworten. Berichten Sie auch hier wieder ein wenig von sich selbst, dass sich auch Ihnen oft neue Barrieren in den Weg stellen, Sie sie aber genau mit diesem Prozess angehen, den Sie nun dem Klienten zeigen werden.

Kommen Sie als Nächstes zum linken oberen Quadranten, wobei Sie erklären, dass er Verhaltensweisen umfasst, die man macht, um beliebige unerwünschte Gefühle, die man links unten benannt hat, zu verringern. Betonen Sie, dass es sich um beobachtbare Verhaltensweisen handelt. Wie empfehlen, hier das Konzept „Zeit, die man mit unnötigen WEG-Bewegungen verbringt“ einzuführen. Heben Sie hervor, dass viele WEG-Bewegungen durchaus dienlich sind, beispielsweise entgegenkommenden Fahrzeugen auszuweichen, nicht mit Scheren zu rennen oder andere lebensrettende Verhaltensweisen, dass wir alle aber auch Angst vermeiden, wenn es hilfreicher wäre, sie zu akzeptieren und die Wahl zu treffen, sich zu dem hinzubewegen, was wichtig ist. Erklären Sie Klienten, dass es nicht notwendig ist, der Zeit, die man auf unnötige WEG-Bewegungen verwendet hat, nachzugehen, denn mit der Zeit wird sich ohnehin automatisch ein Bewusstsein für diese verlorene Zeit einstellen, wenn sie mit der Matrix arbeiten.

Diskutieren Sie schließlich den Quadranten rechts oben und erklären Sie dabei, dass er Verhaltensweisen enthält, die gemacht werden können, um sich zu dem hinzubewegen, wer oder was wichtig ist. Beginnen Sie mit einfachen Verhaltensweisen wie Gehen oder Sprechen. Später können Sie mit Klienten daran arbeiten, komplexere Verhaltensweisen hinzuzufügen, die ihnen helfen können, sich auf gewählte Lebensinhalte hinzubewegen.

12.1.1 Die vertikale und die horizontale Linie

Sie müssen die Funktion der beiden Matrix-Linien im Coaching-Prozess nicht unbedingt ansprechen, doch können Sie das natürlich machen, wenn es Ihre Arbeit erleichtert. Die vertikale Linie kann Klienten helfen, im gegenwärtigen Moment verankert zu bleiben, wenn sie den Unterschied zwischen dem Erleben in den fünf Sinnen und dem inneren Erleben wahrnehmen. Und den Unterschied zwischen den Empfindungen bei WEG-Bewegungen und bei HIN-Bewegungen wahrzunehmen, unterstützt Klienten, sich dessen bewusst zu sein, was sie von Moment zu Moment motiviert. Vielleicht haben Sie den Wunsch hervorzuheben, dass HIN-Bewegungen eher befriedigenden, WEG-Bewegungen eher entlastenden Charakter tragen. Diejenigen, die Psychologie studiert haben, werden bemerken, dass die rechte Seite positive Verstärkung beinhaltet, während es auf der linken Seite überwiegend um negative Verstärkung geht.

Egal, ob Sie sich nun dafür oder dagegen entscheiden, die vertikale und die horizontale Linie zu besprechen, sprechen Sie in jedem Fall alle vier Quadranten an, wobei Sie insbesondere den unteren rechten Quadranten hervorheben sollten. An diesem Punkt haben vielleicht noch nicht alle Klienten klar definierte Lebensinhalte. Das ist in Ordnung. Eine allgemeine Vorstellung von Lebenszielen oder Lebensinhalten liefert ein erstes Zielkriterium, mit dem man anfangen kann. Neue Verhaltensweisen können erprobt und überprüft werden, um zu sehen, ob sie sich dazu eignen, Sinnerleben hervorzubringen. Dann können diese Klienten beginnen, eigene Lebensinhalte klarer zu definieren.

Machen Sie Klienten bei der Erörterung von Lebensinhalten deutlich, wie wichtig es ist, mit solchen Lebenszielen locker und flexibel umzugehen. Selbstverständlich müssen Lebensinhalte klar erkennbar und im Bewusstsein verankert sein. Doch sie verbissen zu sehen, steht womöglich der Flexibilität im Weg. Schließlich können sich Lebensumstände manchmal schnell verändern und in solchen Situationen ist Flexibilität zentral.

12.1.2 Hausaufgabe

Dinge locker zu sehen, gilt auch für die Hausaufgaben. (Und das bezieht sich auch auf die Begrifflichkeit – zum Beispiel den Begriff „Hausaufgaben" bei Coaching-Klienten zu wählen, denn bei diesen Klienten zieht er weniger wahrscheinlich Widerstand nach sich.) Wie in früheren Kapiteln dargestellt, sind sich Matrix-Anwender sehr darüber bewusst und erwarten auch, dass Hausaufgaben manchmal nicht gemacht werden. Da ACT im

Kern ein Lern-Modell ist, nehmen wir einfach wahr, was gelernt wird. Man kann also etwas wahrnehmen und lernen, egal ob Hausaufgaben gemacht werden oder nicht gemacht werden. Sie können Ihren Klienten sogar sagen, dass sie ihre Hausaufgaben entweder machen werden oder auch nicht machen werden und dass beides dienlich ist, denn in beiden Fällen werden sie etwas lernen. Statt also einer rigiden „Hausaufgaben-müssen-gemacht-werden"-Regel zu folgen, schlagen wir als flexibleres Prinzip vor, dass Lernen die ganze Zeit stattfindet und Klienten die Aufgabe haben wahrzunehmen.

Als erste Übung empfehlen wir, Coaching-Klienten dazu einzuladen, zwischen der ersten und der zweiten Sitzung wahrzunehmen, wer oder was ihnen wichtig ist. Vielleicht nehmen Sie wahr, dass sich dies von den häuslichen Aufgaben in Teil 1 des Buchs unterscheidet, wo der Fokus darauf lag, HIN- und WEG-Bewegungen wahrzunehmen. Im Coaching liegt der Fokus auf der Richtung. Lebensinhalte müssen einbeziehen, wer oder was wichtig ist, demnach wird diese Hausaufgabe Klienten helfen, Lebensinhalte zu identifizieren und zu definieren.

12.2 Sitzung 2: Haken

In der zweiten Sitzung betrachten wir erneut das Thema Lebensinhalte, führen Haken ein und betrachten, wie die Inhalte aus dem unteren linken Quadranten Kontrolle über das Verhalten erlangen können. Diese Sitzung bietet auch Gelegenheiten, Flexibilität und Yessing zu praktizieren, wenn Sie Klienten coachen.

12.2.1 Die Hausaufgabe durchgehen

Wie bereits oben erwähnt, werden Sie es im matrixorientierten Coaching gelten lassen, wenn Hausaufgaben gemacht werden oder auch nicht gemacht werden. Fragen Sie einfach: „Was haben Sie wahrgenommen, als Sie die Hausaufgaben gemacht haben oder auch nicht gemacht haben?" Diese Frage leitet Klienten dazu an, auf die vergangenen Tage zurückzuschauen und sich die Hausaufgabe erneut bewusst zu machen.

Haben Klienten die Hausaufgabe vollkommen vergessen, können Sie Haken einführen und einige der häufigen Haken betrachten. Die meisten Klienten werden sich daran erinnern, dass ihnen in der vergangenen Woche Haken begegnet sind. Vielleicht erschienen Haken und stellten sich in den Weg, als es darum ging, die Hausaufgaben zu machen. Oft werden Klienten jedoch auch keine Haken oder dass sie sich darin verbissen hätten wahrgenommen haben. Sagen Sie ihnen, dass dies in Ordnung ist und dass das Wahrnehmen von aktuell vorhandenen Haken eine Fertigkeit ist, die etwas Übung braucht, um sich zu entwickeln. Bei Klienten, die in der Lage sind, einige Haken zu identifizieren, betrachten Sie ein paar von denen, die sie wahrgenommen haben, wobei Sie sie auffordern, zunächst ihr Sinneserleben und anschließend ihr inneres Erleben, als sie dem Haken begegnet waren, zu erinnern. Dann bitten Sie sie, sich daran zu erinnern, wie sie sich unmittelbar, nachdem der Haken aufgetaucht war, verhalten haben. Äußern Sie anschließend, dass es nun wahrscheinlicher wird, dass sie Haken, die im jeweiligen

Moment gegeben sind, wahrnehmen werden, insbesondere wenn sie sich über ihre gängigsten Haken und wann diese am häufigsten auftauchen im Klaren sind.

Wir gehen Hausaufgaben auf diese Weise durch, weil wir das Ziel verfolgen, das Wahrnehmen von Haken und des Sich-Verhakens noch im jeweiligen Moment zu initiieren, und weil dies Übung benötigt. Allgemeiner gesprochen, können Haken darauf aufmerksam machen, den Prozess des Reagierens im Kontext wahrzunehmen.

12.2.2 Lebensinhalte durchgehen

Nach dem Besprechen der Hausaufgabe – und dem Darstellen der Haken, falls die Besprechung dies hergab – kommen Sie auf das Thema Lebensinhalte zurück. Erinnern Sie daran, dass Lebensinhalte einem fortlaufenden Prozess unterliegen und fragen Sie die Klienten, ob sie bereit sind, sich nun dem speziellen Lebensinhalt zuzuwenden, den sie im Coaching fokussieren möchten. Wenn sie noch nicht soweit sind, machen Sie deutlich, dass dies in Ordnung ist.

12.2.3 Haken ansehen

Hauptfokus der zweiten Sitzung ist der Quadrant unten links: Das, was auftaucht und sich in den Weg stellt. Beginnen Sie mit einer Wiederholung dessen, was die Klienten in der ersten Sitzung identifiziert haben. Wenn Sie die Haken nicht schon in der Hausaufgabenbesprechung eingeführt haben, machen Sie es jetzt. Dann können Sie dazu übergehen, Klienten dabei zu helfen, ein besseres Verständnis für ihre Hindernisse auf dem Weg zu Erfolg, Zufriedenheit oder sogar Glück zu erlangen. Sie können sie fragen, ob es unter ihren inneren Barrieren solche gibt, die als Haken auftauchen. Wenn sie ihre inneren Hindernisse nicht als Haken erleben, dann fragen Sie sie, wie diese Hindernisse auftauchen und mit der HIN-Bewegung auf ihre Ziele interferieren. Um dies weiter einzugrenzen, können Sie Klienten darum bitten, einen typischen Moment am Tag zu erinnern, in dem dieses Hindernis auftaucht. Oder auch einen typischen Ort, wo dies in der Welt der Fall ist, und eine typische Stelle, wo sie es körperlich wahrnehmen.

Hindernisse, insbesondere solche innerer Art, sind tückisch und können leicht unbemerkt bleiben. Wenn Sie Klienten darum bitten, sowohl äußere als auch innere Details ihrer Hindernisse zu erinnern, dann helfen Sie ihnen dabei, ihre Hürden besser entdecken und wahrnehmen zu können, wenn sie auftauchen.

Nun können Sie beginnen, Verhaltensweisen, die als Reaktion auf Hindernisse erfolgen, anzusprechen. Erkunden Sie sie und tragen Sie sie dann in den linken oberen Quadranten ein. Wiederholen Sie, dass es um beobachtbare Verhaltensweisen geht – um Dinge, bei denen man den Klienten in einer Videoaufzeichnung zuschauen könnte – nicht um innere Auseinandersetzungen mit ihren Barrieren. In Sitzung 2 kann es sein, dass sich Klienten über viele ihrer WEG-Verhaltensweisen noch nicht bewusst sind, was auch gut ist. In diesem Fall besteht Ihre Arbeit darin, sie darauf vorzubereiten, solche Verhaltensweisen zukünftig wahrzunehmen.

Sie könnten sich selbst als Beispiel nehmen und über eigene WEG-Verhaltensweisen berichten, mit denen Sie auf vielfältige Hindernisse, die innerlich bei Ihnen selbst auftauchen, reagieren. Dies hilft Klienten zu verstehen, dass es ein Teil der menschlichen Natur ist, innere Hindernisse oder Hürden vermeiden zu wollen, und dass dies etwas ist, was alle Menschen, Sie eingeschlossen, tun. Die Hauptsache ist, sowohl die Hindernisse als auch das Vermeiden wahrzunehmen. Kehren Sie immer wieder auf den Aspekt der Tauglichkeit und Funktionalität zurück. Der wesentliche Punkt der zweiten Sitzung besteht darin, Klienten dazu zu veranlassen, wahrzunehmen, wie sich ihre WEG-Verhaltensweisen auf den ganzen Prozess des HIN-Bewegens zu sinnstiftenden Lebensinhalten auswirken. Einige dieser Verhaltensweisen werden funktionieren, andere nicht. In vielen Fällen hängt es von der Situation ab. Beispielsweise wird es gelegentlich funktionieren, einer Person, durch die man sich bedrängt fühlt, auszuweichen, bei anderen Gelegenheiten wird es hilfreich sein, eine solche Person zu konfrontieren. Die eigenen WEG-Bewegungen sorgfältig wahrzunehmen, wird Klienten helfen, herauszufinden, was funktioniert.

12.2.4 Sich dem Lebenssinn annähern

An dieser Stelle könnten Sie nun mit Klienten durchgehen, was sie tun könnten, um sich sinngebenden Inhalten anzunähern – es geht um beobachtbare Verhaltensweisen oben rechts in der Matrix. Wenn Klienten nicht schon angefangen haben, neue Verhaltensweisen abzuleiten und Ihnen davon zu erzählen, kehren Sie zu den Grundlagen zurück und helfen Sie ihnen einfach dabei, den Unterschied zwischen dem Erleben mit den fünf Sinnen und mentalem Erleben sowie das unterschiedliche Erleben von HIN-Bewegungen und WEG-Bewegungen wahrzunehmen. Warum zu den Grundlagen zurückkehren? Vielleicht haben Sie schon bei sich selbst bemerkt, dass Sie mehr Befriedigung daraus ziehen, wenn Sie Verhaltensweisen ausüben, auf die Sie selbst gekommen sind, statt einfach nur den Vorschlägen anderer zu folgen. Bleiben Sie also bei den Grundlagen, solange bis Klienten spontan Inhalte zum oberen rechten Quadranten der Matrix produzieren, und lassen Sie sich auf alles ein, was sie bringen.

Nichtdestotrotz fördert die Matrix im Allgemeinen den raschen Zuwachs psychischer Flexibilität. Bis zum Ende der zweiten Sitzung werden Klienten deshalb wahrscheinlich neue Verhaltensweisen formulieren, die erprobt werden können.

12.2.5 Hausaufgabe

Wir empfehlen, Klienten die Hausaufgabe zu geben, ihre Haken wahrzunehmen und wahrzunehmen, was sie als Nächstes tun. Wenn Sie mögen, können Sie das Arbeitsblatt „Haken“ aus Kap. 4 anbieten. Haken wahrzunehmen, ist wahrscheinlich der leichteste Weg für Menschen, um das Wahrnehmen im jeweiligen Moment zu praktizieren und etwas Distanz zu ihren Gedanken zu gewinnen. An diesem Punkt werden Klienten bis zu einem gewissen Grad mit den Hauptunterscheidungen vertraut sein, fordern Sie sie daher auf, auch Nützlichkeits- oder Funktionalitätsaspekte in Betracht zu ziehen. Sie erreichen dies beispielsweise, indem Sie ungefähr Folgendes sagen: „Wenn Sie den Haken wahrnehmen, nehmen Sie möglicherweise auch Ihr Erleben entlang der fünf Sinne sowie einen Drang, sich hin- oder wegzubewegen, wahr. Nehmen Sie danach Ihr nächstes Verhalten wahr. Schließlich können Sie anfangen, wahrzunehmen, ob Ihnen diese Verhaltensweisen helfen, sich den für Sie bedeutsamen Lebensinhalten anzunähern."

12.3 Sitzung 3: In die Spur kommen

Der wichtigste Aspekt von fast allem, was wir tun, ist dabeizubleiben. Zunächst müssen wir auf Kurs kommen, dann geht es darum, wie wir auf Kurs bleiben. Das Leben bietet uns keine starren Gleise, wie sie etwa einen Zug auf der Spur halten. Indem wir jedoch die Konsequenzen dessen wahrnehmen, was wir im Augenblick tun, können wir die Matrix verwenden, um annähernd auf dem Weg zu bleiben, den wir gewählt haben. Anders gesagt, wenn Klienten vom Weg abkommen, kann ihnen die Matrixperspektive helfen, schnell die Konsequenzen wahrzunehmen und den Kurs zu korrigieren.

12.3.1 Die Hausaufgabe durchgehen

Beginnen Sie mit einer kurzen Durchsicht der Hausaufgaben. Dazu bitten Sie die Klienten, auf der Matrix einzusortieren, was sie im Zusammenhang mit Haken wahrgenommen haben. Dies kann einfach darin bestehen, Sinneserleben und mentales Erleben sowie WEG- und HIN-Bewegungen beim Auftauchen des Hakens und im Anschluss daran einzuordnen. Auf diesem einfachen Niveau zu sortieren, wird gute Dienste leisten. Darüber hinaus können Sie jedoch auch das „Wer-oder-was-ist-wichtig", die Dinge, die sich innerlich auftun und in den Weg stellen, oder WEG-Bewegungen und HIN-Bewegungen einordnen lassen. Unabhängig davon, ob das Einsortieren einfacher oder komplexer ist, fördert es wahrscheinlich mehr psychische Flexibilität und ermöglicht es Klienten, sich neue HIN-Verhaltensweisen auszudenken. An dieser Stelle ist es wichtig, dass weder der Klient noch der Coach die Tauglichkeit dieser neuen Verhaltensweisen vorab bewerten. Niemand kann im Voraus mit Gewissheit sagen, ob neue Verhaltensweisen in einem gegebenen Kontext dienlich sein werden. Laden Sie Klienten also einfach ein, mit diesen neuen Verhaltensweisen zu experimentieren und deren Dienlichkeit oder Nutzen wahrzunehmen.

12.3.2 Konsequenzen betrachten

Die vorstehende Hausaufgabenbesprechung gibt die Gelegenheit, darauf hinzuweisen, dass Konsequenzen die besten Möglichkeiten bieten, um nützliche Verhaltensweisen zu lernen. Denken Sie daran, auf einige der damit potenziell einhergehenden Fallen hinzuweisen. Beispielsweise, dass wir Menschen dazu neigen, daran zu glauben, was uns unser Verstand über die Konsequenzen erzählt, statt die Konsequenzen tatsächlich mit unseren fünf Sinnen wahrzunehmen. Um es weniger höflich auszudrücken, wir neigen dazu, uns selbst zu bescheißen. Wir können fest davon überzeugt sein, dass ein kleiner Erfolg sehr viel bedeutet. Schlimmer noch, wir finden oft Wege, Untaugliches als tauglich anzusehen und damit weiterzumachen. Der Ausweg aus dieser Falle ist, darauf zu achten, was wir mit unseren fünf Sinnen wahrnehmen, wenn wir neues Verhalten erproben. Wenn wir dies tun, erhalten wir mehr Information und lernen schneller, was funktioniert.

Wie Sie bemerken, unterscheidet sich das Lernen, das auf dem Beachten von Verhaltenskonsequenzen beruht, deutlich von herkömmlichem Coaching. Herkömmliche Ansätze beinhalten üblicherweise das sorgfältige Erstellen eines Plans sowie Klienten anschließend dazu zu motivieren, sich an diesen Plan zu halten. Im Unterschied hierzu beinhaltet der Matrixansatz, einen Plan grob zu überschlagen, psychische Flexibilität zu verstärken, neue Verhaltensweisen einfließen zu lassen und diese dann zu überprüfen, indem deren Konsequenzen mit den fünf Sinnen und im inneren Erleben wahrgenommen werden. Als Matrixcoach sind Sie nicht Quelle der Motivation. Eher ist es so, dass Sie Ihren Klienten helfen, eine intrinsische Motivation zu finden. Unmittelbar kurzfristig werden sie sich auf das hinbewegen, wer oder was ihnen wichtig ist. Langfristig werden sie sich auf ihren gewählten Lebensinhalt hinbewegen – ihrer Vorstellung darüber, wie ein erfülltes Leben in der Zukunft aussehen soll.

12.3.3 Das Sortieren verwenden, um Tracking zu fördern

Sortieren kann das Tracking fördern, weshalb dies gleichfalls ein Fokus in der dritten Sitzung ist. Das Sortieren wird natürlicherweise zustande kommen, wenn Sie Klienten vermehrt an die Kategorien der Matrix heranführen: Wer oder was wichtig ist, was auftaucht und sich in den Weg stellt sowie WEG-Verhaltensweisen und HIN-Verhaltensweisen. Alles, was wir als Menschen erleben und tun, kann nach diesen Kategorien eingeordnet werden. Und weil Menschen ein Faible dafür haben, zu sortieren und Puzzleteile zusammenzufügen, fällt uns das Betrachten unseres Erlebens durch die Matrix-Linse ziemlich leicht. Außerdem erleben wir ein Gefühl der Befriedigung, wenn wir Dinge den „richtigen" Bereichen der Matrix zuordnen können.

Beachten Sie bitte gleichwohl während der gesamten Arbeit mit der Matrix, dass es keine „korrekte" Weise des Sortierens gibt, an die sich Klienten halten müssten. In gewisser Hinsicht sind nicht einmal die Bezeichnungen, die wir zur Beschreibung der Kategorien verwenden, oder die Kategorien selbst wichtig. Was am meisten Bedeutung hat, ist der Akt des Sortierens als solcher, da dies Distanzierung oder Defusion fördert. Um Klienten zu helfen, dies zu verstehen, und jegliche Tendenz, sich zu sehr auf die Genauigkeit ihres Sortierens zu konzentrieren, zu umgehen, könnten Sie folgende Metapher über den körperlichen Vorgang des Gehens anbieten: „Es ist der ganze Prozess des Gehens, der von

Bedeutung ist, es geht nicht darum, an welche Stelle die einzelnen Schritte gesetzt werden." Doch selbst wenn Sie dies wissen, wird das Ihre Klienten (und Sie) wohl nicht vom Versuch abhalten, die korrekte Sortierung finden zu wollen. Dies wahrzunehmen und zu der Einsicht zurückzukehren, dass es keine wirklich falsche Art des Sortierens gibt, kann hilfreich dabei sein, Flexibilität zu erhöhen.

Ihre Arbeit als Coach ist getan, sobald Sie Ihre Klienten um das Sortieren eines Erlebnisses bitten. Eine Klientin erzählt Ihnen beispielsweise: „Mein Mann und ich sind gestern Abend zum Essen ausgegangen." Vielleicht antworten Sie: „Schön zu hören. Um ein bisschen mit der Matrix zu üben: wo würden Sie Ihren Ehemann hintun? Und wo würden Sie Ihr Ausgehen mit ihm gestern Abend unterbringen?" Wenn Sie merken, dass die Klientin um eine Antwort verlegen ist, können Sie einen Hinweis geben: „Wer wichtig ist, gehört hier unten hin". Bald werden Klienten das Sortieren verstehen. Sobald Sie Klienten darum bitten, das Sortieren selbst zu machen, werden Sie eine andere Perspektive gegenüber eigenem Erleben entwickeln. Neugier und psychische Flexibilität wachsen, was wiederum zu Flexibilität im Verhalten führt.

Geben Sie wie immer eine Hausaufgabe zur Wahrnehmung. Das könnte beispielsweise sein, Haken oder – um Tracking zu fördern – Konsequenzen wahrzunehmen. Sie könnten Klienten beispielsweise fragen, ob Haken auftauchen, die sie ablenken und von der Spur wegführen, und ob sie wahrnehmen, wieder zu ihrer Spur zurückzufinden, wenn ein Haken aufgetaucht war. Sie könnten sie auch bitten, die Konsequenzen wahrzunehmen, die sich daraus ergeben, wenn sie über lange Zeit verhakt bleiben. Dabei beziehen wir an dieser Stelle des Coachings häufig die Hausaufgaben der Klienten ein. Was auch immer die Hausaufgabe sein mag, erinnern Sie die Klienten daran, dass Sie lernen werden, egal ob Sie der Hausaufgabe nachgehen oder nicht.

12.4 Sitzung 4: Äußere Barrieren überwinden

In der ersten Sitzung haben wir einen Überblick über die Perspektive der psychischen Flexibilität gegeben. Mit der Formulierung „Wer oder was ist wichtig?" haben wir anschließend auf Lebensinhalte oder Lebensziele fokussiert. In der zweiten Sitzung wurde die Matrix wiederholt, zudem wurde auf Haken und innere Barrieren aufmerksam gemacht. In der dritten Sitzung haben wir darauf geachtet, dass Klienten einen leichten Zugang zum Sortieren finden, und zudem ihre Fähigkeit gefördert, die Konsequenzen neuen Verhaltens wahrzunehmen. In der vierten Sitzung werden wir erneut die Matrix betrachten und uns dann einem Thema zuwenden, das in der Matrix-Arbeit ansonsten im Allgemeinen nicht berücksichtigt wird: Äußere Barrieren, die dem Quadranten oben rechts zugeordnet werden. Gerade im Kontext von Lebensberatung und Coaching, wo es zumeist darum geht, Menschen dabei zu helfen, sich konkreten Zielen anzunähern, statt zugrunde liegende Werte zu erkennen und zu klären, erscheint ein solches Vorgehen sinnvoll.

12.4.1 Äußere Barrieren einbringen

Selbstverständlich werden Ziele auch in diesem Kontext von den zugrunde liegenden Werten beeinflusst und sind innere Barrieren oftmals begrenzender als äußere. Deshalb führen wir äußere Barrieren erst ein, wenn die Matrix gut etabliert ist. Zudem sind Menschen wirkliche Experten darin, externe Barrieren zu finden und sie dann für mangelnden Fortschritt verantwortlich zu machen. Gleichwohl stehen Klienten manchmal tatsächlich genuin äußeren Barrieren gegenüber und benötigen Hilfe beim Problemlösen, um zu dienlichen HIN- oder WEG-Bewegungen zu gelangen, wie dies in Abb. 12.1 dargestellt wird. Auch hier gilt wieder, dass es manchmal genügt, eine äußere Barriere zu erkennen, um psychische Flexibilität soweit zu verbessern, dass die Person ein neues Verhalten zur Überwindung der Barriere zeigen kann. Und manchmal reichen Beharrlichkeit oder kleine Verhaltensänderungen, damit die Motivation, die in Zweck und Zielsetzung steckt, schließlich zum Erfolg führt.

Um Klienten dabei zu unterstützen, eine äußere Barriere zu überwinden, ist es am besten, sie dazu zu ermutigen, ihre fünf Sinne aufmerksam auf diese Barriere zu richten. Machen sie das nicht, verstricken sie sich am Ende vielleicht in internen Barrieren, die in Verbindung mit dem äußeren Hindernis auftauchen. Wir kennen es alle: Wir sind mit einem äußeren

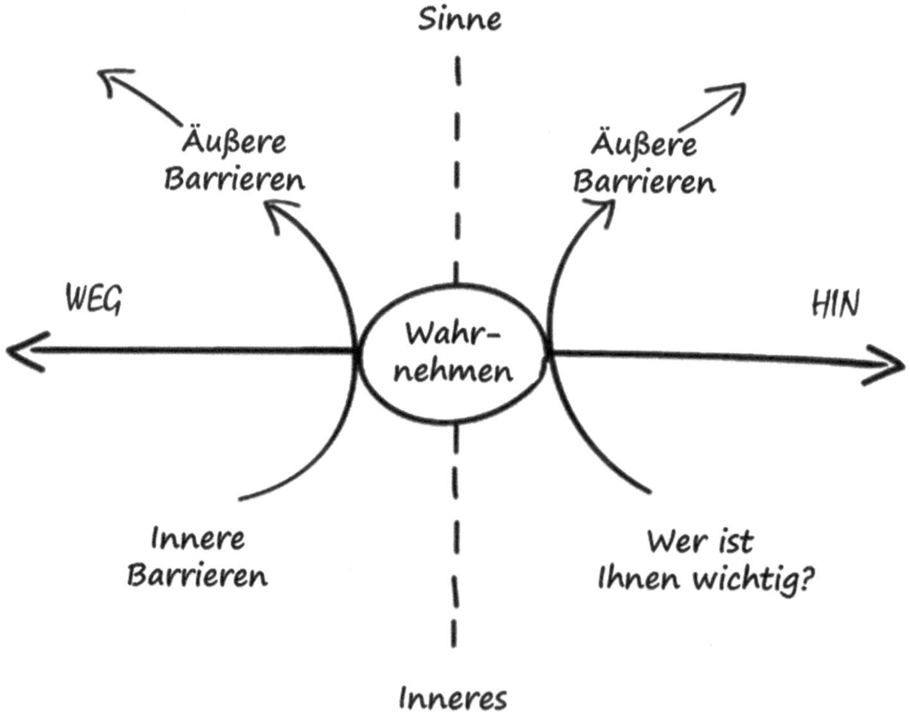

Abb. 12.1

Hindernis, das leicht behoben werden kann, wie beispielsweise einem platten Reifen, konfrontiert. Statt den Reifenschaden zu beheben, ist der Verstand mit inneren Barrieren, etwa wildesten Panikgedanken, zugange, die uns zusammenbrechen und empfinden lassen, als seien wir dem Untergang geweiht. Indem Sie Klienten dazu anleiten, das äußere Hindernis zunächst sorgfältig mit den fünf Sinnen wahrzunehmen, bringen Sie sie in eine viel bessere Position, um Gedanken und Gefühle einfach als Teil des Gesamtbildes wahrzunehmen, die mit der Lösung des Problems nicht interferieren müssen. Dies ist eine Möglichkeit zur gezielten Überkorrektur, um im sensorischen Erleben verankert zu bleiben.

12.4.2 Flexibilität vermitteln, um externe Barrieren anzugehen

Nachdem eine externe Barriere unter Zuhilfenahme der fünf Sinne definiert wurde, braucht es etwas geistige Aktivität, um eine Lösung ausgehend von zuvor existierenden Verhaltensweisen zu identifizieren und auszuwählen oder neu zu entwickeln. Psychische Flexibilität ist der Schlüssel hierzu. Wie stets können Sie Klienten helfen, größere psychische Flexibilität zu entwickeln, indem Sie sie daran erinnern, den Unterschied zwischen dem Erleben mit den fünf Sinnen und mentalem Erleben wahrzunehmen und den Unterschied zwischen den Empfindungen bei HIN-Bewegungen im Unterschied zu WEG-Bewegungen wahrzunehmen bzw. zu erinnern. Wenn diese grundlegenden Matrix-Unterscheidungen getroffen werden, steigt die Chance, dass Klienten eine bunte Palette von Lösungsmöglichkeiten entwickeln können.

Sobald eine oder mehrere Lösungen aufgetaucht sind, ermutigen Sie die Klienten, sie zu erproben, vielleicht in Verbindung mit der behutsamen Erinnerung, mögliche Lösungen eher locker zu sehen. Eine Lösung muss dienlich und gangbar sein und dies kann nur mit den fünf Sinnen, im Alltagserleben und mit etwas mentaler Aktivität beurteilt werden. Dies kann Klienten davor schützen, voreilige Schlüsse zu ziehen oder sich in anderen kognitiven Fallen zu verstricken, die bei der Auseinandersetzung mit Problemen schnell einmal auftauchen und zum Haken werden können. Wenn solche Haken auftauchen, können sie als das wahrgenommen werden, was sie sind. Dieses Wahrnehmen hilft dabei, taugliche Lösungen für Probleme zu finden.

12.5 Zusätzliche Sitzungen: Den Prozess fördern

Die vier Sitzungen, die wir eben beschrieben haben, veranlassen Klienten dazu, ihr Leben und ihre Lebensinhalte unter der Perspektive der psychischen Flexibilität zu betrachten. Das Ziel ist letztlich, psychische Flexibilität soweit zu steigern, dass die Klienten neue Verhaltensweisen ausüben und diese hinsichtlich ihrer Nützlichkeit überprüfen können. Wenn Sie mit mehr als vier Sitzungen arbeiten, kann dies darauf abzielen, eine förderlich-fürsorgliche Umgebung zu schaffen, sodass dieser Prozess weiter verankert wird und allmählich in Fleisch und Blut übergeht.

Förderung ist sehr wichtig. Wie Anthony Biglan in seinem Buch *The Nurture Effect* (2015) erörtert, fördern Zwangsumgebungen das Entdecken neuer nützlicher Verhaltensweisen nicht. Vermutlich beabsichtigt kein Lebensberater oder Coach, jemandem etwas aktiv aufzunötigen, dennoch kann sich Zwang in den Coaching-Prozess einschleichen. Das lässt sich schon am Stellen von Hausaufgaben aufzeigen. Wenn das Ausführen von Hausaufgaben für den Arbeitsfortschritt erforderlich ist, schleicht sich ein Zwangselement ein. Klienten fühlen sich möglicherweise bestraft, wenn sie die Hausaufgaben nicht machen. Ein anderes Beispiel bezieht sich auf das Problemlösen, bei dem man leicht in ein Geben von Empfehlungen hineinrutscht. Doch wenn wir Dinge wie „Sie sollten es auf diese Weise versuchen" sagen, fühlen sich Klienten leicht unter Druck gesetzt und zeigen dann Verhaltensweisen, mit denen sie diesem Druck folgen, oder Verhalten, um sich davon wegzubewegen. Es handelt sich um eine feine Gratwanderung, da Menschen häufig Coaching aufsuchen, weil sie möchten, dass man ihnen sagt, was sie tun sollen. Während manches davon durchaus dienlich sein kann, wird ein Zuviel schnell hinderlich.

12.6 Menschen stehen an erster Stelle

Lebensberatung oder Coaching dreht sich häufig um geschäftliche oder berufliche Ziele. Dies kann das Matrix-Coaching in den Kontext einer mechanistischen Weltsicht stellen, die das wirtschaftliche Denken seit der industriellen Revolution zumeist dominiert hat. Diese Orientierung ist oft sehr nützlich und eine natürliche Folge dessen, dass wir zunehmend effizientere Maschinen entwickelt haben, die viel Arbeit leisten. Henry Ford und seinesgleichen richteten ihre Aufmerksamkeit auf das Wechselspiel von Maschinen und Menschen, um hocheffiziente Prozesse zu schaffen, die hochwertige Produkte und Dienstleistungen hervorbringen sollten. Der Nachteil davon ist, dass Menschen schnell wie Maschinen behandelt werden. Wenn dies der Fall ist, fühlen sie sich nicht respektiert, nicht sicher und auch nicht gefördert. Lebensberater oder Coaches können einigen helfen, indem sie dafür sorgen, dass ihre Klienten lernen, wie wichtig es ist, Respekt zu zeigen. Menschen lernen dies nicht dadurch, dass man es ihnen sagt oder dass sie es lesen. Sie müssen üben, Respekt zu zeigen und wahrzunehmen, wie andere darauf ansprechen. Damit ist schon fast garantiert, dass sie aus erster Hand erleben werden, wie dienlich und nachhaltig es ist, wenn sie Respekt (Menschen) an die oberste Stelle setzen.

In seinem Buch *Toyota Kata* (2010) berichtet Mike Rother, dass der Erfinder des Toyota-Prozesses (der im Westen zumeist als „Lean Management" bezeichnet wird) vorschreibt, zunächst zur *Gemba* zu gehen und respektvoll Fragen zu stellen. *Gemba* meint einfach „wo die Arbeit geschieht". Diese Vorgabe bedeutet also, gegenüber den Angestellten, die die Arbeit tatsächlich machen, respektvoll zu sein, was einschließt, sie über ihren Prozess zu befragen. Was hat dies mit Lebensberatung oder Coaching zu tun? Die Menschen, mit denen Sie zu tun haben, stehen im Austausch mit anderen. Eine der besten Möglichkeiten, sich mit anderen auszutauschen, ist es, eigenes vorgefasstes Denken hinter sich zu lassen, mit Menschen zusammenzukommen und jedem, ohne Vorannahmen zu machen, Fragen zu stellen, die Interesse und Respekt bekunden. Natürlich meinen wir damit nicht, dass Sie Klienten hierzu zwingen sollten. Vielleicht genügt es schon, beiläufig zu erwähnen, dass es unzählige Belege aus der Forschung dafür gibt, dass das fürsorgliche Fördern und Unterstützen anderer den Weg zum Erfolg für alle bildet.

12.7 Beispiele aus der Lebensberatung

Um dem Matrix-Ansatz im Coaching einen Kontext zu geben, werfen wir einen Blick auf John und anschließend auf Joy, zwei fiktionale Klienten, die beide an persönlichen und beruflichen Zielen arbeiten.

12.7.1 John

Aus dem Aufnahmebogen wissen Sie, dass John Buchhalter ist. Er kommt zu Ihnen, weil sein beruflicher Aufstieg hinter seinen ursprünglichen Vorstellungen zurückbleibt. Seit zehn Jahren ist er in seinem Beruf tätig und inzwischen 34 Jahre alt.

Als er zur ersten Sitzung kommt, wirkt John gepflegt und gut gekleidet. Sie bemerken, dass Sie denken, er wirke wie ein typischer Buchhalter aus einem Film. Wie Sie es auch sonst üblicherweise tun, fragen Sie ihn, ob er damit einverstanden ist, dass Sie ihm die als Matrix bezeichnete Sichtweise vermitteln, mit der Sie arbeiten. John stimmt bereitwillig zu. Sie gehen die Grundmatrix mit ihm durch: Das Erleben mit den fünf Sinnen, das mentale Erleben und schließlich das Wahrnehmen des Unterschieds. Als Nächstes bitten Sie ihn, sich vorzustellen, wie es sich anfühlt, wenn er sich auf eine Person hinbewegt, die ihm wichtig ist. Sofort antwortet er: „Das ist leicht: Joy, es ist einfach eine Freude, sich auf sie hinzubewegen.“ Anschließend bitten Sie ihn, sich vorzustellen, wie es sich anfühlt, wenn man sich von unerwünschten Gefühlen, wie etwa Furcht, wegbewegt. Dann bitten Sie ihn, den Unterschied wahrzunehmen. Als Nächstes fragen Sie ihn, wer ihm wichtig ist, und wieder sagt er „Joy“.

Sie: Ist Joy Ihre Ehefrau?
John: Nein. Wir sind nicht einmal miteinander befreundet, aber sie ist wichtig.
Sie: Prima. Gibt es noch jemand, der Ihnen wichtig ist?
John: Meine Mutter. Mein Vater ist vor einem Jahr verstorben.
Sie: Das tut mir leid. Noch jemand?
John: Naja, ich habe einen Kollegen, mit dem ich befreundet bin.
Sie: Das ist eine schöne Liste! Wenn wir weitermachen, können wir sie jederzeit erweitern.
John: Ich habe meine Katze vergessen. Sie ist wichtig.
Sie: Aber ganz bestimmt. Katzen und Hunde gehören zur Familie.
John: Jetzt wo Sie Familie sagen: Meine Geschwister sind wichtig.
Sie: Sind Ihnen noch andere Personen oder Dinge wichtig?
John: Ja, meine Arbeit. Das ist einer der Hauptgründe, warum ich komme.

Sie: Okay, jetzt haben wir alles in die Matrix eingetragen. Hier unten links tragen wir Dinge wie Furcht ein – inneres Erleben, das auftauchen und sich uns bei unseren Bewegungen HIN zu etwas, das uns wichtig ist, in den Weg stellen kann. Beispielsweise haben Sie vielleicht in jüngeren Jahren Angst empfunden, wenn Sie jemand darum gebeten haben, gemeinsam auszugehen. Vielleicht tauchte Angst auf und stellte sich Ihnen in den Weg.

John: Das habe ich jetzt noch. Ich hätte Joy gerne um ein Date gebeten, aber ich habe es einfach noch nicht geschafft. Von ihr habe ich auch Ihren Namen.

Sie: Wirklich? Das ist ja schmeichelhaft.

John: Ja. Sie hat in meiner Firma einen Vortrag über Stress-Management gehalten. Ich habe sie anschließend angesprochen. Sie war wirklich nett zu mir. Am Ende hat sie mir Ihren Namen genannt, als ich sagte, dass ich bei der Arbeit weiterkommen möchte. Sie hat uns die Matrix in ihrer Präsentation gezeigt, so was Ähnliches habe ich also schon mal gemacht.

Sie: Großartig! Ich erinnere mich jetzt nicht an jemanden namens Joy. Aber ich freue mich, dass sie Sie zu mir geschickt hat. Können Sie noch andere Dinge finden, die bei Ihnen auftauchen und sich Ihnen in den Weg stellen?

John: Bei der Arbeit stellen sich Angst und Stress in den Weg. Sie machen mich viel zu langsam. Buchhalter sollten methodisch sein, aber ich denke, mein Chef denkt, ich sei zu langsam.

Sie: Prima! Noch mehr Dinge, die auftauchen und sich in den Weg stellen?

John: Müdigkeit. Nachmittags werde ich müde und auch das macht mich langsam. Außerdem taucht oft der Gedanke auf, nicht gut genug zu sein.

Sie: Eine prima Liste von inneren Dingen, die sich in den Weg stellen können. Sie können sie später immer weiter ergänzen. Wenn wir jetzt einmal hier in den oberen Teil der Matrix gehen. Hier führen wir die Verhaltensweisen auf, die Sie machen, Dinge, bei denen jeder sehen kann, dass Sie sie tun. Also hier oben links setzen wir die typischen WEG-Bewegungen ein, die Sie machen, um das hier unten links zu reduzieren oder es loszuwerden. Fallen Ihnen Verhaltensweisen ein, die Sie machen, um sich wegzubewegen?

John: Ich vermeide vieles, um die Angst loszuwerden.

Sie: Prima! Wie sieht das aus, wenn Sie vermeiden?

John: Im Büro bleibe ich für mich. Auf diese Weise erwarten die Leute nicht so viel von mir. Überhaupt glaube ich, dass ich eher für mich bleibe. In der Regel bleibe ich viel zuhause. Ab und zu gehe ich ins Kino … Ach ja, und ich fahre viel mit dem Rad, um Stress loszuwerden. Ich habe mich getraut und habe das während dieser Veranstaltung zum Stressmanagement erwähnt.

Sie: War das die Veranstaltung, die von Joy gehalten wurde?

John: Ja.

Sie: Ok, das passt alles. Gibt es noch etwas?

John: Nun ja, ich träume halt ein bisschen vor mich hin.

Sie: Okay, und wie sieht das aus, wenn Sie vor sich hinträumen?

John: Ich glaube, ich starre einfach ins Leere. Glauben Sie, dass andere das bemerken?

Sie: Vielleicht, vielleicht auch nicht. Die meisten von uns sind manchmal etwas geistesabwesend und vergessen dann, die anderen wahrzunehmen. Jetzt kommen wir nach oben rechts. Da wollen wir die Dinge hinschreiben, die Sie tun könnten, um sich zu dem hinzubewegen, wer oder was Ihnen wichtig ist. Zuerst schauen wir, was Sie unten rechts aufgeschrieben haben. Joy, Ihre Familie, Ihre Katze und Ihr Freund bei der Arbeit sind Ihnen wichtig und ebenso Ihre Arbeit. Das ist ein guter Anfang. Was könnten Sie tun, um sich auf etwas von diesen Dingen hinzubewegen?

John: Ich könnte Joy fragen, ob sie mit mir ausgeht. Bei der Arbeit könnte ich mich darauf konzentrieren, schneller zu machen, indem ich weniger perfektionistisch bin.

Sie: Wenn Sie also im Begriff wären, Joy um eine Verabredung zu bitten oder schneller zu arbeiten, denken Sie, dass Sie dann etwas aus der linken unteren Ecke wahrnehmen könnten, das auftaucht und sich Ihnen in den Weg stellt, wenn Sie diese Dinge tun wollen?

John: (*Lacht laut auf.*) Nun ja, Angst ist schon aufgekommen. Deshalb habe ich sie ja nicht um eine Verabredung gebeten. Ich habe einfach Angst, dass sie Nein sagt.

Sie: Prima wahrgenommen! So schnell haben Sie den Dreh raus. Was könnte noch aufkommen?

John: Angst davor, Fehler zu machen oder bei der Arbeit nicht perfekt zu sein. Schneller zu machen, macht mir Angst.

Sie: Stark. Da haben Sie schon wirklich gut wahrgenommen. Nun mal Folgendes: Ist es Ihnen schon einmal passiert, dass Sie etwas emotional wirklich gepackt und für eine Weile beschäftigt hat, beispielsweise im Straßenverkehr geschnitten zu werden oder eine attraktive Person zu sehen? Vielleicht hat es Sie sogar so beschäftigt, dass Sie später noch einem Freund davon berichtet haben, was sich ereignet hat?

John: Das passiert die ganze Zeit. Andere Fahrer regen mich echt 'ne Menge auf.

Sie: Prima! Das ist genau das, was ich meine. Wir nennen es auch „Haken". Können Sie sich vorstellen, dass Sie nächste Woche Gelegenheit haben werden, einige Haken wahrzunehmen?

John: Darauf können Sie wetten!

Sie: Möchten Sie einen Termin für eine weitere Sitzung ausmachen?

John: Ja.

Auf diese Weise endet die erste Sitzung. Wir springen weiter zu Sitzung 4. Zwar würde man die Sitzungen üblicherweise etwas anders aufeinander folgen lassen, doch hatte John schon Vorerfahrungen mit der Matrix und das Vorgehen gut verstanden. So konnte man in Sitzung 2 mit inneren Barrieren weitermachen und in der dritten Sitzung auf äußere Barrieren fokussieren. Dabei ging es in diesen Sitzungen immer wieder auch um andere Aspekte der Matrix, um die Matrix-Sichtweise zu festigen. Wie wir durchgehend vermerkt haben, geht es bei der Matrix für beide – Kliniker und Klienten – darum, flexibel zu sein, im jeweiligen Moment achtsam zu handeln und zu tracken. Entsprechend wurde die Abfolge der Sitzungen an die Bedürfnisse und den Kontext des Klienten angepasst. Damit sind wir soweit, dass wir uns Sitzung 4 zuwenden zu können.

Sie: Haben Sie Haken wahrgenommen, die in der letzten Woche aufgekommen sind?

John: Oh ja, jede Menge Haken – Haken bei der Arbeit und beim Verabreden.

Sie: Also haben Sie Joy gefragt, ob sie mit Ihnen ausgeht?

John: Nee. Als ich im Begriff war, sie anzurufen, habe ich mich verhakt. Genau wie letzte Woche.

Sie: Welcher Haken tauchte dieses Mal auf?

John: Der Gedanke, dass sie zu viel zu tun hat und wahrscheinlich kein Interesse hat.

Sie: Und welche Sinneswahrnehmungen führten dazu?

John: *(Lacht.)* Überhaupt keine, das passiert alles in meinem Kopf.

Sie: Schön wahrgenommen. Sie sagen, Joy ist wichtig, dann werden Sie einen Weg finden. Was war bei der Arbeit?

John: Wissen Sie, ich nehme weniger Haken bei der Arbeit wahr. Zwar habe ich immer noch etwas Angst, Fehler zu machen, aber ich habe wahrgenommen, dass ich, wenn ich schneller mache, in Wirklichkeit weniger Fehler mache. Es sieht so aus, als würde ich mich besser konzentrieren.

Sie: Da haben Sie sehr viel wahrgenommen. Das hört sich für mich so an, als ob es bei der Arbeit vorangeht und Sie beim Verabreden feststecken.

John: Ja, das fasst es ganz gut zusammen. Irgendwie ist es schon witzig. Für mich ist es in diesem Tempo in Ordnung. Vielleicht will mir meine bessere Konzentration bei der Arbeit auch etwas sagen.

Sie: Das ist interessant.

John: Ich denke, wenn ich ausgehen würde, wäre ich sehr mit mir und meinen Gedanken beschäftigt. Dem Mädchen würde ich womöglich gar keine Aufmerksamkeit entgegenbringen. Wenn ich auf meine wenigen bisherigen Verabredungen zurückblicke, dann war das so. Da habe ich kaum registriert, was meine Verabredungen anhatten.

Sie: Es hört sich so an, als entwickelten Sie mit Blick auf das Verabreden neue HIN-Bewegungen.

John: Ich bastle an einer HIN-Bewegung für Joy.

An dieser Stelle verlassen wir die Sitzung mit John. Die Welt ist klein und dann haben Sie nächste Woche jemanden namens Joy in Ihrem Kalender stehen und fragen sich …

12.7.2 Joy

Aus Ihren Aufnahmeunterlagen wissen Sie, dass Joy als Gemeindepsychologin tätig ist. Sie ist gut und professionell gekleidet, nach Ihrem Eindruck sind ihre Sachen vielleicht ein wenig abgetragen. Sie scheint körperlich recht fit zu sein, ohne dies übermäßig zur Schau zu stellen. Dann bemerken Sie Ihre wertende Haltung und kehren dazu zurück, Joy hier und jetzt zu erleben. Sie wirkt sehr sprachgewandt, die Stimme sehr gefühlvoll.

Als Sie Joy fragen, ob Sie ihr die Sichtweise der psychischen Flexibilität darstellen können, lächelt sie und meint, sie sei damit recht vertraut. In ihrer Tätigkeit als Psychologin verwende und präsentiere sie die Matrix auch selbst. Nachdem sie gehört habe, dass Sie gleichfalls die Matrixperspektive nutzen, habe sie sich dafür entschieden, Sie aufzusuchen. Sie finde, sie brauche neue Impulse für ihr Leben und dass es hilfreich sein könne, gemeinsam mit einem Berater die Matrix durchzugehen.

Sie: Ich freue mich, Sie kennenzulernen. Ich glaube, Sie haben mir jemanden vorbeigeschickt.

Joy: Ah, vermutlich der Mann aus meinem Stressmanagement-Training? Er hatte gesagt, dass er im Leben vorankommen wolle, aber eine Psychotherapie schien er mir nicht machen zu wollen. Da habe ich erwähnt, dass ich von einem Coach gehört hätte, der die Matrix einsetzt. Ich hoffe, er ist gekommen. Er schien mir ganz nett und bräuchte wohl einen kleinen Anstoß.

Nachdem Sie geklärt haben, dass John und Joy nicht gemeinsam ausgehen und es wohl auch nicht der Fall sein wird, scheint es Ihnen in Ordnung, beide als Klienten zu haben und mit der Sitzung weiterzumachen. Als erstes fragen Sie Joy, ob Sie gemeinsam die Matrix durchgehen können, denn dabei handelt es sich um die Perspektive, mit der Sie arbeiten. Sie stimmt bereitwillig zu und berichtet, worum es ihr geht: Sie will das, was ihr durch den Kopf geht, ausdrücken und schwarz auf weiß niederschreiben. Sie beginnen Ihre gewohnte Matrixdarstellung und Joy lässt sich so unbefangen darauf ein, als ob sie noch nie damit zu tun gehabt hätte. Der nachfolgende Dialog ergibt sich inmitten dieser Darstellung.

Sie: Und wer ist Ihnen wichtig?

Joy: *(Ihr Blick geht in die Ferne.)* Nun ja, meine Familie: Meine Mutter, mein Vater und mein Bruder. Ich habe eine Freundin, sie heißt Mae. Sie ist arbeitet auch als Assistentin in meinem Labor, aber nur in Teilzeit. Sie war schon meine Freundin, bevor sie dort anfing. Sie sieht sich selbst als Ehestifterin. Sie ist echt eine Marke. Hat blaue Strähnchen im Haar und ein paar Tattoos. Als ich ihr von dem Typen erzählte, der nach der Präsentation auf mich zukam, ist sie richtig hellhörig geworden. Ich glaube, ich bin jetzt eines ihrer Projekte.

Sie: Das ist schon eine prima Liste. Noch mehr Leute?

Joy: Es gibt noch einen Kollegen namens Cecil. Er und ich haben gemeinsam etwas Forschung betrieben. Ich kenne ihn schon seit Jahren. Kann ich damit weitermachen, was mir wichtig ist, oder bin ich zu schnell?

Sie: Klar können Sie weitermachen.

Joy: Die Arbeit ist mir sehr wichtig. Ich gehöre wohl zu denen, die am liebsten die Welt retten wollen. Ich möchte, dass meine Arbeit etwas verändert. Meine Gesundheit ist auch wichtig. Ich trainiere viel und versuche, fit zu bleiben. Mae sagt, ich sei zu forsch und schrecke die Männer ab.

Sie: Man sieht, Sie sind mit dem Ganzen vertraut. Sollen wir damit weitermachen, was auftaucht und sich in den Weg stellt?

Joy: Nun ja, mein Kopf kommt mir in die Quere, ich denke einfach zu viel. Schätze mal, es ist ein Berufsrisiko, aber irgendwie witzig, weil ich ja anderen zeige, wie man gedanklich loslässt!

Sie: Irgendetwas Spezielles in Ihrem Kopf, das sich in den Weg stellt?

Joy: Ja, mein Ego stellt sich in den Weg. Zu meinem Team bin ich einfach nicht so gut, wie ich es sein könnte. Sie können „Ego" anschreiben oder ich mach das, wenn Sie wollen.

Sie: Ja, ich habe bestimmt auch so ein Ego, das sich gelegentlich in den Weg stellt. Hier ist ein Stift.

Joy: Und Angst kommt auf, wenn es um Männer geht. Ich habe keine Ahnung, wie ich mich verhalten soll. Ich intellektualisiere mich förmlich aus der Liebe raus. Mae sagt, ich sei zu theoretisch, das schüchtere die Männer ein und sei der Grund, warum keiner mit mir ausgehen wolle. Das will ich eigentlich nicht. Ich kann halt gut reden. Ich weiß, dass auch Angst auftaucht, also schreib ich das mal an.

Sie: Wir sind in Ihrem Kopf angekommen – Ego und Angst, gut wahrgenommen. Gibt es noch mehr Sachen, die auftauchen und sich in den Weg stellen?

Joy: Das reicht fürs Erste. Ich weiß, dass ich noch mehr hinzufügen kann, wenn etwas auftaucht.

Sie: Wie steht's um Ihre WEG-Bewegungen? Was tun Sie, um sich von diesen Sachen wegzubewegen?

Joy: Naja, ich werde halt theoretisch. Also ich denke, dass ich wohl theoretisch werde und dann so daherrede, um von der Angst wegzukommen. Ich habe das niemals zuvor so wahrgenommen. Mit Blick auf das „Ego" verhalte ich mich halt so, als sei ich mehr als ich wirklich bin. Ich bin eine Frau in einer Männerwelt, also überkompensiere ich. Ich rede über die Ideen anderer. Wissen Sie, wenn ich so in meinen Gedanken bin, dann ist das eine Barriere, aber es ist auch ein Wert. Ich nehme das am besten auch hier herüber. *(Schreibt „theoretisch werden" in den Quadranten unten rechts.)* Vielleicht ist es halbehalbe … oder vielleicht sechzigvierzig. Je älter ich werde, desto mehr hält mich meine Denkerei aus Beziehungen raus.

Sie: Das ist viel Wahrnehmen. Sollen wir weitermachen und einige HIN-Bewegungen planen?

Joy: Autsch. Das ist schwerer als ich dachte. Ich dachte, ich kenne meine eigene Matrix. Gerade erzählt mir mein Verstand, dass ich schon viele HIN-Bewegungen mache. Zum Glück weiß ich, dass ich mich damit selbst bescheiße.

Sie: Wo bringen Sie das „Sich-selbst-bescheißen" auf Ihrer Matrix unter?

Joy: Unten links, ist ja klar. Und um mich davon wegzubewegen, theoretisiere ich oder mache ich auf intellektuell. *(Hält inne.)* Um mich bei der Arbeit hinzubewegen, habe ich vor, ein Notizbuch bei mir zu haben und die Ideen anderer aufzuschreiben, damit ich besser mit ihnen zusammenarbeiten kann. Das habe ich schon eine ganze Weile vor, aber irgendwie habe ich es bislang nicht geschafft.

Sie: Sie können leicht wahrnehmen, ob Sie das tun oder ob Sie es nicht tun.

Joy: Beziehungen … Ehrlich gesagt, habe ich hier rechts unten etwas ausgelassen. Eigentlich hätte ich gerne einen Freund, vielleicht würde ich sogar heiraten wollen. Vielleicht ist es die Sache mit der biologischen Uhr. Vielleicht auch nicht. In jedem Fall ist es mir wichtig, für eine Weile einen festen Freund zu haben.

Joy kann sich momentan keine HIN-Bewegungen zum Thema Beziehungen vorstellen, also beenden Sie die Sitzung, indem Sie kurz auf Haken eingehen. Wie bei John erscheint es Ihnen passend, Haken bereits in der ersten Sitzung einzuführen, da auch Joy schon mit der Matrix vertraut ist. Als Sie nachfragen, ob Sie gemeinsam weitermachen wollen, antwortet Joy, dass sie dies gerne möchte. Bevor sie geht, schlagen Sie ihr deshalb als Hausaufgabe vor, im Wochenverlauf aufkommende Haken wahrzunehmen. In der zweiten und dritten Sitzung wenden Sie sich gemeinsam zunächst inneren Hindernissen und dann äußeren Barrieren zu. Als sie zur vierten Sitzung kommt, entwickelt sich der folgende Dialog.

Sie: Kürzlich irgendwelche Haken wahrgenommen?

Joy: Oh ja … Erinnern Sie sich an John? Ich bin ihm zufällig in einem Café begegnet und habe mich wirklich gewaltig verhakt.

Sie: Was haben Sie als Haken wahrgenommen?

Joy: Angst, echt irre Angst. Da habe ich wieder ganz abgehoben dahergeredet. Zwischendrin rief noch meine Mutter wegen meinem Bruder an. Als ich auflegte, musste John gehen. Ich stand da und dachte, dass ich so nie einen Freund kriegen werde. Wahrscheinlich denkt er, dass ich total chaotisch bin. Damit hatte ich echt drei Tage zu tun. Mae sagte, ich soll ihn anrufen, aber ich hatte keine Nummer. Mae hat sie rausgefunden, aber ich habe ihn immer noch nicht angerufen.

Sie: Wow, wenn das kein Haken ist!

Joy: Ja. Da hab ich nicht nur angebissen, den habe ich echt geschluckt und nun werde ich daran hin- und hergezogen. Immerhin habe ich die Ideen der Kollegen bei der Arbeit notiert. Dabei komme ich mir zwar etwas blöd vor, aber ich habe mein Notizbuch immer dabei und nutze es.

Sie: Sie haben Ihren Bruder erwähnt. Er steht ja auch unten rechts. Was war mit ihm?

Joy: Naja, ich war mir nicht wirklich sicher, ob ich ihn dort unten hintun sollte. Ich spreche nicht viel über ihn. Er ist sieben Jahre älter als ich, irgendwie hatten wir eine ganz getrennte Kindheit. Heute ist er Trinker und wir reden nicht miteinander. Meine Mutter bittet er immer wieder um Geld, aber mich hat er nie gefragt. Sie hat mich angerufen, um über ihn zu schimpfen. Ich höre immer zu. Komisch, er ist mir wichtig, aber außer an Feiertagen sehen oder sprechen wir uns nicht. Wir sind herzlich zueinander.

Sie: Gibt es Geschichten zu sortieren?

Joy: Mae ging mir durch den Kopf.

Sie: Womit ging sie Ihnen durch den Kopf?

Joy: Wegen John natürlich. Ich habe nicht mal mehr seinen Namen gewusst. Als er sich im Café nochmals vorstellte, habe ich ihn nur am Gesicht erkannt. Nachdem er weg war, hatte ich seinen Namen schon wieder vergessen. Mae hat einen Freund, der da arbeitet, wo auch John arbeitet. Sie hat's geschafft, seinen Namen und seine Telefonnummer herauszufinden. Na ja, wegen ihr beschäftigt es mich, dass ich ihn nicht angerufen habe.

Sie: Mae hat also dieses äußere Hindernis mit dem Namen und der Telefonnummer für Sie beseitigt. Das ist ja interessant sortiert. Wo kommt John hin?

Joy: Unten rechts.

Sie: Und wo kommt die Telefonnummer hin?

Joy: *(Hält inne.)* Jetzt im Moment fühlt es sich so an, als ob es nach unten links gehört. Ich möchte mich davon wegbewegen. Ich weiß, er war einfach nur freundlich und hat Hallo gesagt. Er würde nur denken, ich sei eine Verrückte, wenn ich ihn aus heiterem Himmel anrufen würde. Auch das kommt nach unten links.

Sie: Schön sortiert.

Joy: Aber ich denke daran, ihn trotzdem anzurufen. Er sieht gut aus. Und Mae hat herausgefunden, dass er ungebunden ist.

Sie: Und wo würden Sie das einsortieren?

Joy: Partnerschaft ist unten rechts. Denke mal, anzurufen wäre oben rechts. Aber was, wenn ich alles vermassle?

Sie: Und wo kommt „Was, wenn ich alles vermassle?“ hin?

Joy: So ein Unsinn! Unten links!

Nach dieser Sitzung sind Sie ein bisschen mit der misslichen Lage von John und Joy verhakt. Am liebsten würden Sie sie gemeinsam sehen. Sie haben die Situation mit Ihrem Supervisor erörtert und es erscheint Ihnen am besten sich herauszuhalten. Mae scheint sowieso schon an der Sache dran zu sein.

12.8 Ein Wahrnehmungscoach werden

Wir hoffen, dass Ihnen die Sitzungsauszüge, die wir in diesem Kapitel in Verbindung mit ausführlichen Beispielen dargestellt haben, eine Vorstellung davon geben, wie Sie die Matrix in Coaching und Lebensberatung verwenden können. Wir hoffen auch, Ihnen ein Gefühl für den nicht-wertenden und ungezwungenen Charakter dieser Arbeit vermittelt zu haben. Man kann es auf eine gewisse Art auch so sehen, dass Sie Klienten als Wahrnehmungscoach dienen. Menschen haben verblüffende Fähigkeiten, ihren eigenen Weg zu einem erfüllten Leben zu finden, wenn es ihnen gelingt, Abstand von ihren Gedanken zu nehmen und ihr Leben so wahrzunehmen, wie es sich tatsächlich ereignet.

Die Matrix flexibel anpassen 13

Inhaltsverzeichnis

13.1 Therapie unter appetitive Kontrolle bringen ... 278
13.2 Ein Maß für den Interventionserfolg ... 278
13.3 Die Matrix als Beurteilungsinstrument für Psychopharmaka ... 280
13.4 Die Matrix mit anderem mischen ... 282
13.5 Funktionaler Kontextualismus, um alles zusammenzubringen ... 288

Die Matrix kann in andere Ansätze integriert werden. Wie in Kap. 9 gezeigt wurde, haben wir sie mit der funktional-analytischen Psychotherapie kombiniert, um fokussiert auf die therapeutische Beziehung zu arbeiten. Wir haben sie auch in einen auf Mitgefühl gerichteten Ansatz eingebaut (Tirch et al. 2014). Andere haben sie in Verbindung mit Verhaltensaktivierung (Behavioral Activation, BA), Schematherapie, Achtsamkeitstraining, motivierender Gesprächsführung, integrativer Verhaltenstherapie für Paare, dialektisch-behavioraler Verhaltenstherapie, psychodynamischer Therapie, kognitiver Verhaltenstherapie, emotionsfokussierter Therapie und natürlich auch mit herkömmlicheren ACT-Vorgehensweisen verwendet.

In diesem Kapitel werden wir die meisten dieser integrativen Vorgehensweisen und die Art, wie diese die Matrix einsetzen, betrachten. Zunächst werden wir jedoch ansehen, wie die funktional-kontextuellen Grundlagen der Matrix, ihre transdiagnostische Orientierung und ihre Flexibilität sie zum nützlichen Werkzeug dafür machen, jede Art von Therapie unter appetitive Kontrolle zu bringen und den Erfolg jeglicher Interventionen, auch medikamentöser, zu erfassen.

K. L. Polk et al., *Praxishandbuch ACT-Matrix*, https://doi.org/10.1007/978-3-662-59416-2_13

13.1 Therapie unter appetitive Kontrolle bringen

Ausgehend von dem, was Sie bislang gelesen haben, und insbesondere, wenn Sie begonnen haben, die in diesem Buch dargestellten Interventionen anzuwenden, wissen Sie, dass sich die Matrix-Arbeit sehr auf eine appetitive Sichtweise konzentriert. Sie lädt Klienten ein, ihre Aufmerksamkeit auf die Wahl von Verhaltensweisen zu richten, mit denen sie sich auf Personen oder Dinge hinbewegen, die ihnen wichtig sind. Dies bringt die therapeutische Arbeit, das Verhalten des Therapeuten und die Therapie selbst unter appetitive Kontrolle. Im Kern ist die Matrix ein Weg, eine funktional-kontextuelle Sichtweise zu fördern, die diese Orientierung unterstützt.

Wenn Sie also die Matrix mit anderen Vorgehensweisen zusammenbringen, erscheint es nützlich, im Blick zu behalten, dass diese funktional-kontextuelle Sichtweise. das ist, was ACT und die Matrix-Arbeit kennzeichnet und nicht die speziellen Techniken, Übungen, Metaphern usw. In der pragmatischen Essenz geht es bei dieser Sichtweise letztlich darum, zu erkennen und zu tun, was im jeweiligen Kontext funktioniert. Sowohl im Leben wie auch in der Therapie bedeutet dies, herauszufinden, was in der Situation erforderlich ist, um sich darauf hinzubewegen, wer oder was wichtig ist, und dann die Wahl zu treffen, dies zu tun.

Es besteht eine hervorragende Chance, dass viel von dem, was Sie bereits in der Therapie und im Leben machen, in dieser Weise funktioniert und Ihren Klienten und Ihnen hilft, sich auf Personen und Dinge hinzubewegen, die wichtig sind. Es gibt keinen Grund, irgendetwas davon aufzugeben. Tatsächlich würden wir Ihnen aus funktional-kontextueller Sicht sogar davon abraten. Experimentieren Sie stattdessen einfach damit, die Matrix mit den Teilen Ihres Vorgehens, die bereits dienlich und effektiv sind, zu kombinieren.

Kliniker, die die Matrix mit anderen Vorgehensweisen integrieren, berichten im Allgemeinen, dass dies dabei hilft, dem ganzen Prozess einen HIN-orientierten Rahmen zu geben. Klienten werden unterstützt, ihre Fertigkeiten zur Perspektiveneinnahme zu verbessern und ihren Aufmerksamkeitsfokus, der davon bestimmt ist, unangenehmen Erlebnissen auszuweichen und nicht-dienlichen Verhaltensweisen zu folgen, zu verschieben. Anders formuliert, die Matrix bringt ihr therapeutisches Arbeiten unter appetitive Kontrolle.

13.2 Ein Maß für den Interventionserfolg

Ein Student, den wir kennen, hat eine Reihe von Klinikern, die unterschiedlichsten Ansätzen folgen, zu ihren Maßstäben für eine erfolgreiche Intervention befragt. Er war über die Vagheit vieler Antworten überrascht.

Hier unsere Antwort: Matrix-Arbeit ist erfolgreich, wenn Klienten wahrnehmen, dass sie besser in der Lage sind, die Wahl zu treffen, zu tun, was wichtig ist, auch wenn dabei innere Hindernisse präsent sind. Um dies besser erfassen zu können, haben wir ein kurzes Diagnostikverfahren entwickelt, das Matrix Life Dashbord oder Armaturenbrett fürs Leben, das vier Schlüsselbereiche des Lebens abdeckt. Neben einer Grundform zeigen wir es als Graphik in Form eines Auto-Armaturenbretts mit Lenkrad und vier Skalendisplays (s. Abb. 13.1 und 13.2). Beide Versionen stehen unter http://extras.springer.com als Download zur Verfügung.

Das Matrix-Armaturenbrett fürs Leben (Abb. 13.1)

Verwenden Sie eine Skala von 0 bis 10, wobei 0 „nie“ und 10 „fast immer“ bedeutet, um Ihr gegenwärtiges Erleben in den unten genannten Bereichen einzuschätzen.

In den folgenden Lebensbereichen bin ich in der Lage, die Wahl zu treffen, zu tun, was mir wichtig ist, auch wenn dabei innere Hindernisse auftauchen:

Beziehungen: ______

Selbstfürsorge und persönliches Wachstum: ______

Arbeit und/oder Lernen: ______

Freizeit: ______

Abb. 13.1

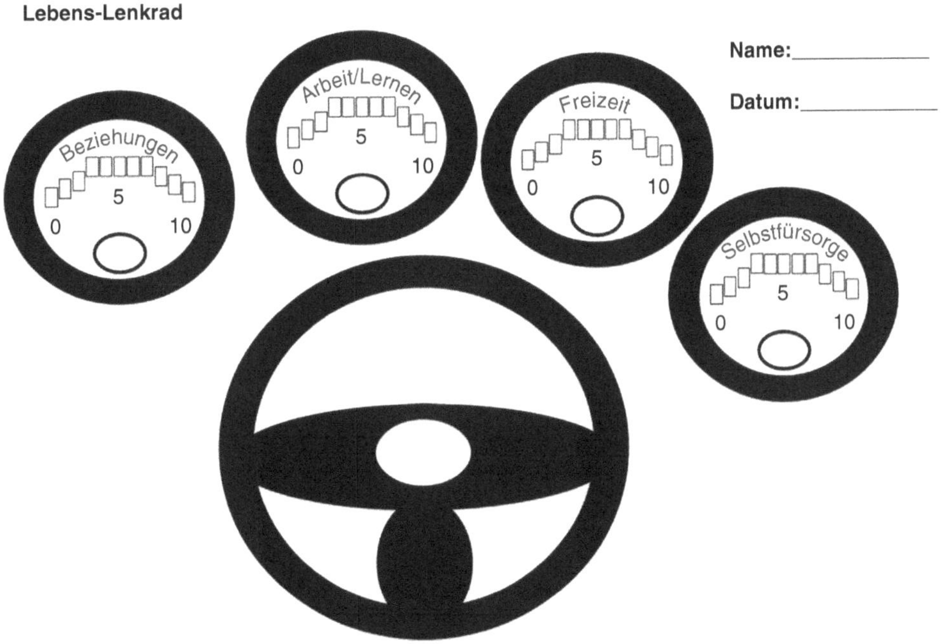

Verwenden Sie eine Skala von 0 bis 10, wobei 0 „nie“ und 10 „fast immer“ bedeutet, um Ihr gegenwärtiges Erleben in den unten genannten Bereichen einzuschätzen. Zeichnen sie dazu eine Linie von dem Oval, das sich in jeder Anzeige befindet, zur gewählten Einschätzung. Am Ende soll jede Anzeige einen Pfeil haben, um Ihr aktuelles Armaturenbrettfürs Leben derzustellen.

Abb. 13.2

Wir glauben, dass Sie, unabhängig davon, welchem Interventionsansatz oder welchem Modell Sie gegenwärtig folgen, bald wichtige Unterschiede bei Ihren Klienten und bei sich selbst wahrnehmen werden, wenn Sie Ihrer klinischen Tätigkeit diese Metrik hinzufügen. (Selbstverständlich können Sie die Bereiche verändern oder Items ausgehend von Ihren eigenen therapeutischen Zielsetzungen oder einzelnen Klienten hinzufügen.)

13.3 Die Matrix als Beurteilungsinstrument für Psychopharmaka

Wir sind Psychologen und maßen uns nicht an, Psychiatern und Ärzten vorzuschreiben, wie sie ihren Klienten verordnen sollten. Wenn Sie jedoch selbst Verordnungen vornehmen oder als Psychologe regelmäßig mit Verordnern zu tun haben, interessiert Sie vielleicht, wie die Matrix die Perspektive, die Klienten und Verordner gegenüber Symptomen einnehmen und mit der sie die Wirksamkeit von Verordnungsschemata bewerten, erweitern kann.

Im herkömmlichen medizinischen Modell geht es zu großen Teilen darum, Symptome zu erkennen und die pathogenetische Ursache oder den Grund der Symptome zu beseitigen, um Klienten in einen Zustand des natürlichen Gleichgewichts zurückzubringen. Dieses Modell hat viele erfolgreiche pharmazeutische Behandlungen für ein breites Spektrum körperlicher Leiden hervorgebracht. Bei der Anwendung auf mentale und verhaltensbedingte Gesundheit verleitet uns dieses Modell dazu, Symptomreduktion als Maßstab für Wirksamkeit anzusehen. Und weil aversive innere Erlebnisse häufig als Symptome mentaler und verhaltensbedingter Gesundheit gesehen werden, verfolgen psychotrope Medikamente im Allgemeinen Ziele im Innenleben. Antidepressiva zielen auf depressive Kognitionen, auf suizidale Gedanken und auf Gefühle von Verzweiflung und Sinnlosigkeit. Angstlösende Medikamente zielen auf Angstgefühle und Muskelanspannung (in der Tat werden bestimmte Anxiolytika, nämlich Benzodiazepine, sowohl gegen Angst wie auch als Muskelrelaxantien verordnet). Antipsychotika zielen auf Stimmen und Halluzinationen. Stimmungsstabilisierende Medikamente zielen auf Impulsivität und die Störung der Emotionsregulation.

Dem scheint die Annahme zugrunde zu liegen, dass die Person ins Gleichgewicht zurückkehren wird, sobald diese inneren Erlebnisse behandelt und beseitigt, reduziert oder gedämpft worden sind. Mit anderen Worten, diese Medikamente zielen darauf ab, die Häufigkeit, Intensität oder die Ausprägung unerwünschten inneren Erlebens zu reduzieren – also die Dinge im linken unteren Quadranten der Matrix. Das Akronym SUDs – subjective units of distress – das in diesen Kontexten oft verwendet und im Deutschen häufig auch als „Belastungsskala“ angesprochen wird, fasst den Ansatz ganz gut zusammen: Verordne ein Medikament und erhebe regelmäßig das Belastungsniveau. Auch wenn es nicht wirklich falsch ist, Belastung oder Leidensdruck zu erheben, kann dies, wenn keine weiteren Kriterien berücksichtigt werden, dazu führen, dass die funktionale Bedeutung von SUDs für Patienten und Kliniker gleichermaßen verstärkt wird und festgefahrene Schleifen eher noch unterstützt werden. Darüber hinaus kann es die Abhängigkeit von psychoaktiven Medikamenten fördern. Tatsächlich erleben viele Patienten, die versuchen, diese Medikamente abzusetzen, einen Anstieg der SUDs, was oft zur Wiederaufnahme der Verordnung führt.

Es folgt ein Dialog, der die Konsequenzen illustriert, die eine solche Fokussierung auf SUDs haben kann. Er wurde von einem ärztlichen Kollegen zur Verfügung gestellt, der berichtete, viele solcher Dialoge erlebt zu haben, bevor er die Matrix in seine Arbeit aufnahm.

Arzt: Wie ging es Ihnen, seit ich Ihnen das Schmerzmittel verschrieben habe?

Patient: Die Schmerzen sind ein wenig besser, aber immer noch da.

Arzt: Okay. Wie würden Sie Ihre Schmerzen auf dieser Belastungsskala von 0 bis 10 einschätzen? Wie ich sehe, lagen Ihre Schmerzen beim letzten Mal bei 9. Wo liegen sie jetzt?

Patient: Sie sind noch immer da, aber ich glaube, sie sind weniger stark. Vielleicht zwischen 7 und 8.

Arzt: Okay. Waren Sie denn in Lage, aufzustehen und etwas Hausarbeit zu machen?

Patient: Ja, aber die Schmerzen sind immer noch da.

Arzt: Okay. Und konnten Sie denn spazieren gehen?

Patient: Ja, aber die Schmerzen sind immer noch da.

Und so weiter … Diese Art des Gesprächs spiegelt einen Kontext wider, der so sehr auf die Reduktion von Belastungserleben ausgerichtet ist, dass Patienten – und Ärzte – leicht mögliche Veränderungen in anderen Lebensbereichen übersehen. Eine Alternative wäre, Patienten auch zu fragen, ob sie nun mehr in der Lage sind, Verhaltensweisen auszuwählen, die ihnen helfen, sich auf Personen oder Dinge hinzubewegen, die ihnen wichtig sind – ein erfülltes Leben mit mehr Sinn und Bedeutung. Dies kann als Ergänzung erfolgen, gemeinsam mit der Erfassung von Belastung, wie es im folgenden Dialog veranschaulicht wird (in dem der Arzt eine grobe, handskizzierte Matrix verwendet).

Arzt: Hier unten fühlen Sie sich also deprimiert *(deutet auf den linken unteren Quadranten)*, mit dunklen Gedanken, Verzweiflung, Traurigkeit, Sorgen über die Zukunft und all den schmerzhaften Sachen, die auftauchen. Wir würden Sie Ihre aktuelle Belastung an einem durchschnittlichen Tag auf einer Skala von 0 bis 10 einschätzen?

Patient: So bei 8,5.

Arzt: Okay. Und hier oben *(deutet auf den Quadranten oben rechts)*, wie würden Sie hier das Niveau Ihrer Handlungen einschätzen, mit dem Sie sich auf Personen oder Dinge, die Ihnen wichtig sind, hinbewegen? Ich denke dabei an Dinge, bei denen ich oder eine andere Person Sie beobachten könnte. Wieder auf einer Skala von 0 bis 10, wobei null keine und zehn so viele Handlungen sind, wie Sie sich für 24 Stunden erhoffen würden. Wo lägen Sie hier an einem durchschnittlichen Tag auf einer Skala von 0 bis 10?

Patient: Oh je … Ich bin so deprimiert in letzter Zeit. Es ist ziemlich niedrig, ich würde sagen so um zwei.

Arzt: Okay. Wir werden jetzt Folgendes machen: Ich werde Ihnen dieses Medikament verschreiben und bitte Sie, in ein paar Wochen zum Folgetermin zu kommen. Bei diesem Termin werden wir dann wieder diese beiden Skalen anschauen. Möglicherweise hat das Medikament eine Wirkung, die diese schmerzhaften Dinge hier unten reduziert *(deutet auf den Quadranten unten links)*, tatsächlich zielt es aber gleichermaßen, wenn nicht sogar noch mehr, darauf, Ihnen dabei zu helfen, mehr von dem hier oben zu tun *(deutet auf den rechten oberen Quadranten)*. Sehen Sie mal, ob Sie beide Skalen im Blick behalten können, vielleicht indem Sie am Ende eines jeden Tages Ihre Einschätzung aufschreiben und dabei Ihre durchschnittliche Belastung über den Tag gemittelt angeben. Wären Sie bereit, das zu machen?

Wenn der Patient zurückkommt, kann der Arzt entweder die Einschätzungen der SUDs und der HIN-Bewegungen seit dem vorangegangenen Termin erfragen oder aber einfach um eine spontane Einschätzung an Ort und Stelle bitten. Wenn die HIN-Bewegungen angestiegen sind, dann hat die Behandlung funktioniert, egal wie die SUDs ausfallen. Wenn SUDs aber auch HIN-Bewegungen zurückgegangen sind, ist es möglicherweise sinnvoll, die Medikation zu überdenken oder anzupassen. In jedem Fall wird die Behandlung HIN-Bewegungen mehr Beachtung schenken und deswegen wird dies auch beim Patienten der Fall sein, was dienlich dafür sein kann, HIN-Bewegungen langfristig zu fördern.

13.4 Die Matrix mit anderem mischen

Wie wir bereits am Anfang dieses Kapitels angemerkt haben, haben viele Kliniker die Matrix mit anderen Ansätzen zusammengeführt. Dabei nehmen sie oft wahr, dass sich ihre Klienten mehr auf die Therapie einlassen. Sie bemerken auch, dass sie mehr Freude und Zufriedenheit in ihrer Arbeit finden. Wir werden gleich auf diese integrativen Ansätze eingehen, aber zunächst wollen wir etwas ansprechen, was als terminologische Feinheit erscheinen mag.

In diesem Buch haben wir häufig die Bezeichnungen „Haken“ und „sich verhaken“ verwendet, um zu beschreiben, wie inneres Erleben Menschen von ihrem Kurs abbringen kann und in Verhaltensweisen hineinziehen kann, die von dem abweichen, wie sie als Person sein möchten. Natürlich ist uns völlig bewusst, dass andere Ansätze eine andere Terminologie für das verwenden, was wir als „Haken“ oder als „sich verhaken“ ansprechen. Andere Benennungen dafür sind beispielsweise schlecht angepasste frühe Schemata, kognitive Verzerrungen, unbewusste Abwehrmechanismen, kognitive Fusion und Erlebensvermeidung.

Auch wenn wir finden, dass die Bezeichnung „Haken“ für die meisten Klienten gut funktioniert, sollten Sie sich damit nicht verhaken. Noch einmal, es geht hierbei um die Funktion, nicht um die Form. Ein Schlüsselaspekt der Matrix-Arbeit ist es, Klienten dabei zu helfen, die Funktion ihres inneren Erlebens (begünstigt es WEG- oder HIN-Bewegungen?) und ihres Verhaltens (bewegen sie sich HIN auf die Personen oder Dinge, die wichtig sind, oder WEG von innerem Erleben, das auftaucht und sich in den Weg stellt?) wahrzunehmen. Wenn für Sie andere Bezeichnungen besser funktionieren, verwenden Sie diese. Dies gilt für alle topographischen Aspekte der Matrix-Arbeit. Tun Sie das, was für Sie effektiv ist, wenn Sie Klienten dabei helfen, das zu tun, was für sie effektiv ist.

Solange Sie Ihrer Arbeit einen funktional-kontextuellen Rahmen geben (wie wir es am Ende dieses Kapitels beschreiben werden) kennt das Integrationsvermögen der Matrix, jedenfalls soweit wir wissen, keine Begrenzung. Wenn Sie jedoch diese Perspektive aus dem Blick verlieren, laufen Sie Gefahr, die Matrix als Werkzeug zur Veränderung von Gedanken, Emotionen und Gefühlen von Klienten zu verwenden und auf diese Weise die funktionale Bedeutung von Gedanken, Emotionen und Gefühlen zu verstärken. In dieser Arbeit geht es stets darum, Klienten dabei zu helfen, besser in der Lage zu sein, die Wahl zu treffen, sich auf die Personen und Dinge hinzubewegen, die ihnen wichtig sind, auch wenn innere Hindernisse präsent sind.

13.4.1 Matrix und Verhaltensaktivierung (Behavioral Activation)

Fabian Olaz hat ein einfaches Protokoll entwickelt, um Matrix-Arbeit und Verhaltensaktivierung zu verbinden. Der Ansatz verwendet das Matrix-Aktivitätstagebuch., das wir hier aufgenommen haben und das auch unter http://extras.spinger.com zur Verfügung steht. Die Grundlage des Vorgehens besteht darin, die Schritte 1-4 aus Teil 1 dieses Buches durchzuarbeiten und dabei die Klienten dazu einzuladen, ihr Verhalten über den Tag hinweg aufzuzeichnen. Um häufiges Aufzeichnen zu fördern, ist das Arbeitsblatt nach Stunden unterteilt (s. Abb. 13.3).

HIN- und WEG-Bewegungen möglichst häufig am Tag wahrzunehmen, aktiviert eine der beiden Hauptunterscheidungsdimensionen der Matrix-Arbeit und vermehrt tendenziell das Wahrnehmen von HIN-Bewegungen. Wenn Klienten den Schwierigkeitsgrad ihres Engagements für HIN-Bewegungen einschätzen, stellt dies sicher, dass sie ihr eigenes Bemühen würdigen. Damit steigen die Chancen, dass sie sich weiterhin auf schwierige HIN-Bewegungen einlassen werden. Technisch gesprochen, aktiviert dieses Rating Augmentale und es vergrößert die verstärkenden Funktionen des Sich-Einlassens auf schwierige HIN-Bewegungen. Das Protokoll umfasst einfache Aktivitäten, es handelt sich um eine Mischung von Aktivierungsaufgaben, Achtsamkeit, Werten sowie Übungen, bei denen es darum geht, herauszufinden, welche Situationen und Umgebungen das Sich-Einlassen auf HIN-Bewegungen fördern (siehe Kanter et al. 2009).

13.4.2 Die Matrix und Schematherapie

Im Lauf der letzten Jahre habe einige Kliniker Schematherapie und ACT miteinander verbunden. Die Matrix ist nun dazugekommen und wird verwendet, um Klienten dabei zu helfen, ihre Schemata und Reaktionsmodi zu sortieren, wenn beide aktiviert werden. Schemata werden häufig – aber nicht immer – im linken unteren Quadranten eingeordnet, während die speziellen Reaktionsweisen, abhängig von ihrer Funktion, entweder als HIN- oder als WEG-Bewegung sortiert werden. Schemata und Reaktionsmodi können ein

MATRIX-AKTIVITÄTSTAGEBUCH Name:... Datum:Von......... bis.............

Tag							
6–7							
7–8							
8–9							
9–10							
10–11							
11–12							
12–13							
13–14							
14–15							
15–16							
16–17							
17–18							
18–19							
19–20							
20–21							
21–22							
22–23							

Markieren Sie jede Handlung,die Sie hier vermerken, mit W, wenn Sie sie als WEG-Bewegung wahrgenommen haben, und mit H,wenn Sie sie als HIN-Bewegung wahrgenommen haben. Fügen Sie bei jeder HIN-Bewegung jeweils *,**oder *** an, je nachdem, ob es leicht, mäßig schwierig oder sehr schwierig war, sich auf die Handlung einzulassen.

Abb. 13.3

nützliches Kürzel für übliche Haken und Arten des Sich-Festbeißens bilden. Sie können darüber hinaus eine ergänzende Struktur bieten, die manche Kliniker und Klienten als hilfreich empfinden.

13.4.3 Die Matrix und Achtsamkeitstraining

Wie in der Einleitung diskutiert, ist die Matrix ein mächtiges Werkzeug, um Achtsamkeit ohne formelle Praxis zu trainieren. Diese Eigenschaft lässt sie für eine Integration mit Achtsamkeitstraining hervorragend geeignet erscheinen. Sobald eine Person die Grundlagen der Meditation gelernt hat, kann sie sich darauf konzentrieren, den Unterschied zwischen dem Erleben mit den fünf Sinnen und mentalem Erleben wahrzunehmen. Sie können sie nachfolgend einladen, durchzuarbeiten, was für sie wichtig ist und was die Haken sind, die auftauchen und sich in den Weg stellen können, und wie diese dazu führen können, dass man auf Autopilot lebt.

Mehrere Achtsamkeitstrainer haben berichtet, dass die Matrix als logischer Schritt auf ein Training in Achtsamkeitsmeditation folgen kann. Viele Leute fragen sich, was sie tun sollen, wenn sie einmal gelernt haben, ihre vorüberziehenden Gedanken und Gefühle achtsam zu beobachten. Wenn wir die rechte Seite der Matrix einführen, kann dies einen pragmatischeren Fokus nach sich ziehen und Menschen dabei helfen, ihre eigenen Lösungen zu finden, indem sie sich im Alltag achtsamer Fertigkeiten bedienen, um sich auf ihre Werte hinzubewegen.

13.4.4 Die Matrix und motivierende Gesprächsführung

Wenn Sie mit motivierender Gesprächsführung (Miller und Rollnick 1991) vertraut sind, werden Sie vielleicht bemerkt haben, dass die therapeutische Haltung, die wir insbesondere mit dem Yessing anstreben, viele Gemeinsamkeiten mit der Haltung des Mitgehens mit Widerstand in der motivierenden Gesprächsführung aufweist. Eine weitere Gemeinsamkeit ergibt sich aus der horizontalen Achse der Matrix. Klienten dazu zu ermutigen, beide Seiten der Matrix – HIN und WEG – wahrzunehmen, spiegelt den Ansatz der motivierenden Gesprächsführung wider, Klienten einzuladen, die Vor- und die Nachteile einer Fortführung oder einer Veränderung ihres aktuellen Verhaltens wahrzunehmen. Interessanterweise haben uns mehrere Kliniker, die mit motivierender Gesprächsführung arbeiten, erzählt, dass ihnen der Gebrauch der Matrix flexibler erscheint, als Klienten die Vor- und Nachteile einschätzen zu lassen.

13.4.5 Die Matrix und die integrative Verhaltenstherapie für Paare

Die integrative Verhaltenstherapie für Paare (Jacobson und Christensen 1996) ist ein empirisch basierter Ansatz, der bei der Arbeit mit Paaren effektiv ist. Er fokussiert darauf, die allgemeinen Konfliktthemen eines Paares zu identifizieren, um aufzuzeigen, inwieweit Differenzen eines Paares aus tiefgreifenden Unterschieden entstehen. Diese können dann für eine Aussöhnung durch Akzeptanz in den Blick genommen werden, sodass das Paar eine effektivere Kommunikation und mehr Nähe entwickeln kann. Die Arbeit mit Paaren wird ausführlicher in Kap. 11 dieses Buchs beschrieben. Das dort beschriebene Vorgehen kann nahtlos mit der integrativen Verhaltenstherapie für Paare kombiniert werden, wobei die Matrix dabei hilft, festgefahrene Schleifen eines Paares schnell zu identifizieren. Die Matrix-Sichtweise bietet Paaren eine Möglichkeit, heiße (Trigger-) Themen mit mehr Abstand zu besprechen.

13.4.6 Die Matrix und die dialektisch-behaviorale Therapie.

Die dialektisch-behaviorale Therapie (DBT; Linehan 1993) ist eine Psychotherapieform, die entwickelt wurde, um mit Klienten zu arbeiten, die Probleme im Bereich der emotionalen Regulation haben, insbesondere wenn eine Borderline-Persönlichkeitsstörung diagnostiziert wurde. Diese Klienten zeigen eine große Reaktionsbereitschaft gegenüber emotionalen Reizen und ein hohes Maß an Instabilität in ihrem Selbsterleben. Aus ACT-Perspektive zeigen sie häufig eine übergeneralisierte Erlebensvermeidung, erhebliche Schwierigkeiten im Bereich der deiktischen Bezugnahme sowie Schwierigkeiten bei der Identifikation von Werten – Defizite, die auch ernsthafte Hindernisse für Empathie und wertbasiertes Handeln sein können, wenn diese Klienten Entwertung bzw. Invalidierung erleben. Die Matrix beginnt, DBT-Praktiker und DBT-Ansätze zu beeinflussen (Reyes et al. 2015b). Einige DBT-Therapeuten beziehen sie als Teil ihres Fertigkeitentrainings in ihre Arbeit mit Klienten ein, andere verwenden sie als integratives Modell, um ihre DBT-Arbeit zu organisieren und funktionale Analysen (in der DBT auch als Kettenanalyse bekannt) durchzuführen. Die Matrix-Arbeit ist ein nützlicher Weg, um mit diesen Klienten psychische Flexibilität zu trainieren, weil sie ihnen erlaubt, sowohl äußerlich sichtbares als auch Binnenverhalten („public and private behaviors") wahrzunehmen und damit in Kontakt zu kommen. Sie hilft ihnen dabei, die Funktionen, von denen diese Verhaltensweisen gesteuert werden, in weniger bedrohlicher Weise zu verstehen.

DBT-Arbeit erfolgt gewöhnlich in vier Stadien. Vor der Behandlung und in Stadium 1 kann die Matrix ein nützliches Werkzeug sein, um Klienten zu motivieren, sich auf die Behandlung einzulassen und Problemverhaltensweisen zu reduzieren, die als therapieinterferierende Verhaltensweisen bei diesen Patienten in dieser Phase die Therapie sabotieren können und sogar lebensbedrohlich sein können. Die Achtsamkeit zu steigern, ist ein Ziel in Stadium 1 und mit ihrer Betonung der Wahrnehmung ist die Matrix ein großartiges Werkzeug, um dies zu fördern. Stadium 2 fokussiert im Allgemeinen darauf, posttraumatische Belastungsstörungen zu bearbeiten. Nachdem die Matrix ursprünglich genau für diesen Zweck entwickelt wurde, eignet sie sich gut für diese Arbeit (siehe Polk und Burkhart 2014). Stadium 3 umfasst das Durcharbeiten alltäglicher

Schwierigkeiten und Stadium 4 richtet sich darauf, Klienten dabei zu helfen, Unzulänglichkeitserleben zu überwinden und die Fähigkeit zur Freude aufzubauen. Die Matrix passt perfekt zu diesen Zielen, da sie die Arbeit mit Werten und den Aufbau eines sinnerfüllten und vitalen Lebens betont.

13.4.7 Die Matrix und psychodynamische Ansätze

Psychodynamische Ansätze fokussieren häufig darauf, die frühen Lebenserfahrungen von Klienten zu erkunden, um zu Interpretationen zu gelangen, wie diese Erfahrungen dazu geführt haben, aktuelle Motivationen und aktuelles Verhalten zu beeinflussen. In unseren Trainings und in der weltweiten ACT-Community haben wir mehrere Kliniker getroffen, die berichten, dass die Matrix diesen Ansatz ergänzt, indem sie psychodynamisch kohärente Zuordnungen erleichtert.

Diejenigen, die die Matrix in psychodynamische Interventionen eingebaut haben, berichten, dass sie bei Klienten im Allgemeinen schnellere Veränderungen sehen. Vielleicht beruht dies darauf, dass die Matrix verändert, wie sich sowohl Therapeuten als auch Klienten auf psychodynamisch beeinflusste Interpretationen beziehen, indem sie den Fokus vom Auffinden der „richtigen" Interpretation zum Auffinden einer Interpretation hinlenkt, die nicht nur die Vergangenheit erklärt, sondern auch dazu geeignet ist, Klienten dabei zu helfen, in der Gegenwart voranzukommen und die Zukunft zu erhellen. Darüber hinaus hilft die Matrix sowohl Klienten als auch Klinikern, sich auf bedeutsame Veränderungen in der Gegenwart zu konzentrieren und diese zu erfassen, sodass beide weniger von den Schatten der Vergangenheit gelenkt werden.

13.4.8 Die Matrix und die kognitive Verhaltenstherapie (CBT)

Kliniker aus Mexiko haben berichtet, dass sie die Matrix verwenden, um kognitive Verhaltenstherapie sowohl durchzuführen als auch zu trainieren (Reyes et al. 2016). Diese Anwendung der Matrix hängt erheblich davon ab, wie sie den Gebrauch der kognitiven Verhaltenstherapie verstehen. Mit der Matrix können Sie wirkungsvoll daran arbeiten, Angst zu verringern oder Kognitionen zu verändern, solange Sie dies tun, um es Klienten einfacher zu machen, sich auf HIN-Bewegungen selbst in der Gegenwart schwieriger Kognitionen und Gefühle einzulassen.

Beispielsweise können Sie Klienten bitten, wahrzunehmen, wo innerhalb der Matrix ihre Gedanken auftauchen und ihnen anschließend dabei helfen, Belege dafür zu suchen, ob ein gegebener Gedanke eine Beschreibung aus der Welt der fünf Sinne ist oder aber eine Verallgemeinerung, die ihr Verstand aus vergangenem Erleben oder sogar von anderen Gedanken abgeleitet hat. Ähnlich wie bei der Arbeit mit Haken können Sie sie anschließend dazu veranlassen, ihre kognitiven Verzerrungen und das, was sie daraufhin tun, zu erkennen.

13.4.9 Die Matrix und traditionelle Akzeptanz- und Commitment-Therapie integrieren

Dieser Abschnitt mag etwas befremdlich wirken, da die Matrix doch stets durch und durch ACT ist. Gleichwohl schließen wir hier eine Betrachtung der herkömmlichen Akzeptanz- und Commitment-Therapie ein, weil viele ACT-Therapeuten die Matrix als Teil eines eher herkömmlichen ACT-Vorgehens verwenden. Einige nutzen die Matrix, um das Betrachtungsmodell einzuführen und dann die sechs Facetten des Hexaflex-Modells psychischer Flexibilität anzusprechen. Andere tendieren dazu, die Matrix im Hintergrund statt direkt mit Klienten zu verwenden, um nachzuverfolgen, wo sich sie oder ihre Klienten zu einem beliebigen Zeitpunkt befinden. Wieder andere nutzen die Matrix als Werkzeug für die Fallkonzeption (Schoendorff 2014). Die Matrix kann somit als primäres Vehikel, um die Akzeptanz- und Commitment-Therapie darzustellen, oder auch als Teil einer breiteren Palette von ACT-Strategien eingesetzt werden.

Beim ersten Kontakt mit der Matrix fällt es vielen ACT-Klinikern schwer, zu glauben, dass ein so einfaches Diagramm, das zwei grundlegende Unterscheidungen trainiert, in der Lage ist, den größten Teil der Arbeit in ACT umzusetzen. Sobald sie jedoch begonnen haben, die Matrix zunächst noch begrenzt zu verwenden, entdecken einige dieser Kliniker nach und nach die Mächtigkeit des Diagramms und fangen an, es regelmäßiger einzusetzen.

Wenn Sie sich mit der Matrix etwas Zeit lassen und sich intensiver mit den auf der Bezugsrahmentheorie basierenden Prozessen befassen, die die Matrix ins Spiel bringt, sehen Sie vielleicht wie wir, dass diese zwei Linien auf einem Blatt Papier tatsächlich den wesentlichen Kern dessen erfassen, worum es in ACT geht (vgl. auch Schoendorff et al. 2014). Falls Sie sich dazu entscheiden sollten, mit der Matrix zu arbeiten, empfehlen wir natürlich, dass Sie wenigstens eines der traditionellen ACT-Bücher, wie *Acceptance and Commitment Therapy: The Process and Practice of Mindful Change* (Hayes et al. 2012; deutsch 2014) oder *Mindfulness for Two: An Acceptance and Commitment Therapy Approach to Mindfulness in Psychotherapy* (Wilson 2008; deutsch 2014), lesen. So stellen Sie sicher, dass Sie bei Ihrem Vorgehen umfassend über das ACT-Modell informiert sind. Darüber hinaus werden Sie dort nützliche Gedanken zu Ihrer klinischen Arbeit sowie viele effektive Übungen und Metaphern finden, die Sie in Ihre Matrix-Arbeit aufnehmen können.

13.5 Funktionaler Kontextualismus, um alles zusammenzubringen

Wir glauben, dass das Integrationsvermögen der Matrix, wie es auch durch den Inhalt dieses Kapitels verdeutlicht wird, aus den funktional kontextuellen Grundlagen der Matrix herrührt. Der funktionale Kontextualismus ist das Bindemittel, das eine starke und kohärente Grundlage gewährleisten kann, um die Matrix in viele therapeutische Vorgehensweisen zu integrieren. In seinem Kern ist der funktionale Kontextualismus einfach eine Sichtweise der Welt – eine radikal pragmatische Sichtweise, die Fragen nach der Natur der Dinge zugunsten der Identifikation dessen, was mit Blick auf die gewählten Ziele dienlich ist, vermeidet. Letztlich können solche Fragen ohne Kontext niemals vollständig beantwortet werden. Dies hat erhebliche Implikationen für den Charakter unseres wissenschaftlichen Bemühens. In etwas bescheidenerem Rahmen ist dies immens wichtig für wirksame Interventionen und klinisches Handeln. Statt beispielsweise zu fragen „Ist der Gedanke ‚Das schaffe ich nie' realistisch?", besteht ein funktional-kontextuelles Herangehen an diese Frage darin, ob Ihnen dieser Gedanke dabei hilft, hinzugelangen, wo Sie hinmöchten, oder sich wie die Person zu verhalten, die Sie sein möchten. Je nach Kontext kann dies der Fall sein oder auch nicht.

Einer der größten Vorteile, den ein funktional-kontextuelles Vorgehen für die klinische Arbeit mit sich bringt, ist es, Gespräche vom sinnlosen Streben nach einer Klärung dessen, was real ist und was nicht, zu befreien. Wenn selbst die klügsten Philosophen bei der Antwort auf diese Frage in den vergangenen 4000 Jahren nur kleine Fortschritte erzielen konnten, wie sollten wir es dann besser hinbekommen? Deshalb treffen wir die Wahl, über das Wahrnehmen dessen zu sprechen, was funktioniert und was nicht funktioniert, und in welchen Kontexten dies der Fall ist.

Zum Schluss 14

Es hat uns viel Freude bereitet, dieses Buch zu schreiben. Weil die Matrix so ergiebig ist, gibt es noch vieles, was wir gerne im Text aufgenommen hätten. Wie ACT ist die Matrix ein vollkommen transdiagnostischer Ansatz, weshalb wir nicht auf die Details spezifischer klinischer Bilder eingegangen sind. Dies könnte selbstverständlich das Thema künftiger Bücher sein – Bücher, die vielleicht Sie schreiben werden, wenn Sie die Matrix bei Ihren eigenen Klienten einsetzen und zunehmend damit vertraut werden.

Wie wir durchgehend betont haben, liegt der Schlüssel zum Gebrauch der Matrix darin, sie zu verwenden. Sobald Sie einmal die Grundzüge beherrschen, entwickeln Sie weiter, was wir Ihnen gezeigt haben, und erleben Sie, wo und wie sich die Matrix in Ihre Praxis und in Ihr Leben einfügt. Zweifelsohne werden Sie neue Gelegenheiten und neue Verwendungsmöglichkeiten für die Matrix finden. Davon sind wir überzeugt, denn die Matrix wurde entwickelt, um psychische Flexibilität zu steigern, was dazu führt, neues Verhalten hervorzubringen. Wenn Sie sie also verwenden, werden Sie Einsichten der Art „Oh ja, ich könnte die Matrix nehmen, um X zu tun" haben. Folgen Sie diesen Einsichten und erproben Sie sie. Begrenzt wird dies allein durch Ihr Vorstellungsvermögen. Und wenn Sie einen kreativen, neuen Weg finden, die Matrix einzusetzen, lassen Sie uns davon wissen. Wir würden uns freuen, davon zu hören.

Menschen, die gleichfalls die Matrix verwenden und mit denen Sie – sei es als Kollegen oder als Klienten – zusammenarbeiten, werden zu ähnlichen Einsichten und neuen Möglichkeiten kommen, wie sie die Matrix verwenden können. Springen Sie vor Freude und Begeisterung auf (oder schauen Sie wenigstens neugierig), wenn dies geschieht. Es handelt sich um wertvolle Augenblicke, in denen der menschliche Verstand Neues ableitet. Wir können nicht genug davon bekommen, wenn wir sehen, wie andere mehr Bewusstheit über das große Ganze ihres Lebens erlangen und dann kreativ neue Wege hin zu einem erfüllten Leben entwickeln.

K. L. Polk et al., *Praxishandbuch ACT-Matrix*, https://doi.org/10.1007/978-3-662-59416-2_14

Bei Ihrer Reise mit der Matrix werden Sie wahrscheinlich gefragt werden: „Was ist die Matrix?“ Häufig antworten wir ungefähr so: „Die Matrix ist ein Diagramm, wie ein Mensch ein Mensch ist. Um einen Menschen in seinem menschlichen Erleben zu sehen, stellen wir äußerst respektvoll Fragen. Dann nehmen wir sorgfältig wahr, was auftaucht, wenn wir diese respektvollen Fragen stellen. Wenn wir das Diagramm ausfüllen, wird es deutlicher, was unser menschliches Erleben ausmacht – häufig deutlich genug, um Menschen dabei zu helfen, dienliche Verhaltensweisen für die fortwährende Aufgabe eines erfüllten Lebens zu finden.“ Wenn Sie die Matrix in Ihre Arbeit und Ihr Leben aufnehmen, werden Sie bald selbst zu eigenen Antworten auf diese Frage kommen.

Das Menschsein ist oft schwer, und wir alle stecken gelegentlich fest. Die Matrix kann jedem helfen, loszulassen und zu einem erfüllten Leben zurückzufinden. Wir alle beschuldigen manchmal andere oder die Umstände dafür, dass wir feststecken, auch das ist sehr menschlich. Wenn wir die Matrix verwenden, können wir dieses Schuldsuchen und dessen Nutzlosigkeit wahrnehmen und zu wachsender psychischer Flexibilität zurückkehren.

Wir haben die Wahl getroffen, den zweiten Teil dieses Buches der Verwendung der Matrix im sozialen Zusammenleben zu widmen, weil wir glauben, dass Beziehungen und Gemeinschaft dem menschlichen Erleben und dem, was uns als Menschen wichtig ist, zugrunde liegen. Es ist kein Zufall, dass die Frage „Wer ist wichtig?“ der Angelpunkt ist, um den sich die Matrix-Arbeit dreht. Wir möchten Sie ermutigen, die Matrix nicht nur in Ihren Beziehungen und Gemeinschaften einzubringen, sondern sich auch der großen ACT-Community (http://www.contextualscience.org) anzuschließen, wo Sie ein Teil des Veränderungsprozesses werden können, den wir alle benötigen.

Wir hoffen auch, dass die Matrix mit diesem Buch dazu beitragen kann, den funktionalen Kontextualismus und die Akzeptanz- und Commitment-Therapie an mehr Menschen, Gruppen und Gemeinschaften zu vermitteln. Dies nicht, weil wir an Namen, Ansätze oder Etiketten gebunden wären, sondern weil wir als Menschen alle eine Psychologie benötigen, die den Herausforderungen des menschlichen Daseins besser genügt. Eine Psychologie, die dazu dient, jedem – Einzelnen, Gruppen und Gemeinschaften – dabei zu helfen, sich aus Verstrickungen und Sackgassen zu lösen und sich auf die Personen oder Dinge hinzubewegen, die uns als schöner und verletzlicher Spezies, die diesen wunderbaren und wertvollen Planeten gemeinsam hat, zutiefst wichtig sind.

Literaturverzeichnis

Aurelius, M. (1964). *Meditations (M. Staniforth, Trans.)*. Baltimore: Penguin.

Bargh, J. A., Chen, M., & Burrows, L. (1996). Automaticity of social behavior: Direct effects of trait construct and stereotype activation on action. *Journal of Personality and Social Psychology, 71*(2), 230–244.

Biglan, A. (2015). *The nurture effect: How the science of human behavior can improve our lives and our world*. Oakland: New Harbinger.

Callaghan, G. M. (2001). *Functional Idiographic Assessment Template (FIAT)*. Unpublished manual, San Jose State University.

Callaghan, G. M. (2006). The Functional Idiographic Assessment Template (FIAT) system. *Behavior Analyst Today, 7*(3), 357–398.

Cioffi, D., & Holloway, J. (1993). Delayed costs of suppressed pain. *Journal of Personality and Social Psychology, 64*(2), 274–282.

Cordova, J. V., & Scott, R. L. (2001). Intimacy: A behavioral interpretation. *Behavior Analyst, 24*(1), 75–86.

Coyne, L. W., & Murrell, A. R. (2009). *The joy of parenting: An acceptance and commitment therapy guide to effective parenting in the early years*. Oakland: New Harbinger.

Darrow, S. M., Callaghan, G. C., Bonow, J. T., & Follette, W. C. (2014). The Functional Idiographic Assessment Template – Questionnaire (FIAT-Q): Initial psychometric properties. *Journal of Contextual Behavioral Science, 3*(2), 124–135.

Gottman, J. (1997). *The heart of parenting: Raising an emotionally intelligent child*. New York: Simon and Schuster.

Hayes, S. C. (with Smith, S.). (2005). *Get out of your mind and into your life: The new acceptance and commitment therapy*. Oakland: New Harbinger.

Hayes, S. C., Strosahl, K. D., & Wilson, K. G. (1999). *Acceptance and commitment therapy: An experiential approach to behavior change*. New York: Guilford.

Hayes, S. C., Strosahl, K. D., Bunting, K., Twohig, M., & Wilson, K. G. (2004). What is acceptance and commitment therapy? In S. C. Hayes & K. D. Strosahl (Hrsg.), *A practical guide to acceptance and commitment therapy*. New York: Springer.

Hayes, S. C., Strosahl, K. D., & Wilson, K. G. (2012). *Acceptance and commitment therapy: The process and practice of mindful change* (2. Aufl.). New York: Guilford.

Holt-Lunstad, J., Smith, T. B., & Layton, J. B. (2010). Social relationships and mortality risk: A meta-analytic review. *PLoS Medicine, 7*(7), e1000316.

Jacobson, N. S., & Christensen, A. (1996). *Acceptance and change in couple therapy: A therapist's guide to transforming relationships*. New York: Norton.

K. L. Polk et al., *Praxishandbuch ACT-Matrix*, https://doi.org/10.1007/978-3-662-59416-2

Kabat-Zinn, J. (1994). *Wherever you go, there you are: Mindfulness meditation in everyday life.* New York: Hyperion.

Kanter, J., Busch, A., & Rusch, L. (2009). *Behavioral activation: Distinctive features.* New York: Routledge.

Kazdin, A. E. (2005). *Parent management training: Treatment for oppositional, aggressive, and antisocial behavior in children and adolescents.* Oxford: Oxford University Press.

Kazdin, A. E., & Rotella, C. (2013). *The everyday parenting toolkit: The Kazdin method for easy, step-by-step, lasting change for you and your child.* New York: Houghton Mifflin Harcourt.

Koerner, K. (2012). *Doing dialectical behavior therapy: A practical guide.* New York: Guilford.

Kohlenberg, R. J., & Tsai, M. (1991). *Functional analytic psychotherapy.* New York: Springer.

Linehan, M. M. (1993). *Cognitive-behavioral treatment of borderline personality disorder.* New York: Guilford.

Linehan, M. M. (1997). Validation and psychotherapy. In A. Bohart & L. Greenberg (Hrsg.), *Empathy reconsidered: New directions in psychotherapy.* Washington, DC: American Psychological Association.

McCurry, C. (2009). *Parenting your anxious child with mindfulness and acceptance: A powerful new approach to overcoming fear, panic, and worry using acceptance and commitment therapy.* Oakland: New Harbinger.

McHugh, L., & Stewart, I. (Hrsg.). (2012). *The self and perspective taking: Contributions and applications from modern behavioral science.* Oakland: New Harbinger.

Miller, W. R., & Rollnick, S. (1991). *Motivational interviewing: Preparing people for change.* New York: Guilford.

Polk, K. L. (2014). The matrix, evolution, and improving work-group functioning with Ostrom's eight design principles. In K. L. Polk & B. Schoendorff (Hrsg.), *The ACT matrix: A new approach to building psychological flexibility across settings and populations.* Oakland: New Harbinger.

Polk, K. L., & Burkhart, M. A. (2014). Something you can never forget: The matrix and PTSD. In K. Polk & B. Schoendorff (Hrsg.), *The ACT matrix: A new approach to building psychological flexibility across settings and populations.* Oakland: New Harbinger.

Polk, K. L., & Schoendorff, B. (2014). *The ACT matrix: A new approach to building psychological flexibility across settings and populations.* Oakland: New Harbinger.

Rehfeldt, R. A., & Barnes-Holmes, Y. (2009). *Derived relational responding applications for learners with autism and other developmental disabilities: A progressive guide to change.* Oakland: New Harbinger.

Reyes, M. (2015, July). „How" is important: The matrix as functional analytic psychotherapy rule 5 and CRB evoking tool. In B. Schoendorff (Chair), Working the matrix on interpersonal settings: Building empathy, pro-sociability, and ACL. Symposium conducted at the Association for Contextual Behavioral Science World Conference 13, Berlin.

Reyes, M. A., Vargas, A. N. & Olaz, F. (2016) Historia de la Terapia Conductual Contextual en México y Latinoamérica. *En J.R. Rodríguez (Comp). Historia de la Modificación de Conducta Latinoamericana. Asociación Latinoamericana de Modificación de Conducta.*

Reyes, M., Vargas, N., & Miranda, E. (2015a, July). Comparison of 4 brief contextual behavioral interventions for borderline personality disorder: The process of building an empirically supported treatment as usual. In K. Strosahl (Chair), Brief ACT interventions: Understanding their benefit and processes of change. Symposium conducted at the Association for Contextual Behavioral Science World Conference 13, Berlin.

Reyes, M. A., Vargas, A. N., & Tena, A. (2015b). Hacia un modelo teórico del trastorno límite de la personalidad. *Psicología Iberoamericana, 23*(2), 66–76.

Rother, M. (2010). *Toyota kata: Managing people for improvement, adaptiveness, and superior results.* New York: McGraw-Hill.

Sandoz, E., Wilson, K. G., & DuFrene, T. (2011). *Acceptance and commitment therapy for eating disorders: A process-focused guide to treating anorexia and bulimia.* Oakland: New Harbinger.

Schoendorff, B. (2014). Casing the matrix: A tool for case conceptualization. In K. Polk & B. Schoendorff (Hrsg.), *The ACT matrix: A new approach to building psychological flexibility across settings and populations.* Oakland: New Harbinger.

Schoendorff, B., & Bolduc, M. F. (2014). You, me, and the matrix: A guide to relationship-oriented ACT. In K. Polk & B. Schoendorff (Hrsg.), *The ACT matrix: A new approach to building psychological flexibility across settings and populations.* Oakland: New Harbinger.

Schoendorff, B., Grand, J., & Bolduc, M. F. (2011). *La thérapie d'acceptation et d'engagement: guide clinique.* Brussels: DeBoeck.

Schoendorff, B., Purcell-Lalonde, M., & O'Connor, K. (2013). Les thérapies de troisième vague dans le traitement du trouble obsessionnel-compulsif: Application de la thérapie d'acceptation et d'engagement [Third-wave therapies in the treatment of obsessive-compulsive disorder: Applying acceptance and commitment therapy]. *Santé Mentale au Québec, 38*(2), 153–173.

Schoendorff, B., Webster, M., & Polk, K. L. (2014). Under the hood: Basic processes underlying the matrix. In K. L. Polk & B. Schoendorff (Hrsg.), *The ACT matrix: A new approach to building psychological flexibility across settings and populations.* Oakland: New Harbinger.

Seys, A. (2014). In business: The matrix for team building and professional stress. In K. L. Polk & B. Schoendorff (Hrsg.), *The ACT matrix: A new approach to building psychological flexibility across settings and populations.* Oakland: New Harbinger.

Tirch, D., Schoendorff, B., & Silberstein, L. R. (2014). *The ACT practitioner's guide to the science of compassion: Tools for fostering psychological flexibility.* Oakland: New Harbinger.

Törneke, N. (2010). *Learning RFT: An introduction to relational frame theory and its clinical applications.* Oakland: New Harbinger.

Tsai, M., Kohlenberg, R. J., Kanter, J. W., Kohlenberg, B., Follette, W. C., & Callaghan, G. M. (Hrsg.). (2009). *A guide to functional analytic psychotherapy: Awareness, courage, love, and behaviorism.* New York: Springer.

Wegner, D. M., Schneider, D. J., Carter, S. R., & White, T. L. (1987). Paradoxical effects of thought suppression. *Journal of Personal and Social Psychology, 53*(1), 5–13.

Wegner, D. M., Ansfield, M., & Pilloff, D. (1998). The putt and the pendulum: Ironic effects of the mental control of action. *Psychological Science, 9*(3), 196–199.

Wenzlaff, R. M., & Wegner, D. M. (2000). Thought suppression. *Annual Review of Psychology, 51,* 59–91.

Wilson, K. G., & DuFrene, T. (2008). *Mindfulness for two: An acceptance and commitment therapy approach to mindfulness in psychotherapy.* Oakland: New Harbinger.

Stichwortverzeichnis

A
abgeleitete relationale Reaktion 11
abgeleitetes Bezugnehmen 11
Acceptance and Commitment Therapy. *Siehe* Akzeptanz-und-Commitment-Therapie (ACT) 103
Achtsamkeit 15, 16
  Definition 50
  Matrix 15, 285
  Wahrnehmungsübung 51–53
ACT Practitioner's Guide to the Science of Compassion 141
äußeres Hindernis 29, 267–269
Aikido 25, 102
Akzeptanz als ACT-Prozess 8
Akzeptanz-und-Commitment-Therapie (ACT) 1, 103
  Achtsamkeit 15, 16
  Approach to Mindfulness in Psychotherapy 288
  Hexaflex 5, 8
  Integration mit der Matrix 288
  Prozesse der Flexibilität 7
  Schematherapie 283
  verbales Aikido 127, 128
Albernheit 163
Alladio, Yanina 235
Ankommensübung 50–52
appetitive Kontrolle 146
  Augmentieren 146
  in der Erziehung 219
  Hinbewegung 9, 73
  Regelbefolgung 142
  Therapie 278
Arbeitsblatt
  Haken 87–91
  Matrix Session Bridging Questionnaire 207, 208
  verbales Aikido 111–113
  verbales Aikido für zwei 196
Aufgabe unterteilen 222
Auftretenswahrscheinlichkeit von Verhalten 223
Augmentieren 126, 148–150
Authentizität 230
Auto in der festgefahrenen Schleife 235
aversive Kontrolle 147
  Augmentieren 147
  Erziehungsprinzipien 219
  Regelbefolgung 142
  Wegbewegung 9, 73

B
Behandlungsende 128, 169
Behandlungserfolg 278–280
Belastungsskala (SUDs) 280–283
beobachtbares Verhalten 121
Beobachterselbst 8, 46
Betrachtungsweise
  ich-nehme-wahr-Mittelpunkt 29
  psychische Flexibilität 23, 32
Bewusstheit 190, 194, 195
  erweitern 71, 72
Beziehung
  therapeutische (*siehe* therapeutische Beziehung)
Bezugnehmen
  abgeleitetes 11

K. L. Polk et al., *Praxishandbuch ACT-Matrix*, https://doi.org/10.1007/978-3-662-59416-2

Bezugsrahmen
deiktischer (*siehe* deiktischer Bezugsrahmen)
Flexibilität 13, 46, 47
Haken 98
hierarchischer 46
Kontrollbemühungen 98
Perspektiven einnehmen 166–168
regelgeleitetes Verhalten 146
verbales Aikido 125–127
Wegbewegungen 73, 74
zeitlicher 72
Bezugsrahmentheorie (BRT) 4, 13–16, 46
Biglan, Anthony 268
Blauer Gürtel
Validierung 107
Brauner Gürtel
Validierung 107, 108

C
Cairns, Darin 215
Callaghan, Glenn 187
Coaching 257
Counterpliance 36, 68–70, 232
Coyne, Lisa 217

D
Defusion 7, 85, 97, 98
deiktischer Bezugsrahmen 46, 47, 166–168
Haken wahrnehmen 98
Matrix 167
Perspektive des Vornamens 168
Perspektive umkehren 167, 168
Derived Relational Responding 5
Diagnostik
interpersonales Verhalten 187
Interventionserfolg 278–280
Wegbewegungen 54–58
dialektische behaviorale Therapie (DBT) 286, 287
Dialogbeispiele 196–198
Diskriminationstraining
maßgeschneiderte Unterscheidungen 174, 175
Dort-Dann-Perspektive 159–162
Dschungel-Metapher 215

E
Einverständnis 34, 184
Eltern
förderliche Umgebung 215
Fragen zur Herkunftsfamilie 212, 213
Matrixarbeit 210–214
Metaphern für Eltern 214, 215
Prinzipien kompetenten Elternverhaltens 215, 216
Emotionscoaching 215
Empathie 167, 208, 224
engagiertes Handeln 8
Entliteralisierung 85
Ergebnis
vorab definiertes 121
erklären statt zeigen 37, 38
Erleben
Bewusstheit erweitern 70, 71
fünf Sinne 4
Matrixperspektive 43
mentales 3
sortieren mit der Matrix 5, 6
validieren 105
vertikale Linie 3
Everyday Parenting Toolkit 217

F
Falle angenehmer Gefühle 122
Fallen
beim Sortieren 38–40
erklären statt zeigen 37, 38
für Klienten sprechen 65
Haken-Metapher 92–94
Klienten pathologisieren 66
Perspektive einnehmen 158–163
Selbstmitgefühl 138, 139
verbales Aikido 120–122
Verhalten linke Seite 65, 66
festgefahrene Geschichte 43, 44
festgefahrene Schleife 58
aufdecken 58, 59
Eltern 213
Kinder 235
Paare 245–247
soziale 180, 181
Flexibilität
psychische (*siehe* psychische Flexibilität)
flexibler Rahmen 13

flexibles Tracking 125, 144, 145, 148
Förderung 268
Ford, Henry 268
Freundlichkeit 220–222
Fünf-Sinne-Erleben
mentales Erleben sortieren 83–85
versus mentales Erleben 4
funktional-analytische Psychotherapie 180
Bewusstheit 190–194
FAP Session Bridging Form 202
klinisch relevante Verhaltensweisen (CRBs) 185
Liebe 190
Mut 190
Regeln 194, 195
funktionaler Kontextualismus 4, 20, 21, 43, 50, 172, 278, 288
Fusion 97

G
Gedanken
Defusion 97, 98
Kontrolle 92, 94
locker handhaben 45
paradoxe Effekte von Kontrollstreben 95, 96
Gedankensuppression 95, 96
Gefühle. *Siehe auch* inneres Erleben
kognitive Kontrollbemühungen 95
Kontrolle 92, 94
Teenager 230
Validieren als Erziehungsprinzip 217, 225, 226
Gelber Gürtel
Validierung 106
Geschichte
festgefahrene 43
Gesprächsführung
motivierende 285
Gordon, Timothy 212
Gottman, John 215, 217, 225
Grüner Gürtel
Validierung 107

H
häusliches Üben 35, 36
in Coaching und Lebensberatung 260
Haken wahrnehmen 91
Hinbewegungen wahrnehmen 37
Katzenmutter 138
Perspektiveneinnahme 157, 158
Teenagern vermitteln 230
verbales Aikido 119, 120
Wegbewegungen wahrnehmen 37, 38, 64, 158
Haken 85, 86. *siehe Auch* Schritt 3
andere Bezeichnungen 282
Arbeitsblatt 88–90
Defusion 97, 98
einführen 86, 87
Fangen-und-Freilassen-Methode 89, 90
Kinder 235
Paare 249
potenzielle Fallen 92–94
sich im Inhalt verhaken 161
Validierung 95
verbales Aikido üben 117, 118
Wahrnehmen zuhause üben 91
Haken-Metapher 86, 87
Haken-Wortspiel 90, 91
Hambright, Jerold 5
Handeln
engagiertes 8
Heart of Parenting
Raising an Emotionally Intelligent Child, The 217
Hexaflex 5, 8
hierarchischer Bezugsrahmen 46
Hier-Jetzt-Perspektive 159–162
Hinbewegung 4
als häusliche Übung wahrnehmen 37, 64, 157
appetitive Kontrolle 9
Erkennen 31
Hindernisse 29, 30
klinisch relevante Verhaltensweisen (CRBs) 188–190
Wegbewegung 61–63
Hindernisse
äußere 29
innere 29

I
Ich-nehme-wahr-Perspektive 30
informed consent 34
Inhalt
verhaken 161
innengeleitete Verstärkung 223

innere Hindernisse 29
innerer Regel-Geber 141–144
inneres Erleben. *Siehe auch* Gefühle
  Defusion 97
  Fünf-Sinne-Erleben 4
  Haken auf unerwünschtes Erleben reduzieren 93
  Kontrolle 92, 94
  paradoxe Effekte von Kontrollstreben 95, 96
  verbales Aikido 113–115
  vergebliches Kontrollstreben 82–84
integrative Verhaltenstherapie für Paare 285
interpersonales Verhalten 187
  Fragebogen 187
  mit verbalem Aikido für zwei 199–202
  therapeutische Beziehung 33, 184–186
interpersonales Verhalten formen 199–202
Interventionserfolg 278–280
Interview zur Perspektiveneinnahme 152–156
  Dialogbeispiel 152–154
  Grundzüge 152, 153
  mit Teenagern 231
  Nachbesprechung 156

J

Joy of Parenting, The 217

K

Kabat-Zinn, Jon 50
Katzenmutter 132–138
  Dialogbeispiel 132–135
  FAQs 139–141
  häusliches Üben 138
  mögliche Fallen 138, 139
  Nutzen der Übung 145
  Übung erweitern 136, 137
Kazdin, Alan 217
Kinder 232–235
  Einfachheit 232
  sechs Schritte 234, 235
  transparent modellieren 234
  Übungen 235–238
  visuelles Arbeiten 234, 235
Klienten
  für Klienten sprechen 65
  Lösung suchende 41
  Matrixeinführung 26, 27
  Pathologisieren 66
  sich wichtignehmen 35
  Wahlmöglichkeiten anbieten 25, 26
klinisch relevantes Verhalten (CRBs) 185–187
  erkennen 188–190
  FAP-Regeln 194, 195
  funktionale Definition 186
  Matrixperspektive 187, 188
Koerner, Kelly 104, 105
Körperempfindungen
  Defusion 98, 99
kognitive Defusion 7, 85, 98, 99
kognitive Kontrollbemühungen 96, 97
kognitive Therapie 80
kognitive Verhaltenstherapie
  Matrix 287
Konjunktiv 160
konkrete Situation 120
Konsequenzen
  Erziehungsprinzip 224, 225
  im Coachingprozess betrachten 263
Kontakt-mit-dem-gegenwärtigen-Moment-Prozess 8
Kontext
  von Verhalten 24, 25
  Wahlmöglichkeiten 25, 26
Kontextualismus
  funktionaler 4, 43
Kontrolle 77–85
  appetitive (*siehe* appetitive Kontrolle)
  aversive (*siehe* aversive Kontrolle)
  FAQ 94
  geschichtliche Entwicklung 79, 80
  potenzielle Fallen 91–93
  Regeln innere versus äußere Kontrolle 83, 84
  Sortierübung 85–87
  technologische Evolution 79
  Kontrollstreben. *Siehe auch* Schritt 3
  Geschichte 78
  kognitives 96
  paradoxen Effekte 95
  vergebliches 82–84
Kooperation 181

L

Learning RFT 11
Leben
    wertgeschätztes 2
Lebensberatung 257–276
    äußere Barrieren überwinden 265–267
    Beispiele 269–276
    in die Spur kommen 263, 264
    Haken 260–263
    Hausaufgaben geben 259, 260, 262
    Lebensinhalte 258, 259, 261, 262
    Matrix einführen 258, 259
    Menschen voranstellen 268, 269
    Prozessförderung 267
    Sortieren 264, 265
    Tracking 264
    Wahrnehmungscoach werden 276
Lebensgeschichten einsortieren 6
leerer Stuhl 164
Lernen
    im gegebenen Moment 18, 33
    sprachlich-verbales 14
Liebe 190–194
Linehan, Marsha 106
locker mit Gedanken Umgehen 45, 46
Lösung suchende Klienten 41
Lügendetektor 80

M

Marc Aurel 80
Masken
    Spiel 237, 238
Matrix 3, 4
    Achtsamkeitspraxis 16, 285
    Bewusstheit 190–194
    Coaching 257
    Definition 292
    deiktischer Bezugsrahmen 167
    dialektische behaviorale Therapie (DBT) 286, 287
    eigene, mitteilen 173
    Eltern 210–212
    flexibles Tracking fördern 148
    funktionaler Kontextualismus 43, 174, 278, 288
    Geschichte 4–6
    grundlegende Fertigkeiten 24, 25
    Integration mit ACT 288
    integrative Verhaltenstherapie für Paare 285
    Kinder 232–235
    Klienten einführen 26, 27
    klinisch relevante Verhaltensweisen (CRBs) 187, 188
    kognitive Verhaltenstherapie 287
    Lebensberatung 257–276
    Lebensgeschichten einsortieren 6
    Liebe 190
    mögliche Fallen umgehen 37–39
    motivierende Gesprächsführung 285
    Mut 190
    Nutzen 6, 7
    ohne Matrix 174, 175
    Paare 241–255
    Perspektiveneinnahme 208
    psychische Flexibilität 171
    psychodynamischer Ansatz 287
    Psychopharmaka 280
    Reihenfolge der Darstellung 40
    Schematherapie 283
    sortieren mit der Matrix 5, 6
    Teenager 227–233
    therapeutische Beziehung 35–37, 179–208
    verbales Aikido 25, 102
    Verhaltensaktivierung 283
    Verwendungszweck 172
    Wahrnehmen mit der Matrix 33
Matrix-Aktivitätstagebuch 283, 284
Matrix-Forscher-Spiel 236
Matrix Life Dashbord 278–280
Matrix-Schachtel-Übung 237
Matrix Session Bridging Questionnaire 202
mechanistische Regeln 172
Medikamentenbewertung 280
Mensch-in-der-Grube-Metapher 62–64
mentales Erleben 3
    verbales Aikido 111
    versus Fünf-Sinne-Erleben 4
Metaphern
    Die Katzenmutter 132–138
    Dschungel 215
    Haken 85
    Mensch in der Grube 62–64
    Tanzen 214
    Wellen 34, 184
Mindfulness for Two 288
Modell-Lernen 234
motivierende Gesprächsführung 285
Murrel, Amy 217
Mut 190–194

N
negative Verstärkung 71, 72
Nützlichkeit
  als Perspektive 50
  Erziehungsprinzip 218, 219
  Wahrnehmen 13–15
  Wegbewegung 50, 64
Nurture Effect, The 268

O
Olaz, Fabian 283
orangener Gürtel
  Validierung 106, 107

P
Paare 241–255
  festgefahrene Schleifen 245–247
  Haken präsentieren 249
  integrative Verhaltenstherapie 285
  Matrix vorstellen 242–245
  mit beiden in Verbindung kommen 241
  sich aus Schleifen lösen 247–249
  sortieren mit Matrix 255–257
  Validierung 255
  verbales Aikido für zwei 250–252
Parent Management Training 215
Pathologisieren von Klienten 66
Perspektive einnehmen 24, 151–170. *Siehe auch* Schritt 6
  Checkliste 169, 170
  deiktischer Bezugsrahmen 166–168
  Dialogbeispiel 152–154, 163
  erweitern 70, 71
  FAQs 163, 164
  frühere Verletzungen 156, 157
  häusliches Üben 157, 158
  Interview (*siehe* Interview zur Perspektiveneinnahme)
  mit der Matrix trainieren 208
  mögliche Fallen 158–163
  Perspektive des Vornamens 168
  Sitzung eröffnen 152
  Teenager 231
  Umkehr 167, 168
  Vertiefung 164–168
  zukünftige Situation 157, 158
Pliance 36, 68
  Regeln 141–145
  Teenager 231
  Tracking 68, 141–145
Polk, Kevin 4–6
positive Verstärkung 71, 218, 247
Priming 42, 43
psychische Flexibilität 3
  ACT-Prozesse 7
  äußere Barriere 267
  als erlernbare Fertigkeit 33
  als Perspektive einführen 23, 32
  flexible Bezugsrahmung 13
  Ja-und-Haltung 16
  Matrix als Cue 171
  Perspektiveneinnahme 166
psychodynamischer Ansatz 287
Psychopharmaka 280–282
Psychotherapie
  funktional-analytische (*siehe* funktional-analytische Psychotherapie)

R
Rahmen
  flexibler 13
Reaktion
  abgeleitete relationale 11
Regel-Geber
  innerer 141
Regeln
  Bezugsrahmungen 146
  Entwicklung in der Kindheit 141–144
  klinische Praxis 144, 145
  mechanistische 172
  Pliance 141–145
  Tracking 141
Respekt 268
Rivera, Carlos 212
Robb, Hank 89
Rotella, Carlo 217
Rother, Mike 268

S
Schematherapie 283
Schleife
  festgefahrene (*siehe* festgefahrene Schleife)
Schoendorff, Benjamin 122
Schritt 1 (Perspektive einführen) 23–48
  Checkliste 47
  FAQs 40–42

häusliche Übungen 37
Kontext von Wahlmöglichkeiten 25, 26
Matrix einführen 26, 27
mögliche Fallen umgehen 37–39
therapeutische Beziehung 33–35
Therapieziel vereinbaren 32
Überblick 23
Vertiefung 42–47
Wahrnehmen mit der Matrix 33
Schritt 2 (Wegbewegungen verstehen) 49–75
Ankommensübung 51–53
Auswertung der Übung für zuhause 52, 53
Checkliste 74, 75
FAQs 67, 68
funktionale Analyse 53–55
häusliches Üben 64
Mensch-in-der-Grube 62–64
mögliche Fallen umgehen 64–66
Nützlichkeitsperspektive 50
Überblick 49
Vertiefung 67–74
Schritt 3 (Haken und Kontrollstreben) 77–100
Anmerkung zur kognitiven Therapie 79
Auswertung der häuslichen Übung 78
Checkliste 99, 100
FAQs 94, 95
Geschichte des Kontrollstrebens 78, 79
häusliches Üben 91
Haken-Metapher 86, 87, 92–94
Kontrollstreben 82–84, 92
mögliche Fallen umgehen 91–93
Sortierübung 85–87
Überblick 77
Vertiefung 95–99
Schritt 4 (verbales Aikido) 101–130
Arbeitsblatt 111–113
Auswertung der häuslichen Übung 110
Behandlung beenden 128, 129
Checkliste 129
Dialogbeispiel 114–117
Einführung 111, 112
Fallen umgehen 120–122
FAQs 122–125
Fragen zur Aikidopraxis 111–113
Grundlagen 102–110
häusliches Üben 119, 120
Überblick 102
verbale Aikidoschritte einüben 113, 114
Vertiefung 125, 126
Schritt 5 (Selbstmitgefühl) 131–149
Checkliste 149, 150
Dialogbeispiele 132–135, 137, 138
Die Katzenmutter 132–138
FAQs 139–141
häusliches Üben 138
innerer Regel-Geber 141–144
mögliche Fallen umgehen 138, 139
Sitzung eröffnen 132
Überblick 131
Vertiefung 141–148
Schritt 6 (Perspektiven einnehmen) 151–170
Behandlung beenden 169
Checkliste 169, 170
Dialogbeispiel 152–154
FAQs 163, 164
häusliches Üben 157, 158
Interview (*siehe* Interview zur Perspektiveneinnahme)
mögliche Fallen 158–163
Sitzung eröffnen 152
Überblick 151, 152
Vertiefung 164–168
schwarzer Gürtel
Validierung 108
Selbst-als-Kontext 8
Selbstbewertung 139, 144
Selbstmitgefühl 131–149. *Siehe auch* Schritt 5
deiktischer Bezugsrahmen 167
Die Katzenmutter 132–138
FAQs 139–141
häusliches Üben 138
mögliche Fallen 138, 139
Sitzung eröffnen 132
Teenager 231
Vertiefung 141–148
Selbstvalidierung 106, 167
sichere Umgebung 24, 25
Sichtweise des Klienten
validieren 105
Situation
festgefahrene, zukünftige 157
konkrete 120
unwahrscheinliche 159
vage 159
Sortieren
Arbeit mit Paaren 252–255
Coaching 264
Erleben 5, 6
Fünf-Sinne-Erleben 83–85

Sortieren (*Forts.*)
Geschichten 5
im jeweiligen Moment 104
inneres Erleben 83
Lebensberatung 264, 265
mögliche Fallen 38–40
Perspektiven einnehmen 168
Sprache
Bezugsrahmentheorie 13–16
flexibler Gebrauch 45
problematische Aspekte 10
Sozialbeziehung 181, 182
sprachlich-verbales Lernen 14
Sprechen für Klienten 65
Story-sortieren-Übung 237
stuck story 43, 44
Stuhl
leerer 164
SUDs (Belastungsskala) 280–283

T
Tanz-Metapher 214
Teenager 227–233
Aufgaben für zuhause 230
Authentizität 230
Einfachheit 227
Perspektiveninterview 231
Validieren 230, 231
verbales Aikido 229
visuelles Arbeiten 227
The Process and Practice of Mindful Change 288
therapeutische Beziehung 33–35, 179–208
Bewusstheit 190–194
Einverständnis (*informed consent*) 34, 183
FAP-Regeln 194, 195
interpersonaler Fokus 184–186
klinisch relevante Verhaltensweisen (CRBs) 185–187
Liebe 190
Matrix Session Bridging Questionnaire 202
menschliche Sozialentwicklung 181–183
Mut 190
verbales Aikido für zwei 196–203
vertrauensvolle 183, 184
Therapie
appetitive Kontrolle 278
Behandlung beenden 128, 129, 169
Behandlungserfolg 278–280
dialektische behaviorale (DBT) 286
kognitive 80
Kontext von Wahlmöglichkeiten 25, 26
Ziel vereinbaren 32
Toyota Kata 268
Tracking
flexibles 126, 144, 145
fördern durch Sortieren 264, 265
gefördert von Eltern 219, 220
Haken 99
Pliance 68–71, 141, 145
Regeln 141–145
Vermeidung 143
Traumagedächtnis 5
Turrell, Sheri 212

U
Üben von Verhalten 20
Übungen
Ankommensübung 50–52
Die Katzenmutter 132–138
für Kinder 235–238
Umgebung
förderliche 213, 267
sichere 24
Umschalten von Perspektiven 160
Under the Hood: Basic Processes Underlying the Matrix 11
Unterschiedsdetektiv 236
unwahrscheinliche Situation 159

V
vage Situation 159
Validierung
bei Paaren 255
bei Teenagern 230, 231
Ebenen 104–107
Erziehungsprinzip 217, 225, 226
Haken erörtern 95
Perspektive einnehmen 161, 162
verbales Aikido 104–108
Veränderung im Kontext 33
verbales Aikido 25, 101–130. *Siehe auch* Aikido; Schritt 4
ACT 127
Arbeitsblatt 111–113

bei Kindern 235
bei Teenagern 229
Checkliste 129
Dialogbeispiele 114–117
Fallen umgehen 120–122
FAQs 122–125
für zwei 196–203
für zwei, Arbeitsblatt 196
Grundlagen 102–110
häusliches Üben 119, 120
an Haken üben 117, 118
Klienten einführen 111, 112
mit Paaren 250–252
Schritte einüben 113, 114
sortieren 104
statt verbalem Ringen 108–110
therapeutische Beziehung 196–203
Validierungsebenen 104
Validierungsschritte 104–107
Vertiefung 125, 126
Wiederholungen 118, 119
Yessing 103
verbales Ringen 108–110
vergangenheitsbezogene Arbeit 156, 157
Verhalten
Auftretenswahrscheinlichkeit 223
beobachtbares 121
einüben 20
interpersonales (*siehe* interpersonales Verhalten)
klinisch relevantes Verhalten (CRBs) (*siehe* klinisch relevantes Verhalten)
Kontext 23–25
Regeln formen 143
Studie zur Verhaltensunterdrückung 96
Verstärkung 71
Verhaltensaktivierung 283
Verhaltensanalyse 215
Verhaltenslinie 4
Verhaltenstherapie
integrative, für Paare 285
kognitive, Matrix 287
Verstärkung
als Erziehungsprinzip 218, 223
bei Paaren 247
innengeleitete 223
negative 71
positive 71
vertrauensvolle Beziehung
Defintion 183
Kontext für Lernen 183, 184
visuelle Hilfe
bei Kindern 234, 235
bei Teenagern 227

W

Wahlmöglichkeiten
als Kontext 25, 26
Elternverhalten 220–222
Wahrnehmen
Ankommensübung 50–52
Coaching 276
CRBs 194
Fertigkeit einüben 33, 35, 64
Haken 91
Hinbewegung 37
Lebensberatung 276
Nützlichkeit 13–15
Wegbewegung 37, 64
Wahrnehmungscoach 276
Was ist Ihnen wichtig? 6, 28, 40, 180
Webster, Mark 5, 168
Wegbewegung 4, 49–75. *Siehe auch* Schritt 2
aversive Kontrolle 9, 72
Bezugsrahmen 73, 74
Erkennen 30, 31
FAQs 67, 68
festgefahrene Schleifen 58, 59
funktionale Analyse 62–71
häusliche Übung 37, 64, 158
klinisch relevante Verhaltensweisen (CRB) 188
kurzfristige Wirksamkeit bewerten 54–57
langfristige Wirksamkeit bewerten 56–58
Mensch in der Grube 62–64
Nützlichkeit 50, 64
Wegbewegung als Hinbewegung 61–63
Wirkung auf Wichtiges bewerten 60, 61
Wegner, Daniel 95
weißer Gürtel
Validierung 106
Wellenmetapher 34, 184
Werbung 146
Wer ist Ihnen wichtig? 6, 28, 41, 180, 183, 227, 258, 292

Werte 8
Definition über Bezugsrahmen 73
Diskussion der Bezeichnung 28
Konflikt 165, 166
Nützlichkeit 14
wertgeschätztes Leben 2
Wichtiges
Auswirkung von Wegbewegungen 60, 61
mit Klienten bestimmen 28, 40
Worte. *Siehe auch* Sprache
Haken-Worte (Spiel) 90, 91

Y
Yessing 103

Z
zeigen statt erklären 37, 38
zeitlicher Bezugsrahmen 72
zu abstrakt sein 121, 122
zukünftige festgefahrene Situation 157, 164, 165
Zwangsstörung
Hinbewegung 61
Übung 85
Wegbewegung 61, 62

Kolibri 360 GmbH
Ferdinand-Jühlke-Straße 7
99095 Erfurt, Deutschland
produktsicherheit@kolibri360.de